GERIATRIA
GUIA PRÁTICO

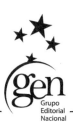

O GEN | Grupo Editorial Nacional – maior plataforma editorial brasileira no segmento científico, técnico e profissional – publica conteúdos nas áreas de ciências da saúde, exatas, humanas, jurídicas e sociais aplicadas, além de prover serviços direcionados à educação continuada e à preparação para concursos.

As editoras que integram o GEN, das mais respeitadas no mercado editorial, construíram catálogos inigualáveis, com obras decisivas para a formação acadêmica e o aperfeiçoamento de várias gerações de profissionais e estudantes, tendo se tornado sinônimo de qualidade e seriedade.

A missão do GEN e dos núcleos de conteúdo que o compõem é prover a melhor informação científica e distribuí-la de maneira flexível e conveniente, a preços justos, gerando benefícios e servindo a autores, docentes, livreiros, funcionários, colaboradores e acionistas.

Nosso comportamento ético incondicional e nossa responsabilidade social e ambiental são reforçados pela natureza educacional de nossa atividade e dão sustentabilidade ao crescimento contínuo e à rentabilidade do grupo.

GERIATRIA
GUIA PRÁTICO

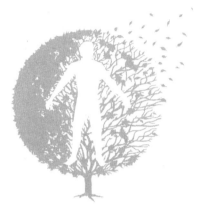

Autoras-Organizadoras
Ana Beatriz Galhardi Di Tommaso
Niele Silva de Moraes

Autores
Eduardo Canteiro Cruz
Maisa Carla Kairalla
Maysa Seabra Cendoroglo

Segunda edição

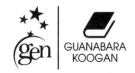

- Os autores deste livro e a editora empenharam seus melhores esforços para assegurar que as informações e os procedimentos apresentados no texto estejam em acordo com os padrões aceitos à época da publicação, *e todos os dados foram atualizados pelos autores até a data do fechamento do livro*. Entretanto, tendo em conta a evolução das ciências, as atualizações legislativas, as mudanças regulamentares governamentais e o constante fluxo de novas informações sobre os temas que constam do livro, recomendamos enfaticamente que os leitores consultem sempre outras fontes fidedignas, de modo a se certificarem de que as informações contidas no texto estão corretas e de que não houve alterações nas recomendações ou na legislação regulamentadora.

- Data do fechamento do livro: 29/01/2021.

- Os autores e a editora se empenharam para citar adequadamente e dar o devido crédito a todos os detentores de direitos autorais de qualquer material utilizado neste livro, dispondo-se a possíveis acertos posteriores caso, inadvertida e involuntariamente, a identificação de algum deles tenha sido omitida.

- **Atendimento ao cliente: (11) 5080-0751 | faleconosco@grupogen.com.br**

- Direitos exclusivos para a língua portuguesa
  Copyright © 2021 by
  Editora Guanabara Koogan Ltda.
  Uma editora integrante do GEN | Grupo Editorial Nacional
  Travessa do Ouvidor, 11
  Rio de Janeiro – RJ – 20040-040
  www.grupogen.com.br

- Reservados todos os direitos. É proibida a duplicação ou reprodução deste volume, no todo ou em parte, em quaisquer formas ou por quaisquer meios (eletrônico, mecânico, gravação, fotocópia, distribuição pela Internet ou outros), sem permissão, por escrito, da EDITORA GUANABARA KOOGAN LTDA.

- Capa: Bruno Sales

- Editoração eletrônica: Anthares

- Ficha catalográfica

CIP-BRASIL. CATALOGAÇÃO NA PUBLICAÇÃO
SINDICATO NACIONAL DOS EDITORES DE LIVROS, RJ

G319
2. ed.

Geriatria : guia prático / Ana Beatriz Galhardi Di Tommaso ... [et al.] ; organização Ana Beatriz Galhardi Di Tommaso, Niele Silva de Moraes. - 2. ed. - Rio de Janeiro : Guanabara Koogan, 2021.
: il. ; 21 cm.

Inclui bibliografia e índice
ISBN 978-85-277-3663-3

1. Geriatria. 2. Gerontologia. 3. Idosos - Saúde e higiene. 4. Idosos - Cuidado e tratamento. I. Tommaso, Ana Beatriz Galhardi Di. II. Moraes, Niele Silva de.

20-68294	CDD: 618.97
	CDU: 616-053.9

Meri Gleice Rodrigues de Souza - Bibliotecária - CRB-7/6439

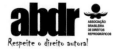

Autoras-Organizadoras

Ana Beatriz Galhardi Di Tommaso
Médica Geriatra pela Escola Paulista de Medicina da Universidade Federal de São Paulo (EPM/Unifesp). Especialista em Geriatria pela Sociedade Brasileira de Geriatria e Gerontologia/Associação Médica Brasileira (SBGG/AMB). Mestre em Nutrição pela EPM/Unifesp. Médica Afiliada do Ambulatório de Longevos da Disciplina de Geriatria e Gerontologia do Departamento de Medicina da EPM/Unifesp. Coordenadora da Pós-Graduação de Cuidados Paliativos do Hospital Israelita Albert Einstein.

Niele Silva de Moraes
Médica Geriatra pela Escola Paulista de Medicina da Universidade Federal de São Paulo (EPM/Unifesp) e pela Sociedade Brasileira de Geriatria e Gerontologia/Associação Médica Brasileira (SBGG/AMB). Doutora em Ciências pela EPM/Unifesp. Professora Assistente da Disciplina de Clínica Médica do Departamento de Saúde Integrada da Universidade do Estado do Pará (UEPA). Coordenadora do Núcleo de Atenção ao Idoso da UEPA. Coordenadora do Serviço de Geriatria e Gerontologia do Grupo Cynthia Charone.

Autores

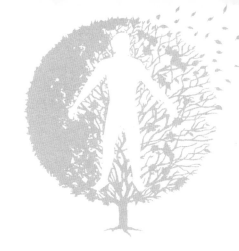

Eduardo Canteiro Cruz
Médico pela Escola Paulista de Medicina da Universidade Federal de São Paulo (EPM/Unifesp). Especialista em Geriatria pela Sociedade Brasileira de Geriatria e Gerontologia/Associação Médica Brasileira (SBGG/AMB). Médico Assistente da Disciplina de Geriatria e Gerontologia do Departamento de Medicina da Unifesp.

Maisa Carla Kairalla
Médica Geriatra pela Escola Paulista de Medicina da Universidade Federal de São Paulo (EPM/Unifesp). Professora Colaboradora da Disciplina de Geriatria e Gerontologia do Departamento de Geriatria da Universidade Federal de São Paulo (Unifesp).

Maysa Seabra Cendoroglo
Médica pela Escola Paulista de Medicina da Universidade Federal de São Paulo (EPM/Unifesp). Especialista em Geriatria pela Sociedade Brasileira de Geriatria e Gerontologia/Associação Médica Brasileira (SBGG/AMB). Mestre em Epidemiologia pela Universidade Federal de São Paulo (Unifesp). Professora Adjunta, Livre-Docente da Disciplina de Geriatria e Gerontologia do Departamento de Medicina da Escola Paulista de Medicina da Universidade Federal de São Paulo (DMED/EPM/Unifesp).

Colaboradores

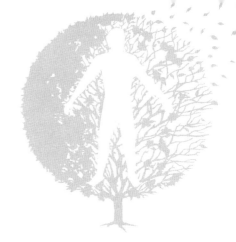

Adriana Braga de Castro Machado
Médica. Especialista em Geriatria pela Sociedade Brasileira de Geriatria e Gerontologia (SBGG). Mestre em Osteoporose pela University of Sheffield. Doutora em Fratura por Fragilidade pela Universidade Estadual Paulista (Unesp). Médica da Disciplina de Geriatria do Departamento de Clínica Médica da Unesp.

Alana Santos
Médica. Especialista em Geriatria pela Escola Paulista de Medicina da Universidade Federal de São Paulo (EPM/Unifesp). Mestre em Saúde Pública pela EPM/Unifesp. Coordenação da Residência Médica de Geriatria do Instituto Prevent Senior.

Amanda Baptista Aranha
Médica Geriatra. Especialista em Geriatria pela Sociedade Brasileira de Geriatria e Gerontologia (SBGG). Mestre em Ensino na Saúde pelo Centro de Ciências da Saúde da Universidade Federal do Rio Grande do Norte (UFRN).

Ana Laura de Figueiredo Bersani
Médica. Especialista em Geriatria pela Universidade Federal de São Paulo (Unifesp) e pela Sociedade Brasileira de Geriatria e Gerontologia/Associação Médica Brasileira (SBGG/AMB). Área de atuação em Medicina Paliativa pela SBGG/AMB. Assistente do Serviço de Dor e Doenças Osteoarticulares da Disciplina de Geriatria e Gerontologia da Universidade Federal de São Paulo (Unifesp).

Ana Luisa Reis
Médica. Especialista em Dermatologia pela Universidade do Estado do Pará (UEPA). Mestre em Saúde na Amazônia pela Universidade Federal do Pará (UFPA).

x   Geriatria | Guia Prático

Anna Maria Zaragoza Gagliardi
Médica. Especialista em Geriatria e Gerontologia pela Universidade Federal de São Paulo (Unifesp) e pela Sociedade Brasileira de Geriatria e Gerontologia. Mestre em Doença Infecciosas e Parasitárias pela Unifesp. Doutora em Ciências pela Unifesp. Professora Afiliada da Disciplina de Geriatria e Gerontologia do Departamento de Medicina da Unifesp.

Carla Bezerra Lopes Almeida
Médica Geriatra. Especialista em Cuidados Paliativos e Bioética pela Universidade de Fortaleza. Mestre em Tecnologias da Saúde pela Universidade Federal de São Paulo (Unifesp). Professora da Disciplina de Geriatria do Centro Universitário Christus.

Carlos André Freitas dos Santos
Médico. Especialista em Geriatria pela SBGG/AMB. Mestre em Nutrição pela EPM/Unifesp. Mestre em Ciência do Esporte pela Escola Paulista de Medicina da Universidade Federal de São Paulo (EPM/Unifesp). Professor Assistente da Disciplina de Geriatria e Gerontologia do Departamento de Medicina da EPM/Unifesp.

Claudia Takano
Médica. Especialista em Ginecologia e Obstetrícia pela Federação Brasileira de Ginecologia e Obstetrícia (FEBRASGO). Mestre em Ginecologia pela Escola Paulista de Medicina da Universidade Federal de São Paulo (EPM/Unifesp). Doutora em Ciências da Saúde pela EPM/Unifesp.

Clineu de Mello Almada Filho
Médico. Especialista em Clínica Médica pela SBCM/AMB e em Geriatria pela SBGG/AMB. Doutor em Ciências pela Universidade Federal de São Paulo (Unifesp). Professor Afiliado da Disciplina de Geriatria e Gerontologia do Departamento de Medicina da Universidade/Instituição: Escola Paulista de Medicina da Unifesp.

Cybelle Maria Diniz Azeredo Costa
Médica. Especialista em Geriatria e Gerontologia pela Sociedade Brasileira de Geriatria e Gerontologia/Associação Médica Brasileira (SBGG/AMB). Residência Médica em Clínica Médica pela Escola Paulista de Medicina da Universidade Federal de São Paulo (EPM/Unifesp). Mestre em Ciências da Saúde, Disciplina de Neurologia, pela EPM/Unifesp.

Daltro Mizuta Ishikawa
Médico. Especialista em Geriatria pela Universidade Federal de São Paulo (Unifesp) e Sociedade Brasileira de Geriatria e Gerontologia/Associação Médica Brasileira (SBGG/AMB).

Erika Chaul Ferreira
Médica Geriatra. Especialista em Geriatria e Clínica Médica pela Universidade Federal de São Paulo (Unifesp). Mestre em Geriatria pela Unifesp.

Fania Cristina Santos
Professora, Mestre e Doutora pela Escola Paulista de Medicina da Universidade Federal de São Paulo (EPM/Unifesp). Especialista em Geriatria pela Sociedade Brasileira de Geriatria e Gerontologia (SBGG). Especialista na área de atuação Dor pela Sociedade Brasileira para Estudo da Dor (SBED). Chefe do Serviço de Dor da Disciplina de Geriatria e Gerontologia da EPM/Unifesp. Membro da Comissão de Dor da SBGG e do Comitê de Dor no Idoso da SBED.

Fernanda El Ghoz Leme Ahumada
Médica Geriatra. Especialista em Clínica Médica e Geriatria pela Universidade Federal de São Paulo (Unifesp). Especialista pela Sociedade Brasileira de Geriatria e Gerontologia (SBGG). Mestre Profissional em Tecnologias e Atenção à Saúde pela Unifesp.

Fernanda Martins Gazoni
Médica Geriatra. Especialista em Geriatria pela SBGG Universidade Federal de São Paulo (Unifesp). Doutoranda em Saúde Baseada em Evidência pela Unifesp.

Geovanna Lemos Lopes
Fisioterapeuta. Especialista em Saúde da Família pela Universidade do Estado do Pará (UEPA). Mestre em Saúde na Amazônia pela Universidade Federal do Pará (UFPA). Doutoranda em Doenças Tropicais pela UFPA. Professora da Disciplina de Fisioterapia Aplicada à Saúde do Idoso na Faculdade Maurício de Nassau.

Guilherme Liausu Cherpak
Médico. Especialista em Clínica Médica e em Geriatria pela Universidade Federal de São Paulo (Unifesp). Especialista em Geriatria pela Sociedade Brasileira de Geriatria e Gerontologia (SBGG). Mestre em Tecnologias e Atenção à Saúde pela Unifesp.

xii Geriatria | Guia Prático

João Toniolo Neto
Médico pela Escola Paulista de Medicina da Universidade Federal de São Paulo (EPM/Unifesp). Especialista em Geriatria pela Sociedade Brasileira de Geriatria e Gerontologia/Associação Médica Brasileira (SBGG/AMB). Mestre em Epidemiologia pela Unifesp. Doutor em Medicina Interna e Terapêutica pela Universidade de São Paulo (USP).

Juliana de Oliveira Gomes
Médica Geriatra. Especialista em Geriatria e Gerontologia pela Universidade Federal de São Paulo (Unifesp). Especialista em Geriatria pela Sociedade Brasileira de Geriatria e Gerontologia (SBGG).

Juliana Marília Berretta
Médica Geriatra. Especialista em Geriatria pela Universidade Federal de São Paulo (Unifesp). Professora Instrutora da Disciplina de Clínica Médica do Departamento de Medicina da Faculdade de Ciências Médicas da Santa Casa de São Paulo.

Jullyana Chrystina Ferreira Toledo
Médica. Especialista em Clínica Médica pela Irmandade Santa Casa de São Paulo. Especialista em Geriatria pela Escola Paulista de Medicina da Universidade Federal de São Paulo (EPM/Unifesp) e pela Sociedade Brasileira de Geriatria e Gerontologia (SBGG). Mestre em Tecnologias da Saúde pela EPM/Unifesp.

Karina Kuraoka Tutiya
Médica. Especialista em Geriatria pela Escola Paulista de Medicina da Universidade Federal de São Paulo (EPM/Unifesp) e pela Sociedade Brasileira de Geriatria e Gerontologia (SBGG). Médica Afiliada do Serviço de Dor e Doenças Osteoarticulares da Disciplina de Geriatria e Gerontologia da Unifesp.

Kate Adriany da Silva Santos
Médica. Especialista em Geriatria pela Sociedade Brasileira de Geriatria e Gerontologia (SBGG)/Universidade Federal de São Paulo (Unifesp). Mestrado Profissional em Tecnologias e Atenção à Saúde pela Unifesp.

Katia Emi Nakaema
Médica. Especialista em Geriatria pela Universidade Federal de São Paulo (Unifesp) e pela Sociedade Brasileira de Geriatria e Gerontologia (SBGG).

Katya Blat
Cirurgiã-Dentista. Odontogeriatra.

Lara Miguel Quirino Araujo

Médica. Especialista em Geriatria pela Escola Paulista de Medicina da Universidade Federal de São Paulo (EPM/Unifesp) e pela Sociedade Brasileira de Geriatria e Gerontologia (SBGG). Mestre e Doutora em Ciências pela Unifesp.

Leila Blanes

Enfermeira. Especialista em Estomaterapia pela Escola de Enfermagem da Universidade de São Paulo (USP). Mestre em Ciências pela Universidade Federal de São Paulo (Unifesp). Doutora em Ciências pela Unifesp. Professora Orientadora do Mestrado Profissional em Ciência, Tecnologia e Gestão Aplicadas à Regeneração Tecidual da Unifesp.

Lucas Guimarães Machado dos Santos

Médico. Especialista em Geriatria pela Escola Paulista de Medicina da Universidade Federal de São Paulo (EPM/Unifesp), certificado pela Sociedade Brasileira de Geriatria e Gerontologia (SBGG). Especialista em Medicina Interna pela Unifesp. MBA em Administração Hospitalar pela Fundação Getulio Vargas (FGV).

Luciana Zimmermann de Oliveira

Médica Geriatra. Especialista em Geriatria pela Escola Paulista de Medicina da Universidade Federal de São Paulo (EPM/Unifesp) e pela Sociedade Brasileira de Geriatria e Gerontologia (SBGG). Médica Assistente do Serviço de Geriatria do Hospital do Servidor Público Municipal de São Paulo (HSPM).

Lucíola de Barros Pontes

Oncologista Clínica do Hospital do Coração de São Paulo (Hcor-Onco). Oncogeriatria pelo Moffit Cancer Center.

Lucíulo Melo

Médico Geriatra. Especialista em Geriatria pela Escola Paulista de Medicina da Universidade Federal de São Paulo (EPM/Unifesp). Supervisor do Programa de Residência Médica em Geriatria do Real Hospital Português de Beneficência em Pernambuco.

Márcia A. Menon

Médica. Especialista em Psiquiatria pela Escola Paulista de Medicina da Universidade Federal de São Paulo (EPM/Unifesp). Doutora pela EPM/Unifesp. Médica voluntária do Departamento de Psiquiatria da EPM/Unifesp.

Márcio Tomita da Rocha Lima

Médico Geriatra pela Escola Paulista de Medicina da Universidade Federal de São Paulo (EPM/Unifesp). Especialista em Geriatria pela Sociedade Brasileira de Geriatria e Gerontologia/Associação Médica Brasileira (SBGG/AMB). Mestre Profissional em Tecnologias e Atenção à Saúde pela EPM/Unifesp.

Mariângela M. Domingues

Médica Neurologista. Especialista em Neurologia pela Faculdade de Medicina de São José do Rio Preto-SP (Famerp). Mestre em Neurociências e Biologia Celular (área de concentração em Neurociências) pelo Programa de Pós-Graduação em Neurociências e Biologia Celular do Instituto de Ciências Biológicas da Universidade Federal do Pará (UFPA). Doutora em Clínica de Doenças Tropicais pelo Programa de Pós-Graduação em Doenças Tropicais do Núcleo de Medicina Tropical da UFPA. Professora Assistente IV da Disciplina de Habilidades Profissionais 4 e 8 do curso de Medicina do Departamento de Saúde Especializada da Universidade do Estado do Pará (UEPA).

Marília Brasil Xavier

Médica. Especialista em Dermatologia pela Sociedade Brasileira de Dermatologia. Mestre em Biologia de Agentes Parasitários pela Universidade do Estado do Pará (UEPA). Doutora em Biologia Celular e Neurociências pela Universidade Federal do Pará (UFPA). Professora Titular de Dermatologia da UEPA e de Formação Científica da UFPA.

Myrian Najas

Nutricionista. Especialista em Envelhecimento pela Sociedade Brasileira de Geriatria e Gerontologia (SBGG). Mestre em Epidemiologia pela Universidade Federal de São Paulo (Unifesp). Professora da Disciplina de Geriatria e Gerontologia do Departamento de Medicina da Unifesp.

Osvladir Custódio

Médico. Especialista em Psiquiatria pela Escola Paulista de Medicina da Universidade Federal de São Paulo (EPM/Unifesp). Mestre em Psiquiatria pela Unifesp.

Paulo Mateus Costa Affonso

Fisioterapeuta. Especialista em Gerontologia pela Universidade Federal de São Paulo (Unifesp). Mestre em Ciências pela Unifesp.

Polianna Mara Rodrigues de Souza

Médica Geriatra pela Universidade Federal de São Paulo (Unifesp). Especialista em Cuidados Paliativos pela Asociación Pallium Latinoamérica. Certificada pelo Oxford International Center for Palliative Care. Formada no Curso Avançado em Oncologia Geriátrica pela Sociedade Internacional de Oncologia Geriátrica (SIOG) e pela Università Cattolica del Sacro Cuore, Roma, Itália, e na área de atuação em Dor pela Associação Médica Brasileira (AMB). Membro do Comitê de Dor no Idoso da Sociedade Brasileira para o Estudo da Dor (SBED) e do Comitê de Bioética do Hospital Israelita Albert Einstein. Médica do Grupo de Suporte ao Paciente Oncológico do Centro de Oncologia e Hematologia do Hospital Israelita Albert Einstein. Administradora do *site* Oncogeriatria Brasil.

Priscila Gaeta Baptistão

Médica pela Escola Paulista de Medicina da Universidade Federal de São Paulo (EPM/Unifesp). Especialista em Geriatria pela Unifesp e pela Sociedade Brasileira de Geriatria e Gerontologia/Associação Médica Brasileira (SBGG/AMB). Mestre em Tecnologias e Atenção à Saúde pela EPM/Unifesp.

Rodrigo Flora

Médico. Especialista em Geriatria pela Sociedade Brasileira de Geriatria e Gerontologia (SBGG). Preceptor da Disciplina de Geriatria do Departamento de Medicina da Universidade Federal de São Paulo (EPM/Unifesp).

Rondinei Silva Lima

Profissional de Educação Física pela Universidade do Estado do Pará (UEPA). Especialista em Gerontologia pelo Instituto Israelita de Ensino e Pesquisa Albert Einstein e pela Sociedade Brasileira de Geriatria e Gerontologia (SBGG). Mestre em Saúde Coletiva (linha de pesquisa de Epidemiologia das Doenças Crônicas não Transmissíveis) pela Universidade Federal do Pará (UFPA).

Tatiana Alves de Moraes Aquino

Médica pela Faculdade de Medicina de Santos do Centro Universitário Lusíada (Unilus). Clínica Geral pela Faculdade de Medicina da Santa Casa de São Paulo. Geriatra pelo Hospital das Clínicas da Faculdade de Medicina da Universidade de São Paulo (HCFMUSP). Título de Geriatria pela SBGG. Cuidados Paliativos pelo Palium Latino América. Pós-Graduada em Sexualidade Humana pela FMUSP.

Thaisa Segura da Motta Rosa

Médica. Especialista em Geriatria pela Escola Paulista de Medicina da Universidade Federal de São Paulo (EPM/Unifesp) e pela Sociedade Brasileira de Geriatria e Gerontologia/Associação Médica Brasileira (SBGG/AMB). Médica Afiliada do Ambulatório de Dor e Doenças Osteoarticulares da Disciplina de Geriatria e Gerontologia da (DIGG) da EPM/Unifesp.

Vanessa Akemi Moromizato Hashimoto

Médica. Especialista em Geriatria pela Escola Paulista de Medicina da Universidade Federal de São Paulo (EPM/Unifesp). Mestre em Tecnologia e Atenção a Saúde pela Unifesp.

Vanessa Nishiyama Matsunaga

Médica. Geriatra pela Universidade Federal de São Paulo (Unifesp). Mestre em Ciências da Saúde pela Unifesp.

Às pessoas idosas, que seguem como nossas verdadeiras inspirações para a melhora contínua do cuidado.

Apresentação

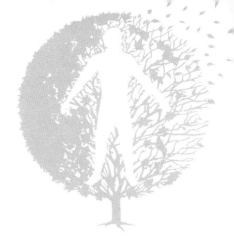

Nesta segunda edição do livro *Geriatria | Guia Prático*, os leitores encontrarão os principais aspectos relacionados com os cuidados à saúde da pessoa idosa divididos em capítulos escritos de forma objetiva e de fácil consulta.

Os tópicos e assuntos foram atualizados de acordo com as evidências científicas atuais, na certeza de que o conhecimento segue em constante modificação e que as atualizações nos dias de hoje são cada vez mais dinâmicas. Todos os capítulos foram escritos e revisados por especialistas, sempre com o olhar de médicos geriatras convidados para fazer parte desta segunda edição. Trouxemos também capítulos novos, com aspectos de extrema relevância ao cuidado aos idosos, escritos por profissionais considerados referência em suas áreas de atuação.

Vale ressaltar que, em tempos de pandemia da COVID-19, optamos por não trazer questões específicas sobre esse tema, uma vez que, diante de tantas modificações e aprendizados diários, qualquer informação poderia se tornar obsoleta em curtíssimo tempo.

Nosso foco neste momento segue em discutir e refletir sobre as ferramentas e estratégias de cuidado à saúde da pessoa idosa, com um olhar de especialistas, a fim de descomplicar a tomada de decisões sem perder o foco no bom cuidado. O objetivo é que colegas de todas as áreas da saúde possam encontrar nas próximas páginas respostas e caminhos que proporcionem uma assistência integral à saúde dos indivíduos com 60 anos de idade ou mais.

Para tanto, o leitor encontrará tabelas, gráficos, esquemas, figuras e textos objetivos que servirão de apoio para consultas e tomadas de decisão de maneira bastante prática, assim como na primeira edição desta obra.

Desejamos a todos uma boa leitura!

Os autores

Prefácio

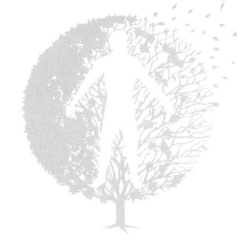

Com os acontecimentos do ano de 2020, seria impossível começar esse prefácio sem reforçar que o cuidado à saúde da pessoa idosa é diferente da medicina que nos foi ensinada e demanda estudos, treinamento e conhecimento científico muito específico.

Muitos ainda acreditam que o cuidado aos idosos é uma tarefa simples, com necessidade de conhecimento superficial, eventual ajuste de dose de fármacos e talvez uma cota extra de bondade no convívio.

Nossa luta (e nosso sonho!) é reforçar a importância da capacitação profissional para a melhora do cuidado. Desejamos que os colegas da área da saúde compreendam que os especialistas em geriatria e gerontologia são profissionais da medicina e da saúde com um olhar muito delicado e preciso. A assistência à pessoa idosa requer técnica, conhecimento específico, individualização dos cuidados e assertividade na tomada de decisão. Isso tudo, ao longo do desafio da pandemia da COVID-19, saltou aos olhos da comunidade científica e, também, da população mundial. Idosos se comportam de maneira muito diferente diante de patologias e insultos clínicos. Não basta saber sobre o cuidado geral à saúde diante de uma pessoa idosa: devemos compreender quais caminhos e escolhas o trouxeram até o momento de nossa avaliação. Valores, biografia, história de vida, acesso às estratégias de prevenção, antecedentes familiares, hábitos, condições sociais, faixa etária etc., tudo é igualmente relevante e fundamental para a assistência integral e de qualidade.

Assim, esta segunda edição de *Geriatria | Guia Prático* segue com o propósito de ser um facilitador para o bom cuidado da pessoa idosa. Desejamos, por fim, que os profissionais das mais diversas áreas da saúde possam tê-lo como uma fonte de apoio e consulta, para que seja possível oferecer a assistência da maneira mais adequada possível, de acordo com a realidade de trabalho e os cenários de assistência de cada um.

Enquanto isso, nós seguiremos sonhando...

Ana Beatriz Galhardi Di Tommaso
Niele Silva de Moraes

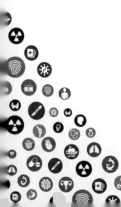

Academia de Medicina
GUANABARA KOOGAN
www.academiademedicina.com.br

Atualize-se com o melhor conteúdo da área.

Conheça a **Academia de Medicina Guanabara Koogan**, portal online, que oferece conteúdo científico exclusivo, elaborado pelo GEN | Grupo Editorial Nacional, com a colaboração de renomados médicos do Brasil.

O portal conta com material diversificado, incluindo artigos, *podcasts*, vídeos e aulas, gravadas e ao vivo (*webinar*), tudo pensado com o objetivo de contribuir para a atualização profissional de médicos nas suas respectivas áreas de atuação.

Sumário

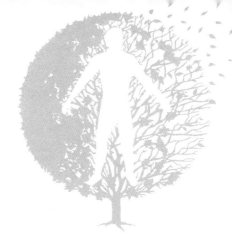

1 Avaliação da Capacidade Funcional, 1
Lucas Guimarães Machado dos Santos • Maysa Seabra Cendoroglo

2 Prevenção e Rastreio de Doenças, 15
Jullyana Chrystina Ferreira Toledo • Carlos André Freitas dos Santos • Ana Beatriz Galhardi Di Tommaso

3 Distúrbios Cardiometabólicos | Hipertensão, Diabetes e Dislipidemia, 32
Lucas Guimarães Machado dos Santos • Luciana Zimmermann de Oliveira

4 Prescrição Adequada, Interações entre Fármacos e Efeitos Adversos, 47
Priscila Gaeta Baptistão • Ana Beatriz Galhardi Di Tommaso • João Toniolo Neto

5 Abordagem da Saúde do Longevo, 56
Ana Beatriz Galhardi Di Tommaso • Lara Miguel Quirino Araujo • Lucas Guimarães Machado dos Santos • Paulo Mateus Costa Affonso • Maysa Seabra Cendoroglo

6 Principais Alterações Dermatológicas no Idoso, 62
Marília Brasil Xavier • Ana Luisa Mendes dos Reis

7 Abordagem Nutricional, 77
Vanessa Nishiyama • Eduardo Canteiro Cruz • Myrian Najas

8 Saúde Oral, 88
Carla Bezerra Lopes Almeida • Katya Maria Blat

xxiv   Geriatria | Guia Prático

9 Perda de Peso Involuntária, 102
Daltro Mizuta Ishikawa • Eduardo Canteiro Cruz

10 Síndrome da Fragilidade, 108
Ana Beatriz Galhardi Di Tommaso • Amanda Baptista Aranha •
Clineu de Mello Almada Filho

11 Sarcopenia em Idosos, 117
Rondinei Silva Lima • Niele Silva de Moraes • Maisa Carla Kairalla

12 Quedas, 141
Paulo Mateus Costa Affonso

13 Avaliação Pré-Operatória, 149
Eduardo Canteiro Cruz • Guilherme Liausu Cherpak

14 Abordagem Geriátrica Perioperatória nas Fraturas
por Fragilidade, 159
Juliana Marília Berretta • Adriana Braga de Castro Machado

15 Osteoartrite, 166
Alana Meneses Santos • Fania Cristina Santos • Niele Silva de Moraes •
Geovanna Lemos Lopes

16 Artrite Reumatoide, 184
Karina Kuraoka Tutiya • Thaisa Segura da Motta • Fania Cristina Santos

17 Doença de Paget, 203
Fernanda Martins Gazoni • Kate Adriany da Silva Santos • Fania Cristina Santos

18 Osteoporose, 210
Niele Silva de Moraes • Ana Laura de Figueiredo Bersani •
Fania Cristina Santos

19 Manejo da Dor Crônica, 237
Ana Laura de Figueiredo Bersani • Niele Silva de Moraes •
Fania Cristina Santos

20 Diagnóstico e Manejo da Depressão no Idoso, 271
Juliana de Oliveira Gomes • Osvladir Custódio • Márcia A. Menon

Geriatria | Guia Prático xxv

21 *Delirium*, 293
Márcio Tomita da Rocha Lima • Rodrigo Flora

22 Comprometimento Cognitivo Leve e Síndromes Demenciais, 306
Katia Emi Nakaema • Cybelle Maria Diniz Azeredo Costa

23 Doença de Parkinson, 318
Niele Silva de Moraes • Fernanda El Ghoz Leme • Maisa Carla Kairalla

24 Tratamento dos Sintomas Motores e não Motores na
Doença de Parkinson, 335
Niele Silva de Moraes • Fernanda El Ghoz Leme • Maisa Carla Kairalla •
Rondinei Silva Lima • Geovanna Lemos Lopes • Mariângela M. Domingues

25 Incontinência Urinária, 379
Erika Chaul Ferreira • Claudia Cristina Takano Novoa

26 Sexualidade na Terceira Idade, Infecções Sexualmente
Transmissíveis e Velhice LGBTQIA+, 391
Tatiana Alves de Moraes Aquino

27 Manejo das Lesões por Pressão, 399
Leila Blanes • Márcio Tomita da Rocha Lima

28 Síndrome da Imobilidade, 410
Vanessa Akemi Moromizato Hashimoto • Anna Maria Zaragoza Gagliardi

29 Oncogeriatria, 420
Juliana Marília Berretta • Lucíola de Barros Pontes •
Polianna Mara Rodrigues de Souza

30 Transição de Cuidados, 432
Maisa Carla Kairalla • Juliana Marília Berretta

31 Atenção ao Idoso Institucionalizado, 439
Ana Beatriz Galhardi Di Tommaso • Lucíulo Melo • João Toniolo Neto

Índice Alfabético, 453

1 Avaliação da Capacidade Funcional

Lucas Guimarães Machado dos Santos · Maysa Seabra Cendoroglo

INTRODUÇÃO

O envelhecimento populacional vem ocorrendo com ampla diversidade de perfis, variando do idoso frágil ao ativo, bem-sucedido. Todos almejam um envelhecimento com boas condições de saúde e qualidade de vida. A definição atual de saúde abrange o bem-estar físico, mental e social, que possibilita aos indivíduos identificar e realizar suas aspirações e satisfazer suas necessidades. A saúde na pessoa idosa não é definida pela ausência de doenças, e sim pelo grau de preservação da capacidade funcional, que, por sua vez, depende da autonomia e independência do indivíduo e interfere em sua qualidade de vida.

Alguns conceitos importantes para esse tema são:

- Capacidade funcional: capacidade de manter as habilidades físicas e mentais necessárias para uma vida independente e autônoma
- Autonomia: capacidade de gerir a própria vida, tomando decisões e alcançando objetivos determinados
- Independência: capacidade de realizar tarefas rotineiras sem auxílio, como limpar o quarto ou caminhar.

O conceito de independência relaciona-se à capacidade física e cognitiva para realizar as atividades básicas da vida diária (ABVD), necessárias para o autocuidado, e as atividades instrumentais da vida diária (AIVD), necessárias para uma vida independente na comunidade.

INSTRUMENTOS DE AVALIAÇÃO DO DOMÍNIO COGNITIVO

O diagnóstico precoce do comprometimento cognitivo permite que o paciente apresente uma resposta mais eficaz ao tratamento, além de garantir que sua família consiga programar o futuro da melhor forma possível. O comprometimento cognitivo deve ser rastreado na avaliação multidimensional do idoso por meio de questionamentos sobre os domínios neurocognitivos apresentados na Tabela 1.1.

2 Geriatria | Guia Prático

Tabela 1.1 Domínios neurocognitivos.

Domínio	Exemplo de avaliação	Exemplo de sintomas
Atenção complexa	Atenção sustentada Atenção seletiva Atenção dividida Velocidade de processamento	Maior: ■ Distração em ambientes com eventos concomitantes: incapaz de participar, a menos que a quantidade de estímulos seja limitada e simplificada ■ Dificuldade de manter novas informações, como lembrar números de telefone ou endereços recém-fornecidos, ou relatar o que acabou de ser dito Leve: ■ Tarefas normais levam mais tempo que o habitual ■ Erros em tarefas rotineiras; acredita que o trabalho precisa ser conferido de novo mais vezes
Função executiva	Planejamento Tomada de decisão Memória de trabalho Resposta a *feedback* ou correção de erros Flexibilidade mental/cognitiva	Maior: ■ Abandono de projetos complexos ■ Necessidade de concentrar-se em uma tarefa de cada vez ■ Necessidade de confiar nos outros para planejar atividades importantes da vida diária ou tomar decisões Leve: ■ Esforço maior para concluir projetos que tenham várias etapas ■ Maior dificuldade em multitarefas ou para retomar uma tarefa interrompida por visita ou telefonema ■ Queixas de aumento da fadiga decorrente de esforço maior que o necessário para organizar, planejar e tomar decisões ■ Relato de que grandes reuniões sociais são mais exaustivas e menos agradáveis em razão do aumento do esforço necessário para acompanhamento de conversas triviais
Aprendizagem e memória*	Alcance da memória imediata Memória recente Memória de muito longo prazo (semântica, autobiográfica, aprendizagem implícita)	Maior: ■ Repetições em uma mesma conversa ■ Dificuldade para se ater a uma lista curta de itens ao fazer compras ou planos para o dia ■ Necessidade de lembretes frequentes para orientar uma tarefa Leve: ■ Dificuldade de recordar eventos recentes, dependendo cada vez mais de listas ou calendário

(continua)

Tabela 1.1 Domínios neurocognitivos. *(continuação)*

Domínio	Exemplo de avaliação	Exemplo de sintomas
		■ Necessidade de lembretes ocasionais ou de releitura para acompanhar os personagens em um filme ou romance ■ Dificuldade para lembrar se contas já foram pagas
Linguagem	Linguagem expressiva, gramática e sintaxe Linguagem receptiva (compreensão e realização de tarefas conforme orientação)	Maior: ■ Dificuldades significativas com a linguagem expressiva ou receptiva; uso comum de expressões como "aquela coisa" e "você sabe o que quero dizer" e de pronomes genéricos em vez de nomes, esquecendo-se dos nomes de amigos mais próximos e familiares ■ Uso de palavras idiossincráticas, erros gramaticais e espontaneidade produtiva, bem como economia de comentários ■ Estereótipos no discurso; ecolalia e discurso automático costumam anteceder o mutismo Leve: ■ Dificuldade visível para encontrar as palavras ■ Substituição de termos genéricos por específicos ■ Cessação do uso de nomes específicos de pessoas conhecidas (apelidos)
Perceptomotor	Percepção visual Habilidade visuoconstrutiva Habilidade perceptomotora Praxia Gnosia	Maior: ■ Dificuldade de usar instrumentos, dirigir e orientar-se em ambientes conhecidos ■ Confusão ao anoitecer, quando sombras e níveis reduzidos de luz mudam as percepções Leve: ■ Maior dependência por mapas ou outras pessoas para orientar-se ■ Uso de anotações e necessidade de acompanhamento para chegar a outro local ■ Sensação de estar perdido ou dando voltas quando não concentrado na tarefa ■ Muito esforço para tarefas espaciais, como carpintaria, montagem, costura ou tricô

(continua)

4   Geriatria | Guia Prático

Tabela 1.1 Domínios neurocognitivos. (*continuação*)

Domínio	Exemplo de avaliação	Exemplo de sintomas
Cognição social	Reconhecimento de emoções Teoria da mente	Maior: ■ Comportamento claramente fora das variações sociais aceitáveis: insensibilidade a padrões sociais de pudor no vestir-se ou em tópicos políticos, religiosos ou sexuais nas conversas ■ Concentração excessiva em um tópico apesar do desinteresse ou retorno direto do grupo ■ Objetivo comportamental sem considerar família ou amigos ■ Tomada de decisões sem considerar a segurança Leve: ■ Mudanças sutis no comportamento ou nas atitudes, descritas como uma mudança de personalidade ■ Menor capacidade de reconhecer sinais sociais ou ler expressões faciais, menor empatia, aumento da extroversão ou da introversão, menos inibição ou apatia, ou inquietação episódica ou sutil

*A não ser em formas graves de transtorno neurocognitivo maior, as memórias semântica, autobiográfica e implícita ficam relativamente preservadas na comparação com a memória recente. Adaptada de APA (2014).

Associada a essa avaliação, a aplicação rotineira dos testes miniexame do estado mental (MEEM; Tabela 1.2), desenho do relógio (TDR) e fluência verbal (FV) oferece uma triagem cognitiva satisfatória.

Miniexame do estado mental

É o teste de triagem cognitiva mais utilizado no mundo, sendo constituído por 30 itens, nos quais se deve somar 1 ponto para cada item correto. A última adaptação brasileira foi realizada em 2003, considerando a pontuação mediana conforme a escolaridade (Tabela 1.3). É importante ressaltar que a maior utilidade do teste não está na pontuação obtida (análise quantitativa), mas na avaliação dos itens em que o paciente apresentou dificuldade ou não conseguiu responder (análise qualitativa), pois estes se relacionam a uma ou mais funções cognitivas específicas, e sua avaliação pode indicar o diagnóstico etiológico do comprometimento cognitivo.

Teste do desenho do relógio

O teste do desenho do relógio (TDR) é simples e rápido para ser aplicado no consultório, com duração média de 5 min, sendo muito útil para avaliar

Tabela 1.2 Miniexame do estado mental (MEEM).

Orientação
1. Dia da semana (1 ponto) ( )
2. Dia do mês (1 ponto) ( )
3. Mês (1 ponto) ( )
4. Ano (1 ponto) ( )
5. Hora aproximada (1 ponto) ( )
6. Local específico (andar ou setor) (1 ponto) ( )
7. Instituição (residência, hospital, clínica) (1 ponto) ( )
8. Bairro ou rua próxima (1 ponto) ( )
9. Cidade (1 ponto) ( )
10. Estado (1 ponto) ( )

Memória imediata
Fale três palavras não relacionadas (p. ex., carro, vaso, tijolo)
Posteriormente, pergunte ao paciente quais eram as três palavras
Dê 1 ponto para cada resposta correta ( )
Depois, repita as palavras e certifique-se de que o paciente as aprendeu, pois mais adiante você irá retomá-las

Atenção e cálculo
Subtraia 7 de 100; do resultado, subtraia 7, e assim sucessivamente. Pare ao completar cinco subtrações
100 – 7 ( ); 93 – 7 ( ); 86 – 7 ( ); 79 – 7 ( ); 72 – 7 ( ); 65
(1 ponto para cada cálculo correto)

Evocação
Pergunte pelas três palavras ditas anteriormente
(1 ponto por palavra; total: 3 pontos) ( )

Linguagem
1. Nomear um relógio e uma caneta (2 pontos) ( )
2. Repetir "nem aqui, nem ali, nem lá" (1 ponto) ( )
3. Comando: "pegue este papel com a mão direita, dobre ao meio e coloque no chão"
(3 pontos) ( )
4. Ler e obedecer: "feche os olhos" (1 ponto) ( )
5. Escrever uma frase (1 ponto) ( )
6. Copiar o desenho (1 ponto)

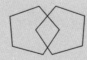

(dois pentágonos com uma intersecção entre eles) ( )

Tabela 1.3 Teste de triagem cognitiva de acordo com a escolaridade.

Escolaridade (em anos)	Pontuação mediana
Analfabetos	20
1 a 4	25
5 a 8	26
9 a 11	28
> 11	29

6 Geriatria | Guia Prático

memória semântica, função executiva e orientação visuoespacial. As disfunções executivas podem preceder os distúrbios de memória nas demências. Para aplicação do teste, dê uma folha em branco para o paciente e peça a ele que desenhe um relógio analógico com os números e ponteiros marcando 11h10 ou 2h50 – deve-se escolher uma hora em que os ponteiros fiquem localizados em dois quadrantes diferentes. O teste não é cronometrado, e o paciente pode repetir o desenho caso solicite. Existem diversas pontuações que podem ser aplicadas; neste capítulo, será descrita a pontuação de 15 itens, por questões de objetividade (Tabela 1.4).

Teste de fluência verbal

O teste de fluência verbal (FV) é rápido e de fácil aplicação, avalia a memória semântica, a função executiva e a linguagem. Nesse teste, o paciente deve falar durante 1 min a maior quantidade possível de nomes de animais ou de frutas, tendo sido avisado de que vale qualquer tipo de animal ou fruta e que quanto mais nomes citar, melhor. Os nomes dos animais (ou das frutas) devem ser anotados, pois o escore será definido pelo número de nomes citados (excluindo-se as repetições). "Boi e vaca" devem ser considerados como dois animais, mas "gato e gata" como um só. Considera-se a classe como nome, se não houver outros nomes da mesma classe. Por exemplo: passarinho, elefante e onça contam como três nomes; já passarinho, beija-flor, canário e cobra, como três. Existem diversas pontuações de corte, utilizadas conforme a escolaridade, mas

Tabela 1.4 Itens para pontuação do teste do desenho do relógio (TDR).

Item	Descrição
1	Desenho de contorno aceitável
2	Contorno com tamanho médio
3	Números de 1 a 12 sem adição ou omissão
4	Só algarismos arábicos ou só romanos
5	Ordem correta dos números
6	Papel não é rodado enquanto se escreve
7	Posição correta dos números
8	Todos os números dentro do contorno
9	Com dois ponteiros e/ou marcas
10	Hora indicada de alguma maneira
11	Minutos indicados de alguma maneira (marca)
12	Proporção correta entre os ponteiros (minutos – maior)
13	Sem marcas supérfluas
14	Ponteiros ligados (ou até 12 mm de proximidade)
15	Centro desenhado ou inferido onde os ponteiros se encontram

Capítulo 1 • Avaliação da Capacidade Funcional   7

sugere-se como referência a pontuação de corte de pelo menos nove palavras para os idosos com menos de 8 anos de escolaridade, e mais de 13 palavras para aqueles com 8 anos ou mais de escolaridade – embora comparar o mesmo idoso ao longo do tempo seja mais importante que a pontuação de corte.

Mini-Cog

Ótima ferramenta para rastreio de demência que combina elementos dos testes descritos anteriormente. Tem valores preditivos positivos e negativos comparáveis ao MEEM (este apresenta maior sensibilidade, enquanto o Mini-Cog maior especificidade), consumindo menos tempo para a realização (Tabela 1.5).

Além dos testes descritos anteriormente, os testes de recordação tardia apresentam elevada acurácia diagnóstica na doença de Alzheimer, podendo-se utilizar a lista de palavras do *Consortium to Establish a Registry for Alzheimer's Disease* (CERAD) ou a bateria breve de rastreio cognitivo (Nitrini *et al.*, 1994; 2005).

Tabela 1.5 Método para aplicação do Mini-Cog.

Administração	Instruções específicas		
1. Obter a atenção do paciente. Pedir-lhe para memorizar três palavras não relacionadas. Pedir-lhe para repetir as palavras, a fim de garantir que a aprendizagem estava correta	■ Permitir três tentativas ao paciente e em seguida ir para o próximo item ■ As seguintes listas de palavras foram validadas em um estudo clínico:		
	Versão 1 • Banana • Nascer do sol • Cadeira	**Versão 2** • Filha • Paraíso • Montanha	**Versão 3** • Vila • Cozinha • Bebê
	Versão 4 • Rio • Nação • Dedo	**Versão 5** • Capitão • Jardim • Fotografia	**Versão 6** • Líder • Estação do ano • Mesa
2. Pedir ao paciente para desenhar o mostrador de um relógio. Depois dos números marcados, pedir ao paciente para desenhar os ponteiros para indicar 10 min depois das 11h00 (ou 20 min depois das 8h00)	■ A atividade pode ser feita em uma folha de papel em branco ou com um círculo já desenhado ■ A melhor resposta são todos os números desenhados nas posições corretas e os ponteiros apontando para o 11 e 2 (ou para o 4 e o 8) ■ Esses dois horários específicos são mais sensíveis que outros ■ Durante essa tarefa, não deve haver um relógio à mostra para o paciente ■ Recusa em desenhar um relógio é pontuada como anormal ■ Avançar para o próximo passo se o relógio não estiver completo ao fim de 3 min		
3. Pedir ao paciente para recordar-se das três palavras ditas do passo 1	■ Pedir ao paciente para recordar-se das três palavras ditas no passo 1		

8   Geriatria | Guia Prático

INSTRUMENTO DE AVALIAÇÃO DO DOMÍNIO AFETIVO

A prevalência de sintomas depressivos aumenta com o envelhecimento. A somatização e a anedonia são mais prevalentes nessa faixa etária do que a queixa de humor deprimido, o que dificulta o diagnóstico. Portanto, esses sintomas devem ser questionados ativamente. A escala de depressão geriátrica (GDS, do inglês *Geriatric Depression Escale*) auxilia na triagem de depressão e é um dos instrumentos mais utilizados para avaliação da doença.

INSTRUMENTOS DE AVALIAÇÃO DO DOMÍNIO FÍSICO

A avaliação funcional começa com a observação do paciente antes mesmo de sua entrada no consultório. Observa-se, portanto, como ele realiza as transferências, demonstra as dificuldades auditivas e visuais, entre outros aspectos. Alguns instrumentos e testes auxiliam a avaliação do impacto das dificuldades do idoso no seu cotidiano, de acordo com a avaliação das ABVD e das AIVD:

- ABVD: utiliza-se a escala de Katz, constituída por seis itens que obedecem à seguinte hierarquia de complexidade: alimentação, controle de esfíncteres, transferência, higiene pessoal, capacidade para se vestir e tomar banho. Cada função em que o indivíduo apresenta independência soma 1 ponto, enquanto nas funções em que ele é dependente não há pontuação (Tabela 1.6)

Tabela 1.6 Escala de Katz.

Atividade	Descrição	Sim	Não
Tomar banho	Não recebe ajuda ou somente recebe ajuda em uma parte do corpo	( )	( )
Vestir-se	Escolhe as roupas e veste-se sem nenhuma ajuda, exceto para calçar os sapatos	( )	( )
Higiene pessoal	Vai ao banheiro, usa-o, limpa-se, ajeita as roupas e retorna sem nenhuma ajuda (pode usar objetos para apoio, como bengala, andador ou cadeira de rodas, e pode usar comadre ou urinol à noite, esvaziando-o pela manhã)	( )	( )
Transferência	Consegue deitar e levantar de uma cama ou sentar e levantar de uma cadeira sem ajuda (pode usar bengala ou andador)	( )	( )
Continência	Tem autocontrole do intestino e da bexiga (sem "acidentes ocasionais")	( )	( )
Alimentação	Alimenta-se sem ajuda, exceto para cortar carne ou passar manteiga no pão	( )	( )

Pontuação: 5 a 6 = independente; 3 a 4 = dependência parcial; 1 a 2 = dependência importante.
Fonte: Katz *et al.* (1970).

Capítulo 1 • Avaliação da Capacidade Funcional   9

- AIVD: a escala de Lawton investiga a capacidade para realizar preparo das refeições, tarefas domésticas, lavagem da roupa, manuseio da medicação, uso do telefone, manuseio do dinheiro, compras e uso dos meios de transporte. Cada fator é classificado de 1 a 3, no qual 1 representa dependência para determinada função, 2 significa que o indivíduo precisa de ajuda e 3 reflete total independência para a função (Tabela 1.7). O escore total é o somatório das pontuações, tendo como pontuação máxima 24 pontos.

É importante avaliar não apenas o grau de dependência, mas também a causa da dependência. Por exemplo: dependência parcial para AIVD devido a déficit visual, limitação motora ou comprometimento cognitivo.

Tabela 1.7 Escala de Lawton.

Para cada atividade listada a seguir, assinale a descrição que se aplica (as palavras "ajuda" e "assistência" significam supervisão, orientação ou auxílio pessoal)		
Atividade	**Descrição**	**Pontuação**
Uso do telefone – O(A) senhor(a) consegue utilizar o telefone sozinho(a)?	Recebe e faz ligações sem assistência	3
	Necessita de assistência para realizar ligações telefônicas	2
	Não tem o hábito ou é incapaz de usar o telefone	1
Transporte – O(A) senhor(a) consegue ir sozinho(a) a lugares distantes usando algum tipo de transporte, sem necessidade de planejamentos especiais?	Realiza viagens sozinho(a)	3
	Viaja somente quando tem companhia	2
	Não tem o hábito ou é incapaz de viajar	1
Compras – O(A) senhor(a) consegue fazer compras sozinho(a)?	Realiza compras quando é fornecido o transporte	3
	Faz compras somente quando tem companhia	2
	Não tem o hábito ou é incapaz de fazer compras	1
Preparo das refeições – O(A) senhor(a) consegue preparar suas próprias refeições?	Planeja e cozinha as refeições completas	3
	Prepara somente refeições pequenas ou quando recebe ajuda	2
	Não tem o hábito ou é incapaz de preparar refeições	1
Trabalho doméstico – O(A) senhor(a) consegue arrumar a casa sozinho(a)?	Não realiza tarefas pesadas	3
	Realiza tarefas leves e necessita de ajuda nas pesadas	2
	Não tem o hábito ou é incapaz de realizar trabalhos domésticos	1

(continua)

10 Geriatria | Guia Prático

Tabela 1.7 Escala de Lawton. (*continuação*)

Atividade	Descrição	Pontuação
Lavanderia – O(A) senhor(a) consegue lavar e passar roupa sozinho(a)?	Cuida da roupa sem assistência	3
	Necessita de assistência	2
	É incapaz de fazer	1
Trabalhos manuais – O(A) senhor(a) consegue realizar trabalhos manuais ou pequenos reparos?	Realiza a tarefa sem assistência	3
	Necessita de assistência	2
	É incapaz de fazer	1
Medicamentos – O(A) senhor(a) consegue tomar seus remédios na dose e no horário corretos por conta própria?	Faz uso de medicamentos sem assistência	3
	Necessita de lembretes ou de assistência	2
	É incapaz de controlar sozinho(a) o uso de medicamentos	1
Manuseio do dinheiro – O(A) senhor(a) consegue cuidar das próprias finanças?	Preenche cheques, utiliza o cartão bancário e paga contas sem auxílio	3
	Necessita de assistência para uso de cheques ou cartões e pagamento de contas	2
	Não tem o hábito de lidar com dinheiro ou é incapaz de manusear dinheiro e pagar contas sozinho(a)	1

Pontuação: 9 = totalmente dependente; 10 a 15 = dependência grave; 16 a 20 = dependência moderada; 21 a 25 = dependência leve; 25 a 27 = independência.

AVALIAÇÃO DA CAPACIDADE FÍSICA

Timed up and go test

O teste *Timed Up and Go Test* (TUGT) avalia o equilíbrio, o risco de quedas e a capacidade funcional de idosos. O paciente fica sentado em uma cadeira, sendo instruído a levantar-se, andar tão rapidamente quanto possível, com segurança, por uma linha reta de 3 m de comprimento no chão (podem-se usar fitas adesivas simples para desenhar a linha) e retornar à posição sentada inicial. Considera-se normal o tempo de percurso de até 10 s para adultos saudáveis, independentes e sem risco de quedas; entre 11 e 20 s para idosos frágeis ou com deficiências, com independência parcial e com baixo risco de quedas; e acima de 20 s é indicativo de déficit importante da mobilidade física e risco de quedas.

Força de preensão palmar (*handgrip*)

Teste utilizado para avaliação da força muscular. O idoso fica sentado em uma cadeira, com os ombros em posição neutra e o cotovelo do membro a ser medido flexionado em 90°, com o antebraço em rotação neutra. Então, solicita-se ao paciente que aperte com a maior força possível o dinamômetro em três tentativas, com 1 min de descanso entre elas, considerando-se para acompanhamento a maior medida. De acordo com as diretrizes do estudo Saúde, Bem-Estar e Envelhecimento (SABE, 2006), foram adotados pontos de corte para operacionalização do fenótipo de fragilidade (Tabela 1.8).

A maioria dos autores considera o ponto de corte para perda de força muscular inferior a 30 kg para homens e inferior a 20 kg para mulheres. A força de preensão palmar é um parâmetro muito importante para o acompanhamento evolutivo do idoso.

Velocidade de marcha

Parâmetro de grande relevância em geriatria por ser preditor de eventos adversos e estar associado à estimativa de sobrevida em idosos, é um teste de fácil aplicação que exige apenas um local adequado para avaliação e cronômetro. Marca-se no solo uma distância de 4 m e solicita-se ao indivíduo que caminhe na sua velocidade habitual o percurso demarcado. O teste é realizado três vezes, e o cronômetro é acionado quando o pé do avaliado ultrapassa a linha de início. A partir dos tempos cronometrados, obtém-se a média para avaliação. Considera-se o ponto de corte de 0,8 m/s – velocidade de marcha inferior a esse valor mostrou associação com menor sobrevida em idosos.

AVALIAÇÃO DO SUPORTE SOCIAL

Para a plena independência funcional, além das capacidades físicas e cognitivas, são necessárias boas condições sociais, com ambiente favorável, incluindo transporte público, baixa criminalidade, calçadas apropriadas, suporte familiar e condições financeiras que possibilitem arcar com as necessidades diárias. Frequentemente, é necessário intervir nas condições sociais conversando com a família, que nem sempre percebe determinadas dificuldades sem o auxílio de um profissional de saúde.

A participação do idoso em atividades sociais tem sido cada vez mais valorizada e deve ser estimulada, sendo parte do perfil daqueles que alcançam o envelhecimento ativo.

Tabela 1.8 Pontos de corte para operacionalização do fenótipo da fragilidade no estudo SABE (2006).

Homens	Mulheres
IMC < 23,1; força < 21,0 kg	IMC < 23,8; força < 14 kg
IMC 23,1 a 25,5; força < 25,5 kg	IMC 23,9 a 27,1; força < 21,0
IMC 25,6 a 28,8; força < 30 kg	IMC 27,2 a 30,8; força < 21,0
IMC >28,0; força < 27 kg	IMC >30,8; força < 21,0

IMC: índice de massa corporal.

INSTRUMENTOS DE AVALIAÇÃO DE PROGNÓSTICO E INDICAÇÃO DE CUIDADOS PALIATIVOS

Com o envelhecimento populacional, torna-se fundamental a definição da proporcionalidade terapêutica individual. A decisão compartilhada só faz sentido se for tomada à luz do melhor conhecimento técnico específico para cada fase da comorbidade em que o paciente se encontra. Vale ressaltar que nenhuma dessas ferramentas substitui a relação médico-paciente; elas complementam a tomada de decisão.

Para tanto, os médicos podem se valer de algumas escalas prognósticas ou da própria classificação de gravidade da doença estabelecida pela sociedade composta por especialistas da área. É possível utilizar a ferramenta SPICT™ (*Supportive and Palliative Care Indicator Tool*) para determinar se o paciente apresenta uma demanda não atendida de cuidados paliativos. De modo geral, é importante procurar por indicadores de um quadro de saúde instável ou em piora progressiva, como hospitalizações frequentes, limitação irreversível da capacidade funcional, dependência para cuidados pessoais, perda de peso significativa nos últimos 6 meses, sintomas persistentes apesar do tratamento otimizado ou a própria solicitação de cuidados paliativos pela família. A ferramenta aprofunda indicadores clínicos de câncer, demência, doenças neurológicas, doença cardiovascular, doença renal, doença hepática ou outras condições que possam limitar a vida do paciente para sugerir uma revisão do cuidado atual ou planejamento de tratamento da doença. As tabelas de prognóstico para oncologia são bem estabelecidas, destacando-se o *Eastern Cooperative Oncology Group* (ECOG) e o *Palliative Performance Scale* (PPS).

Especificamente para idosos, pode-se utilizar o índice de Suemoto, que, com auxílio da calculadora *online* ou na forma de aplicativo, permite o cálculo do risco de mortalidade em 10 anos. A calculadora conta com dados de idade, sexo, comorbidades, hábitos de vida e dependência para atividades de vida diária para determinar o risco de mortalidade. O modelo foi desenvolvido a partir de uma metanálise com 22.615 participantes de 16 países e validado com dados de cinco estudos longitudinais de idosos que vivem em comunidade nos EUA contendo 11.752 participantes.

BIBLIOGRAFIA

American Psychiatric Association. Manual diagnóstico e estatístico de transtornos Mentais. DSM-5. Porto Alegre: Artmed; 2014.

Atalaia-Silva KC, Lourenço RA. Translation, adaptation and construct validation of the Clock Test among elderly in Brazil. Rev Saúde Pública. 2008;42(5):930-7.

Bertolucci PHF, Brucki S, Campacci S, Juliano Y. O miniexame do estado mental em uma população geral: o impacto da escolaridade. Arq Neuropsiquiatr. 1994;52(1):1-7.

Bertolucci PHF, Okamoto IH, Toniolo Neto J, Ramos LR, Brucki SMD. Desempenho da população brasileira na bateria neuropsicológica do Consortium to Establish a Registry for Alzheimer's Disease (CERAD). Revista de Psiquiatria Clínica. 1998;25(2):80-3.

Brucki SM, Malheiros SM, Okamoto IH, Bertolucci PH. Normative data on the verbal fluency test in the animal category in our milieu. Arq Neuropsiquiatr. 1997;55(1):56-61.

Brucki SM, Nitrini R, Caramelli P, Bertolucci PHF, Okamoto IH. Suggestions for utilization of the minimental state examination in Brazil. Arq Neuropsiquiatr. 2003;61(3B):777-81.

Cahn DA, Salmon DP, Monsch AU, Butters N, Wiederholt WC, Corey-Bloom J et al. Screening for dementia of the Alzheimer type in the community: the utility of the Clock Drawing Test. Archives of Clinical Neuropsychology. 1996;11(6):529-39.

Cesari M, Kritchevsky SB, Penninx BW, Niklas BJ, Simonsick EM, Newman AB et al. Prognostic value of usual gait speed in well-functioning older people-results from the Health, Aging and Body Composition Study. J Am Geriatr Soc. 2005;53(10):1675-80.

Cruz-Jentoft AJ, Baeyens JP, Bauer JM, Boirie Y, Cederholm T, Landi F et al. Sarcopenia: European consensus on definition and diagnosis. Report of the European Working Group on Sarcopenia in Older People. Age Ageing. 2010;39(4):412-23.

Duarte YAO, Nunes DP, Andrade FB, Corona LP, Brito TRP, Santos JLF et al. Fragilidade em idosos no município de São Paulo: prevalência e fatores associados. Rev Bras Epidemiol. 2018;21(Suppl 2):e180021.

Fernandes AdA, Silva CDd, Vieira BC, Marins JCB. Validade preditiva de equações de referência para força de preensão manual em homens brasileiros de meia-idade e idosos. Fisioter Pesq. 2012;19(4):351-6.

Folstein MF, Folstein SE, Michugh PR. Minimental state: a pratical method for grading the cognitive state of patients for the clinicians. J Psychiatr Res. 1975;12:189-98.

Katz S, Dowms T, Cash H, Grotz RC. Progress in development of the index of ADL. Gerontologist 1970;10(1):20-30.

Kuzala EA, Vargo MC. The relationship between elbow position and grip strength. Am J Occup Ther. 1992;46(6):509-12.

Lawton MP, Brody EM. Assessment of older people: self-maintaining and instrumental activities of daily living. Gerontologist. 1969;9(3):179-86.

Lino VTS, Pereira SRM, Camacho LAB, Ribeiro Filho ST, Buksman S. Adaptação transcultural da Escala de Independência em Atividades da Vida Diária (Escala de Katz). Cad Saúde Pública. 2008;24(1):103-12.

Montero-Odasso M, Schapira M, Soriano ER, Varela M, Kaplan R, Camera LA et al. Gait velocity as a single predictor of adverse events in healthy seniors aged 75 years and older. J Gerontol A Biol Sci Med Sci. 2005;60(10):1304-9.

Morris JC, Heyman A, Mohs RC, Hughes JP, van Belle G, Fillenbaum G et al. The Consortium to Establish a Registry for Alzheimer's Disease (CERAD): Part I. Clinical and neuropsychological assessment of Alzheirmer's disease. Neurology. 1989;39(9):1159-65.

Nitrini R, Caramelli P, Bottino CM, Damasceno BP, Brucki SM, Anghinah R et al. Diagnosis of Alzheimer's disease in Brazil: cognitive and functional evaluation. Recommendations of the Scientific Department of Cognitive Neurology and Aging of the Brazilian Academy of Neurology. Arq Neuropsiquiatr. 2005;63(3A):720-7.

Nitrini R, Lefèvre BH, Mathias SC, Caramelli P, Carrilho PEM, Sauaia N *et al.* Testes neuropsicológicos de aplicação simples para o diagnóstico de demência. Arq Neuropsiquiatr. 1994;52(4):457-65.

Okamoto IH. Aspectos cognitivos da doença de Alzheimer no teste do relógio: avaliação de amostra da população brasileira. São Paulo: Universidade Federal de São Paulo; 2001.

Paradela EM, Lourenço RA, Veras RP. Validation of geriatric depression scale in a general outpatient clinic. Rev Saúde Pública. 2005;39(6):918-23.

Shumway-Cook A, Baldwin M, Polissar NL, Gruber W. Predicting the probability for falls in community-dwelling older adults. Phys Ther. 1997;77(8):812-9.

Studenski S, Perera S, Patel K, Rosano C, Faulkner K *et al.* Gait speed and survival in older adults. JAMA. 2011;305(1):50-8.

Suemoto CK, Ueda P, Beltrán-Sánchez H, Lebrão ML, Duarte YA, Wong R *et al.* Development and validation of a 10-year mortality prediction model: meta-analysis of individual participant data from five cohorts of older adults in developed and developing countries. J Gerontol A Biol Sci Med Sci. 2017;72(2):410-6.

Thrane G, Joakimsen RM, Thornquist E. The association between timed up and go test and history of falls: the Tromsø study. BMC Geriatr. 2007;7:1.

Yesavage JA, Brink TL. Development and validation of a geriatric depression screening scale: a preliminary report. Journal of Psychiatric Research. 1983;17(1):37-49.

2 Prevenção e Rastreio de Doenças

Jullyana Chrystina Ferreira Toledo • Carlos André Freitas dos Santos • Ana Beatriz Galhardi Di Tommaso

INTRODUÇÃO

Com o avançar da idade, há maior prevalência de doenças crônicas degenerativas, que aumentam o risco de dependência, incapacidade e morte. No entanto, o declínio funcional e a perda da independência não são consequências inevitáveis do envelhecimento. A adoção de medidas preventivas comprovadamente reduziu o risco de determinados agravos à saúde em idosos, evitando o aparecimento de algumas doenças ou detectando-as precocemente, o que permitiu o tratamento adequado e a redução da ocorrência de complicações. Desse modo, o conhecimento e a aplicação de medidas preventivas são de grande relevância para reduzir a mortalidade prematura, manter a capacidade funcional, aumentar a expectativa de vida e garantir a qualidade de vida na população idosa, e devem ser indicados de forma individualizada para cada paciente.

PREVENÇÃO PRIMÁRIA

Consiste na adoção de medidas para promoção da saúde, intervindo em fatores de risco potencialmente modificáveis para evitar o aparecimento de determinadas doenças.

Estilo de vida saudável

Incentivar os idosos a adotar um estilo de vida saudável diminui o risco de desenvolver incapacidades e pode promover melhora da autopercepção de saúde e bem-estar. Diversas são as estratégias para isso e, sem dúvida, o exercício físico associado a hábitos saudáveis tem papel determinante.

Alimentação saudável

Considerando as evidências atuais de estudos de coorte e metanálise, recomenda-se para uma alimentação saudável:

16   Geriatria | Guia Prático

- Evitar carnes vermelhas e processadas, pois estão associadas ao aumento da mortalidade; preferir carne branca, pela associação com redução da mortalidade
- Ingerir cinco ou mais porções de frutas ou vegetais por dia. São ricas fontes de fibras e seu consumo reduz o risco de doença arterial coronariana, acidente vascular cerebral (AVC) e morte
- Evitar ou reduzir o consumo de refrigerantes e de outras bebidas açucaradas (p. ex., suco de frutas com adição de açúcar)
- Evitar gordura trans (proveniente principalmente de alimentos processados industrialmente) e saturada (proveniente de produtos animais, como carne vermelha e manteiga), pelo aumento do risco de doença coronariana; preferir gorduras poli-insaturadas, que reduzem o risco cardiovascular
- Controlar o consumo de colesterol; a ingestão diária deve ser inferior a 300 mg/dia
- Aumentar a ingesta de fibras, pois contribui para redução do risco cardiovascular, da incidência de diabetes e de todas as causas de mortalidade
- Substituir grãos refinados (p. ex., pão branco, arroz branco, cereais doces e refinados) por grãos integrais (p. ex., pães integrais, arroz integral, cereais integrais), que apresentam maior conteúdo de fibras; grãos refinados são associados, a longo prazo, com ganho de peso
- Para mulheres na pós-menopausa e homens idosos, ingerir 1.200 a 1.500 mg/ dia de cálcio e mais de 800 UI de vitamina D, devido à grande importância desses nutrientes para a homeostase óssea
- Não exceder o consumo de 6 g de sódio por dia (1 colher rasa de chá); a menor ingesta de sódio está associada a redução do risco de eventos cardiovasculares e morte
- Estimular o consumo de 1,5 a 2 ℓ de líquido por dia para idosos sem restrição hídrica (30 mℓ/kg).

A dieta mediterrânea apresenta benefícios comprovados para a saúde. Revisões sistemáticas e metanálises de coorte e de estudos caso-controle observaram associação positiva com a redução da mortalidade geral e cardiovascular, além de redução da incidência de câncer, doença de Alzheimer, doença de Parkinson e do risco de eventos cardiovasculares. Essa dieta consiste na ingestão de grande quantidade de frutas, vegetais, grãos integrais, feijão, sementes e oleaginosas; azeite de oliva, como importante fonte de gordura monossaturada; baixo a moderado consumo de álcool; baixa a moderada ingestão de peixe, frango e produtos derivados do leite; e baixo consumo de carne vermelha.

Exercício físico

Identifica-se benefício a partir do início da prática de exercício físico, independentemente da idade ou funcionalidade. Até mesmo indivíduos frágeis ou acamados podem se beneficiar de atividades, desde que adequadamente prescritas e supervisionadas.

O programa ideal inclui exercício aeróbico, resistido, equilíbrio e mobilidade, naturalmente de acordo com as condições de cada indivíduo.

No geral, sugere-se a adoção das seguintes estratégias de exercícios:

- Aeróbico: 30 min de exercício com intensidade moderada 5 vezes/semana; 20 min de exercício com intensidade alta 3 vezes/semana
- Resistência: 2 vezes/semana
- Alongamento: 10 min de alongamento dos grandes grupos musculares nos dias de exercícios aeróbios e resistidos
- Equilíbrio e mobilidade: 2 a 5 vezes/semana
- Prescrição individualizada, levando em conta as preferências do indivíduo, sua aptidão física e comorbidades. O programa de exercícios deve ser iniciado de forma leve e aumentado gradualmente para aumentar a segurança e a adesão do paciente.

O eletrocardiograma (ECG) de rotina ou o teste de esforço cardíaco não são indicados para pacientes assintomáticos que estão se preparando para se submeter a um programa de exercícios. É prudente, no entanto, uma avaliação médica inicial para análise global dos riscos e avaliação pré-participativa individualizada.

Tabagismo

Deve-se desestimular o uso de cigarros em todas as consultas, pois a cessação reduz significativamente o risco de várias doenças crônicas não transmissíveis, como as cardiovasculares, pulmonares e neoplasias.

Para os fumantes dispostos a parar de fumar, recomenda-se associar terapia de apoio comportamental e farmacológica. A terapia combinada mostrou-se superior a qualquer intervenção comportamental ou terapia farmacológica isolada.

Álcool

Segundo a Organização Mundial da Saúde (OMS), indivíduos sem comorbidades descompensadas podem apresentar benefício cardiovascular com a ingestão de bebida alcoólica, sendo 1 dose/dia para mulheres e 2 doses/dia para homens (1 dose = 150 mℓ de vinho, 50 mℓ de destilado ou 250 mℓ de cerveja).

O uso excessivo de álcool, no entanto, aumenta o risco de hepatopatia crônica, depressão, ansiedade, hipertensão, uso abusivo de outras substâncias, sintomas gastrintestinais, acidentes e problemas sociais ou legais, sendo uma das principais causas de morte evitável no mundo, seguida por condições médicas, mortes no trânsito, afogamento e suicídio.

Recomenda-se que todos os pacientes sejam questionados sobre o uso nocivo de álcool. Questionamentos como "você, às vezes, bebe cerveja, vinho ou

18 Geriatria | Guia Prático

outras bebidas alcoólicas?" e "quantas vezes, no último ano, você ingeriu cinco [quatro para mulheres] ou mais doses de bebidas alcoólicas em um dia?" mostraram-se úteis para o rastreio. O teste é considerado positivo quando a resposta for maior que 0 ou quando o paciente afirmar que está tendo dificuldade em definir o número correto (considera-se, portanto, maior que 0). Um teste positivo tem sensibilidade de 82% e especificidade de 79%.

Embora o questionário *Cut down, Annoyed, Guilty, Eye-opener* (CAGE) não seja recomendado especificamente como ferramenta de triagem para o uso nocivo de álcool, é útil na detecção de excesso de bebida alcoólica e grau de dependência, sendo amplamente utilizado por ser de aplicação mais simples e rápida quando comparado a outros questionários validados para essa finalidade (como o *Alcohol Use Disorders Identification Test* – AUDIT). O escore é definido como: duas respostas afirmativas apresentam 77 e 79%, respectivamente, de sensibilidade e especificidade para uso abusivo e dependência de álcool, mas apenas 53 e 70%, respectivamente, para uso nocivo de álcool. O CAGE é composto pelas seguintes questões:

- Você já sentiu que deve reduzir a bebida? (*Cut down*)
- As pessoas têm irritado você por criticarem sua bebida? (*Annoyed*)
- Você já se sentiu mal ou culpado por beber? (*Guilty*)
- Você já bebeu, como primeira ação da manhã, para melhorar seus nervos ou se livrar de uma ressaca? (*Eye-opener*)

São fatores de risco para uso abusivo de álcool: luto, depressão, ansiedade, dor crônica, incapacidade e história de uso prévio. O uso nocivo de álcool deve ser sempre desencorajado, e os pacientes devem receber intervenções terapêuticas específicas, incluindo apoio psicológico.

Imunização

A seguir, são apresentadas as orientações da Sociedade Brasileira de Imunizações (SBIm) e da Sociedade Brasileira de Geriatria e Gerontologia (SBGG) sobre as vacinas indicadas para idosos. A Tabela 2.1 reproduz o calendário de vacinação do idoso.

Influenza

Maiores de 55 anos fazem parte do grupo de risco aumentado para as complicações e óbitos por *influenza*. Desde que disponível, a vacina *influenza* 4V é preferível à vacina *influenza* 3V, por conferir maior cobertura das cepas circulantes. Na impossibilidade de uso da vacina 4V, deve-se utilizar a vacina 3V. Outros aspectos que merecem ser destacados são:

- Vírus inativado
- Prevenção da gripe, pneumonia viral primária ou bacteriana secundária, hospitalização e morte por influenza
- Dose única anual.

Tabela 2.1 Calendário de vacinação SBIm – Idoso.

Vacinas	Quando indicar	Esquemas e recomendações	Comentários	Disponibilização das vacinas	
				Gratuitas nas UBS	Clínicas privadas de vacinação
Influenza (gripe)	Rotina	Dose única anual	Os maiores de 55 anos fazem parte do grupo de risco aumentado para as complicações e óbitos por influenza. Desde que disponível, a vacina influenza 4V é preferível à vacina influenza 3V, por conferir maior cobertura das cepas circulantes. Na impossibilidade de uso da vacina 4V, utilizar a vacina 3V	SIM, para maiores de 55 anos	SIM, 3V e 4V
Pneumocócicas (VPC13) e (VPP23)	Rotina	Iniciar com uma dose da VPC13 seguida de uma dose de VPP23 seis a 12 meses depois, e uma segunda dose de VPP23 cinco anos após a primeira	▪ Para aqueles que já receberam uma dose de VPP23, recomenda-se o intervalo de um ano para a aplicação de VPC13. A segunda dose de VPP23 deve ser feita cinco anos após a primeira, mantendo intervalo de seis a 12 meses com a VPC13 ▪ Para os que já receberam duas doses de VPP23, recomenda-se uma dose de VPC13, com intervalo mínimo de um ano após a última dose de VPP23. Se a segunda dose de VPP23 foi aplicada antes dos 60 anos, está recomendada uma terceira dose depois dessa idade, com intervalo mínimo de cinco anos da última dose	NÃO	SIM
Herpes-zóster	Rotina	Uma dose	▪ Vacina recomendada mesmo para aqueles que já desenvolveram a doença. Nesses casos, aguardar intervalo mínimo de um ano, entre o quadro agudo e a aplicação da vacina	NÃO	SIM

(continua)

Tabela 2.1 Calendário de vacinação SBIm – Idoso. (*continuação*)

Vacinas	Quando indicar	Esquemas e recomendações	Comentários	Disponibilização das vacinas	
				Gratuitas nas UBS	Clínicas privadas de vacinação
			■ Em caso de pacientes com história de herpeszóster oftálmico, não existem ainda dados suficientes para indicar ou contraindicar a vacina ■ O uso em imunodeprimidos deve ser avaliado pelo médico (consulte os *Calendários de vacinação SBIm pacientes especiais*)		
Tríplice bacteriana acelular do tipo adulto (difteria, tétano e coqueluche) – dTpa ou dTpa-VIP – ou dupla adulto (difteria e tétano) – dT	Rotina	Atualizar dTpa independente de intervalo prévio com dT ou TT **Com esquema de vacinação básico completo:** reforço com dTpa a cada dez anos **Com esquema de vacinação básico incompleto:** uma dose de dTpa a qualquer momento e completar a vacinação básica com uma ou duas doses de dT (dupla bacteriana do tipo adulto) de forma a totalizar três doses de vacina contendo o componente tetânico	■ A vacina está recomendada mesmo para aqueles que tiveram a coqueluche, já que a proteção conferida pela infecção não é permanente ■ Considerar antecipar reforço com dTpa para cinco anos após a última dose de vacina contendo o componente pertússis para idosos contactantes de lactentes ■ Para idosos que pretendem viajar para países nos quais a poliomielite é endêmica recomenda-se a vacina dTpa combinada à pólio inativada (dTpa-VIP) ■ A dTpa-VIP pode substituir a dTpa, se necessário	SIM, dT	SIM dTpa e dTpa-VIP

(*continua*)

		Não vacinados e/ou histórico vacinal desconhecido: uma dose de dTpa e duas doses de dT no esquema 0 – 2 – 4 a 8 meses			
Hepatites A e B	Hepatite A: após avaliação sorológica ou em situações de exposição ou surtos	Duas doses, no esquema 0 – 6 meses	Na população com mais de 60 anos é incomum encontrar indivíduos suscetíveis. Para esse grupo, portanto, a vacinação não é prioritária. A sorologia pode ser solicitada para definição da necessidade ou não de vacinar. Em contactantes de doentes com hepatite A, ou durante surto da doença, a vacinação deve ser recomendada	NÃO	SIM
	Hepatite B: rotina	Três doses, no esquema 0 – 1 – 6 meses	–	SIM	SIM
	Hepatite A e B: quando recomendadas as duas vacinas	Três doses, no esquema 0 – 1 – 6 meses	A vacina combinada para as hepatites A e B é uma opção e pode substituir a vacinação isolada para as hepatites A e B	NÃO	SIM
Febre amarela	Para idosos não previamente vacinados e residentes em áreas de vacinação, após avaliação de risco/ benefício	Não há consenso sobre a duração da proteção conferida pela vacina. De acordo com o risco epidemiológico, uma segunda dose pode ser considerada pelo risco de falha vacinal	Embora raro, está descrito risco aumentado de eventos adversos graves na primovacinação de indivíduos maiores de 60 anos. Nessa situação, avaliar risco/benefício. O uso em imunodeprimidos deve ser avaliado pelo médico (consulte os *Calendários de vacinação SBIm pacientes especiais*)	SIM	SIM

(continua)

Tabela 2.1 Calendário de vacinação SBIm – Idoso. (*continuação*)

Vacinas	Quando indicar	Esquemas e recomendações	Comentários	Disponibilização das vacinas	
				Gratuitas nas UBS	Clínicas privadas de vacinação
Meningocócicas conjugadas ACWY/C	Surtos e viagens para áreas de risco	Uma dose. A indicação da vacina, assim como a necessidade de reforços, dependerá da situação epidemiológica	Na indisponibilidade da vacina meningocócica conjugada ACWY, substituir pela vacina meningocócica C conjugada	NÃO	SIM
Tríplice viral (sarampo, caxumba e rubéola)	Situações de risco aumentado	Uma dose. A indicação da vacina dependerá de risco epidemiológico e da situação individual de suscetibilidade	Na população com mais de 60 anos é incomum encontrar indivíduos suscetíveis ao sarampo, caxumba e rubéola. Para esse grupo, portanto, a vacinação não é rotineira. Porém, a critério médico (em situações de surtos, viagens, entre outros), pode ser recomendada. Contraindicada para imunodeprimidos	NÃO	SIM

UBS: Unidades Básicas de Saúde.
Nota: algumas vacinas podem estar especialmente recomendadas para pacientes portadores de comorbidades ou em outra situação especial. Consulte os *Calendários de vacinação SBIm pacientes especiais*. Fonte: SBIm (2020).

Podem ocorrer os seguintes eventos sistêmicos:

- Manifestações gerais leves, como febre, mal-estar e mialgia, começando 6 a 12 h após a vacinação e persistindo por 1 a 2 dias
- Reações anafiláticas são raras e ocasionadas por hipersensibilidade a qualquer componente da vacina
- Síndrome de Guillain-Barré (SGB): os relatos de ocorrência são raros, mas o aumento da incidência dessa síndrome esteve relacionado com lotes específicos da vacina há alguns anos. É importante ressaltar que o risco da SGB causado pela infecção por *influenza* é muito maior do que o risco pela vacina do vírus
- Processos agudos respiratórios (gripe e resfriado) que possam eventualmente ocorrer após a administração da vacina significam processos coincidentes e não estão relacionados com ela
- A administração subcutânea (SC) deve ser considerada em pacientes com risco de sangramento pela via de administração da vacina (intramuscular – IM), como nos casos de trombocitopenia ou qualquer outro distúrbio de coagulação.

As contraindicações da vacina são as seguintes:

- História de reação anafilática prévia ou alergia grave a ovo de galinha e seus derivados, assim como a qualquer componente da vacina
- História pregressa de SGB: avaliação médica criteriosa, observando-se o risco/benefício da vacina
- A vacinação deve ser adiada na presença de doença febril aguda moderada ou grave.

Pneumocócica

A vacinação (vacina 13-valente – VPC13; e vacina 23-valente – VPP23, compostas pelo antígeno polissacarídico purificado) é eficaz na prevenção das formas invasivas da infecção pneumocócica, e há evidências de proteção também para a pneumonia adquirida na comunidade.

Recomendações para todas as pessoas a partir dos 60 anos ou que tenham patologias crônicas específicas:

- Iniciar com 1 dose da VPC13 seguida de 1 dose de VPP23 6 a 12 meses depois, e uma segunda dose de VPP23 5 anos após a primeira
- Para aqueles que já receberam a VPP23, recomenda-se um intervalo de, pelo menos, 1 ano para a aplicação de VPC13. A segunda dose de VPP23 deve ser feita 5 anos após a primeira, mantendo intervalo de 6 a 12 meses com a VPC13
- Para os que já receberam 2 doses de VPP23, recomenda-se 1 dose de VPC13, com intervalo mínimo de 1 ano após a última dose de VPP23. Se a

24 Geriatria | Guia Prático

segunda dose de VPP23 foi aplicada antes dos 65 anos, é recomendada uma terceira dose depois dessa idade, com intervalo mínimo de 5 anos contados a partir da última dose.

As duas vacinas são geralmente muito bem toleradas. Os eventos adversos mais comuns são os locais (dor, eritema), que regridem com rapidez. Febre é incomum.

Reações mais graves são muito raras (p. ex., anafilaxia).

Há referência a aumento da frequência e intensidade das reações locais quando é feita a revacinação. Embora isso possa ocorrer, a intensidade é habitualmente pouco expressiva quando a revacinação é realizada com intervalo de 5 anos ou mais com relação à dose anterior.

A VPC13 ainda não é disponibilizada de rotina para idosos pelo sistema público de saúde.

Contraindicações e precauções:

- A única contraindicação formal é histórico de reação anafilática à dose anterior da vacina ou a algum de seus componentes
- A vacinação deve ser adiada em caso de doença febril aguda ou quando há trombocitopenia ou qualquer distúrbio de coagulação, em virtude do risco de sangramento da via de administração intramuscular da vacina (nesses casos, a via subcutânea deve ser considerada).

Herpes-zóster

A vacina de vírus vivo atenuado é recomendada para todos os indivíduos com mais de 60 anos, mesmo aqueles que já apresentaram quadro de herpes-zóster. Nesse caso, é preciso aguardar o intervalo mínimo de 6 meses e preferencialmente de 1 ano entre o quadro agudo e a aplicação da vacina.

Em caso de pacientes com história de herpes-zóster oftálmico, não existem ainda dados suficientes para indicar ou contraindicar a vacina. Além disso, o uso em indivíduos imunodeprimidos deve ser avaliado pelo médico.

A vacinação reduz a incidência de herpes-zóster e de neuropatia pós-herpética e está disponível apenas na rede privada até o momento.

Contraindicações e precauções:

- Imunodepressão grave medicamentosa ou causada por doenças, podendo, no entanto, ser indicada para pacientes com imunodepressão leve [indivíduos com uso de baixas doses de metotrexato, corticosteroides sistêmicos em baixas doses, vírus da imunodeficiência humana (HIV) com CD4 acima de 200, entre outras situações]
- Reação anafilática após dose anterior da vacina
- Alergia à neomicina, que faz parte da composição da vacina.

Tríplice bacteriana acelular do tipo adulto | Difteria, tétano e coqueluche

Vacina contendo toxoide tetânico e diftérico e componente *pertussis*.

Idosos vacinados para difteria e tétano (3 doses, pelo menos, no passado) deveriam receber uma única dose da vacina dTpa (independentemente do intervalo transcorrido desde a última dose de TT ou dT) e, a partir de então, uma dose de dTpa a cada 10 anos. Não havendo disponibilidade de dTpa, a indicação para os adequadamente vacinados é de uma dose de dT (dupla adulto) a cada 10 anos.

Idosos nunca vacinados (ou com uma história vacinal desconhecida) devem receber uma dose de dTpa seguida de 2 doses de dT (uma dose 2 meses após a aplicação da primeira; e a segunda, de 4 a 8 meses depois). Não havendo disponibilidade da vacina dT, utilizam-se 3 doses de dTpa.

Recomendam-se reforços a cada 10 anos com dT ou, idealmente, com dTpa. A vacina dT (dupla bacteriana do tipo adulto) está disponível na rede pública, enquanto a vacina dTpa (tríplice bacteriana acelular do tipo adulto) está disponível apenas na rede privada.

A vacina é contraindicada em casos de reação anafilática prévia às vacinas ou a algum de seus componentes.

A administração subcutânea deve ser considerada em pacientes com risco de sangramento pela via de administração da vacina (intramuscular), como nos casos de trombocitopenia ou qualquer outro distúrbio de coagulação.

Hepatite A | Vírus inativado

Na população com mais de 60 anos é incomum encontrar indivíduos suscetíveis a essa condição. Para esse grupo, portanto, a vacinação não é prioritária. A sorologia pode ser solicitada para definição da necessidade ou não de vacinar. Em contactantes de doentes com hepatite A, ou durante surto da doença, a vacinação deve ser realizada.

São recomendadas 2 doses, sendo a segunda 6 meses após a primeira.

A vacinação é contraindicada em casos de reação anafilática após dose prévia.

Hepatite B | Vírus inativado

Recomendam-se 3 doses, sendo a segunda 1 mês após a primeira, e a terceira 6 meses após a primeira. Esquemas especiais de vacinação são recomendados para pacientes imunossuprimidos e renais crônicos (dose dobrada em quatro aplicações).

Contraindicações e precauções:

- Reação anafilática após dose prévia
- A vacinação deve ser adiada quando houver doença febril aguda ou trombocitopenia ou qualquer distúrbio de coagulação devido ao risco de sangramento pela via de administração da vacina (intramuscular). Nesses casos, a SC deve ser considerada.

Febre amarela

Vacina de vírus vivo atenuado, recomendada para os indivíduos que vivem nas áreas de risco classificadas pelo Ministério da Saúde (MS) que não tenham recebido vacinação prévia e somente após avaliação de risco *versus* benefícios.

Não há consenso sobre a duração da proteção conferida pela vacina. De acordo com o risco epidemiológico, uma segunda dose pode ser considerada pelo risco de falha vacinal.

Contraindicações e precauções:

- Embora raro, está descrito risco aumentado de eventos adversos graves na primovacinação de indivíduos maiores de 60 anos. Nessa situação, deve-se avaliar risco/benefício
- Histórico de reação anafilática após ingestão de ovo de galinha ou à dose anterior da vacina
- Doenças ou tratamentos imunossupressores, quimioterápico ou radioterápico
- Contraindicada nos casos de doença febril aguda.

Meningocócicas conjugadas ACWY/C

Recomenda-se dose única da vacina inativada (contém apenas as cápsulas das bactérias dos sorogrupos A, C, W, Y). A indicação da vacina, assim como a necessidade de reforços, dependerá da situação epidemiológica. Indicada apenas em casos de surtos e viagens para áreas de risco.

Tríplice viral | Sarampo, caxumba e rubéola

Vacina de vírus vivo atenuado. Na população com mais de 60 anos, é incomum encontrar indivíduos suscetíveis a sarampo, caxumba e rubéola. Para esse grupo, portanto, a vacinação não é rotineira. Todavia, a critério médico (em situações de surtos, viagens, entre outros), pode ser recomendada.

É contraindicada para imunodeprimidos, e uma dose é suficiente para indivíduos idosos.

COVID-19

Até a finalização deste capítulo não havia sido aprovada, no Brasil, uma vacina para a COVID-19.

Diante dos grandes esforços da comunidade científica e do perfil de fragilidade das pessoas idosas diante desta pandemia, acreditamos que a vacinação fará parte do calendário vacinal dos indivíduos idosos ao longo do ano de 2021.

Neste momento, no entanto, não há nenhum direcionamento oficial nesse sentido.

PREVENÇÃO SECUNDÁRIA

Consiste em detectar precocemente e tratar doenças assintomáticas. Podem ser citados como exemplos: rastreio de neoplasias, alterações sensoriais (de visão e audição), doenças metabólicas, osteoporose, hipertensão e aneurisma de aorta.

Rastreio de doenças neoplásicas

A detecção precoce leva a um tratamento mais efetivo. Nos idosos, fatores como comorbidades e fragilidade alteram o balanço entre risco e benefício na indicação de um procedimento diagnóstico ou terapêutico.

A decisão deve ser individualizada, levando em consideração fatores como expectativa de vida, valores pessoais e preferências e local da neoplasia investigada (câncer colorretal, de mama e colo uterino merecem consideração especial porque a intervenção precoce reduz a mortalidade).

Mama

- *Screening* anual acima dos 40 anos
- Exame realizado a cada 1 ou 2 anos no caso de a expectativa de vida ser superior a 4 anos, segundo a American Geriatrics Society (AGS)
- Quando interromper o rastreio é controverso na literatura: a Força-Tarefa de Saúde Preventiva dos EUA (USPSTF) recomenda interromper aos 70 anos; a AGS, aos 85 anos. Os autores deste capítulo consideram que essa decisão deve ser individualizada e compartilhada com a idosa e sua família
- Se a expectativa de vida for inferior a 10 anos, o rastreio não é indicado.

Colo uterino

- Indicado para todas as mulheres sexualmente ativas até os 65 anos e com rastreio adequado ao longo da vida
- Para interrupção do rastreio, são necessários três exames de citologia cervicovaginal negativos consecutivos nos últimos 10 anos, sendo o último teste realizado em menos de 5 anos
- Mulheres histerectomizadas por motivos não relacionados à neoplasia de colo de útero não devem ser submetidas ao rastreio.

Próstata

- Controverso. A USPSTF atualizou suas recomendações em 2018, sugerindo a discussão individual para o rastreio
- Em geral, recomenda-se rastrear em pacientes entre 50 e 69 anos, pois nessa faixa etária há maior benefício no rastreio
- Após os 70 anos, a decisão deve ser individualizada
- Se a expectativa de vida for inferior a 10 anos, o rastreio não é indicado.

Colorretal

Deve-se iniciar o rastreio a partir dos 50 anos ou até mesmo antes, de acordo com o histórico familiar de câncer colorretal (CRC). Podem-se seguir as seguintes estratégias:

- Rastreio anual com pesquisa de sangue oculto nas fezes acima dos 50 anos
- Sigmoidoscopia a cada 5 anos, intercalada com pesquisa de sangue oculto a cada 3 anos acima dos 50 anos
- Colonoscopia a cada 10 anos acima dos 50 anos.

Estudos sugerem que se deve rastrear CRC até os 75 anos para pacientes de risco médio, desde que a expectativa de vida seja 10 anos ou mais. Para adultos mais velhos que nunca foram rastreados, a triagem única parece ser econômica até uma idade que varia de acordo com a expectativa de vida do paciente, as comorbidades e o teste usado para a triagem. Neste caso, deve-se individualizar a decisão de rastreio.

A AGS recomenda que o rastreio seja feito para indivíduos que apresentem expectativa de vida de pelo menos 5 anos.

Pulmão

Recomenda-se tomografia computadorizada (TC) de tórax anual para homens e mulheres entre 55 e 80 anos com alto risco de câncer de pulmão (carga tabágica $\geq$ 30 maços/ano).

Interrompe-se o rastreio quando houver cessação do tabagismo há mais de 15 anos ou expectativa de vida limitada.

Rastreio de doenças crônicas não neoplásicas

Diagnóstico precoce de doenças crônicas não transmissíveis.

Hipertensão arterial sistêmica

- Ensaios clínicos e metanálises de tratamento da hipertensão arterial evidenciaram redução de todas as causas de mortalidade, eventos cardiovasculares, AVC e doença renal crônica
- Recomenda-se rastreio anual
- A meta pressórica deve ser individualizada em idosos, considerando-se a presença de fragilidade, comorbidades e expectativa de vida
- Tratamento agressivo dos níveis pressóricos pode ocasionar hipotensão ortostática, quedas, disfunção renal, distúrbios eletrolíticos e aumento da mortalidade em idosos.

Diabetes melito

O rastreio deve ser anual em indivíduos de alto risco (p. ex., obesidade central/sobrepeso, dislipidemia, hipertensão arterial ou história familiar).

Dislipidemia

Rastreio anual para indivíduos de alto risco.

Tireoidopatias

A AGS não recomenda rastreio de rotina. O exame de função tireoidiana deve ser feito quando aparecem sintomas.

Aneurisma de aorta abdominal

- Rastreio ineficiente em mulheres
- Exame de ultrassonografia abdominal deve ser feito em homens entre 65 e 75 anos tabagistas ou ex-tabagistas.

Osteoporose

Segundo a USPSTF, deve-se realizar densitometria óssea para avaliação da densidade mineral óssea em todas as mulheres acima de 65 anos e homens acima de 70 anos. A densitometria óssea deve ser feita a partir dos 50 anos, se houver fator de risco para perda de massa óssea, entre os quais:

- História de fratura de baixo impacto
- História familiar de osteoporose
- Mulheres com menos de 45 anos e deficiência estrogênica
- Pacientes com perda de 2,5 cm de estatura ou hipercifose torácica
- Uso de corticoide por mais de 3 meses (dose equivalente a prednisona 5 mg/dia)
- Baixo índice de massa corporal (IMC)
- Tabagismo
- Etilismo.

Audição

Recomenda-se rastrear anualmente perda auditiva por meio de perguntas ao paciente sobre dificuldade auditiva, teste do sussurro ou audiometria tonal.

Visão

Recomenda-se avaliação oftalmológica anual em idosos para rastreio de perda visual.

BIBLIOGRAFIA

Alibhai SMH, Horgan AM. Cancer screening in older adults: what to do when we don't know. J Geriatr Oncol. 2011;2(3):149-60.

Artaud F, Duravot A, Sabia S, Singh-Manoux A, Tzourio C, Elbaz A. Unhealthy behaviors and disability in older adults: three-city cohort study. BMJ. 2013;347:4240.

30 Geriatria | Guia Prático

Beckett N, Peters R, Tuomilehto J, Swift C, Sever P, Potter J *et al*. Immediate and late benefits of treating very elderly people with hypertension: results from active treatment extension to Hypertension in the Very Elderly randomised controlled trial. BMJ. 2012;344:d7541.

Bhatt DL, Scheiman J, Abraham NS, Antman EM, Chan FK, Furberg CD *et al*. ACCF/ACG/AHA 2008 expert consensus document on reducing the gastrintestinal risks of antiplatelet therapy and NSAID use: a report of the American College of Cardiology Foundation Task Force on Clinical Expert Consensus Documents. Circulation. 2008;118(18):1894-909.

Chou R, Dana T, Bougatsos C, Fleming C, Bell T. Screening adults aged 50 years or older for hearing loss: a review of the evidence for the US preventive services task force. Ann Intern Med. 2011;154(5):347-55.

Clarfield AM. Screening in frail older people: an ounce of prevention or a pound of trouble? J Am Geriatr Soc. 2010;58(10):2016.

Clinical guidelines for alcohol use disorders in older adults. American Geriatrics Society (AGS) Position Statement. New York: American Geriatrics Society; 2003.

George MG, Tong X, Sonnenfeld N, Hong Y; Centers for Disease Control and Prevention (CDC). Recommended use of aspirin and other antiplatelet medications among adults – National Ambulatory Medical Care Survey and National Hospital Ambulatory Medical Care Survey, United States, 2005-2008. MMWR. 2012;61(2):11-8.

Glasziou PP, Irwing L, Hertier S, Simes RJ, Tonkin A; LIPID Study Investigators. Monitoring Cholesterol levels: measurement error or true change? Ann Intern Med. 2008;148(9):656-61.

Gnanadesigan N, Fung CH. Quality indicator for screening and prevention in vulnerable elders. J Am Geriatri Soc. 2007;55(Suppl 2):S517.

James PA, Oparil S, Carter BL, Cushman WC, Dennison-Himmelfarb C, Handler J *et al*. 2014 evidence-based guideline for the management of high blood pressure in adults: report from the panel members appointed to the Eighth Joint National Committee (JNC 8). JAMA. 2014;311(5):507-20.

Kuo HK, Scandrett KG, Dave J, Mitchell SL. The influence of outpatient comprehensive geriatric assessment on survival: a meta-analysis. Arch Gerontol Geriatr. 2004;39(3):245-54.

Lansdorp-Vogelaar I, Gulati R, Mariotto AB, Schechter CB, Carvalho TM, Knudsen AB *et al*. Personalizing age of cancer screening cessation based on comorbid conditions: model estimates of harms and benefits. Ann Intern Med. 2014;161(2):104-12.

Lee SJ, Leipzig RM, Walter LC. Incorporating lag time to benefit into prevention decisions for older adults. JAMA. 2013;310(24):2609-10.

Moyer VA. US Preventive Services Task Force. Screening for hearing loss in older adults: US Preventive Services Task Force recommendation statement. Ann Intern Med. 2012;157(9):655-61.

National Lung Screening Trial Research Team; Aberle DR, Adams AM, Berg CD, Black WC, Clapp JD *et al*. Reduced lung-cancer mortality with low-dose computed tomographic screening. N Engl J Med. 2011;365(5):395-409.

Nelson ME, Rejeski WJ, Blair SN, Duncan PW, Judge JO, King AC *et al*. Physical activity and public health in older adults: recommendation from the American College of Sports Medicine and the American heart association. Circulation. 2007;116(9):1094.

Nóbrega ACL, Freitas IV, Oliveira MAB, Leitão MB, Lazzoli JK, Nahas RM *et al.* Posicionamento oficial da Sociedade Brasileira de Medicina do Esporte e da Sociedade Brasileira de Geriatria e Gerontologia: atividade física no idoso. Rev Bras Med Esporte. 1999;5(6):207-11.

Pinsky PF, Gierada DS, Hocking W, Edward FP Jr, Kramer BS. National Lung Screening Trial findings by age: Medicare-eligible *versus* under-65 population. Ann Intern Med. 2014;161(9):627-33.

Reuben DB. Medical care for the final year of life: "when you're 80, it's not going to be 20 years". JAMA. 2009;302(24):2686-94.

Ridker PM, Cook NR, Lee IM, Gordon D, Gaziano JM, Mason JE *et al.* A randomized trial of low-dose aspirin in the primary prevention of cardiovascular disease in women. N Engl J Med. 2005;352(13):1293-304.

Scott RA, Wilson NM, Ashton HA, Kay DN. Influence of screening on the incidence of ruptured abdominal aortic aneurysm: 5-year results of a randomized controlled study. Br J Surg. 1995;82(8):1066-70.

Sociedade Brasileira de Geriatria e Gerontologia; Sociedade Brasileira de Imunização. Guia de vacinação geriatria SBIm/SBGG 2016/17. [Acesso em 26 mar. 2020]. Disponível em: https://sbim.org.br/images/files/guia-geriatria-sbim-sbg-g-3ª-ed-2016-2017-160525-web.pdf.

Sociedade Brasileira de Imunizações. Calendário de vacinação SBIm – Idoso. Recomendações da Sociedade Brasileira de Imunizações (SBIm) – 2019/2020. 2020. [Acesso em 26 mar. 2020]. Disponível em: https://sbim.org.br/images/calendarios/calend-sbim-idoso.pdf.

Tinetti ME, Han L, Lee DSH, McAvay GJ, Peduzzi P, Gross CP *et al.* Antihypertensive medications and serious fall injuries in a nationally representative sample of older adults. JAMA Intern Med. 2014;174(4):588-95.

US Preventive Services Task Force. Final recommendation statement: Prostate cancer: Screening. 2018. [Acesso em 26 mar. 2020]. Disponível em: https://www.uspreventiveservicestaskforce.org/Page/Document/RecommendationStatementFinal/prostate-cancer-screening1.

US Preventive Services Task Force. Screening for colorectal cancer: U.S. Preventive Services Task Force recommendation. Ann Intern Med. 2008;149(9):627-37.

van Hees F, Habbema JDF, Meester RG, Lansdorp-Vogelaar I, van Ballegooijen M, Zauber AG. Should colorectal cancer screening be considered in elderly persons without previous screening? A cost-effectiveness analysis. Ann Intern Med 2014;160(11):750-9.

Walter LC, Schonberg MA. Screening mammography in older women: a review. JAMA. 2014;311(13):1336-47.

Wilson SR, Knowles SB, Huang Q, Fink A. The prevalence of harmful and hazardous alcohol consumption in older U.S. adults: data from the 2005-2008 National Health and Nutrition Examination Survey (NHANES). J Gen Intern Med. 2014;29(2):312-9.

3 Distúrbios Cardiometabólicos | Hipertensão, Diabetes e Dislipidemia

Lucas Guimarães Machado Santos •
Luciana Zimmermann de Oliveira

INTRODUÇÃO

A incidência e a prevalência de doenças cardiovasculares (DCV) aumentam com o envelhecimento. Comprovou-se que idade é fator de risco independente para DCV como hipertensão arterial (HA) e aterosclerose.

Entre as manifestações clínicas das DCV, estão infarto agudo do miocárdio (IAM), acidentes cerebrovasculares (ACV), acidente isquêmico transitório (AIT), comprometimento renal – albuminúria e doença renal crônica (DRC) – e doença arterial periférica.

As manifestações clínicas de tais doenças influenciam na morbidade e na mortalidade e interferem na funcionalidade e na qualidade de vida da população idosa.

FISIOLOGIA DO ENVELHECIMENTO CARDIOVASCULAR

O envelhecimento normal é acompanhado de alterações anatômicas e fisiológicas de vasos e coração. Ocorre alteração da camada média, resultando na redução da elasticidade, o que torna as artérias mais rígidas e, consequentemente, mais espessas e com maior diâmetro, aumentando a impedância do fluxo sanguíneo durante a diástole. Já o coração apresenta hipertrofia do ventrículo esquerdo (VE), com ganho de 1 g/ano nos homens e 1,5 g/ano nas mulheres. Ocorre redução de parte das funções do sistema cardiovascular, cuja evidência se torna mais clara durante esforço ou exercício.

Entretanto, cabe ressaltar que o envelhecimento por si só não leva ao adoecimento, apenas diminui o limiar para o desenvolvimento, além de potencialmente acelerar e intensificar os efeitos da doença, uma vez instalada. O desenvolvimento de aterosclerose, por exemplo, apesar de comum nos idosos, é um processo distinto do envelhecimento normal.

ESTRATIFICAÇÃO DE RISCO CARDIOVASCULAR

Existem várias fórmulas para estratificação de risco cardiovascular (RCV).

Capítulo 3 • Distúrbios Cardiometabólicos | Hipertensão, Diabetes e Dislipidemia

A maioria deriva do estudo de Framingham, como a que será abordada a seguir: RCV global.

Todas as diretrizes atuais para prevenção de DCV recomendam o uso de alguma forma de estratificação de risco. A prevenção está diretamente relacionada ao RCV, direcionando a escolha de tratamento. Quanto maior o risco, maior deve ser a intensidade da ação.

Idealmente, a calculadora de risco deverá ser calibrada para o país de acordo com coortes específicas do país em questão. A Tabela 3.1 apresenta as calculadoras disponíveis.

Todas as fórmulas têm alguma limitação para avaliação de pacientes idosos, especialmente os mais velhos. Há de se levar em consideração também a funcionalidade do paciente, bem como sua cognição e comorbidades, além da expectativa de vida na tomada de decisão quanto à indicação de início de tratamento e metas terapêuticas a serem alcançadas.

A estratificação do RCV global é dividida em três etapas:

1. Determinar os indivíduos de alto RCV. Os critérios para classificação de alto risco cardiovascular são os seguintes (necessária a presença de um ou mais fatores):
   - Doença aterosclerótica arterial coronariana, cerebrovascular ou obstrutiva periférica, com manifestações clínicas (eventos cardiovasculares)
   - Aterosclerose na forma subclínica, significativa, documentada por metodologia diagnóstica
   - Procedimentos de revascularização arterial
   - Diabetes melito tipos 1 e 2
   - DRC
   - Hipercolesterolemia familiar.
2. Os indivíduos que não foram definidos como de alto risco devem receber pontuação conforme os critérios definidos nas Tabelas 3.2 a 3.5, separados por sexo
3. Os indivíduos classificados como de risco intermediário na etapa anterior serão reclassificados como de alto risco se apresentarem pelo menos um fator agravante de risco:
   - História familiar de doença arterial coronariana prematura (parente de primeiro grau do sexo masculino < 55 anos ou do sexo feminino < 65 anos)
   - Critérios para síndrome metabólica de acordo com a International Diabetes Federation (IDF)
   - Microalbuminúria (30 a 300 mg/min) ou macroalbuminúria (> 300 mg/min)
   - Hipertrofia ventricular esquerda
   - Proteína C reativa de alta sensibilidade > 2 mg/dℓ
   - Espessura íntima-média de carótidas > 1,00
   - Escore de cálcio coronário > 100 ou > 75% para idade ou sexo
   - Índice tornozelo-braquial (ITB) < 0,9.

34   Geriatria | Guia Prático

Tabela 3.1 Sistemas de avaliação de risco cardiovascular.

Sistema	Risco	Variáveis
Modelos do Framingham	Risco de DAC em 10 anos	Sexo, idade, CT, HDL-C, tabagismo, diabetes, tratamento anti-hipertensivo
Estimativa sistemática do risco coronariano (SCORE)	Risco de mortalidade por DCV em 10 anos	Sexo, idade, CT ou razão CT/HDL-C, PAS tabagismo, diabetes, tratamento anti-hipertensivo
	Risco do primeiro evento de DCV em 10 anos	Sexo, idade, CT, HDL-C, PAS, tabagismo (número de cigarros), diabetes, histórico familiar, índice de área de privação
QRISK2	Risco do primeiro evento de DCV em 10 anos	Sexo, idade, razão CT/HDL-C, PAS, tabagismo, diabetes, tratamento anti-hipertensivo, histórico familiar, índice de área de privação, IMC, tratamento anti-hipertensivo, etnia, artrite reumatoide, DRC estágio 4 a 5, FA
Estudo Cardiovascular Prospectivo Münster (PROCAM)	Dois escores separados calculam o risco em 10 anos de eventos coronarianos maiores e eventos cerebrais isquêmicos	Sexo, idade, LDL-C, HDL-C, PAS, tabagismo, diabetes
Escore de Risco de Reynolds	Risco em 10 anos de IAM, AVC, revascularização miocárdica ou morte CV	Sexo, idade, CT, HDL-C, PAS, tabagismo, PCR de alta sensibilidade, histórico familiar de IAM prematuro (familiar com menos de 60 anos), HbA1 c se diabético
CUORE	Risco do primeiro evento de DCV Risco de mortalidade CV em 10 anos	Sexo, idade, CT, HDL-C, PAS, tabagismo, diabetes, tratamento anti-hipertensivo
Equações de coorte agrupadas	Risco de evento de DCV em 10 anos	Sexo, idade, CT, HDL-C, PAS, tabagismo, diabetes, tratamento anti-hipertensivo, etnia
Globorisk	Risco de mortalidade CV em 10 anos	Idade, sexo, tabagismo, PAS, diabetes, CT

AVC: acidente vascular cerebral; CV: cardiovascular; CT: colesterol total; DAC: doença arterial coronariana; DCV: doença cardiovascular; DRC: doença renal crônica; FA: fibrilação atrial; HbA1 c: hemoglobina glicada; HDL-C: lipoproteína de colesterol de alta densidade; IAM: infarto agudo do miocárdio; IMC: índice de massa corporal; LDL-C: lipoproteína de colesterol de baixa densidade; PAS: pressão arterial sistólica; PCR: proteína C reativa.
Adaptada de Mach et al. (2020).

Capítulo 3 • Distúrbios Cardiometabólicos | Hipertensão, Diabetes e Dislipidemia

Tabela 3.2 Pontuação de acordo com o risco cardiovascular global em mulheres.

Pontos	Idade (anos)	HDL-C	CT	PAS (não tratada)	PAS (tratada)	Tabagismo	Diabetes
-3				< 120			
-2		≥ 60					
-1		50 a 59					
0	30 a 34	45 a 49	< 160	120 a 129		Não	Não
1		35 a 44	160 a 199	130 a 139			
2	35 a 39	< 35		140 a 149	120 a 129	Sim	
3			200 a 239		130 a 139		
4	40 a 44		240 a 279	150 a 159			Sim
5	45 a 49		≥ 280	≥ 160	140 a 149		
6					150 a 159		
7	50 a 54				≥ 160		
8	55 a 59						
9	60 a 64						
10	65 a 69						
11	70 a 74						
12	≥ 75						
Pontos							Total =

Somar os pontos de cada fator.

CT: colesterol total; HDL-C: lipoproteína de colesterol de alta densidade; PAS: pressão arterial sistémica.

36 Geriatria | Guia Prático

Tabela 3.3 Pontuação de acordo com o risco cardiovascular global em homens.

Pontos	Idade (anos)	HDL-C	CT	PAS (não tratada)	PAS (tratada)	Tabagismo	Diabetes
-2		≥ 60		< 120			
-1		50 a 59					
0	30 a 34	45 a 49	< 160	120 a 129	< 120	Não	Não
1		35 a 44	160 a 199	130 a 139			
2	35 a 39	< 35	200 a 239	140 a 159	120 a 129		
3			240 a 279	≥ 160	130 a 139	Sim	Sim
4			≥ 280		140 a 159		
5	40 a 44				≥ 160		
6	45 a 49						
7							
8	50 a 54						
9							
10	55 a 59						
11	60 a 64						
12	65 a 69						
13							
14	70 a 74						
15+	≥ 75						
Pontos							Total =

Somar os pontos de cada fator.

CT: colesterol total; HDL-C: lipoproteína de colesterol de alta densidade; PAS: pressão arterial sistémica.

Capítulo 3 • Distúrbios Cardiometabólicos | Hipertensão, Diabetes e Dislipidemia   37

Tabela 3.4 Risco cardiovascular global em mulheres e homens.*

Pontos	Risco (%)	Pontos	Risco (%)	Pontos	Risco (%)
Mulheres					
≤ -2	< 1	6	3,3	14	11,7
-1	1,0	7	3,9	15	13,7
0	1,2	8	4,5	16	15,9
1	1,5	9	5,3	17	18,5
2	1,7	10	6,3	18	21,6
3	2,0	11	7,3	19	24,8
4	2,4	12	8,6	20	28,5
5	2,8	13	10,0	21+	> 30
Homens					
≤ -3 ou menos	< 1	5	3,9	13	15,6
-2	1,1	6	4,7	14	18,4
-1	1,4	7	5,6	15	21,6
0	1,6	8	6,7	16	25,3
1	1,9	9	7,9	17	29,4
2	2,3	10	9,4	18+	> 30
3	2,8	11	11,2	–	–
4	3,3	12	13,2	–	–

*Conforme a pontuação, classificar o risco em 10 anos.

Tabela 3.5 Classificação de risco global em homens e mulheres.

Classificação	%
Baixo	< 5 em homens e mulheres
Intermediário	≥ 5 e ≤ 10 em mulheres ≥ 5 e ≤ 20 em homens
Alto	> 10 em mulheres > 20 em homens

HIPERTENSÃO

A hipertensão arterial é um problema de saúde pública. Aumentos na pressão sistólica levam a um RCV significativo e devem ser tratados ativamente, pois o tratamento tem evidências de prolongamento da vida dos pacientes e previne insuficiência cardíaca e acidente vascular cerebral (AVC).

O estudo HYVET mostrou que a redução da pressão arterial de aproximadamente 170 para 140 mmHg em pacientes com mais de 80 anos reduziu

38 Geriatria | Guia Prático

mortalidade, AVC e insuficiência cardíaca, validando o tratamento de hipertensão para idosos com cognição preservada e relativamente robustos para essa faixa etária.

Diagnóstico e metas terapêuticas

O diagnóstico de hipertensão em idosos é especialmente complexo devido à variabilidade da aferição de pressão arterial (PA) em idosos. Isso acontece em virtude das alterações na esclerótica da camada média das artérias. Desse modo, a aferição deve ser realizada mais frequentemente do que na população geral e nas posições sentadas e de pé. A literatura sugere que a aferição domiciliar da PA tem maior poder preditivo de mortalidade e AVC do que o *screening* em consultório, porém essa modalidade de aferição pode ser impactada pela presença de limitações físicas e intelectuais em idosos, restringindo seu uso.

Nos idosos, a terapêutica deve ser individualizada, levando-se em consideração as diversas peculiaridades dessa faixa etária, destacando-se funcionalidade, expectativa de vida, cognição, suporte social, comorbidades associadas e polifarmácia. De modo geral, utilizam-se, para um idoso saudável ou com poucas comorbidades controladas, as mesmas metas estabelecidas para um adulto. A presença de fatores de RCV usando métodos como o proposto pelas diretrizes de hipertensão da European Society of Cardiology também é recomendada para idosos acima dos 65 anos. A presença de outros fatores de RCV, como tabagismo, diabetes melito, dislipidemia e lesão de órgãos-alvo (como hipertrofia de ventrículo esquerdo, proteinúria e perda de função renal) reforça a indicação de tratamento, mesmo para hipertensão leve. O tratamento com metas mais rigorosas, conforme o estudo SPRINT, deve ser utilizado somente quando considerada a aferição de PA automática, não acompanhada no consultório.

A Tabela 3.6 lista as metas para controle da hipertensão arterial sistêmica (HAS).

Terapia farmacológica

Doenças cardiológicas concomitantes, como doença arterial coronariana, arritmias ou insuficiência cardíaca, suportam a decisão pelo início do tratamento e intensidade do tratamento.

Tabela 3.6 Metas para controle da hipertensão arterial sistêmica (HAS).

Categoria	Considerar
Idosos < 80 anos	< 140/90 mmHg
Idosos > 80 anos com cognição e funcionalidade preservadas	< 150/90 mmHg
Idosos frágeis, com várias comorbidades e expectativa de vida limitada	Decisão terapêutica individualizada

Caso as metas terapêuticas não sejam alcançadas com uso da terapia não farmacológica, sugere-se o início da terapia medicamentosa, com a escolha dos anti-hipertensivos direcionada conforme as comorbidades do paciente (Tabela 3.7). A sugestão é iniciar com metade da dose usual, com aumento progressivo até otimização da dose. É possível iniciar o tratamento com combinação de duas classes de medicamentos ou adicionar uma segunda droga caso o controle não seja alcançado com a droga de escolha inicial. Essa opção pode ser tomada sem que seja necessário alcançar a dose máxima do medicamento inicialmente escolhido.

Não há evidência sugerindo melhor eficácia entre as diferentes classes de anti-hipertensivos entre idosos ou pacientes jovens.

Efeitos colaterais, como tontura e escotomas, devem alertar para possível excesso de tratamento.

DIABETES

O diabetes resulta de uma perda progressiva de massa e/ou função das células beta do pâncreas, tanto no tipo 1 quanto no tipo 2. Essa perda envolve diversos fatores genéticos e ambientais e se manifesta clinicamente como hiperglicemia. Os paradigmas de que diabetes tipo 1 ocorre exclusivamente em crianças e tipo 2 em adultos não são corretos, pois ambas as apresentações podem ocorrer nas diferentes faixas etárias.

Os sintomas clássicos de diabetes tipo 1 em crianças, como poliúria, polidipsia e cetoacidose diabética, pode variar em adultos. Ocasionalmente, pacientes com diabetes tipo 2 podem apresentar cetoacidose diabética. Desse modo, a classificação no momento do diagnóstico pode não ser possível, porém, ao longo do tempo, essa distinção torna-se mais clara. O diabetes tipo 2 tem íntima relação com o envelhecimento e é mais frequente nos idosos.

Diagnóstico e metas terapêuticas

O diabetes pode ser diagnosticado com base na glicemia plasmática, por meio da glicemia de jejum (GJ), do teste de tolerância oral à glicose após 2 h (TOTG 2 h) ou pela hemoglobina glicada (HbA1 c), todos igualmente apropriados para teste diagnóstico. Para a confirmação do diagnóstico, são necessários dois testes alterados da mesma amostra ou em momentos diferentes. A Tabela 3.8 apresenta os critérios diagnósticos para diabetes.

Pacientes com HbA1 c entre 5,5 e 6,5 apresentam risco de 9 a 25% de desenvolver diabetes em 5 anos, em comparação com aqueles com HbA1 c < 5,0. Já os pacientes com HbA1 c entre 6,0 e 6,5 apresentam risco de 25 a 50%, conferindo a esse perfil de paciente uma necessidade de acompanhamento mais rigoroso, além de aconselhamento sobre medidas não farmacológicas que apoiem o retardo do desenvolvimento de diabetes.

Tabela 3.7 Medicações para hipertensão arterial sistêmica (HAS).

Classe de fármaco	Potenciais vantagens	Potenciais desvantagens	Situações clínicas de uso recomendado	Situações clínicas contraindicadas ou que requerem monitoramento
Diuréticos tiazídicos	Benefícios documentados Produz maior redução em pressão sistólica do que em diastólica Melhora densidade óssea Preço	Anormalidades metabólicas (p. ex., hiponatremia) Frequência urinária	Hipertensão sistólica isolada, ICC Osteoporose	Gota Hiponatremia Incontinência urinária, Prostatismo
IECA e antagonistas da Ag II	Ausência de efeitos em SNC Preservação da função renal Diminuição da proteinúria	Hiperpotassemia tosse	ICC IAM ou AVC prévios DM tipo 2	Insuficiência renal ou estenose de artéria renal
Bloqueadores de canais de cálcio	Benefícios clínicos comprovados Ausência de efeitos no SNC	Edema periférico Constipação intestinal Bradiarritmias	Hipertensão sistólica Doença arterial coronariana Insuficiência arterial periférica	Disfunção ventricular esquerda
Betabloqueadores	Não recomendados como monoterapia	Podem aumentar a resistência vascular periférica Anormalidades metabólicas Efeitos no SNC	Pós-IAM	DPOC Doença vascular periférica Intolerância a glicose DM tipo 2 Hiperlipidemia Depressão
Alfabloqueadores	Melhoram sintomas na HBP	Aumentam hospitalizações por ICC como monoterapia quando comparados a tiazídicos	Prostatismo	Disfunção de VE

Ag II: angiotensina II; AVC: acidente vascular cerebral; DPOC: doença pulmonar obstrutiva crônica; DM: diabetes melito; HBP: hiperplasia benigna de próstata; IAM: infarto agudo do miocárdio; ICC: insuficiência cardíaca congestiva; IECA: inibidores da enzima conversora de angiotensina; SNC: sistema nervoso central; VE: ventrículo esquerdo.

Adaptada de Hazzard, 7ª edição.

Capítulo 3 • Distúrbios Cardiometabólicos | Hipertensão, Diabetes e Dislipidemia 41

Tabela 3.8 Critérios diagnósticos para diabetes.

Status glicêmico	HbA1 c	GJ	TOTG 2 h
Normal	< 5,6%	< 99 mg/dℓ	< 148 mg/dℓ
Pré-diabetes	5,7 a 6,4%	100 a 125 mg/dℓ	140 a 199 mg/dℓ
Diabetes	> 6,5%	> 126 mg/dℓ	> 200 mg/dℓ

GJ: glicemia de jejum (nenhuma ingesta calórica por pelo menos 8 h); HbA1 c: hemoglobina glicada; TOTG: teste oral de tolerância à glicose.
Nota: o teste deverá ser realizado utilizando-se carga de glicose contendo 75 mg de glicose dissolvida em água.

As metas terapêuticas de controle do diabetes no idoso devem ser individualizadas e levar em consideração comorbidades, comprometimento funcional, comprometimento cognitivo e expectativa de vida, conforme mostra a Tabela 3.9.

Terapia farmacológica

Ao estabelecer a terapia farmacológica do diabetes melito em paciente idoso, deve-se atentar para alguns hipoglicemiantes orais mais utilizados nesse grupo de pacientes, respeitando-se as peculiaridades (Tabela 3.10).

DISLIPIDEMIA

Estudos confirmam que o evento inicial para a aterogênese é a retenção de lipoproteínas de baixa densidade (LDL, do inglês *low-density lipoprotein*) e outras apolipoproteínas na parede arterial, e sua redução com uso de fármacos e modificação de estilo de vida é enfatizada como prevenção de DCV. Em

Tabela 3.9 Metas glicêmicas.

Características do idoso	Glicemia pré-prandial	Glicemia ao deitar	HbA1 c
Saudável, sem comorbidades graves, *status* funcional e cognitivo preservados	90 a 130 mg/dℓ	90 a 150 mg/dℓ	< 7,5%
Várias comorbidades, com comprometimento funcional e cognitivo leve a moderado	90 a 150 mg/dℓ	100 a 180 mg/dℓ	< 8,0%
Comorbidades graves, com comprometimento funcional e cognitivo importante e expectativa de vida limitada	100 a 180 mg/dℓ	110 a 200 mg/dℓ	< 8,5%

HbA1 c: hemoglobina glicada.

42 Geriatria | Guia Prático

Tabela 3.10 Medicações para diabetes melito.

Classe de fármaco	Fármaco(s)	Ações	Vantagens	Desvantagens
Biguanidas	Metformina	Redução da síntese e da absorção de glicose; aumento da ação da insulina	Não aumenta o peso; não causa hipoglicemia; reduz eventos e mortalidade cardiovascular	Efeitos gastrintestinais (diarreia, cólica abdominal); risco de acidose láctica; deficiência de vitamina B_{12}
Sulfonilureias de segunda geração	Glibenclamida, glipizida, glicazida, glimepirida	Aumento da secreção de insulina	Geralmente bem toleradas	Hipoglicemia; ganho de peso; possível aumento de eventos cardiovasculares
Meglitinidas	Repaglinida, nateglinida	Aumento de curta duração da secreção de insulina	–	Hipoglicemia; ganho de peso
Tiazolidinedionas (glitazonas)	Pioglitazona, rosiglitazona	Aumento da sensibilidade periférica à insulina	Não causam hipoglicemia; aumento do HDL-C; redução de triglicerídeos	Ganho de peso; edema; ICC; fraturas ósseas; aumento do LDL-C
Análogos de GLP-1	Liraglutida, lixisenatida, semaglutida, exenatida	Estímulo à liberação de insulina glicose-dependente, redução do esvaziamento gástrico e do glucagon pós-prandial	Benefício cardiovascular; perda de peso e pouca hipoglicemia	Cuidado ao aumentar a dose devido a risco potencial de lesão renal aguda; risco de neoplasia de células C tireoideanas; efeitos gastrintestinais são comuns; risco de pancreatite aguda
Inibidores SGLT-2	Empagliflozina, canaglifozina	Prevenção da reabsorção renal da glicose e facilitação de sua excreção na urina	Perda de peso intermediária	Risco de fraturas; risco de cetoacidose diabética; infecções urinárias; aumento do LDL-C; risco de síndrome de Fournier

(continua)

Capítulo 3 • Distúrbios Cardiometabólicos | Hipertensão, Diabetes e Dislipidemia 43

Tabela 3.10 Medicações para diabetes melito. (*continuação*)

Classe de fármaco	Fármaco(s)	Ações	Vantagens	Desvantagens
Inibidores do DDP4	Sitagliptina, vildagliptina, saxagliptina, linagliptina	Aumento da concentração da GLP-1; aumento da secreção de insulina; redução da secreção de glucagon	Não causam hipoglicemia; não interferem no peso	Relatos ocasionais de urticária e edema; casos de pancreatite; segurança a longo prazo não conhecida

DDP4: dipeptidil peptidase-4; GLP-1: peptídio-1 semelhante ao glucagon ; HDL-C: lipoproteína de colesterol de alta densidade; ICC: insuficiência cardíaca congestiva; LDL-C: lipoproteína de colesterol de baixa densidade; SGLT-2: cotransportador de sódio-glicose 2.

compensação, altos níveis de lipoproteínas de alta intensidade (HDL, do inglês *high-density lipoprotein*) parecem proteger contra eventos cardiovasculares, porém sem evidência de que aumentá-los diminui o risco.

Metas terapêuticas

O tratamento da dislipidemia em idosos com estatina pode ser recomendado como prevenção primária ou secundária, de acordo com o RCV. Existe uma variabilidade individual considerável na resposta à dieta e ao tratamento farmacológico das dislipidemias que justifica a individualização do tratamento conforme o RCV e objetiva uma redução de níveis de LDL (Tabela 3.11).

Terapia farmacológica

O tratamento é feito basicamente com estatinas, guiado pela meta de colesterol LDL (LDL-C). As estatinas de alta potência (atorvastatina 40 a 80 mg, e rosuvastatina 20 a 40 mg) são as de escolha para controle mais intenso do LDL-C em idosos de RCV alto e muito alto. Estatinas também são os fármacos de escolha para redução de RCV em pacientes com hipertrigliceridemia.

Tabela 3.11 Metas lipídicas.

Nível de risco	Meta primária (mg/dℓ)	Meta secundária (mg/dℓ)
Muito alto	LDL-C < 50 ou redução de mais de 50%	Colesterol não HDL < 80
Alto	LDL-C < 70 ou redução de mais de 50%	Colesterol não HDL < 100
Intermediário	LDL-C < 100 ou redução de 30 a 50%	Colesterol não HDL < 130
Baixo	LDL-C < 130 ou redução de 30%	Colesterol não HDL < 160

HDL: lipoproteína de alta densidade; LDL-C: lipoproteína de colesterol de baixa densidade.

44   Geriatria | Guia Prático

A preferência por um ou outro fármaco deve ser individualizada, levando-se em conta a facilidade de acesso ao medicamento, os efeitos adversos e as interações farmacológicas.

Caso o tratamento com a dose máxima tolerada de estatinas não consiga atingir a meta de LDL-C, recomenda-se a combinação com ezetimiba. Na prevenção secundária, em pacientes de risco muito alto (aqueles com DCV e outro fator de risco maior) que não tenham alcançado a meta com a dose máxima tolerada de estatina e ezetimiba, recomenda-se uma combinação com inibidor de PCSK9 (alirocumabe).

Prevenção e terapia não farmacológica

A prevenção é definida como um conjunto de ações coordenadas, em nível tanto populacional quanto individual, com objetivo de eliminar ou minimizar o impacto de DCV e seus comprometimentos correlatos. É, sem dúvida, a melhor opção para a população em geral. O combate ao sedentarismo, ao tabagismo e ao sobrepeso durante a vida inteira são os principais focos da prevenção de doenças metabólicas, atrasando e atenuando os efeitos do envelhecimento cardiovascular e suas complicações.

Alterações cardiovasculares e de performance no exercício relacionadas à idade são parcial ou totalmente reversíveis com treinamento físico. Portanto, manter atividade física regular é uma estratégia para mitigar os eventos adversos do envelhecimento na função cardíaca.

Um número maior de pacientes está sobrevivendo ao primeiro evento cardiovascular e apresenta alto risco de recorrência. Além disso, a prevalência de fatores de risco, notavelmente diabetes e obesidade, tem aumentado.

A terapia não farmacológica é o tratamento inicial de escolha para as doenças metabólicas, e não é diferente para um indivíduo com mais de 60 anos. Entretanto, pessoas dessa faixa etária estão sujeitas a maior risco de desnutrição, perda proteica e sarcopenia. Por isso, recomenda-se um acompanhamento multidisciplinar, com enfoque nutricional, fisioterápico e psicológico.

A terapia sempre se inicia com modificações de estilo de vida, perda de peso e exercícios por um período de 6 meses. É fundamental manter uma dieta balanceada (com restrição de sal em hipertensos), rica em vegetais, com redução do consumo de açúcares simples, álcool e gorduras, principalmente as saturadas, *trans* e colesterol. Recomenda-se a prática regular de atividade física, incluindo exercícios resistidos e aeróbicos, contabilizando ao menos 150 min/semana. Cessar o tabagismo é um passo fundamental para um estilo de vida mais saudável.

O foco durante esse período é manter o paciente dentro das metas de controle mencionadas em cada uma das respectivas seções. Caso as metas não sejam alcançadas, deve-se lançar mão da terapia farmacológica, sem nunca perder de vista que esta é sempre mais efetiva quando associada a medidas não farmacológicas.

Capítulo 3 • Distúrbios Cardiometabólicos | Hipertensão, Diabetes e Dislipidemia   45

O engajamento do paciente em seu tratamento é de suma importância no sucesso da prevenção de complicações a longo prazo. Para isso, é necessário que os profissionais de saúde tenham cuidados com a comunicação, evitando julgamentos que reforcem a culpa e a vergonha, construindo relações terapêuticas baseadas em reforço positivo e colocando as pessoas em primeiro lugar.

Em diabetes, a educação e o apoio ao autocuidado são recomendações para todos os pacientes, sendo também transponíveis ao cuidado com as demais doenças que afetam o sistema cardiovascular.

Tabela 3.12 Metas terapêuticas para prevenção de doença cardiovascular.

Fator de risco	Meta terapêutica
Tabagismo	Nenhuma exposição a tabaco em qualquer forma
Dieta	Dieta saudável baixa em gordura saturada, com foco em produtos integrais, vegetais, frutas e peixe
Atividade física	3,5 a 7 h/semana de atividade física moderadamente vigorosa ou 30 a 60 min na maioria dos dias
Peso	IMC 20 a 25 kg/m²; circunferência de cintura < 94 cm para homens e < 80 cm para mulheres
Pressão arterial	< 140 × 90 mmHg
Diabetes	HbA1 c < 7%
LDL	■ **Risco muito alto em prevenção primária ou secundária:** • Redução do LDL-C em 50% dos níveis iniciais e meta de LDL-C < 50 mg/dℓ • Sem uso de estatinas: provavelmente será necessário realizar terapia de alta intensidade para reduzir LDL • Em uso de terapia para redução do LDL: o aumento da intensidade do tratamento será necessário ■ **Risco alto**: redução do LDL-C em 50% dos níveis iniciais e meta de LDL-C < 70 mg/dℓ ■ **Risco moderado**: meta de LDL-C < 100 mg/dℓ ■ **Risco baixo:** meta de LDL-C < 116 mg/dℓ
Não HDL-C	As metas secundárias para não HDL-C são < 85, 100 e 130 mg/dℓ para risco muito alto, alto e moderado, respectivamente
Apolipoproteína B (ApoB)	As metas secundárias para ApoB são < 65, 80 e 100 mg/dℓ para risco muito alto, alto e moderado, respectivamente
Triglicerídios	Sem metas, porém valores < 150 mg/dℓ indicam baixo risco; valores superiores indicam a necessidade de procurar outros fatores de risco

HDL-C: lipoproteína de colesterol de alta densidade; IMC: índice de massa corporal; LDL-C: lipoproteína de colesterol de baixa densidade.
Adaptada de Mach *et al.* (2020).

46 Geriatria | Guia Prático

BIBLIOGRAFIA

Alessi A, Bonfim AV, Brandão AA, Feitosa A, Amodeo C, Alves CR *et al.* I posicionamento brasileiro em hipertensão arterial e diabetes melito. Arq Bras Cardiol. 2013;100(6):491-501.

American Diabetes Association. Classification and diagnosis of diabetes: standards of medical care in diabetes - 2019; Diabetes Care 2019;42(Suppl. 1):S13-28.

American Diabetes Association. Lifestyle management: standards of medical care in diabetes – 2019; Diabetes Care 2019 Jan; 42(Supplement 1):S46-60.

American Diabetes Association. Standards of medical care in diabetes – 2019. Diabetes Care. 2019;42(Suppl 1).

James PA, Oparil S, Carter BL, Cushman WC, Dennison-Himmelfarb C, Handler J *et al.* Evidence-based guideline for the management of high blood pressure in adults: report from the panel members appointed to the Eighth Joint National Committee (JNC 8). JAMA. 2014;311(5):507-20.

Kjeldsen SA, Stenehjem AE, Os I, Van de Borne P, Burnier M, Narkiewicz K *et al.* Treatment of high blood pressure in elderly and octagenarians. European Society of Hypertension, Scientific News. 2016;25(6):333-6.

Mach F, Baigent C, Catapano AL, Koskinas KC, Casula M, Badimon L *et al.* 2019 ESC/EAS Guidelines for the management of dyslipidaemias: lipid modification to reduce cardiovascular risk. Eur Heart J. 2020;41(1):111-88.

Mancia G, Fagard R, Narkiewicz K, Redon J, Zanchetti A, Böhm M *et al.* ESH/ESC guidelines for the management of arterial hypertension: the Task Force for the Management of Arterial Hypertension of the European Society of Hypertension (ESH) and of the European Society of Cardiology (ESC). Eur Heart J. 2013;34(28):2159-219.

Moraes NS, Souza JAG, Miranda RD. Hipertensão arterial, diabetes melito e síndrome metabólica: do conceito à terapêutica. Rev Bras Hipertens. 2013;20(3):103-9.

Oliveira JEP, Vencio S (orgs.); Sociedade Brasileira de Diabetes. Diretrizes da Sociedade Brasileira de Diabetes: 2013-2014. São Paulo: AC Farmacêutica; 2014.

Simão AF, Precoma DB, Andrade JP, Correa Filho H, Saraiva JFK, Oliveira GMM *et al.* I Diretriz de Prevenção Cardiovascular. Arq Bras Cardiol. 2013;101(6 Supl.2):1-63.

Sociedade Brasileira de Cardiologia/Sociedade Brasileira de Hipertensão/Sociedade Brasileira de Nefrologia. VI Diretriz Brasileira de Hipertensão. Arq Bras Cardiol. 2010;95(1Supl.):1-51.

Stone NJ, Robinson JG, Lichtenstein AH, Merz CNB, Blum CB, Eckel RH *et al.* 2013 ACC/AHA Guideline on the Treatment of Blood Cholesterol to Reduce Atherosclerotic Cardiovascular Risk in Adults: a report of the American College of Cardiology/American Heart Association Task Force on Practice Guidelines. Circulation. 2014;129:S1-45.

Weber MA, Schiffrin EL, White WB, Mann S, Lindholm LH, Kenerson JG *et al.* Clinical practice guidelines for the management of hypertension in the community: a statement by the American Society of Hypertension and the International Society of Hypertension. J Clin Hypertens (Greenwich). 2014;16(1):14-26.

Xavier HT, Izar MC, Faria Neto JR, Assad MH, Rocha VZ, Sposito AC *et al.* V Diretriz Brasileira de Dislipidemias e Prevenção da Aterosclerose. Arq Bras Cardiol. 2013;101(4Supl.1):1-22.

4 Prescrição Adequada, Interações entre Fármacos e Efeitos Adversos

Priscila Gaeta Baptistão • Ana Beatriz Galhardi Di Tommaso • João Toniolo Neto

INTRODUÇÃO

O processo de envelhecimento leva a um progressivo comprometimento da reserva funcional de órgãos e sistemas, e uma das consequências dessa situação é a maior sensibilidade dos idosos ao efeito dos medicamentos. Além disso, a maioria dos idosos utiliza regularmente mais de um fármaco, o que aumenta o risco de apresentarem interação medicamentosa. Por essas razões, os idosos estão mais sujeitos à ocorrência de iatrogenias e reações adversas, que constituem importantes causas de óbito nessa população.

PRESCRIÇÃO ADEQUADA

Para uma prescrição adequada, é importante levar em consideração as alterações farmacocinéticas e farmacodinâmicas que ocorrem com o envelhecimento.

Farmacocinética

Conjunto de processos que o medicamento sofre no corpo humano, desde a ingestão até a eliminação. Compreende as transformações sofridas pelo fármaco ao longo de sua permanência no organismo.

Absorção. Diminuição do número de células de absorção, aumento do pH gástrico, redução da motilidade do trato digestório e diminuição do trânsito intestinal.
Consequência farmacológica: não há alteração significativa na absorção dos fármacos.

Distribuição. Aumento da massa de gordura, redução do conteúdo de água corporal, diminuição da albumina sérica em idosos frágeis.
Consequências farmacológicas: aumento da meia-vida de fármacos lipossolúveis, elevação do volume de distribuição de fármacos hidrossolúveis e aumento da fração livre de fármacos ligados à albumina.

48 Geriatria | Guia Prático

Metabolismo. Diminuição da massa hepática, do fluxo sanguíneo no fígado e da atividade do citocromo P450.

Consequências farmacológicas: diminuição do metabolismo de fármacos dependentes do fluxo hepático e redução do metabolismo oxidativo.

Excreção. Diminuição da massa renal total, do fluxo plasmático renal e da taxa de filtração glomerular. A redução da taxa de filtração glomerular é considerada a mais importante alteração farmacocinética relacionada com o envelhecimento. Por isso, é de extrema importância ajustar a dose dos medicamentos de excreção renal de acordo com o *clearance* de creatinina.

Consequência farmacológica: diminuição do *clearance* dos fármacos de excreção renal.

Farmacodinâmica

Efeito do fármaco sobre o organismo, levando-se em consideração sua ação de acordo com a atividade/número de receptores e a homeostase do indivíduo.

Alteração nos mecanismos homeostáticos. Diminuição de várias funções orgânicas.

Consequências farmacológicas: risco aumentado de hipotensão por anti-hipertensivos e hipotensão induzida por psicofármacos.

Modificação em receptores e locais de ação. Diminuição da maioria dos receptores.

Consequências farmacológicas: redução dos receptores de dopamina e dos níveis de transportadores de dopamina (maior bloqueio dopaminérgico e maiores efeitos extrapiramidais), redução do número de receptores de acetilcolina (maior sensibilidade aos efeitos colaterais dos anticolinérgicos), mudanças nos receptores GABA (aumento da sensibilidade aos efeitos dos benzodiazepínicos), mudanças nos receptores adrenérgicos (maior risco de hipotensão postural), mudanças nos receptores beta-adrenérgicos (aumento da suscetibilidade aos efeitos colaterais dos psicofármacos no coração).

PRESCRIÇÃO INADEQUADA

Uma prescrição é inadequada quando o risco de complicações supera os eventuais benefícios da medicação. Antes de se prescrever qualquer medicação para um idoso, devem-se levar em consideração algumas questões essenciais:

- Qual é o sintoma-alvo?
- O fármaco é necessário?
- Existem terapias não farmacológicas?
- Qual a menor dose possível?
- A interrupção do uso de outro fármaco utilizado pode reduzir os sintomas?

Capítulo 4 • Prescrição Adequada, Interações entre Fármacos e Efeitos Adversos   49

- Esse fármaco tem algum efeito colateral que é mais provável de ocorrer em um idoso?
- Essa é a escolha mais custo-efetiva?
- Qual o critério de avaliação e quando os efeitos do tratamento devem ser reavaliados?

Para escolha da medicação, devem-se considerar os seguintes pontos:

- Tem eficácia estabelecida? O fármaco é seguro?
- Tem baixo risco de complicações?
- A meia-vida é inferior a 24 h?
- O processo de eliminação não se altera com a idade?
- Tem ajustes renal e hepático estabelecidos?
- Tem dose conveniente (1 a 2 vezes/dia, no máximo)?
- O indivíduo tem condições financeiras de pagar pelo medicamento?

INTERAÇÃO ENTRE FÁRMACOS E EFEITOS ADVERSOS

A polifarmácia é uma das grandes questões em geriatria. Pode ser definida simplesmente como uso simultâneo de várias medicações, com a quantidade variando entre 5 e 10, definição numérica utilizada pela maioria dos autores. Também pode ser definida como uso inapropriado de medicamentos. A mais importante consequência da polifarmácia é o aumento de reações adversas aos medicamentos, com impacto sobre a morbidade, a mortalidade e a qualidade de vida.

É importante lembrar a importância de se reavaliar as medicações em todas as consultas médicas, a fim de analisar se todas continuam apropriadas às fases atuais das doenças ou para indivíduos de idade mais avançada. Assim, é importante levar em conta a expectativa de vida do indivíduo naquele momento e os objetivos daquela terapêutica, tomando novas decisões com base nessas informações.

Os medicamentos fitoterápicos também podem interagir com as medicações prescritas e causar efeitos colaterais relevantes (p. ex., aumento do risco de sangramento e síndrome serotoninérgica). Apesar disso, frequentemente os médicos não perguntam aos pacientes sobre o uso de medicações fitoterápicas, tampouco a maioria dos pacientes relata voluntariamente ao médico o uso de tais medicações. Por isso é importante que o médico indague especificamente se o paciente faz uso de medicações fitoterápicas, vitaminas e suplementos.

Evitar o uso de medicações inapropriadas é uma estratégia simples e efetiva para redução das reações adversas aos medicamentos. Para isso, um grupo de médicos e enfermeiros desenvolveu e publicou uma lista de medicamentos potencialmente inapropriados para uso em idosos: Critérios de Beers. Publicada

50 Geriatria | Guia Prático

inicialmente em 1991, foi revisada e ampliada em 1997, 2003, 2015 e 2019. Os Critérios de Beers da American Geriatrics Society (AGS) definem os medicamentos cuja prescrição deve ser evitada para pacientes idosos, com o objetivo de evitar a exposição desses indivíduos a medicamentos potencialmente inapropriados.

A Tabela 4.1 lista os fármacos mais relevantes na prática clínica. Os medicamentos com ação psicoativa representam o maior grupo de fármacos potencialmente inapropriados para idosos, com elevado potencial de efeitos colaterais e de risco de interações medicamentosas. É de extrema importância saber quais são os efeitos colaterais mais notáveis das principais classes de medicamentos psicoativos prescritas para a população geriátrica.

Antidepressivos

Inibidores de recaptação seletivos de serotonina (sertralina, citalopram, paroxetina, fluoxetina, escitalopram). Esses fármacos provocam náuseas, diarreia, ansiedade, insônia, cefaleias, sudorese, tremor fino, disfunção sexual, redução do limiar convulsivo, hiponatremia, mania e hipomania, perda de peso (fluoxetina tende a diminuir o apetite) ou ganho (todos os outros) e disfunções plaquetárias. Quando usados por mais de 5 a 6 semanas, a interrupção abrupta pode causar náuseas, vômitos, anorexia, tontura, ansiedade, entre outros sintomas. Deve-se reduzir lentamente o uso por 4 semanas antes de interrompê-los, exceto se houver efeitos colaterais graves. Apenas com a fluoxetina não é necessário desmame.

Tricíclicos (amitriptilina, nortriptilina). Provocam secura na boca, tontura, sedação, declínio cognitivo, quedas, hipotensão postural, arritmias.

Inibidores de recaptação de serotonina e norepinefrina (venlafaxina, desvenlafaxina, duloxetina). Ocasionam tontura, cefaleia, secura na boca, insônia, nervosismo, constipação intestinal, náuseas, disfunção sexual, sudorese, anorexia, hipertensão arterial, astenia e convulsões. Duloxetina causa cefaleia, agitação e efeitos anticolinérgicos. Deve-se evitar a prescrição a pacientes com insuficiência renal grave e hepatopatia.

Inibidores de recaptação de norepinefrina e dopamina (bupropiona). Têm propriedades estimulantes; sendo assim, podem causar pesadelos, insônia, perda de peso, palpitação, tremores finos, convulsões.

Bloqueador dos receptores adrenérgicos e seratoninérgicos (mirtazapina). Causam sedação e ganho de peso, aumento do apetite, secura na boca e edema.

Antagonista e inibidor de serotonina (trazodona). Provoca sedação, hipotensão postural, priapismo, cardiotoxicidade.

Capítulo 4 • Prescrição Adequada, Interações entre Fármacos e Efeitos Adversos 51

Tabela 4.1 Medicamentos inapropriados para uso por idosos.

Categoria terapêutica/fármaco	Princípio ativo	Considerações	Recomendação
Anticolinérgicos			
Primeira geração de anti-histamínicos	Difenidramina Prometazina Hidroxizina	Alto efeito anticolinérgico *Clearance* diminuído em idades avançadas Maior risco de confusão mental, secura na boca e constipação intestinal	Evitar
Antiparkinsonianos	Triexafenidina Benzitropina	Existem fármacos mais efetivos para tratamento da doença de Parkinson Não são efetivos para sintomas extrapiramidais causados por antipsicóticos	Evitar
Antiespasmódicos	Hioscina Escopolamina Propantelina	Alto efeito anticolinérgico Efetividade incerta	Evitar Exceção: uso a curto prazo em cuidados paliativos para diminuição de secreções
Cardiovasculares			
Alfabloqueadores	Doxazosina Prazosina	Risco de hipotensão postural Não deve ser usado rotineiramente como anti-hipertensivo	Evitar uso como anti-hipertensivo
Alfa-agonistas de ação central	Clonidina Metildopa Reserpina (> 0,1 mg)	Elevado risco de efeitos adversos no sistema nervoso central Bradicardia Hipotensão postural	Evitar uso de clonidina como anti-hipertensivo de primeira linha
Amiodarona	Amiodarona Propafenona Sotalol Quinidina Procainamida	Apesar da efetividade em manter ritmo sinusal, apresenta maior toxicidade que outros antiarrítmicos usados na FA	Evitar como tratamento de primeira linha no tratamento de FA, com exceção quando associado a insuficiência cardíaca ou hipertrofia significativa do ventrículo esquerdo

(continua)

52   Geriatria | Guia Prático

Tabela 4.1 Medicamentos inapropriados para uso por idosos. *(continuação)*

Categoria terapêutica/fármaco	Princípio ativo	Considerações	Recomendação
Digoxina > 0,125 mg/dose	Digoxina	Outras alternativas mais seguras e mais efetivas para controle de frequência cardíaca	Evitar como primeira escolha na FA e de insuficiência cardíaca. Se for usado, evitar doses > 0,125 mg/dia
Nifedipino de ação rápida	Nifedipino	Potencial risco de hipotensão Risco de isquemia miocárdica	Evitar
Relaxantes musculares			
Relaxantes da musculatura esquelética	Carisoprodol Orfenadina Ciclobenzaprina	Efeitos colaterais anticolinérgicos, sedação, risco de fratura	Evitar
Hormônios			
Estrógenos com ou sem progestágenos	Estrógenos	Potencial carcinogênico (mama e endométrio) Ausência de efeito cardioprotetor e proteção cognitiva em mulheres Estrógeno vaginal: efetivo para secura vaginal	Evitar oral e adesivo Exceção: vaginal em doses baixas para tratamento de dispareunia, ITU e outros sintomas vaginais
Hormônio do crescimento	Somatropina	O efeito sobre a composição corporal é pequeno e associado a artralgia, alteração glicêmica, edema, ginecomastia, síndrome do túnel do carpo	Evitar Exceção: reposição hormonal após ressecção da hipófise
Gastrintestinal			
Metoclopramida	Metoclopramida	Efeitos extrapiramidais Risco aumentado em idosos frágeis	Evitar Exceção: casos de gastroparesia
Óleo mineral	Óleo mineral	Potencial risco de broncoaspiração. Há alternativas mais seguras	Evitar
Inibidores de bomba protônica	Omeprazol Esomeprazol Pantoprazol Lanzoprazol	Risco de infecção por *Clostridium difficile*, perda óssea e fraturas	Evitar uso superior a 8 semanas, exceto em pacientes de alto risco (uso crônico de corticosteroide oral, AINH), esofagite erosiva, esofagite de Barrett ou que não toleram a suspensão

Capítulo 4 • Prescrição Adequada, Interações entre Fármacos e Efeitos Adversos **53**

Tabela 4.1 Medicamentos inapropriados para uso por idosos. (*continuação*)

Categoria terapêutica/fármaco	Princípio ativo	Considerações	Recomendação
Dor			
Meperidina	Meperidina	Falta efetividade em doses comumente usadas Risco de neurotoxicidade Alternativas mais seguras	Evitar
Tramadol		Risco de hiponatremia/SIADH	Usar com cautela
Antimicrobiano			
Nitrofurantoína	Nitrofurantoína	Potencial toxicidade pulmonar Ausência de eficácia em *clearance* < 30 ml/min Opções disponíveis mais seguras	Evitar uso a longo prazo e *clearance* < 30 ml/mim
Anti-inflamatórios não hormonais (AINH)			
AINH não seletivo para COX	Ácido acetilsalicílico Diclofenaco Ibuprofeno Naproxeno Etodolaco	Aumenta o risco de sangramento do trato gastrintestinal e doença ulcerosa péptica em pacientes de alto risco (idade > 75 anos ou em uso de corticosteroide parenteral ou anticoagulante ou antiplaquetário)	Evitar uso crônico Exceção: se outras opções não foram efetivas e o paciente pode usar gastroprotetores
Sistema nervoso central			
Antidepressivo tricíclico terciário	Amitriptilina Imipramina Clomipramina	Elevado efeito anticolinérgico, sedativo; pode causar hipotensão ortostática	Evitar
Antipsicóticos de primeira geração (típicos) e segunda geração (atípicos)	Clorpromazina Haloperidol Olanzapina	Aumentam o risco de acidente vascular cerebral e a mortalidade em idosos com demência	Evitar uso em distúrbios de comportamento da demência. Exceção: falência de medidas não farmacológicas e risco para o paciente e para os outros
Benzodiazepínicos	Alprazolam Lorazepam Clonazepam Flurazepam Diazepam	Aumentam o risco de declínio cognitivo, *delirium*, quedas, fraturas e acidentes automotivos em idosos. Os idosos têm sensibilidade aumentada a esses medicamentos, com metabolismo mais lento e tempo de ação prolongado	Evitar para tratamento de insônia, *delirium* e agitação

(*continua*)

54 Geriatria | Guia Prático

Tabela 4.1 Medicamentos inapropriados para uso por idosos. *(continuação)*

Categoria terapêutica/fármaco	Princípio ativo	Considerações	Recomendação
Hipnóticos não benzodiazepínicos/ agonistas do receptor de benzodiazepínicos	Eszopiclona Zolpidem	Efeitos adversos similares aos benzodiazepínicos (*delirium*/quedas/fraturas) em idosos; mínimo efeito sobre latência e duração do sono	Evitar
Antidiabético			
Sulfonilureias de longa duração	Clorpropamida Glimepirida	Risco de hipoglicemia grave e prolongada em idosos	Evitar
Anticoagulantes			
Dabigatrana Rivaroxabana	Dabigatran Rivaroxaban	Risco aumentado de sangramentos graves em comparação com outros anticoagulantes	Usar com cautela como tratamento a longo prazo de FA ou tromboembolismo venoso em pacientes com mais de 75 anos

AINH: anti-inflamatório não hormonal; COX: ciclo-oxigenase; FA: fibrilação atrial; IECA: inibidor da enzima conversora de angiotensina; ITU: infecção do trato urinário; SIADH: síndrome da secreção inapropriada de hormônio antidiurético.
Adaptada de AGS (2019).

Situações clínicas importantes relacionadas ao uso de antidepressivos

A síndrome serotoninérgica, em geral, ocorre após combinação de inibidores da monoamina oxidase (IMAO) com antidepressivo serotoninérgico. O quadro clínico caracteriza-se por febre, inquietação, diarreia, tremor, calafrios, mioclonias, hiper-reflexia, confusão, sudorese, convulsões e aumento da creatinoquinase. O tratamento consiste em interromper o uso da medicação e prover suporte clínico.

A hiponatremia está relacionada principalmente com o uso de inibidores seletivos de recaptação de serotonina, por levar à secreção inapropriada do hormônio antidiurético. Em geral, ocorre nas primeiras semanas de uso. Os fatores de risco associados são idade avançada, sexo feminino, baixo peso corporal, doença renal crônica, uso de medicações tipo diuréticos de alça e carbamazepina e hiponatremia já no início do tratamento.

Antipsicóticos

Podem ser divididos em típicos e atípicos. Os antipsicóticos típicos (clorpromazina, levopromazina, haloperidol, sulpirida) acarretam efeitos extrapiramidais (acatisia, tremor, rigidez, hipocinesia), aumento dos níveis de prolactina (galactorreia, disfunção erétil, ginecomastia, diminuição da libido, diminuição da densidade óssea), bradifrenia, avolição e apatia. Os atípicos (clozapina, risperidona, olanzapina, quetiapina, ziprasidona, aripiprazol) causam menos efeitos colaterais motores, porém com efeitos adversos metabólicos (dislipidemia, diabetes, ganho de peso) e com risco de eventos cerebrovasculares.

Benzodiazepínicos

Os efeitos colaterais mais comuns são sonolência, fadiga, fraqueza, prejuízo da coordenação motora (quedas) e alterações cognitivas. A gravidade desses efeitos depende da dose e o impacto é maior em idosos frágeis. As alterações cognitivas podem ser revertidas com diminuição ou suspensão do uso dos medicamentos. Reações paradoxais (agitação, desinibição, agressividade, hipercinesia) são mais comuns em indivíduos com lesão cerebral, demência ou retardo mental. O uso de fármacos que também são metabolizados pelo citocromo P450 aumenta os riscos de interação medicamentosa. Em idosos, quando se opta pelo uso desse tipo de medicação, deve-se dar preferência aos benzodiazepínicos que são conjugados por glicuronidação (lorazepam, oxazepam e temazepam), pois a via hepática de conjugação não é afetada pelo envelhecimento e, portanto, a meia-vida do fármaco não é aumentada.

CONSIDERAÇÕES FINAIS

A prescrição adequada para idosos é um grande desafio para todo médico que atende essa população. O grande objetivo deve ser minimizar as interações medicamentosas e diminuir a ocorrência de reações adversas aos medicamentos. Para isso, alguns pontos devem ser sempre observados antes de se prescrever qualquer medicação: há indicação clínica para o medicamento? O fármaco não é potencialmente inapropriado para uso por idosos? A dose está correta? O quadro a ser tratado não pode ser um efeito colateral de outra medicação?

BIBLIOGRAFIA

American Geriatrics Society. American Geriatrics Society 2019 Updated Beers Criteria® for Potentially Inappropriate Medication Use in Older Adults. J Am Geriatr Soc. 2019;67(4):674-94.

Food and Drugs Administration. Drug safety information. [Acesso em 31 mar. 2020]. Disponível em: http://www.fda.gov/Drugs/ResourcesForYou/HealthProfessionals/DrugSafetyInformation/default.htm.

Py L, Freitas IV. Tratado de geriatria e gerontologia. 3. ed. Rio de Janeiro: Guanabara Koogan; 2016.

Rochon PA. Drug prescribing for older adults. UpToDate [Internet]. 2016. [Acesso em 31 mar. 2020]. Disponível em: http://www.uptodate. com/contents/drug-prescribing-for-older-adults.

5 Abordagem da Saúde do Longevo

Ana Beatriz Galhardi Di Tommaso • Lara Miguel Quirino Araujo • Lucas Guimarães Machado dos Santos • Paulo Mateus Costa Affonso • Maysa Seabra Cendoroglo

INTRODUÇÃO

Idosos acima de 80 anos chamam atenção por terem alcançado uma idade mais avançada do que a expectativa para a população brasileira (em 2018, a expectativa de vida do brasileiro era de 76,3 anos, segundo dados do IBGE). Idosos longevos certamente sofreram, em maior ou menor intensidade, as alterações fisiológicas associadas ao envelhecimento. Eles formam um grupo heterogêneo, com diferentes condições de capacidade funcional e vulnerabilidade, sujeito a inúmeras interações de sinais de envelhecimento, sintomas de doenças diversas, efeitos terapêuticos e efeitos colaterais de várias medicações. As possibilidades de cuidados da saúde desses idosos estão relacionadas, em maior ou menor intensidade, com o apoio social de que dispõem. Abordar os aspectos de saúde desses idosos de maneira multidimensional e interdisciplinar significa lidar com essa complexidade, ponderando e definindo estratégias personalizadas para cada paciente.

ABORDAGEM

Primeiro passo | Avaliação

Deve-se conhecer o estado geral do paciente antes de tomar decisões, a fim de:

- Fazer escolhas apropriadas à situação clínica, funcional e social
- Compreender de maneira clara e coerente os benefícios das medidas propostas e das recomendações (exames, mudanças comportamentais, restrições, medicações)
- Estabelecer prioridades
- Identificar problemas clínicos que não são passíveis de tratamento curativo
- Identificar problemas que requeiram tratamento contínuo, ainda que com alguma variação (p. ex., dor crônica)
- Definir estratégias aplicáveis para promoção da saúde.

A avaliação deve contemplar estado clínico, funcionalidade, comorbidades, riscos e expectativa de vida do paciente. Doenças em estágio final (insuficiência cardíaca congestiva [ICC] classe funcional III-IV, doença pulmonar obstrutiva crônica [DPOC] dependente de oxigênio, insuficiência renal crônica [IRC] com indicação de diálise ou câncer com metástases não controladas) indicam sobrevida limitada. A combinação de várias doenças crônicas (pelo menos três) e comprometimento da capacidade funcional predizem menor expectativa de vida, ao passo que poucas comorbidades e funcionalidade preservada sugerem maior expectativa de vida em idosos longevos.

Segundo passo | Diagnóstico

O diagnóstico tem como finalidade conhecer ou estimar o prognóstico, sendo impossível predizer ao certo quanto tempo viverá um indivíduo idoso. No entanto, a medida da velocidade da marcha é um bom indicador. Em uma análise de nove coortes com 34.485 idosos (sendo 1.765 [ou seja, 5%] acima de 85 anos), Studenski *et al.* (2011) mostraram que, para cada aumento de 0,1 m/s na velocidade da marcha usual desses indivíduos, tem-se uma redução de 22% do risco de morrer. Para idosos acima de 85 anos, caminhar a uma velocidade usual acima de 1,4 m/s representa mais de 90% de chance de viver pelo menos mais 5 anos.

A avaliação deve ser feita orientando o idoso a caminhar ao passo usual por 4 m e aferindo os segundos com um cronômetro. Ao dividir 4 m pelos segundos gastos, tem-se a velocidade em m/s. A interpretação da estimativa da expectativa de vida para idosos acima de 85 anos está definida na Tabela 5.1.

Realizado o diagnóstico, indica-se uma terapia com o objetivo de:

- Controlar o desconforto
- Reduzir as complicações e os riscos
- Evitar efeitos colaterais
- Curar.

Por fim, o profissional da saúde deve compreender as situações que sugerem como prioridade o controle de sintomas e os cuidados paliativos.

Tabela 5.1 Instrumento para se estimar a expectativa de vida para idosos de 85 anos.

Velocidade	Expectativa de vida
< 0,6 m/s	Alto risco de morrer
≤ 0,8 m/s	Expectativa média
≥ 1,0 m/s	Expectativa melhor que a média
≥ 1,2 m/s	Expectativa excepcional

Fonte: Studenski *et al.* (2011).

Terceiro passo | Tratamento
Particularidades inerentes ao processo de envelhecimento
A capacidade de adaptação ao meio e as capacidades de enfrentamento e reabilitação (resiliência) diante de um evento estressor (p. ex., uma doença) diminuem com o envelhecimento, devido a mudanças fisiológicas nas funções renal e hepática, na absorção e distribuição de fármacos e na sensibilidade de receptores em parâmetros regulatórios hormonais e imunológicos. No entanto, não se sabe aferir a intensidade da influência dessas mudanças no tratamento medicamentoso, tanto no efeito terapêutico esperado quanto nos efeitos adversos. Além dos aspectos biológicos que acompanham o envelhecimento, fatores psíquicos e sociais contribuem para esse processo multifatorial.

Por isso, muito se fala sobre a estratégia *start low, go slow and keep going*, isto é, começar com doses baixas, progredir com moderação e continuar a progressão para alcançar o objetivo definido no plano terapêutico.

Limitações nas evidências científicas | Conhecimento do tratamento ideal ou mais compensador
As definições atuais das indicações de tratamento e metas de controle clínico são limitadas devido ao pouco número de estudos relativos a essa faixa etária, em diferentes perfis funcionais e em idosos com várias comorbidades. O objetivo é a qualidade de vida e de cuidados – *como* viver" torna-se mais importante que "*quanto* viver".

Diante disso, é conveniente decidir o plano terapêutico individualizado com base no conhecimento acerca do paciente e seu contexto, dos problemas apresentados e das melhores recomendações e práticas clínicas, ou seja, usar a capacidade de julgamento clínico.

Aspectos fundamentais
- Conhecer o suporte social e procurar saber quanto o paciente depende desse suporte: o melhor tratamento é aquele que se pode "seguir", e não uma lista de recomendações esquecidas na gaveta
- Reservar o tempo necessário: o indivíduo longevo atendido no consultório geralmente não está em situação crítica, mas complexa. Logo, haverá demanda de tempo para análise, tomada de decisão e orientações. Ainda que o atendimento possa ser dividido em mais de um encontro, o tempo demandado para pacientes complexos é significativo
- Investir nas orientações sobre as medidas não farmacológicas: em longevos, o benefício terapêutico de muitos medicamentos é questionável; porém, na maioria das situações, existem recomendações não medicamentosas que oferecem benefícios expressivos. Manter a lógica de dar orientações sobre as medidas com suavidade, sem radicalismos, considerando o todo

Capítulo 5 • Abordagem da Saúde do Longevo   59

- Compreender o "perfil de envelhecimento" de cada paciente, pois esse conhecimento poderá ser útil ao criar expectativas factíveis para o tratamento proposto. Considerar que o idoso pode ser:
  - Um "sobrevivente" das várias doenças que apresenta desde o início da velhice e, portanto, tem maior dificuldade de manter-se clinicamente compensado
  - Um "adiador", em quem as doenças surgem a partir dos 80 anos; durante o acompanhamento médico, será vivenciado o declínio associado a essas condições tardias
  - Um "fugitivo" que escapou das doenças comumente associadas ao envelhecimento: tende a estar bem na maior parte do tempo e geralmente precisa que o médico lhe dedique um olhar atento para que possa perceber pontos vulneráveis e abordar precocemente as complicações agudas
  - Aquele com síndrome da fragilidade, que necessita de atenção à sua vulnerabilidade
  - Aquele com várias comorbidades, vulnerável à polifarmácia e à interação entre sintomas ou entre sintomas e fármaco, com risco de uma cascata farmacológica iatrogênica e suas complicações (geralmente essas interações tendem a modificar a apresentação das doenças)
- Aperfeiçoar sua capacidade de reconhecer sintomas atípicos e estabelecer diagnósticos clínicos, mesmo em pacientes pouco sintomáticos ou com sintomas discretos. Considerar que, algumas vezes, tratar o sintoma é crucial para manter a qualidade de vida
- Os exames devem ser complementares ao diagnóstico clínico: cuidar do paciente e resistir à tentação de tratar apenas o exame
- Não atrasar as medidas terapêuticas necessárias. A capacidade de reação pode estar comprometida, e o retardo na instituição das medidas necessárias pode dificultar a reversão do quadro e ocasionar a morte do paciente. Considerar também que a resposta positiva ao tratamento pode demorar um pouco mais a aparecer por esse mesmo motivo; portanto, é fundamental ter paciência.

GRUPOS QUE ESTUDAM ESSA POPULAÇÃO

O maior estudo longitudinal com indivíduos centenários iniciou-se na França, em 1990. Desde então, estudos longitudinais, transversais, de caso-controle e ensaios clínicos têm sido desenvolvidos, contribuindo para a compreensão da população muito idosa. Os estudos procuram entender os componentes e os mecanismos fisiológicos, biológicos e sociológicos que possibilitam um envelhecimento bem-sucedido. Os pesquisadores buscam marcadores genéticos, neurofisiológicos e funcionais nessa população. Serão citados alguns estudos, ressaltando que muitos outros estão em andamento:

60 Geriatria | Guia Prático

- *The Okinawa Centenarian Study* – início em 1975-1976
- *Leiden Longevity Study/Leiden 85-plus Study* – início em 1987
- *The Chinese Longitudinal Healthy Longevity Survey* – início em 1988
- *The Longitudinal Study of Danish Centenarians* – início em 1995
- *The Georgia Centenarian Study* – início em 1988
- *The Swedish Centenarian Study* – início em 1992
- *Hypertension in the Very Elderly Trial* (HYVET) – início em 1999: primeiro estudo internacional que investigou os valores-alvo de pressão arterial em indivíduos com mais de 80 anos
- Grupo do dr. Thomas T. Perls (Boston University School of Medicine, EUA):
  - *The New England Centenarian Study* (NECS) – início em 1995: tinha como objetivo inicial estudar aspectos cognitivos dessa população. Hoje, o estudo abrange os diversos marcadores da longevidade e segue recrutando indivíduos com mais de 103 anos para seguimento
  - *The Genetics of Longevity Study*: tem por objetivo analisar o perfil genético dos longevos e seus filhos
- *The Italian Multicenter Studies on Centenarians* (IMUSCE) – início em 1995
- *The Tokyo Centenarian Study* – início em 2000
- *The Georgian Longevity Study* – início em 2004
- *Genetics of Healthy Aging in Europe* (GEHA) – início em 2003
- *The NIH Longevity Consortium*: organizado pelo National Institutes of Health (NIH) com o objetivo de investigar os genes envolvidos no envelhecimento e na longevidade. Alguns dos estudos em andamento são:
  - *The Cohorts for Heart and Aging Research in Genomic Epidemiology Consortium* (*Cardiovascular Health Study; Rotterdam Study; Framingham Heart Study; Age, Gene/Environment Susceptibility-Reykjavik Study* [AGES-Reykjavik]; *Leiden Longevity Study; Danish 1905 Cohort; Atherosclerosis Risk in Communities Study*).

Desde 2010, a disciplina Geriatria e Gerontologia da Universidade Federal de São Paulo (Unifesp), sob coordenação da Profa. Dra. Maysa Seabra Cendoroglo, oferece aos pacientes longevos uma forma de assistência específica e individualizada. Aqueles com mais de 80 anos e capacidade funcional preservada são convidados a fazer parte de uma coorte cujo objetivo é compreender os biomarcadores da longevidade excepcional.

Alguns aspectos têm sido constantemente observados nessa população:

- A maioria apresenta um bom suporte social, com amigos e familiares por perto
- Demonstram, em geral, uma visão otimista da vida e de seus problemas
- Muitos são viúvos, e alguns ainda casados; solteiros são minoria
- Portadores de poucas doenças crônicas, em geral controladas

- Fumantes são raros
- A maioria apresenta excelente ou boa percepção de saúde
- Os homens parecem apresentar melhor desempenho em testes cognitivos (Miniexame do Estado Mental) em comparação às mulheres

Esse e todos os outros estudos seguem em andamento, e certamente a ciência trará novidades acerca do bom cuidado à saúde da população longeva, bem como os possíveis marcadores de longevidade.

BIBLIOGRAFIA

Crelier C. Expectativa de vida dos brasileiros aumenta para 76,3 anos em 2018. Rio de Janeiro: Instituto Brasileiro de Geografia e Estatística; 2019. [Acesso em 1 abr. 2020]. Disponível em: https://agenciadenoticias.ibge.gov.br/agencia-noticias/2012-agencia-de-noticias/noticias/26103-expectativa-de-vida-dos-brasileiros-aumenta-para-76.3anos-em-2018.

Evert J, Lawler E, Bogan H, Perls T. Morbidity profiles of centenarians: survivors, delayers, and escapers. J Gerontol A Biol Sci Med Sci. 2003;58(3):232-7.

Huang ES, Zhang Q, Gandra N, Chin MH, Meltzer DO. The effect of comorbid illness and functional status on the expected benefits of intensive glucose control in older patients with type 2 diabetes: a decision analysis. Ann Intern Med. 2008;149(1):11-9.

Studenski S, Perera S, Patel K, Rosano C, Faulkner K, Inzitari M et al. Gait speed and survival in older adults. JAMA. 2011;305(1):50-8.

6 Principais Alterações Dermatológicas no Idoso

Marília Brasil Xavier • Ana Luisa Mendes dos Reis

ALTERAÇÕES FISIOLÓGICAS DO ENVELHECIMENTO CUTÂNEO

O envelhecimento da pele é causado por fatores intrínsecos e extrínsecos. O envelhecimento intrínseco está relacionado a alterações morfológicas, como redução no número e no volume das células da pele, achatamento da junção dermoepidérmica, redução da espessura dérmica, com perda de vascularização e redução do tecido subcutâneo, sendo caracterizado por flacidez e rugas finas (Makrantonaki e Zouboulis, 2007; Farage *et al.*, 2013). O envelhecimento extrínseco, por sua vez, resulta de danos ambientais, principalmente do fotoenvelhecimento, que afeta de maneira marcante as camadas epidérmicas e dérmicas, com aumento da espessura epidérmica e dano grave do tecido conjuntivo, apresentando perda de colágeno e matriz extracelular e acúmulo de material contendo elastina, conhecido como elastose solar. Outros fatores como tabagismo, profissão, hábitos nutricionais e poluição também estão envolvidos (Quan *et al.*, 2010; Kurban e Bhawan, 1990).

A derme contém a matriz extracelular rica em colágeno, local primordial nas alterações da pele envelhecida, havendo redução da biossíntese do colágeno e aumento da sua fragmentação, que se manifesta como uma pele fina e frágil, prejudicando a integridade estrutural e as propriedades mecânicas da pele, o que contribui para doenças cutâneas relacionadas à idade (Quan e Fisher, 2015). A redução do *turnover* celular e da regeneração dos tecidos, aliada a um lento acúmulo de células senescentes na pele, pode provocar inflamação crônica, promover patologias cutâneas, dificultar a cicatrização e facilitar a invasão de células tumorais, favorecendo o surgimento de câncer de pele (Demaria *et al.*, 2015).

A redução da função mecânica protetora da pele resulta em fragilidade cutânea extrema, chamada dermatoporose. A pele torna-se vulnerável aos mínimos traumas e à fricção, resultando em lesões de gravidade variável, como púrpuras, lacerações cutâneas maiores decorrentes de traumas menores, hematomas, necrose e cicatrização tardia de feridas (Kaya e Saurat, 2007). Ocorrem também alterações do sistema nervoso periférico, como redução da mielinização de fibras nervosas, gerando diminuição da velocidade de condução do impulso nervoso (Alfieri e Moraes, 2008). Há redução do número e da funcionalidade dos corpúsculos de Pacini e Meissner, de modo que há uma limitação na sensibilidade discriminativa, tornando o idoso mais suscetível a lesões de pele (Seeley *et al.*, 2003; Lamas e Constança, 2013).

PRINCIPAIS MANIFESTAÇÕES DERMATOLÓGICAS NO IDOSO

Estudo realizado pela Sociedade Brasileira de Dermatologia (SBD) a respeito do perfil das consultas dermatológicas no Brasil identificou que, entre os pacientes a partir dos 60 anos de idade, os diagnósticos mais frequentes foram câncer de pele não melanoma, queratose actínica, fotoenvelhecimento, queratose seborreica e psoríase (Miot *et al.*, 2018).

Existe, ainda, uma alta prevalência de infecções cutâneas em idosos, o que reflete a diminuição das funções imunológicas da pele associada a uma diminuição do cuidado pessoal. Infecções fúngicas são bastante comuns, principalmente em regiões de alta umidade (Jindal *et al.*, 2016). A diminuição da vigilância imunológica relacionada ao envelhecimento e as doenças sistêmicas frequentemente associadas também proveem mais oportunidades para o desenvolvimento de infecções bacterianas e virais nesses pacientes (Yalcin *et al.*, 2006).

Manifestações dermatológicas também podem estar relacionadas a doenças sistêmicas em idosos. O diabetes, por exemplo, é um dos distúrbios metabólicos mais comuns predisponentes à infecção da pele e do tecido mole. As infecções bacterianas e fúngicas são as doenças cutâneas mais comuns associadas ao diabetes melito em idosos, o que aumenta a morbidade. O mau controle da glicemia, o distúrbio da microcirculação, a doença vascular periférica, a neuropatia periférica e a diminuição da resposta imune foram implicados no aumento da suscetibilidade à infecção (Yamaoka *et al.*, 2010).

Idosos residentes em cuidados institucionais a longo prazo são afetados por pelo menos uma doença dermatológica e devem ser submetidos a exames dermatológicos regulares para detecção de dermatoses, como a dermatite associada à incontinência, as lesões por pressão e as neoplasias, bem como condições de pele benignas para tratamento facultativo, além de condições como a alopecia androgenética, queratose seborreica ou distúrbios pigmentares, com implicações diretas para o bem-estar físico e psicológico (Hannel *et al.*, 2017).

Manifestações neoplásicas benignas

As neoplasias benignas, como melanose solar, queratose seborreica e acrocórdons, são comuns em pessoas idosas. O tratamento é considerado estético,

64 Geriatria | Guia Prático

porém deve-se avaliar o incômodo manifestado pelo idoso, além da importância do diagnóstico diferencial com outras dermatoses. A queratose seborreica manifesta-se geralmente por placa acastanhada e hiperceratósica, fazendo diagnóstico diferencial principalmente com melanose solar, nevo melanocítico e melanoma, podendo necessitar do auxílio da dermatoscopia (Belda Junior *et al.*, 2018). Já as melanoses solares são máculas pigmentadas, arredondadas e regulares, comuns no processo de envelhecimento, resultantes da exposição crônica à radiação ultravioleta (Goorochurn *et al.*, 2016).

A queratose actínica, por sua vez, é condição frequente na população geriátrica, considerada lesão cutânea pré-maligna, precursora do carcinoma espinocelular, resultante da exposição crônica à radiação ultravioleta, especialmente naqueles indivíduos de pele clara e trabalhadores expostos ao sol. O tratamento consiste principalmente na destruição dirigida à lesão ou no tratamento do campo de cancerização com medicamentos tópicos que visam impedir a progressão para o carcinoma espinocelular, bem como melhorar a aparência e aliviar os sintomas (Siegel *et al.*, 2016).

Manifestações neoplásicas malignas

O câncer de pele contribui significativamente nas alterações cutâneas dessa população, com morbidade significativa, mortalidade e custos relacionados à saúde. O exame sistemático da pele não faz parte da avaliação geriátrica ampla, de modo que a presença de câncer de pele e lesões suspeitas não é rotineiramente registrada (Gargovich *et al.*, 2017).

O câncer de pele não melanoma está relacionado com exposição à radiação ultravioleta e à idade avançada. O estímulo ao uso do filtro solar deve ser incorporado à rotina das consultas médicas desde a infância, pois o fotodano é cumulativo, devendo também ser recomendado aos idosos (Mancuso *et al.*, 2017). A fotoproteção como prevenção do câncer de pele inclui também medidas comportamentais durante o dia, como usar roupas de mangas longas, calças compridas e chapéus de abas largas e preferir áreas sombreadas. Não se deve realizar exposição ao sol sem o uso adequado de protetores solares. Pacientes com risco para o desenvolvimento de deficiência de vitamina D devem ser monitorados por exames periódicos e podem utilizar fontes dietéticas ou suplementação vitamínica para a prevenção.

O carcinoma basocelular (CBC) é o mais incidente em idosos, com diagnóstico muitas vezes tardio, levando a tumores extensos, destruição tecidual local, desfiguração e grandes defeitos cirúrgicos. A "negligência" do câncer de pele é um fator relevante no paciente idoso, frágil, especialmente na presença de baixo *status* socioeconômico, comprometimento funcional e cognitivo, distúrbios do humor e falta de apoio social (Zehou *et al.*, 2012). O CBC nodular é o subtipo mais comum, consistindo em pápula ou nódulo eritematoso, perláceo e com telangiectasias, podendo ulcerar com o tempo e ocorrendo principalmente na face.

O CBC superficial, por sua vez, consiste em placa eritematoescamosa, não infiltrada, com centro atrófico e pápulas perláceas, ocorrendo principalmente no tronco e nas extremidades. Já o CBC esclerodermiforme é caracterizado por placas atróficas com telangiectasias, erosões ou crostas, sendo uma forma mais agressiva. Pode haver uma variante pigmentada, principalmente do subtipo nodular (Belda Junior *et al.*, 2018; Marzuka *et al.*, 2015).

O diagnóstico do CBC deve ser confirmado por exame anatomopatológico. As opções de tratamento dependem do tamanho do tumor, de sua localização e de seu tipo histológico. O mais comum é a exérese cirúrgica tradicional com controle histológico de margens. Pode ser empregada cirurgia micrográfica de Mohs, radioterapia, terapia fotodinâmica e criocirurgia, além de tratamentos tópicos com imiquimode ou fluoruracila, estes indicados para CBC superficial e locais de baixo risco (Belda Junior *et al.*, 2018; Sreekantaswamy *et al.*, 2019).

O melanoma cutâneo também é um risco para idosos, muito agressivo, se apresenta pelo surgimento de uma "pinta" nova (70% dos casos) ou mudança de cor, contorno e tamanho ou aparecimento de algum sintoma (dor, prurido ou sangramento) em uma "pinta" já existente (30% dos casos). Lesões pigmentadas suspeitas devem ser analisadas clinicamente, considerando que os nevos em um mesmo indivíduo tendem a se assemelhar e os melanomas não se encaixam nesse padrão, podendo-se lançar mão da regra clássica do ABCDE, ou seja, assimetria, bordas irregulares, heterogeneidade de cores, diâmetro maior que 5 mm e evolução da lesão, com mudança de tamanho, cor, forma ou aparência habitual (Michielin *et al.*, 2019).

O curso clínico do melanoma em idosos pode ocorrer com pobres resultados pela resposta imune disfuncional, o impacto da síndrome da fragilidade e as comorbidades associadas, bem como variações adversas no manejo clínico (Balch, 2015).

Manifestações eczematosas, xerose e prurido

As doenças eczematosas são mais prevalentes em idosos mais jovens, devido ao maior contato com o meio ambiente e aos fatores físicos neste grupo mais ativo (Yalcin *et al.*, 2006). A suscetibilidade individual a tipos específicos de dermatite de contato muda ao longo da vida. A dermatite seborreica, por sua vez, é substancialmente mais prevalente nos idosos, principalmente em portadores de transtornos neurológicos (Farage *et al.*, 2009). É frequente a associação com xerose cutânea pela disfunção da barreira cutânea. Portanto, intervenções com o objetivo de melhorar a função da barreira cutânea podem se tornar alvo no tratamento de pacientes com dermatite seborreica (Sanders *et al.*, 2018). No tratamento, ciclopirox olamina, cetoconazol, gliconato de lítio, tacrolimo e pimecrolimo foram considerados as melhores recomendações. Os corticosteroides e os inibidores da calcineurina tópicos apresentam resposta similar em relação à melhora do eritema e da descamação. Desonida e mometasona parecem ser as opções mais eficazes (Gupta e Versteeg, 2017). A queixa de prurido em idosos deve ser valorizada, pois há uma multiplicidade de fatores responsáveis. Destacam-se a xerose, a ingestão de múltiplos medicamentos (inibidores da enzima conversora de angiotensina, bloqueadores de canal de cálcio, analgésicos opioides, antibióticos derivados da penicilina, entre outros) e comorbidades, incluindo doença renal crônica e doença hepática. Afecções dermatológicas, como dermatite atópica, infestação (escabiose e pediculose), prurido e eczema asteatósico, também são incriminadas.

Quando na ausência de lesões dermatológicas, uma boa avaliação, incluindo anamnese e exame físico completo, é de suma importância, pois o prurido pode ser um sinalizador de desordens mieloproliferativas, neoplásicas, endócrinas, autoimunes e até psiquiátricas (Carvalho e Alchorne, 2014). A busca para uma causa sistêmica deve envolver a coleta de hemograma, perfil do ferro, glicemia, função renal, hepática, tireoidiana, exame parasitológico de fezes, sorologias para HIV e hepatites virais, radiografia de tórax e ultrassonografia de abdome (Valdes-Rodriguez et al., 2015).

O prurido relacionado à xerose pode ser tratado com emolientes, principalmente à base de ureia, 2 a 3 vezes/dia, imediatamente após os banhos. Os corticosteroides tópicos só devem ser utilizados na presença de eczema, devido ao risco de atrofia da pele idosa. Anti-histamínicos de primeira geração e antidepressivos tricíclicos podem ser utilizados em casos mais graves em razão de seu efeito sedativo, especialmente no prurido noturno; entretanto, seu uso deve ser criterioso nos idosos devido às suas propriedades altamente anticolinérgicas e ao risco de *delirium*, hipotensão e hiponatremia. A hidroxizina, bastante utilizada na dermatologia, é particularmente lipofílica e sua meia-vida é prolongada em idosos (Valdes-Rodriguez et al., 2015; Fourzali e Yosipovitch, 2019).

Gabapentina e pregabalina são utilizadas no prurido da doença renal crônica e no prurido de etiologia neuropática, como na neuropatia pós-herpética, na polineuropatia diabética, na notalgia parestésica e no prurido braquiorradial. Nestas duas últimas, deve ser dada preferência inicialmente a agentes tópicos à base de anestésicos locais, como a lidocaína, além da capsaicina tópica e inibidores tópicos da calcineurina. O prurido neuropático e o senil crônico idiopático também podem ser tratados com antidepressivos tricíclicos, especialmente a doxepina, mas que deve ser reservada aos idosos mais jovens (Cao et al., 2018).

Pruridos de causa psiquiátrica, como dermatite artefacta e delírio de parasitose, podem ser tratados com antidepressivos e antipsicóticos, respectivamente. A sertralina parece ser opção mais segura em pacientes geriátricos, devido ao seu menor grau de efeitos anticolinérgicos, inclusive atuando no prurido da doença renal crônica e no prurido colestático. O acompanhamento psiquiátrico e psicoterapêutico é essencial nesses casos (Valdes-Rodriguez et al., 2015; Pereira e Ständer, 2018).

O prurido no idoso, se for de causa sistêmica, deve ter seu tratamento direcionado para a causa básica; se, no entanto, não for identificada uma etiologia e o diagnóstico final for de prurido senil, é importante saber que se trata de condição pobremente compreendida, provavelmente multifatorial e de difícil tratamento. Paroxetina ou mirtazapina também podem ser associadas à gabapentina ou pregabalina, sendo a mirtazapina especialmente útil para os distúrbios do sono associados (Figura 6.1; Pereira e Ständer, 2018; Clerc e Misery, 2017).

O eczema asteatósico é resultante de uma pele xerótica pela perda de fatores de hidratação natural e lipídios, caracterizado por eritema, descamação e fissuras, principalmente nos membros inferiores, sendo seu tratamento baseado no uso

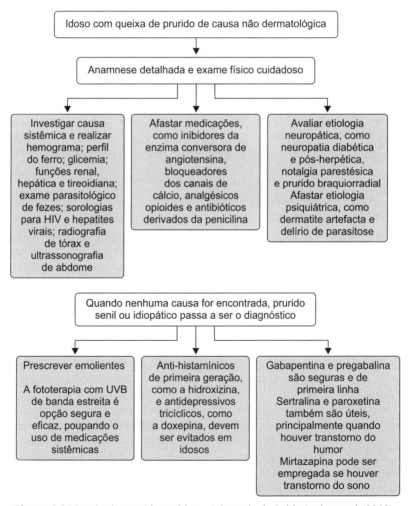

Figura 6.1 Manejo do prurido no idoso. Adaptada de Belda Junior *et al.* (2018).

de emolientes e corticosteroide tópico em casos mais graves (Belda Junior *et al.*, 2018). Emolientes à base de ácido láctico, óleo de amêndoas e ácido linoleico são capazes de diminuir a gravidade do prurido e aumentar a umidade da pele e seu conteúdo lipídico em pacientes com eczema asteatósico (Simon *et al.*, 2018).

O ressecamento da pele no idoso não é uma queixa estética, mas um problema de saúde que requer tratamento apropriado e ações de cuidados que previnam o surgimento de lesões secundárias. A escolha do emoliente adequado deve basear-se nas propriedades hidrofílicas/lipofílicas do produto, na viscosidade do veículo e na avaliação individual da condição da pele e da extensão da área corporal acometida (Lechner *et al.*, 2018).

Manifestações dermatológicas infecciosas

Fúngicas

A candidíase cutânea é uma micose superficial que atinge preferencialmente as dobras (interdigitais, inframamárias, inguinais e axilares) e é caracterizada clinicamente por lesões erosivas e úmidas e também por pequenas lesões-satélites arredondadas, eritematoescamosas ou mesmo por pústulas abacterianas (Belda Junior *et al.*, 2018). O tratamento pode ser feito com derivados azólicos, como cetoconazol, clotrimazol e miconazol, nistatina e ciclopirox olamina, que demonstram eficácia semelhante, com taxas de cura clínica e micológica completas de 73 a 100%. Na terapia oral, o fluconazol apresenta taxas de cura clínica de 82 a 100%, semelhante ao cetoconazol, porém este último tem seu uso restrito devido à sua elevada hepatotoxicidade (Taudorf *et al.*, 2019). É recomendável, inclusive, o uso de sabão com miconazol em vez de sabão comum na higiene genital diária de pacientes idosos usuários de fraldas (Takahashi *et al.*, 2017).

No que se refere às dermatofitoses, as formas clínicas mais frequentes são a *tinea corporis, pedis* e *cruris*. Caracterizam-se por placas anulares, de crescimento centrífugo e cura central, podendo se apresentar nos pés como lesões escamosas crônicas; na lateral dos pés, "em mocassim", mas também como vesículas e lesões interdigitais. Constituem um fator de risco importante para onicomicose e infecções bacterianas secundárias, o que pode levar a complicações graves, principalmente em pacientes imunocomprometidos e diabéticos (Schaller *et al.*, 2016). A *tinea capitis* e as dermatofitoses em imunossuprimidos são indicação absoluta de tratamento sistêmico e os demais casos devem ser avaliados individualmente, conforme a extensão do acometimento, sendo as formas *pedis* e *cruris* preferencialmente tratadas com antifúngicos orais (Belda Junior *et al.*, 2018; Gupta *et al.*, 2017). Os azóis, as alilaminas (butenafina e terbinafina) e o ciclopirox são antifúngicos tópicos eficazes no tratamento das dermatofitoses e constituem terapia de primeira linha (Gupta *et al.*, 2017). A terapia tópica deve ser favorecida, pois os azóis sistêmicos são capazes de múltiplas interações medicamentosas, razão pela qual a terbinafina oral deve ser preferida (Rajagopalan *et al.*, 2018).

Capítulo 6 • Principais Alterações Dermatológicas no Idoso   69

A onicomicose, por sua vez, é um desafio à terapia devido à associação com doença vascular periférica, maior frequência de diabetes melito nessa faixa etária, maior chance de traumas repetidos nas unhas, distrofia ungueal frequente, maior exposição ao patógeno, incapacidade de cortar as unhas dos pés, limitações físicas e crescimento mais lento das unhas em idosos (Cursi *et al.*, 2011; Loo, 2007). O tratamento sistêmico está indicado em pacientes com:

- Onicomicose subungueal proximal
- Onicomicose subungueal lateral e distal que acomete mais de 50% da placa ungueal
- Envolvimento da matriz ou espessura da unha > 2 mm (mais de três ou quatro unhas afetadas)
- Outros fatores de pior prognóstico, como diabéticos e comprometimento simultâneo de duas unhas dos pés e de uma das mãos

Pacientes que não se enquadram nesses requisitos devem fazer tratamento tópico (Lipner e Scher, 2019).

A terbinafina parece ser uma opção mais segura quando comparada aos derivados azólicos, na dose de 250 mg/dia VO durante 6 meses para as unhas das mãos e 12 meses para as unhas dos pés. O esquema de pulso, no qual se faz uso intermitente da medicação durante 4 semanas seguidas com pausa nas próximas 4 semanas seguintes, ou durante 1 semana de cada mês, com pausa de 3 semanas, pode ser empregado por apresentar risco de efeitos adversos, mantendo a eficácia terapêutica (Lipner e Scher, 2019). Hemograma e dosagem de enzimas hepáticas devem ser realizados pelo risco de neutropenia, trombocitopenia e lesão hepática. A amorolfina tópica é a primeira escolha para o tratamento da onicomicose e aumenta a eficácia dos antifúngicos sistêmicos. O tratamento tópico deve ser mantido por 12 até 18 meses, o que pode produzir um melhor resultado clínico (Feng *et al.*, 2016).

Virais

O herpes-zóster, doença causada pelo vírus varicela-zóster, ocorre em indivíduos que desenvolveram varicela no passado, nos quais o vírus permanece latente nos gânglios nervosos, podendo ser reativado em situações de estresse imunológico, frequente no idoso, devido ao seu estado de imunossenescência. Habitualmente, a reativação atinge um dermátomo, acompanhada de hiperestesia, prurido e sensação de queimadura. Pode haver cefaleia, mal-estar geral e febre. Na pele, surgem vesículas que se distribuem ao longo do território do dermátomo correspondente. Em 2 a 3 semanas, as vesículas desaparecem, porém a dor pode permanecer e originar a neuralgia pós-herpética, mais prevalente na população geriátrica.

A imunização faz parte do calendário do adulto, indicada a partir dos 50 anos de idade. O tratamento consiste no uso de antivirais VO, como aciclovir ou valaciclovir, que devem ser iniciados nas primeiras 72 h do quadro. O

70 Geriatria | Guia Prático

valaciclovir na dose de 500 mg 3 vezes/dia durante 7 dias, com necessidade de ajuste renal, é a primeira escolha pela comodidade posológica e pelo menor risco de efeitos adversos. O uso de corticosteroide oral nas primeiras 72 h também é benéfico, pois diminui a dor na fase aguda, melhorando a qualidade de vida do paciente. A analgesia deve ser feita com analgésicos comuns ou opioides, de acordo com a intensidade da dor (García-González e Rosas-Carrasco, 2017; John e Canaday, 2017).

Na neuralgia pós-herpética, antidepressivos tricíclicos devem ser evitados na população idosa por suas propriedades anticolinérgicas, dando-se preferência aos anticonvulsivantes, como gabapentina e pregabalina, que podem ser iniciados na fase aguda da doença, uma vez que já foi demonstrado benefício dessa prática no controle álgico (García-González e Rosas-Carrasco, 2017; John e Canaday, 2017).

Parasitárias

A pediculose e a escabiose são doenças parasitárias comuns no idoso. A escabiose é provocada pela infestação pelo ácaro *Sarcoptes scabiei*. As lesões são vesiculares ou papulares, com formação frequente de túneis e localizadas em abdome, punhos, aréola mamária nas mulheres, e na região genital nos homens. Surtos em casas de repouso são bastante comuns, sendo a demência um importante fator de risco. O atraso no diagnóstico leva a transmissão evitável e risco aumentado de desenvolvimento de sarna crostosa.

Nos idosos, pode haver uma apresentação atípica, com lesões sutis, menor frequência de túneis e ausência de prurido. O tratamento tópico de escolha é a permetrina a 5%, com boa tolerabilidade. O tratamento oral é feito com a ivermectina, porém a maior prevalência de insuficiência hepática, renal e/ou cardíaca em idosos, bem como o uso concomitante de medicamentos inibidores da glicoproteína P, como morfina, carbamazepina e verapamil, deve ser levada em consideração (Cassel *et al.*, 2018; Sunderkotter, 2016).

As infestações por piolhos também geram lesões papulopruriginosas nos locais acometidos. Ao exame clínico, podem-se observar também lêndeas e piolhos adultos junto aos folículos pilosos, principalmente na porção posterior do couro cabeludo. O meio de transmissão é o contato direto com indivíduos infestados ou fômites. Pode causar grave prurido e risco de infecção bacteriana secundária. O tratamento é o mesmo da escabiose, e a remoção mecânica dos parasitas com pentes de endentações finas é indicada. Em última instância, poderá ser necessária a raspagem dos pelos (Cassel *et al.*, 2018; Sunderkotter, 2016).

Bacterianas

A incidência de erisipela e celulite vem crescendo na população idosa, representando importante causa de hospitalização. Obesidade, diabetes melito, doença venosa crônica e dermatofitoses constituem fatores de risco, demandando tratamento adequado.

A erisipela acomete a derme, enquanto a celulite chega até o tecido celular subcutâneo, sendo sua principal etiologia os estreptococos beta-hemolíticos, além de estafilococos. Essas condições também podem ser causadas por agentes gram-negativos e anaeróbios, especialmente em indivíduos diabéticos.

A erisipela caracteriza-se clinicamente por área bem delimitada de edema, eritema e calor local, podendo haver bolhas, principalmente em membros inferiores; já a celulite apresenta limites menos precisos. O tratamento consiste no uso de antimicrobianos, como a penicilina G e a cefalexina. Nos casos que demandem internação hospitalar, pode-se fazer uso da oxacilina ou da clindamicina. Quando houver necessidade de cobertura de gram-negativos, a ceftriaxona representa uma boa opção (Belda Junior *et al.*, 2018).

Manifestações dermatológicas de origem vascular

Com o envelhecimento, ocorre uma crescente desorganização da rede vascular, o número de pequenos vasos diminui e a estrutura de suporte destes é afetada pela diminuição de colágeno e elastina na derme, ocasionando a fragilidade capilar. Púrpuras senis são comuns, podendo ocorrer lacerações e até sangramento maciço.

Dermatite de estase

A dermatite de estase é caracterizada por lesões eritematosas e hipercrômicas, descamativas ou não, de contornos mal definidos nas extremidades dos membros inferiores (perimaleolares). Por vezes, são lesões pruriginosas e com queimação ou dor e sensação de peso. Edema também é comum. Essa dermatite ocorre na presença de doença venosa crônica com lipodermatoesclerose associada.

O tratamento e a prevenção de complicações passam por compressão externa do membro, de modo a aumentar o retorno venoso das pequenas veias para aquelas mais profundas. São recomendados o uso de meias elásticas, a elevação do membro quando em repouso e a prática de exercício físico (caminhada). Podem ser utilizados antibióticos e antissépticos tópicos para prevenir infecção. Os sintomas tendem a melhorar com o uso de medicamentos vasoativos, como diosmina, castanha-da-índia, derivados da flavona, entre outros, e de compressão elástica. Na presença de eczema, o uso de corticosteroides tópicos é indicado (Belda Junior *et al.*, 2018).

Úlceras venosas

São lesões comuns no idoso e provocadas pela acumulação de sangue venoso nos tecidos, pela falta de oxigenação (hipoxia), com acumulação de produtos tóxicos provenientes do metabolismo tecidual, e pelo aumento de pressão venosa

72 Geriatria | Guia Prático

distal. Estão associadas a dor e edema que se agravam durante a noite e com o movimento. Ao exame objetivo, os membros inferiores frequentemente apresentam veias varicosas, edema distal, alterações da pigmentação, eczema e, por vezes, fibrose. Na suspeita de etiologia arterial, calcular o índice braço-tornozelo. No tratamento, além das medidas higienodietéticas e alteração dos hábitos e estilo de vida, deve-se efetuar o desbridamento das úlceras, que pode ser cirúrgico, químico ou biológico.

Lesões por pressão

Podem ocorrer no idoso com mobilidade diminuída. Localizam-se com maior frequência sobre proeminências ósseas e resultam da compressão dos tecidos por longos períodos, resultando em isquemia tecidual. Apresentam quatro estágios de evolução:

- Estágio I: caracteriza-se por uma lesão eritematosa, sem solução de continuidade
- Estágio II: apresenta necrose superficial, manifestando-se com ulceração rasa, exulceração ou bolha
- Estágio III: existe necrose extensa, podendo atingir a fáscia muscular
- Estágio IV: há necrose extensa associada a uma lesão de continuidade que ultrapassa a fáscia e atinge músculos e ossos.

A prevenção das úlceras por pressão passa por um maior cuidado diário com a pele, promovendo sua hidratação por meio do uso de emolientes que restaurem a barreira cutânea, além da mudança regular de decúbito a cada 2 h. O tratamento depende do estágio.

A limpeza é fundamental e o uso de curativos oclusivos pode ser necessário. Os curativos de hidrocoloide são úteis na proteção de proeminências ósseas e em lesões parciais de pele, sendo contraindicados na presença de exsudação e infecção. O alginato de cálcio é indicado para feridas exsudativas, cavitárias e sangrantes. O carvão ativado pode ser empregado em feridas fétidas, exsudativas e infectadas. As placas de prata são indicadas para feridas com infecção superficial. A papaína e a colagenase, por sua vez, podem ser utilizadas quando há tecido desvitalizado e necrose úmida ou seca. Além disso, há a possibilidade da terapia por pressão negativa em feridas extensas, complexas e de difícil resolução.

CUIDADOS COM A PELE DO IDOSO

A higienização da pele do idoso deve ser realizada preferencialmente com substâncias cujo pH seja próximo ao da pele, ou seja, relativamente ácido, em torno de 4,5 a 5,7. Banhos frequentes e prolongados, mesmo sem o uso de sabão, são prejudiciais à pele devido ao seu pH neutro. Deve-se preferir banhos de chuveiro em vez de banhos de banheira, com duração máxima de 5 a 10 min, com temperatura da água inferior a 35°C. A combinação de agentes de limpeza suaves, preferencialmente com emoliente em sua composição, evitando-se o uso de sabão, é mais apropriada para a higiene da pele idosa, associada ao extremo cuidado ao lavar e secar, reduzindo ao máximo o atrito sobre a pele, impedindo danos adicionais (BDNG, 2012).

O uso de emolientes em duas aplicações diárias em loções ou cremes é recomendado. Cremes são mais cosmeticamente aceitáveis do que pomadas e mais eficazes do que loções, indicadas para xerose leve. De qualquer forma, é importante considerar não só a indicação, mas a preferência do paciente, a formulação e o custo (Lichterfeld *et al.*, 2015).

Em áreas da pele expostas a irritantes como fezes e urina, principalmente em pacientes que fazem uso de fraldas geriátricas, bem como em áreas expostas ao contato frequente com água, é importante usar produtos de barreira, como bases de emulsão lipídica associada a um óxido metálico, como o zinco, ou à base de silicone, como a dimeticona. O pantenol também é uma substância utilizada para o alívio da irritação da pele, especificamente o dexpantenol entre 2,5 e 5%, que auxilia na recomposição da função de barreira da pele (BDNG, 2012; Lichterfeld *et al.*, 2015).

O cuidado com os pés inclui a lavagem seguida de secagem imediata, principalmente dos interdígitos, com inspeção frequente dessa área corporal pelo paciente ou cuidador. É importante evitar sapatos apertados ou que não fiquem adequadamente presos aos pés, em virtude do risco de lesões cutâneas e quedas. O corte das unhas deve ser realizado sempre após o banho, evitando-se remoção de cutículas e compartilhamento de materiais de manicure. Deve-se dar atenção também a calosidades, que podem causar desconforto e prejuízo da marcha (SBD, 2019).

O profissional de saúde deve implementar em sua rotina de avaliação e cuidados a inspeção periódica de todo o tegumento, sempre perguntando ao paciente ou cuidador a respeito de surgimento de novas lesões ou mudanças em lesões de pele preexistentes, esclarecendo-os sobre as características da pele idosa com seus cuidados particulares, bem como orientando o uso regular de filtro solar e emoliente. É importante estar atento às lesões cutâneas que podem ser sinais de abuso ou negligência com o idoso: hematomas, infecções sexualmente transmissíveis (IST), má higiene de cabelos e unhas, úlceras por falta de mobilização, entre outras.

BIBLIOGRAFIA

Alfieri FM, Moraes MCL. Envelhecimento e controle postural. Saúde Coletiva. 2008;4(19):30-3.

Balch CM. Decreased survival rates of older-aged patients with melanoma: biological differences or undertreatment? Ann Surg Oncol. 2015;22(7):2101-3.

Belda Junior W, Di Chiacchio N, Criado PR. Tratado de dermatologia. 3. ed. Rio de Janeiro: Atheneu; 2018.

British Dermatological Nursing Group. Best practice in emollient therapy: a statement for healthcare professionals. Dermatol Nurs. 2012;11(4):60-79.

Cao T, Tey HL, Yosipovitch G. Chronic pruritus in the geriatric population. Dermatol Clin. 2018;36(3):199-211.

Carvalho AA, Alchorne MMA. Prurido no idoso. Rev Soc Bras Clin Med. 2014;12(1):93-9.

Cassel JA, Middleton J, Nalabanda A, Lanza S, Head MG, Bostock J. Scabies outbreaks in ten care homes for elderly people: a prospective study of clinical features, epidemiology an treatment outcomes. Lancet Infect Dis. 2018;18(8):894-902.

Clerc CJ, Misery L. A literature review of senile pruritus: from diagnosis to treatment. Acta Derm Venereol. 2017;97(4):433-40.

Cursi ÍB, Freits LBCR, Neves MLPF, Silva IC. Onicomicose por Scytalidium spp.: estudo clínico e epidemiológico em um Hospital Universitário do Rio de Janeiro, Brasil. An Bras Dermatol. 2011;86(4):689-93.

Demaria M, Desprez PY, Campisi J, Velarde MC. Cell autonomous and non-autonomous effects of senescent cells in the skin. J Invest Dermatol. 2015;135(7):1722-6.

Farage MA, Miller KW, Elsner P, Maibach HI. Characteristics of the aging skin. Adv Wound Care. 2013;2(1):5-10.

Farage MA, Miller KW, Berardesca E, Maibach HI. Clinical implications of aging skin cutaneous disorders in the elderly. Am J Clin Dermatol. 2009;10(2):73-86.

Feng X, Xiong X, Ran Y. Efficacy and tolerability of amorolfine 5% nail lacquer in combination with systemic antifungal agents for onychomycosis: A meta-analysis and systematic review Xiaowei. Dermatol Ther. 2016;30(3):1-6.

Fourzali KM, Yosipovitch G. Management of itch in the elderly: a review. Dermatol Ther (Heidelb). 2019;9(4):639-53.

García-González AI, Rosas-Carrasco O. Herpes-zóster and pos-herpetic neuralgia in the elderly: particularities in prevention, diagnosis and treatment. Gac Med Mex. 2017;153(1):92-101.

Gargovich S, Colloca G, Sollena P, Andrea B, Balducci L, Cho WC et al. Skin cancer epidemics in the elderly as an emerging issue in geriatric oncology. Aging Dis. 2017;8(5):643-61.

Goorochurn R, Viennet C, Granger C, Fanian F, Varin-Blank N, Roy CL et al. Biological processes in solar lentigo: insights brought by experimental models. Exp Dermatol. 2016;25(3):174-7.

Gupta AK, Foley KA, Versteeg SG. New antifungal agents and new formulations against dermatophytes. Mycopathologia. 2017;182(1 a 2):127-41.

Gupta AK, Versteeg SG. Topical treatment of facial seborrheic dermatitis: a systematic review. Am J Clin Dermatol. 2017;18(2):193-213.

Hannel E, Blume-Peytavi U, Trojahn C, Dobos G, Jahnke I, Kanti V et al. Prevalence and associated factors of skin diseases in aged nursing home residents: a multicentre prevalence study. BMJ Open. 2017;7(9):e018283.

Humbert P, Dréno B, Krutmann J, Luger TA, Triller R, Meaume S et al. Recommendations for managing cutaneous disorders associated with advancing age. Clin Interv Aging. 2016;11:141-8.

Capítulo 6 • Principais Alterações Dermatológicas no Idoso 75

Jindal R, Jain A, Roy S, Rawat SD, Bhardwaj N. Skin disorders among geriatric population at a tertiary care center in Uttarakhand. J Clin Diagn Res. 2016;10(3):6-8.

John AR, Canaday DH. Herpes-zóster in the older adult. Infect Dis Clin North Am. 2017;31(4):811-26.

Kaya G, Saurat JH. Dermatoporosis: a chronic cutaneous insufficiency/fragility syndrome. Clinicopathological features, mechanisms, prevention and potential treatments. Dermatology. 2007;215(4):284-94.

Kurban RS, Bhawan J. Histologic changes in skin associated with aging. J Dermatol Surg Oncol. 1990;16(10):908-14.

Lamas MC, Constança P. O envelhecimento do sistema sensorial: implicações na funcionalidade e qualidade de vida. Acta Gerontol. 2013;1(1):1-11.

Lechner A, Lahmann N, Lichterfeld-Kottner A, Müller-Werdan U, Blume-Peytavi U, Kottner J. Dry skin and the use of leave-on products in nursing care: a prevalence study in nursing homes and hospitals. Nurs Open. 2018;6(1):189-96.

Lichterfeld A, Hauss A, Surber C, Peters T, Blume-Peytavi U, Kottner J. Evidence-based skin care: a systematic literature review and the development of a basic skin care algorithm. J Wound Ostomy Continence Nurs. 2015;42(5):501-24.

Lipner SRR, Scher RK. Onychomycosis treatment and prevention of recurrence. J Am Acad Dermatol. 2019;80(4):853-67.

Loo DS. Onychomycosis in the elderly. Drugs Aging. 2007;24(4):293-302.

Makrantonaki E, Zouboulis CC. Molecular mechanisms of skin aging: state of the art. Annals of the New York Academy of Sciences. 2007;1119:40-50.

Mancuso JB, Maruthi R, Wang SQ, Lim HW. Sunscreens: an update. Am J Clin Dermatol. 2017;18(5):643-50.

Marzuka AG, Book SE. Basal cell carcinoma: pathogenesis, epidemiology, clinical features, diagnosis, histopathology, and management. Yale J Biol Med. 2015;88(2):167-79.

Michielin O, van Akkooi ACJ, Ascierto PA, Dummer R, Keilholz U. Cutaneous melanoma: ESMO Clinical Practice Guidelines for diagnosis, treatment and follow-up. Ann Oncol. 2019;30(12):1884-901.

Miot HA, Penna GO, Ramos AMC, Penna MLF, Schmidt SM, Luz FB et al. Profile of dermatological consultations in Brazil (2018). An Bras Dermatol. 2018;93(6):916-28.

Pereira MP, Ständer S. Therapy for pruritus in the elderly: a review of treatment developments. Expert Opin Pharmacother. 2018;19(5):443-50.

Quan T, Shao Y, He T, Voorhees JJ, Fisher GJ. Reduced expression of connective tissue growth factor (CTGF/CCN2) mediates collagen loss in chronologically aged human skin. J Invest Dermatol. 2010;130(2):415-24.

Quan T, Fisher GJ. Role of age-associated alterations of the dermal extracellular matrix microenvironment in human skin aging: a minirreview. Gerontology. 2015;61(5):427-34.

Rajagopalan M, Inamadar A, Mittal A, Miskeen AK, Srinivas CR, Sardana K et al. Expert Consensus on The Management of Dermatophytosis in India (ECTODERM India). BMC Dermatol. 2018;18(1):6.

Sanders MGH, Pardo LM, Franco OH, Ginger RS, Nijsten T. Prevalence and determinants of seborrhoeic dermatitis in a middle-aged and elderly population: the Rotterdam Study. Br J Dermatol. 2018;178(1):148-53.

Schaller M, Friedrich M, Papini M, Pujol RM, Veraldi S. Topical antifungal-corticosteroid combination therapy for the treatment of superficial mycoses: conclusions of an expert panel meeting. Mycoses. 2016;59(6):365-73.

Seeley RR, Stephens TD, Tate P. Anatomia e fisiologia. 6. ed. Loures: Lusodidacta; 2003.

Siegel JA, Korgavkar K, Weinstock MA. Current perspective on actinic keratosis: a review. Br J Dermatol. 2016;177(2):350-8.

Simon D, Nobbe S, Nägeli M, Barysch M, Kunz M, Borelli S. Short- and long-term effects of two emollients on itching and skin restoration in xerotic eczema. Dermatol Ther. 2018;31(6):e12692.

Sociedade Brasileira de Dermatologia. Cuidados com a pele da pessoa idosa. 2019. [Acesso em 6 abr. 2020]. Disponível em: https://www.sbd.org.br/mm/cms/2019/03/18/cartilha2 sbd-cuidados-da-pessoa-idosasite.pdf.

Sreekantaswamy S, Endo J, Chen A, Butler D, Morrison L, Linos E. Aging and the treatment of basal cell carcinoma. Clin Dermatol. 2019;37(4):373-8.

Sunderkotter C. S1 guidelines on the diagnosis and treatment of scabies. J Dtsch Ges. 2016;14(11):1155-67.

Takahashi H, Oyama N, Tanaka I, Hasegawa M, Hirano K, Shimada C *et al.* Preventive effects of topical washing with miconazol nitrate-containing soap to diaper candidiasis in hospitalized elderly patients: a prospective, double-blind, placebo-controlled study. J Dermatol. 2017;44(7):760-6.

Taudorf EH, Jemec GBE, Hay RJ, Saunte DML. Cutaneous candidiasis – an evidence-based review of topical and systemic treatments to inform clinical practice. J Eur Acad Dermatol Venereol. 2019;33(10):1863-73.

Valdes-Rodriguez R, Stull C, Yosipovitch G. Chronic pruritus in the elderly: pathophysiology, diagnosis and management. Drugs Aging. 2015;32(3):201-15.

Yalçin B, Tamer E, Toy GG, Oztaş P, Hayran M, Alli N. The prevalence of skin diseases in the elderly: analysis of 4099 geriatric patients. International Journal of Dermatology. 2006;45(6):672-6.

Yamaoka H, Sasaki H, Yamasaki H, Ogawa K, Ohta T, Furuta H *et al.* Truncal pruritus of unknown origin may be a symptom of diabetic polyneuropathy. Diabetes Care. 2010;33(1):150-5.

Zehou O, Valeyrie-Allanore L, Ortonne N, Chazelas K, Hivelin M, Marchac A *et al.* Neglected skin tumors. Three cases. Ann Dermatol Venereol. 2012;139(3):194-8.

7 Abordagem Nutricional

Vanessa Nishiyama • Eduardo Canteiro Cruz • Myrian Najas

INTRODUÇÃO

O estado nutricional é um importante indicador de saúde na população idosa. Durante o processo de envelhecimento, a abordagem nutricional é fundamental em qualquer cenário de assistência à saúde, a fim de garantir bons desfechos aos gerontes.

Maior ocorrência de obesidade pode ser vista nos idosos que vivem em comunidade, enquanto nos hospitalizados e institucionalizados existe maior risco de desnutrição. Ambas as situações estão fortemente relacionadas com maiores taxas de morbidade e mortalidade, além de prolongamento do tempo de recuperação da capacidade funcional durante a reabilitação.

A prevalência de desnutrição proteico-calórica varia conforme os cenários avaliados, chegando a uma estimativa de mais de 85% em idosos institucionalizados, 35 a 65% em idosos internados e 1 a 15% naqueles de comunidade.

O estado nutricional do indivíduo idoso sofre a influência de inúmeros fatores (Tabela 7.1), entre eles as medicações (Tabela 7.2). Portanto, durante a avaliação geriátrica ampla (AGA), deve-se buscar cada um dos fatores apresentados na Tabela 7.1, para que se faça uma avaliação abrangente do estado nutricional e se estabeleça um plano de intervenção efetiva.

De acordo com a Associação Americana de Saúde Pública (APHA), o estado nutricional é a "condição de saúde de um indivíduo influenciada pelo consumo e utilização de nutrientes e identificada pela correlação de informações obtidas através de medidas antropométricas e exames bioquímicos, clínicos e dietéticos". A seguir, serão descritos esses parâmetros que compõem a avaliação nutricional.

ANAMNESE E EXAME FÍSICO

A AGA é fundamental para se identificar os fatores que alteram o estado nutricional. Associada ao exame físico, pode mostrar evidências de deficiências nutricionais e de piora funcional relacionada com essa condição.

78 Geriatria | Guia Prático

Tabela 7.1 Fatores que alteram o estado nutricional.

Fatores	Características
Relacionados com a anorexia do envelhecimento	Redução do gasto energético Aumento do tecido adiposo Redução da massa muscular Diminuição da percepção do paladar e do olfato Redução da sensibilidade à sede Diminuição na produção de pepsina e ácido clorídrico Esvaziamento gástrico alentecido Hormonais: intolerância à glicose, aumento da colecistocinina
Individuais	Dentição precária *Déficit* sensorial (p. ex., visão e audição) Incapacidade e mobilidade reduzida (p. ex., artrose) Uso de medicações
Psicológicos	*Delirium* Depressão Ansiedade Demência Alcoolismo/tabagismo
Sociais e ambientais	Isolamento social Morar e comer sozinho Luto Pobreza Dependência de familiar ou cuidador
Patológicos	Cardiopatias (p. ex., insuficiência cardíaca) Pneumopatias (p. ex., doença pulmonar obstrutiva crônica) Endocrinopatias (p. ex., diabetes, tireoidopatias) Gastrenteropatias (p. ex., constipação intestinal, gastrite atrófica) Doenças neurológicas (p. ex., acidente vascular cerebral) Neoplasias Infecções agudas

Adaptada de Wallace (2009).

Tabela 7.2 Efeitos adversos das medicações que alteram o estado nutricional.

Efeitos adversos	Medicações
Náuseas e vômitos	Antibiótico, bisfosfonato, levodopa, metformina, opiáceos, inibidor de recaptação de serotonina, tricíclicos, estatinas
Xerostomia	Anticolinérgico, clonidina, anti-histamínico, diurético de alça
Disgeusia	Álcool, alopurinol, antibióticos, anticolinérgicos, anti-hipertensivos, estatinas, tricíclicos, metformina
Anorexia	Antibiótico, anticonvulsivante, descongestionantes, neurolépticos, opiáceos, digoxina, levodopa
Disfagia	Antibiótico, bisfosfonato, corticosteroide, anticolinérgico, anti-inflamatório não esteroide

Adaptada de Shabbir (2005).

Ao exame físico, os sinais clínicos de desnutrição são:

- Desidratação ao se avaliar pele e pulso
- Perda de tecido subcutâneo em locais como face (bola gordurosa de Bichat), tríceps, coxas e cintura
- Edema nos membros inferiores e na região sacral
- Ascite
- Perda de massa muscular no músculo temporal, no masseter e na panturrilha
- Alteração da coloração de mucosas, pele e conjuntivas: xerose, glossite, prurido, acrocianose e distrofia ungueal.

AVALIAÇÃO ANTROPOMÉTRICA

A avaliação antropométrica mensura as variações de tecido adiposo e muscular e, assim, determina a composição corporal por meio de inúmeras técnicas.

Por serem fáceis de aplicar e apresentarem ótima correlação com a composição corporal dos indivíduos, as medidas antropométricas recomendadas para avaliação do estado nutricional do idoso são as descritas a seguir.

Peso

É uma medida simples que deve ser aferida em todas as consultas. O idoso deve estar sem sapatos, vestindo a menor quantidade possível de roupa e com os braços ao longo do corpo. Essa medida permite verificar a velocidade de perda de peso (VPP) no decorrer do tratamento, sendo o critério mais importante para avaliação do risco de desnutrição no idoso. O cálculo da VPP é feito por meio da seguinte equação:

$$\text{VPP (\%)} = \frac{\text{Peso habitual (kg)} - \text{Peso atual (kg)} \times 100}{\text{Peso habitual (kg)}}$$

Estatura

Trata-se de uma medida dificultada pelas alterações na coluna vertebral associadas à idade: cifose, escoliose e a diminuição fisiológica da altura dos discos intervertebrais.

A medida é realizada em antropômetro fixado em balança do tipo plataforma, com o idoso sem sapatos, de costas para o marcador, com pés unidos e em posição ereta. Faz-se a leitura quando a haste horizontal da escala encostar na cabeça do indivíduo e este estiver no máximo de uma inspiração.

Índice de massa corporal

O índice de massa corporal (IMC) tem boa correlação com o peso. O aumento nos escores de corte é explicado pela alteração corpórea típica do

80   Geriatria | Guia Prático

envelhecimento e permite intervenção nutricional preventiva, evitando que o indivíduo atinja formas graves de desnutrição. O cálculo é feito a partir da seguinte fórmula:

$$IMC\ (kg/m^2) = Peso/Altura^2$$

A classificação do estado nutricional segundo o IMC consta na Tabela 7.3.

Circunferência da cintura

A medição da circunferência da cintura (CC) deve ser feita no ponto médio entre a crista ilíaca e a última costela. Esse parâmetro é prático e útil para o monitoramento do estado nutricional, principalmente em idosos com maiores depósitos de gordura corporal na região abdominal.

Os valores que indicam risco cardíaco aumentado de acordo com o sexo e a CC são: $\geq$ 90 cm para homens e $\geq$ 80 cm para mulheres (DF, 2005).

Circunferência da panturrilha

A medição da circunferência da panturrilha (CP) é feita na perna esquerda, em sua parte mais protuberante, com fita métrica inelástica. Esse parâmetro antropométrico fornece uma medida sensível da massa muscular do idoso.

Para a aferição, o paciente deve estar sentado com os pés apoiados, de modo que o ângulo entre a perna e a coxa seja de 90°.

A medida deve ser considerada adequada se for superior ou igual a 31 cm para homens e mulheres. Estudo de coorte conduzido na cidade de Pelotas sugere que o valor adequado deve ser superior a 34 cm em homens e de 33 cm em mulheres.

Circunferência do braço

A circunferência do braço (CB) deve ser aferida no membro superior esquerdo relaxado e flexionado a 90°, no ponto médio entre o acrômio da escápula e o olécrano da ulna (entre o ombro e o cotovelo).

É um indicador útil de desnutrição, considerado um preditor independente de mortalidade em pacientes institucionalizados. O valor normal para homens é de 23 cm; e para mulheres, acima de 22 cm.

Tabela 7.3 Pontos de corte do IMC para idosos.

Diagnóstico	IMC (kg/m²)
Desnutrição	< 22
Eutrofia	22 a 27
Obesidade	> 27

Fonte: NSI (1992).

Força de preensão palmar

É um indicador de funcionalidade, descrito como um teste funcional sensível de depleção proteica e um indicador de desnutrição.

A aferição é realizada com o ombro aduzido em posição neutra e o cotovelo fletido a 90°. O dinamômetro padrão utilizado é o Jamar®. Devem ser realizadas três medidas em cada braço, considerando-se o maior dos três valores.

Segundo o European Consensus on Sarcopenia (2019), os valores de preensão palmar reduzida de acordo com o sexo são: < 27 kg para homens e < 16 kg para mulheres. Dados da população brasileira sugerem, no entanto, outros valores para definir a força de preensão palmar reduzida para homens (< 24 kg), sendo igual para mulheres (< 16 kg).

QUESTIONÁRIOS DE AVALIAÇÃO NUTRICIONAL

Entre os diversos questionários validados, o mais utilizado em estudos e na prática clínica é a miniavaliação do estado nutricional (MNA®, do inglês *Mini Nutritional Assessment*), que é um instrumento validado para todos os níveis de assistência à saúde, de fácil aplicação, com sensibilidade e especificidade altas para a população idosa.

Esse procedimento permite a identificação precoce dos fatores que predispõem o paciente ao risco de apresentar desnutrição e/ou complicações a ela associadas. Assim, o médico tem a oportunidade de delinear um plano terapêutico para realizar a intervenção nutricional.

A MNA® é composta por 18 questões, sendo a primeira parte (seis questões) a triagem nutricional. Quando a triagem nutricional soma 11 pontos ou menos, cogita-se uma possível desnutrição e continua-se a avaliação com a segunda parte, composta de 12 questões e subdividida em quatro domínios: antropométrico, avaliação nutricional, avaliação global e autoavaliação (Tabela 7.4).

Para simplificar o processo de triagem do risco nutricional, existe a MNA® reduzida (MN®-SF), que consiste em seis questões com maior sensibilidade para detecção do risco nutricional em idosos (Tabela 7.5). A MNA® reduzida propõe a utilização da CP em substituição ao IMC, quando este não estiver disponível. Se o escore for inferior a 12 pontos, deverá ser aplicada a MNA® original.

Após a identificação dos idosos em risco nutricional ou em desnutrição, sugere-se acompanhamento com nutricionista.

INQUÉRITO NUTRICIONAL

O objetivo é avaliar a ingestão de alimentos e nutrientes específicos. Podem-se utilizar os seguintes métodos: recordatório alimentar de 24 h, questionário sobre a frequência de ingestão de alimentos e coleta da história nutricional, entre outros. Os dados levantados por esses inquéritos são úteis para determinação

82 Geriatria | Guia Prático

Tabela 7.4 Miniavaliação do estado nutricional (MNA®).

Nome:		Sexo:	Data:
Idade:	Peso (kg):	Altura (cm):	Leito:

Preencher a primeira parte do questionário. Somar os pontos da triagem. Caso o escore seja igual ou inferior a 11, prosseguir para obter o escore de indicação de desnutrição.

Triagem

A. Nos últimos 3 meses, houve diminuição da ingestão alimentar devido a perda de apetite, problemas digestivos ou dificuldade de mastigar ou deglutir?

Diminuição grave = 0
Diminuição moderada = 1
Sem diminuição = 2

B. Perda de peso nos últimos meses

Superior a 3 kg = 0
Entre 1 e 3 kg = 1
Sem perda de peso = 2

C. Mobilidade

Restrito ao leito ou à cadeira de rodas = 0
Deambula, mas não é capaz de sair de casa = 1
Normal = 2

D. Passou por algum estresse psicológico ou doença aguda nos últimos 3 meses?

Sim = 0
Não = 2

E. Problemas neuropsicológicos

Demência ou depressão graves = 0
Demência leve = 1
Sem problemas psicológicos = 2

F. Índice de massa corporal (IMC)

IMC < 19 = 0
$19 \leq IMC < 21 = 1$
$21 \leq IMC < 23 = 2$
$IMC \geq 23 = 3$

Escore de triagem (subtotal, máximo de 14 pontos)
12 pontos ou mais: normal; desnecessário continuar a avaliação
11 pontos ou menos: possibilidade de desnutrição; continuar a avaliação

Avaliação global

A. O paciente vive em sua própria casa (não institucionalizado ou hospitalizado)?

Não = 0   Sim = 1

B. Utiliza mais de três medicamentos diferentes por dia?

Sim = 0   Não = 1

C. Lesões de pele ou escaras?

Sim = 0   Não = 1

(continua)

Capítulo 7 • Abordagem Nutricional 83

Tabela 7.4 Miniavaliação do estado nutricional (MNA®). *(continuação)*

D. Quantas refeições por dia?

Uma refeição = 0
Duas refeições = 1
Três refeições = 2

E. O paciente consome:
Pelo menos uma porção diária de leite ou derivados (queijo, iogurte)?
Duas ou mais porções semanais de legumes ou ovos?
Carne, peixe ou aves diariamente?

Nenhuma ou uma resposta "sim" = 0
Duas respostas "sim" = 1
Três respostas "sim" = 2

F. O paciente consome duas ou mais porções diárias de frutas e vegetais?

Não = 0   Sim = 1

G. Quantos copos de líquidos (água, suco, chá, café, leite) consome por dia?

Menos de 3 copos = 0
3 a 5 copos = 1
Mais de 5 copos = 2

H. Modo de se alimentar

Não é capaz de se alimentar sozinho = 0
Alimenta-se sozinho, porém com dificuldade = 1
Alimenta-se sozinho sem dificuldade = 2

I. O paciente acredita ter algum problema nutricional?

Acredita estar desnutrido = 0
Não sabe dizer = 1
Acredita não ter problema nutricional = 2

J. Em comparação a outras pessoas da mesma idade, como o paciente considera a sua própria saúde?

Não muito boa = 0
Não sabe informar = 0,5
Boa = 1
Melhor = 2

K. Circunferência do braço (CB) em centímetros (cm)

CB < 21 = 0
21 ≤ CB ≤ 22 = 0,5
CB > 22 = 1

L. Circunferência da panturrilha (CP) em cm

CP < 31 = 0
CP ≥ 31 = 1

Escore de indicação de desnutrição
Mais de 24 pontos = eutrofia
De 17 a 23,5 = risco de desnutrição
Menos de 17 pontos = desnutrição

Fonte: Guigoz *et al.* (1999).

84   Geriatria | Guia Prático

Tabela 7.5 Miniavaliação do estado nutricional reduzida (MN-SF®).

Nome:		Sexo:	Data:
Idade:	Peso (kg):	Altura (cm):	Leito:
Triagem			
A. Nos últimos 3 meses, houve diminuição da ingestão alimentar devido a perda de apetite, problemas digestivos ou dificuldade de mastigar ou deglutir? Diminuição grave = 0 Diminuição moderada = 1 Sem diminuição = 2			
B. Perda de peso nos últimos meses Superior a 3 kg = 0 Entre 1 e 3 kg = 1 Sem perda de peso = 2			
C. Mobilidade Restrito ao leito ou à cadeira de rodas = 0 Deambula, mas não é capaz de sair de casa = 1 Normal = 2			
D. Passou por algum estresse psicológico ou doença aguda nos últimos 3 meses? Sim = 0 Não = 2			
E. Problemas neuropsicológicos Demência ou depressão graves = 0 Demência leve = 1 Sem problemas psicológicos = 2			
F1. Índice de massa corporal (IMC) IMC < 19 = 0 19 ≤ IMC < 21 = 1 21 ≤ IMC < 23 = 2 IMC ≥ 23 = 3			
F2. Circunferência da panturrilha (CP) em cm CP < 31 = 0 CP ≥ 31 = 1			
Escore de triagem (máximo de 14 pontos) 12 a 14 pontos: eutrofia; desnecessária a aplicação de todo o questionário 8 a 11 pontos: risco de desnutrição 0 a 7 pontos: desnutrição			

Fonte: Kaiser *et al.* (2009).

do hábito ou do padrão alimentar, e também para identificação de possíveis deficiências de nutrientes.

Algumas recomendações, adaptadas do *Tratado de geriatria e gerontologia* (Najas, 2016), para ingestão diária de macronutrientes e micronutrientes mais importantes na prática clínica, além da água, são:

- Água: 30 mℓ/kg
- Proteína: 1,0 a 1,2 g/kg

- Cálcio: 1.000 a 1.500 mg
- Vitamina D: 800 a 1.000 UI.

MARCADORES BIOQUÍMICOS

A avaliação bioquímica fornece resultados mais objetivos e confiáveis das deficiências nutricionais do que a antropometria. Os marcadores bioquímicos mais utilizados atualmente são apresentados na Tabela 7.6.

Até o momento, não existe nenhum marcador bioquímico específico de desnutrição. No entanto, seu principal valor está na avaliação preditiva e no monitoramento.

TRATAMENTO

A abordagem terapêutica, tanto na obesidade quanto na desnutrição em um indivíduo idoso, é complexa.

Em caso de obesidade, as orientações gerais são:

- Mudanças no estilo de vida, visando à perda de peso
- Correção das anormalidades metabólicas
- Se possível, atividade física estimulada dentro da limitação funcional do paciente.

No entanto, a restrição calórica pode contribuir para a perda de nutrientes essenciais e de massa muscular. Assim, deve-se instituir um acompanhamento rigoroso a fim de prevenir deficiências nutricionais e sarcopenia.

A intervenção nutricional em caso de desnutrição tem por objetivo oferecer ao paciente maior aporte energético e proteico por meio de aumento da densidade calórica e do volume das refeições, além de fracionamento da dieta.

Tabela 7.6 Marcadores bioquímicos e suas características.

Marcador bioquímico	Características
Albumina sérica	Marcador mais comumente utilizado porque prediz mortalidade no paciente idoso, com meia-vida de 18 a 20 dias. Entretanto, pode ser afetada por outros fatores, como infecções agudas, inflamação crônica e outras condições clínicas
Transferrina sérica	Marcador sensível e precoce de desnutrição proteica, cuja meia-vida é de 8 dias. Pode ser afetada por deficiência de ferro, hipoxia, infecção crônica e doença hepática
Colesterol total sérico	Indicador de prognóstico. Quando o resultado está abaixo de 160 mg/dℓ, geralmente tem sido associado a aumento do risco de mortalidade

86 Geriatria | Guia Prático

Inicia-se o tratamento com pequenos volumes de alimentos a cada 2 h, aumentando-se gradualmente. Quanto a aumentar a densidade calórica, podem-se utilizar gorduras monoinsaturadas (azeite de oliva) ou poli-insaturadas (óleos vegetais), carboidratos simples, leite em pó, entre outros.

Para pacientes desnutridos ou em risco nutricional, recomenda-se a utilização de suplementos nutricionais orais (SNO) a fim de melhorar o estado nutricional e a sobrevida. Segundo especialistas, deve-se prescrever pelo menos 400 kcal/dia advindas do uso de SNO, incluindo 30 g de proteína ou mais ao dia. Os SNO mostraram-se custo-efetivos ao reduzir o tempo de hospitalização, o custo de internação e a taxa de readmissão em 30 dias. Quanto aos estimulantes de apetite (Tabela 7.7), existem estudos pequenos que demonstram pouco benefício para a população idosa com alto risco de eventos adversos.

Tabela 7.7 Indicações de estimulantes de apetite.

Estimulantes	Indicação
Acetato de megestrol	Câncer, AIDS, infecções recorrentes, úlcera por pressão, artrite grave
Dronabinol	Pacientes no fim da vida, síndrome demencial com agitação psicomotora
Nandrolona/danazol	Câncer, doença renal crônica
Hormônio do crescimento e IGF-1	Desnutrição
Glicocorticoides	Câncer
Antidepressivos (mirtazapina)	Depressão
Agentes procinéticos	Câncer

AIDS: síndrome da imunodeficiência adquirida; IGF-1: fator de crescimento semelhante à insulina.
Adaptada de Morley (2002).

BIBLIOGRAFIA

Ahmed T, Haboubi N. Assessment and management of nutrition in older people and its importance to health. Clinical Interventions in Aging. 2010;5:207-16.

Alibhai SMH, Greenwood C, Payette H. An approach to the management of unintentional weight loss in elderly people. CMAJ. 2005;172(6):773-81.

American Geriatrics Society Workgroup on Vitamin D Suplemmentation for Older Adults. Recommendations abstracted from the American Geriatrics Society consensus statement on vitamin D for prevention of falls and their consequences. J Am Geriatr Soc. 2014;62(1);147-52.

Barbosa-Silva TG, Bielemann RM, Gonzalez MC, Menezes AMB. Prevalence of sarcopenia among community-dwelling elderly of a medium-sized South American city: results of the COMO VAI? Study. J Cachexia Sarcopenia Muscle. 2016;7(2):136-43.

Bauer J, Biolo G, Cederholm T, Cesari M, Cruz-Jentoft AJ, Morley JE et al. Evidence-based recommendations for optimal dietary protein intake in older people: a position paper from the PROT-AGE Study Group. J Am Med Dir Assoc. 2013;14(8):542-59.

Cruz-Jentoft AJ, Bahat G, Bauer J, Boirie Y, Bruyère O, Cederholm T *et al.* Sarcopenia: revised European consensus on definition and diagnosis. Age Ageing. 2019;48(1):16-31.

Hammond KA. The nutritional dimension of physical assessment. Nutrition. 1999;15(5):41-9.

Kaiser MJ, Bauer JM, Ramsch C, Uter W, Guigoz Y, Cederholm T *et al.* Validation of the Mini Nutritional Assessment Short-form (MNA®-SF): a practical tool for identification of the nutritional status. J Nutr Health Aging. 2009;13(9):782-8.

Morley JE. Orexigenic and anabolic agents. Clinics in Geriatric Medicine. 2002;18(4):853-66.

Najas M, Maeda AP, Nebuloni CC. Nutrição em gerontologia. In: Freitas EV, Py L, editoras. Tratado de geriatria e gerontologia. 4. ed. Rio de Janeiro: Guanabara Koogan; 2016. p. 2152-64.

Nieuwenhuizen WF, Weenen H, Rigby P, Hetherington MM. Older adults and patients in need of nutritional support: review of current treatment options and factors influencing nutritional intake. Clinical Nutrition. 2010;29(2):160-9.

Nutrition Screening Initiative. Nutrition interventions manual for professionals caring for older Americans. Washington: NSI; 1992.

Philipson TJ, Snider JT, Lakdawalla DN, Stryckman B, Goldman DP. Impact of oral nutritional supplementation on hospital outcomes. Am J Manag Care. 2013;19(2):121-8.

Shabbir MHA, Greenwood C, Payette H. An approach to the management of unintentional weight loss in elderly people. JAMC. 2005;172(6):773-80.

Vellas B, Garry PJ, Guigoz Y, editors. Mini Nutritional Assessment (MNA): research and practice in the elderly. Nestle Nutrition Workshop Series. Clinical & Programme. 1999;1.

Vellas B, Villars H, Abellan G, Soto ME, Rolland Y, Guigoz Y *et al.* Overview of the MNA – its history and challenges. J Nutr Health Aging. 2006;10(6):456-66.

Volkert D, Beck AM, Cederholm T, Cruz-Jentoft A, Goisser S, Hooper L *et al.* ESPEN Guideline on clinical nutrition and hydration in geriatrics. Clin Nutr. 2019;38(1):10-47.

Wallace JI. Malnutrition and enteral/parenteral alimentation. In: Halter JB, Ouslander JG, Studenski S, High KP, Asthana S, Ritchie CS *et al.* Hazzard's geriatric medicine and gerontology. 6. ed. New York: McGraw-Hill Professional; 2009. p. 469-81.

8 Saúde Oral

Carla Bezerra Lopes Almeida • Katya Maria Blat

INTRODUÇÃO

A saúde oral é de grande importância para o bem-estar geral do indivíduo idoso, visto que, quando este apresenta perda de dentes, gengivite, periodontite, cáries, lesões na mucosa oral, próteses mal adaptadas, xerostomia e problemas de mastigação, dificilmente conseguirá se alimentar corretamente, passando a modificar sua alimentação e reduzindo a ingestão de nutrientes essenciais, o que pode facilitar ou potencializar a ocorrência de doenças sistêmicas.

Em 2003, realizou-se um levantamento das condições de saúde bucal da população brasileira. O Projeto SB Brasil teve uma nova fase do estudo em 2010, o que possibilitou estabelecer um comparativo entre os dois levantamentos. O estudo indicou melhora no acesso da população adulta aos serviços de higiene bucal. Na população entre 35 e 44 anos, o CPO (índice de dentes cariados perdidos e obturados) caiu 19%, passando de 20,1% para 16,3%.

Além disso, houve redução de 30% no número de dentes cariados, queda de 45% no número de dentes perdidos por cárie, além do aumento de 70% no número de dentes tratados. Isso significa que a população adulta está tendo maior acesso ao tratamento da cárie e menos dentes estão sendo extraídos por consequência da doença. Contudo, o fornecimento de próteses à população idosa ainda está abaixo do esperado. Entre idosos de 65 a 74 anos, por exemplo, o CPO praticamente não se alterou: de 27,8%, em 2003, a 27,5%, em 2010, com a maioria correspondendo ao componente "extraído", o que confirma o alto índice de perda dentária dessa população.

Apesar de as condições de saúde bucal para esse grupo etário ainda serem insatisfatórias, a autopercepção em geral se apresenta altamente positiva, o que denota a falta de informação e a baixa expectativa, somadas ao fato de esses idosos virem de uma época em que não se valorizava o cuidado com a saúde bucal.

A saúde bucal na pessoa idosa é fator indispensável para o envelhecimento saudável e a boa qualidade de vida. Entretanto, as condições desiguais em que as pessoas vivem e trabalham são refletidas nitidamente nesse aspecto, uma vez que idosos expostos a situações de vulnerabilidade social estão mais sujeitos à interferência direta dos determinantes sociais no processo saúde-doença.

Novos estudos sobre a odontologia geriátrica, no entanto, mostram que dados relativos ao crescimento da população idosa e a mudança do perfil epidemiológico do "novo idoso" refletem diferentes necessidades orais em relação à geração anterior, como a diminuição da perda dental, o aumento das cáries das superfícies radiculares e o incremento da doença periodontal. Portanto, a partir dos próximos anos, deve-se observar uma demanda maior e mais diversificada na atenção odontológica para essa população em particular.

FISIOLOGIA DE ENVELHECIMENTO BUCAL

De acordo com a fisiologia do envelhecimento, o indivíduo idoso apresenta algumas alterações bucais:

- Abrasão/atrição: desgaste da estrutura dental pela mastigação e/ou bruxismo
- Estrutura dental: o dente fica mais escurecido; a dentina se torna mais mineralizada e, consequentemente, mais friável; a polpa sofre redução, reduzindo a sensibilidade à dor
- Osso alveolar: o osso sofre reabsorção, agravada pela presença de doença periodontal e perdas dentárias, causando alteração da articulação temporomandibular (ATM) e condições desfavoráveis de estabilidade e retenção de próteses dentárias
- Músculos: ocorre atrofia da musculatura fonoarticulatória, diminuindo a capacidade mastigatória que, somada a uma má reabilitação protética, pode levar a um déficit nutricional
- Mucosa bucal: o epitélio se torna mais fino e friável; somado à diminuição do fluxo salivar, perde a lubrificação e fica mais vulnerável a traumas causados por próteses ou alimentos mais duros
- Papilas gustativas: acontece redução da sensação do paladar, podendo causar desinteresse pela alimentação e/ou uso excessivo de sal.

PRINCIPAIS AGRAVOS NA SAÚDE BUCAL NO IDOSO

As condições bucais relevantes mais comuns nos idosos são: cárie de raiz, xerostomia, lesões de tecidos moles, doença periodontal, edentulismo, abrasão/erosão dentária, halitose, dificuldade de higienização, dificuldade de mastigação e deglutição, necessidade de prótese ou uso de prótese mal adaptada.

Xerostomia

Com o envelhecimento, as glândulas salivares sofrem um processo de degeneração avançada, provocando a diminuição da quantidade e viscosidade da saliva secretada, especialmente em repouso. Alterações nas glândulas salivares podem

90   Geriatria | Guia Prático

provocar xerostomia (boca seca) e diminuição na produção da amilase salivar, o que dificulta a mastigação, a gustação e a fala. Interfere na deglutição e na digestão dos alimentos, resultando em dieta pobre e má nutrição. Além disso, pode reduzir a interação social.

Entre os fatores contribuintes da xerostomia, deve-se observar o emprego de medicações para hipertensão, depressão, ansiolíticos, anticolinérgicos e anti-histamínicos, bem como antecedentes de procedimentos específicos, como radioterapia para o tratamento do câncer, que deixam os idosos mais vulneráveis a esse tipo de agravo.

Tratamento

Não sendo possível a substituição da medicação, em geral o tratamento da "boca seca" é paliativo.

Recomendações para aumentar a produção de saliva: estímulo à mastigação (uso de gomas de mascar ou balas sem açúcar pode ser eficiente), aumento do consumo de água, uso de substitutos de saliva (saliva artificial), lubrificantes de lábios e aconselhamento profissional sobre a dieta.

Cárie

A lesão cariosa é considerada a manifestação clínica de uma infecção bacteriana. A atividade metabólica das bactérias resulta em um contínuo processo de desmineralização e remineralização do tecido dentário, e o desequilíbrio nesse processo pode causar uma progressão da desmineralização do dente com consequente formação da lesão de cárie. Esse processo é influenciado por muitos fatores determinantes, o que faz da cárie dentária uma doença multifatorial. Hoje se considera que os estágios da doença anteriores à formação da cavidade podem ser paralisados por ações de promoção à saúde e prevenção.

Os mecanismos da formação da cárie são:

- Fermentação de carboidratos
- Produção de ácidos orgânicos (láctico, fórmico, acético e propiônico) pelas bactérias
- Dissolução das camadas do dente (esmalte, dentina e o cemento)
- Cavitação dentária (processo de dissolução contínua).

A função motora ou mental dos idosos, com certa frequência, limita a higiene bucal, levando à deterioração dos tecidos periodontais; à medida que a infecção dos tecidos periodontais aumenta, o risco de recessão gengival e exposição da superfície radicular também cresce, predispondo o indivíduo ao aparecimento de cáries de raiz, que, sem intervenção profissional, levam à perda dental. A prevalência de cárie radicular é considerada alta entre idosos, variando entre 20 e 45%, dependendo do país estudado.

Os principais fatores de risco para o desenvolvimento de cárie de raiz em idosos são:

- Higiene bucal precária
- Hipossalivação
- Uso de medicamentos que têm como efeito adverso a redução do fluxo salivar
- Variáveis sociodemográficas, como renda, escolaridade e raça
- Doenças crônicas e neurodegenerativas que interferem na capacidade do indivíduo de realizar seus cuidados de higiene bucal
- Depressão.

Tratamento

O tratamento da cárie ativa tem como objetivo restabelecer o equilíbrio entre os processos de desmineralização e remineralização das estruturas dentárias, paralisar ou reduzir a progressão das lesões e promover a restauração/reabilitação quando necessário.

Doença periodontal

A doença periodontal deve ser vista como um processo de desequilíbrio entre as ações de agressão e defesa sobre os tecidos de sustentação e proteção do dente, que tem como principal determinante a placa bacteriana, a partir das diferentes respostas dadas pelo hospedeiro. A periodontite é uma doença infecciosa crônica dos tecidos de suporte dos dentes, com característica inflamatória, em que microrganismos anaeróbicos e anaeróbios facultativos específicos desempenham papel fundamental no estabelecimento e na progressão da doença.

A maior prevalência e a maior gravidade de periodontite entre idosos relatada na literatura, bem como a maior suscetibilidade deles à periodontite, poderiam ser uma consequência dos níveis elevados de glicocorticosteroides observados com o envelhecimento.

As doenças do periodonto (gengivite e periodontite) são causadas inicialmente pelo acúmulo de placa dental e cálculo ao redor dos dentes. Ao progredir, causam sangramento e/ou supuração, perda de inserção periodontal, mobilidade dental e halitose. Associam-se também a doenças sistêmicas como diabetes melito, problemas cardiovasculares, desordens respiratórias e fragilidade. Diabetes melito tipo 2 (DM2) não controlado é amplamente reconhecido como fator de risco à periodontite grave.

Os principais fatores de risco para doença periodontal são:

- Fatores culturais e socioeconômicos
- Diabetes
- Tabagismo
- Ausência de controle de placa
- Imunodepressão e estresse.

Tratamento

No tratamento da doença periodontal é importante uma abordagem integral, envolvendo as ações de promoção à saúde e prevenção (para controle da atividade da doença e dos seus fatores de risco).

Edentulismo

O edentulismo é resultante de diversos e complexos determinantes, como as precárias condições de vida, a baixa oferta e cobertura dos serviços e o modelo assistencial predominante de prática mutiladora, aliados às características culturais que exercem significativa influência sobre o modo como a perda dentária é assimilada.

A perda dentária é um reconhecido problema de saúde pública. Considerada importante medida da condição de saúde bucal de uma população, tem forte efeito sobre a qualidade de vida das pessoas. O índice mais utilizado para estimar o edentulismo é a avaliação do uso e da necessidade de próteses.

Os impactos da perda dentária são:

- Redução da capacidade funcional de mastigação e fonação
- Prejuízos de ordem nutricional
- Diminuição de autoestima e integração social
- Aumento na demanda por reabilitações protéticas.

Uma importante condição que se pode considerar ao estudar a perda dentária entre os idosos é o edentulismo funcional, caracterizado pela presença de, no mínimo, 20 dentes permanentes em condições funcionais (em oclusão), o que proporciona ao idoso maior longevidade, em função de poderem utilizar uma dieta rica em nutrientes e fibras.

A abordagem no controle do edentulismo, visando a diminuir o grande contingente de dentes perdidos por sequelas da cárie e doença periodontal na população brasileira, deve incluir:

- Incorporação e universalização de tecnologias preventivas individuais e coletivas para as doenças bucais mais comuns
- Universalização e acesso precoce da população da área de abrangência aos procedimentos de controle coletivo da cárie e doença periodontal, como tratamento restaurador atraumático, tratamento clínico-restaurador básico e controle da doença periodontal
- Oferta de procedimentos reabilitadores de baixa complexidade como os tratamentos endodônticos conservadores em dentes permanentes, com grande impacto no sentido de preservar e manter o maior número possível de elementos dentais
- Oferta de próteses dentárias com o objetivo de construir uma política de inclusão social de adultos e idosos edêntulos, minimizando as sequelas da

prática odontológica mutiladora, de acordo com as diretrizes da Política Nacional de Saúde Bucal.

REABILITAÇÃO ORAL

O objetivo da odontologia moderna é restituir ao paciente, função, conforto, estética, fonética e saúde, independentemente da atrofia, doença ou lesão do sistema estomatognático. Atualmente, as abordagens devem ser centradas nas expectativas dos pacientes, visando ao sucesso da reabilitação protética.

Embora as próteses totais tecnicamente corretas possam melhorar o desempenho mastigatório, não suprem a necessidade de orientação e monitoramento nutricional após a protetização.

Classificação das próteses

As próteses podem ser classificadas de acordo com as características de fixação e distribuição do esforço mastigatório (Figura 8.1).

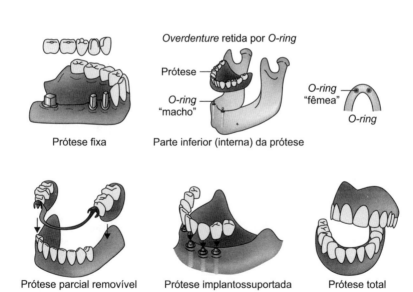

Figura 8.1 Tipos de prótese dentária. **A.** Prótese fixa: aparelho dentossuportado e fixo. A prótese é cimentada nos dentes previamente preparados. **B.** O-ring: implantes instalados na região do mento para retenção de prótese total convencional através de sistema macho/fêmea. **C.** Prótese parcial removível: aparelho dentomucossuportado. Estrutura metálica fundida para suporte de dentes artificiais. **D.** Prótese implantossuportada: elementos protéticos são instalados sobre os implantes. Devolve 90% da função mastigatória. **E.** Prótese total: aparelho mucossuportado. Restaura as arcadas desprovidas de dentes. Recupera 20% da função mastigatória.

CÂNCER BUCAL

O câncer bucal representa uma causa importante de morbimortalidade, uma vez que mais de 50% dos casos são diagnosticados em estágios avançados da doença, quando o tratamento deixa de ser curativo e, na maioria dos casos, é mutilante, o que influi no tempo e qualidade de sobrevida. Constitui uma das principais causas de óbito por neoplasias. Tende a acometer o sexo masculino de forma mais intensa, e 70% dos casos são diagnosticados em indivíduos com mais de 50 anos. Localiza-se, preferencialmente, no assoalho da boca e na língua, e o tipo histológico mais frequente (90 a 95%) é o carcinoma de células escamosas (carcinoma epidermoide).

Os principais fatores de risco relacionados ao câncer de boca são:

- Fatores culturais e socioeconômicos
- Tabagismo (uso de cachimbos, hábitos de mascar fumo etc.)
- Etilismo
- Uso crônico de álcool e tabaco associados potencializa drasticamente o risco
- Exposição à radiação solar
- Má higiene bucal
- Uso de próteses dentárias mal ajustadas
- Deficiência imunológica (adquiridas ou congênitas).

O câncer bucal é, muitas vezes, precedido de lesões que podem ser detectadas precocemente com exames clínicos. Esses ferimentos têm sido denominados lesões cancerizáveis (Figura 8.2).

Um dos passos mais importantes para o diagnóstico do câncer de boca é uma boa anamnese seguida de um correto e completo exame da cavidade bucal. O exame dos tecidos moles (mucosa bucal) deve ser feito internamente e ao redor da boca. São avaliados:

- Os lábios e a mucosa da porção anterior da boca

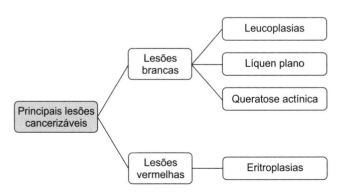

Figura 8.2 Lesões cancerizáveis.

- A porção anterior das comissuras labiais e a mucosa da porção posterior da boca
- A língua
- O assoalho da boca
- O palato (duro e mole)
- Os rebordos alveolares e a gengiva.

O indivíduo que apresentar qualquer lesão dos tecidos moles da boca que não regrida espontaneamente, nem com remoção de possíveis fatores causais (como dentes fraturados, bordas cortantes em próteses etc.) em no máximo 3 semanas, deve ser referenciado para diagnóstico.

Os tumores de cabeça e pescoço são tratados por cirurgia, radioterapia e quimioterapia, isoladamente ou de forma combinada, almejando a cura ou o tratamento paliativo da doença. No âmbito da saúde bucal, as consequências da doença e de seu tratamento podem provocar cáries de radiação, perdas de elementos dentários e outras alterações, as quais podem resultar em impactos na percepção de qualidade de vida dos pacientes oncológicos.

CONDIÇÕES SISTÊMICAS NO IDOSO

As principais implicações odontológicas do paciente com doença de Parkinson são:

- O tremor afeta os lábios e a língua e associa-se a mordeduras dos tecidos da bochecha
- A bradicinesia atua na musculatura orofacial, induzindo dor e desconforto na articulação temporomandibular
- Maior ocorrência de fratura dental, trauma de tecidos moles, deslocamento de restaurações e falta de controle salivar.

Quanto à saúde bucal de pacientes com doença de Alzheimer, geralmente se observam problemas periodontais (gengivite e periodontite) devido à deficiência no controle da placa bacteriana, cáries, uso de próteses mal adaptadas e desgastadas, lesões de mucosa decorrentes da iatrogenia profissional diante de trabalhos protéticos e falta de ações preventivas para promoção e adequação do meio bucal. O uso constante de medicações interfere diretamente na saúde bucal, pois promove a diminuição do fluxo salivar, aumentando o risco de cárie e lesões de mucosa.

São essenciais a manutenção e a orientação dos cuidados diários de higiene bucal no intuito de inibir a instalação e/ou progressão de doenças da boca, que podem dificultar sobremaneira a mastigação/deglutição e aumentar os riscos de pneumonia por aspiração, diminuindo a qualidade de vida desses pacientes. A fase inicial da doença de Alzheimer constitui o momento adequado para se realizar qualquer tipo de procedimento clínico-odontológico e preparar da

96 Geriatria | Guia Prático

melhor maneira possível as condições do sistema estomatognático, mediante a evolução da doença.

O tratamento odontológico deve focar na remoção de dentes não restauráveis e na manutenção dos dentes e próteses existentes com medidas de higiene oral frequentes.

A equipe de saúde deve ficar atenta para ocorrência de sinais e sintomas que chamam a atenção e que podem indicar a necessidade de avaliação pela equipe de saúde bucal, como:

- Dificuldade de se alimentar (durante a mastigação e a deglutição)
- Queixa de dor ou desconforto
- Mudança de hábitos alimentares, preferindo alimentos pastosos, líquidos ou tenros e refugando os que necessitam de mastigação
- Queixas no momento da higiene oral ou da manipulação da boca
- Resistência ou recusa à realização da higiene bucal
- Mau hálito
- Boca seca ou ardência bucal
- Feridas na boca
- Sangramento gengival.

ORIENTAÇÕES DE HIGIENE BUCAL

Idosos independentes

A higiene bucal pode ser dividida em quatro passos (Figura 8.3):

1. Escove as superfícies internas e externas dos dentes, pressionando suavemente a escova, da gengiva até a ponta dos dentes. Faça isso em todos os dentes superiores e inferiores e também na parte de trás dos últimos dentes
2. Escove a superfície oclusal do dente. O movimento de vai e vem é suave e deve alcançar todos os dentes
3. Enrole cerca de 40 cm de fio ou fita dental entre os dedos. Leve-o até o espaço existente entre a gengiva e o dente e deslize delicadamente
4. Escove a língua, para retirada de restos alimentares e bactérias que provocam o mau hálito. Faça movimentos cuidadosos com a escova "varrendo" a língua da parte interna até a ponta.

Idosos dependentes

A manutenção da saúde bucal é de grande importância para dar suporte à boa nutrição, à comunicação e às relações sociais durante o envelhecimento, especialmente em idosos frágeis, com incapacidades cognitivas, físicas e/ou vivendo em instituições de longa permanência. O trabalho em equipe é considerado

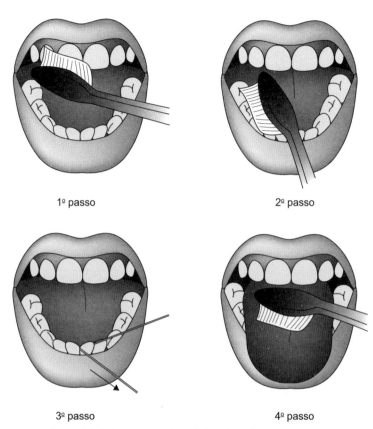

1º passo   2º passo

3º passo   4º passo

Figura 8.3 Orientações sobre higiene bucal – quatro passos.

fundamental na provisão de cuidados e na promoção de saúde bucal para idosos dependentes.

A higiene bucal de adultos e idosos com algum grau de dependência, independentemente de a pessoa ter ou não dentes, deve ser feita após cada uma das refeições e após o uso de remédios pela boca. Se a pessoa cuidada consegue fazer a higiene bucal sozinha, o cuidador deve estimulá-la e providenciar os materiais necessários, orientando, dando apoio e acompanhando a atividade.

Orientações de higiene bucal realizada por cuidadores

- Pacientes dentados:
  - Escolha o horário em que o idoso está mais calmo
  - Coloque a pessoa sentada em frente à pia ou na cama, com uma bacia
  - Use escova de cerdas macias e, sempre que possível, use também o fio dental

98   Geriatria | Guia Prático

- Coloque pequena porção de pasta de dente para evitar que a pessoa se engasgue
- Escove os dentes
- Pacientes parcialmente dentados e/ou desdentados:
  - Retire a prótese e escove-a fora da boca, com escova de dente de cerdas mais duras e sabão neutro ou pasta dental, limpando as superfícies internas e externas
  - Para a limpeza das gengivas, bochechas, dentes, palato e língua, pode ser utilizada escova de cerdas mais macias ou gaze umedecida em enxaguatório à base de clorexidina a 0,12%. O movimento de limpeza da língua é realizado de dentro para fora, de maneira delicada, evitando traumas. Pode-se utilizar raspadores de língua
  - Enxague bem a boca e recoloque a prótese
  - Quando for necessário, remova a prótese, coloque-a em uma vasilha com água e em lugar seguro, para evitar queda
  - Aspire durante qualquer procedimento, se as vias respiratórias estiverem em risco.

Orientação de higiene das próteses

- Na presença de alguns dentes e uso de prótese (ponte móvel): limpe-a fora da boca com sabão ou pasta de dente e escova de dente exclusiva para essa função. Antes de recolocá-la na boca, escove os dentes e limpe a gengiva, o céu da boca e a língua
- Na ausência de todos os dentes e uso de dentadura: remova a prótese de dentro da boca e limpe-a com uma escova de dente. Antes de recolocá-la na boca, limpe a gengiva, o céu da boca e a língua. É recomendável dormir sem a prótese total
- Devido ao desgaste natural, durante certo período, a ponte móvel ou dentadura precisará ser reajustada, refeita ou recolocada. Ela não está mais em perfeitas condições quando começa a ficar solta, dificultando a mastigação e irritando a gengiva
- Deve-se realizar avaliação profissional periódica da prótese para evitar o aparecimento de lesão causada pelo uso de prótese mal adaptada.

ORIENTAÇÕES GERAIS

Os estudos recomendam que os prestadores de assistência médica expandam sua prática existente para identificar e abordar determinadas necessidades odontológicas de seus pacientes e, reciprocamente, que os prestadores de assistência odontológica abordem algumas necessidades médicas de seus pacientes. Para os pacientes idosos, essa integração dos serviços médicos e odontológicos é especialmente importante, e exigirá a colaboração de dentistas e médicos geriatras, clínicos gerais e especialistas em saúde pública e preventiva.

Deve ser realizado um exame criterioso para detecção das condições bucais e seus fatores determinantes (Tabela 8.1).

Tabela 8.1 Orientações gerais.

Exame físico	■ Retirar as próteses ■ Avaliação visual do número e condição dos dentes/próteses presentes ■ Avaliação visual e tátil da condição da língua e mucosas
Higiene bucal	■ Escovação com dentifrício fluoretado ■ Uso do fio dental ■ Higiene da língua ■ Higiene das mucosas ■ Avaliar a coordenação motora para realização do controle de placa e desenvolver, junto ao usuário, uma técnica adequada, até mesmo individualizada ■ Quando necessário, solicitar ajuda de familiares ou cuidadores no processo de higienização
Promoção de alimentação saudável	■ O edentulismo pode contribuir para uma dieta inadequada (alimentos pastosos ou líquidos geralmente ricos em carboidratos e pobres em fibras e vitaminas) ■ Uma alimentação rica em sacarose é fator de risco para desenvolvimento de cárie e outras doenças ■ Redução de carboidratos refinados do cardápio ■ Inclusão de frutas frescas ■ Ingestão de líquido ■ Redução de condimentos
Xerostomia	■ A falta de saliva é uma queixa comum entre os idosos, que sofre influência dos efeitos de medicamentos ■ Avaliar a possibilidade de substituição/diminuição da medicação
Prótese dentária	■ Avaliar a estabilidade, retenção, eficiência, limpeza e estética das próteses ■ Orientar sobre a higiene da prótese e a importância do autoexame periódico ■ Ao perceber alteração de cor e/ou textura na mucosa, deve-se buscar atenção profissional ■ Orientar aos usuários sobre a importância de se realizar avaliação profissional periódica da prótese (funcionalidade, estética e conforto) e das alterações teciduais associadas

CONSIDERAÇÕES FINAIS

O idoso requer uma avaliação global, que frequentemente envolve a atenção combinada de diversas especialidades. A compreensão da situação sistêmica, emocional, cognitiva, social e econômica do idoso é importante para a formulação de um plano preventivo/terapêutico adequado à sua realidade. A intensidade das doenças bucais, o estado de conservação dos dentes e a prevalência de edentulismo são reflexos, principalmente, da sua condição de vida.

A promoção de saúde bucal em idosos busca garantir o bem-estar, a melhoria da qualidade de vida e da autoestima, melhorando a mastigação, a estética e a possibilidade de comunicação. O envolvimento familiar ou de cuidadores e a interação multidisciplinar com a equipe de saúde fazem parte do processo de atenção em saúde bucal do idoso.

BIBLIOGRAFIA

Brasil. Ministério da Saúde. Secretaria de Atenção à Saúde. Departamento de Atenção Básica. Saúde Bucal. Brasília: Ministério da Saúde; 2008. 92p. (Série A. Normas e Manuais Técnicos) (Cadernos de Atenção Básica: 17)

Brasil. Ministério da Saúde. Projeto SB Brasil 2003: condições de saúde bucal da população brasileira 2002-2003 – resultados principais. Brasília: Ministério da Saúde; 2004.

Brasil. Ministério da Saúde. Projeto SB Brasil 2010: condições de saúde bucal da população brasileira 2010 – resultados principais. Brasília: Ministério da Saúde; 2011.

Brasil. Ministério da Saúde. Secretaria de Atenção à Saúde. Departamento de Atenção Básica. Mantenha seu sorriso fazendo a higiene bucal corretamente. Brasília: Ministério da Saúde; 2013. 10 p.

Brasil. Ministério da Saúde. Secretaria de Atenção à Saúde. Secretaria de Gestão do Trabalho e da Educação na Saúde. Guia prático do cuidador. Brasília: Ministério da Saúde, 2008. 64 p. (Série A. Normas e Manuais Técnicos)

Carvalho C, Manso AC, Escoval A, Salvado F, Nunes C. Tradução e validação da versão portuguesa do Geriatric Oral Health Assessment Index (GOHAI). Rev Port Sau Pub. 2013;31(2):166-72.

Castrejón-Pérez RC, Borges-Yáñez SA, Gutiérrez-Robledo LM, Avila-Funes JA. Oral health conditions and frailty in Mexican community-dwelling elderly: a cross sectional analysis. BMC Public Health. 2012;12:773.

Catão MHCV, Gonzaga AKG, Peixoto LR. Associação do processo de envelhecimento com o surgimento da doença periodontal. FOL Faculdade de Odontologia de Lins/ Unimep. 2013;23(2):53-60.

Freitas EV, Py L. Tratado de geriatria e gerontologia. 3. ed. Rio de Janeiro: Guanabara Koogan; 2001. p. 1392-403.

Holm-Pedersen P, Agerbaek N, Theilade E. Experimental gingivitis in young and elderly individuals. J Clin Periodontol. 1975;2(1):14-24.

Lins CCSA, Melo ACMA, Lima GA. Atenção à saúde bucal de idosos com Parkinson na Universidade Federal de Pernambuco: relato de experiência. Revista Portal de Divulgação. 2015;44(V):56-62.

Mac Entee MI, Muller F, Wyatt C. Oral healthcare and the frail elder: a clinical perspective. Ames (IA): Wiley-Blackwell; 2011.

Miranda AF, Lia EN, Leal SC, Miranda MPAF. Doença de Alzheimer: características e orientações em odontologia. RGO. 2010;58(1):103-7.

Moreira RS, Nico LS, Tomita NE, Ruiz T. A saúde bucal do idoso brasileiro: revisão sistemática sobre o quadro epidemiológico e acesso aos serviços de saúde bucal. Cad Saúde Pública. 2005;21(6):1665-75.

Moreira RS, Hugo FN, Hilgert JB, Harmitt DDS, Sousa MLR. Saúde bucal dos idosos. In: Freitas EV, Py L, organizadoras. Tratado de geriatria e gerontologia. v. 1. 4. ed. Rio de Janeiro: Guanabara Koogan; 2016. p. 1373-84.

Presa SL, Matos JC. Saúde bucal na terceira idade. Revista Uningá. 2014;39(1):137-48.

Rosa LB, Zuccolotto MCC, Bataglion C, Coronatto EAS. Odontogeriatria: a saúde bucal na terceira idade. RFO. 12008;3(2):82-6.

Silva DD, Sousa MLR, Wada RS. Autopercepção e condições de saúde bucal em uma população de idosos. Cad Saúde Pública. 2005;21(4):1251-9.

Silva SRC, Castellanos-Fernandes RA. Autopercepção das condições de saúde bucal por idosos. Rev Saúde Pública 2001;35:349-55.

9 Perda de Peso Involuntária

Daltro Mizuta Ishikawa • Eduardo Canteiro Cruz

INTRODUÇÃO

A perda de peso involuntária (PPI) é um fenômeno comum entre os idosos, podendo ter incidência de cerca de 13% ao ano. Está relacionada com aumento da morbidade e mortalidade e piora da funcionalidade, principalmente em idosos frágeis e naqueles recém-admitidos no hospital.

Vários mecanismos são sugeridos para explicar esses desfechos. Entre eles, têm importância a perda de massa magra (que leva a declínio funcional e fraturas) e o aumento da resposta inflamatória, a concentração de citocinas e o declínio da imunidade.

A PPI caracteriza-se por perda de 5% do peso em 6 a 12 meses ou 10% no período de 5 a 10 anos. Em idosos frágeis, perdas menores podem já ser significativas.

ETIOLOGIA

As causas mais comuns de PPI são neoplasias, depressão e patologias gastrintestinais. Todavia, inúmeros outros fatores podem estar envolvidos. Costuma-se dividir as causas em quatro grandes grupos: neuropsiquiátricas, sociais, médicas e relacionadas com a idade:

- Neuropsiquiátricas: síndrome demencial, depressão, luto, etilismo, anorexia ou bulimia, fobias
- Sociais: isolamento social, pobreza ou dificuldade financeira, morar sozinho, baixo nível intelectual ou baixa escolaridade
- Médicas:
  - Doenças sistêmicas: neoplasias, insuficiência cardíaca, insuficiência renal, doença pulmonar obstrutiva crônica, hipertireoidismo, diabetes melito descompensado, constipação intestinal, úlcera por pressão, colelitíase, cirrose hepática, dor crônica, doenças reumatológicas

- Diminuição na ingestão: disfagia, mau estado da dentição, redução no apetite
- Incapacidade funcional: alteração na mobilidade, quedas, dificuldade para manejar o alimento no prato
- Efeitos colaterais de medicamentos, polifarmácia
- Relacionadas com a idade: diminuição do olfato e do paladar, saciedade precoce, anorexia.

Entretanto, em cerca de 25% dos casos, não se identifica uma causa, apesar de extensa investigação. Diminuição na ingestão alimentar (perda de apetite e/ou inadequado aporte calórico), aceleração do metabolismo e aumento da perda calórica são as principais alterações clínicas.

Os Nove D citados por Robbins em 1989 também podem auxiliar em uma rápida investigação etiológica:

- Demência
- Depressão
- Doença (aguda ou crônica)
- Disfagia
- Disgeusia
- Diarreia
- Drogas (medicamentos)
- Dentição
- Disfunção (incapacidade funcional).

AVALIAÇÃO CLÍNICA

- Investigar e confirmar, inicialmente, a ocorrência de perda de peso (aferir diretamente o peso corporal, indagar familiares e cuidadores, avaliar se as roupas de uso habitual estão largas)
- Utilizar, como auxílio, a miniavaliação nutricional para identificar o risco nutricional
- Realizar anamnese completa e exame físico detalhado (atentar para a cavidade oral e o trato gastrintestinal, presença de massas palpáveis e sinais de caquexia) direcionando as próximas etapas
- Revisar todas as medicações em uso, tendo em vista os frequentes efeitos adversos que podem estar relacionados (Tabela 9.1)
- Investigar se há presença de depressão por meio da escala de depressão geriátrica (GDS) e dos critérios do DSM-5
- Investigar alteração cognitiva por meio de testes de rastreio cognitivo, como o miniexame do estado mental
- Questionar o contexto social e familiar do paciente.

104 Geriatria | Guia Prático

Tabela 9.1 Efeitos adversos de medicamentos que podem estar relacionados com a perda de peso.

Efeitos	Medicamentos
Anorexia	Amantadina, anfetaminas, antibióticos, anticonvulsivantes, antipsicóticos, benzodiazepínicos, digoxina, levodopa, metformina, opioides, inibidores seletivos da recaptação de serotonina
Secura na boca	Anticolinérgicos, anti-histamínicos, clonidina, diuréticos de alça
Disgeusia/ disosmia	Alopurinol, anfetaminas, IECA, antibióticos, anticolinérgicos, anti-histamínicos, bloqueadores de canal de cálcio, carbamazepina, hidralazina, hidroclortiazida, ferro, levodopa, lítio, metimazol, metformina, vasoconstritores nasais, nitroglicerina, opioides, fenitoína, propranolol, selegilina, espironolactona, estatinas, terbinafina, tricíclicos
Disfagia	Alendronato, antibióticos, anticolinérgicos, bisfosfonatos, agentes quimioterápicos, corticosteroides, levodopa, anti-inflamatórios não esteroides, potássio, quinidina, teofilina
Náuseas/vômitos	Amantadina, antibióticos, bisfosfonatos, digoxina, agonistas dopaminérgicos, ferro, levodopa, metformina, metronidazol, nitroglicerina, opioides, fenitoína, inibidores seletivos da recaptação de serotonina, estatinas, tricíclicos

IECA: inibidor da enzima conversora de angiotensina.
Adaptada de Shabbir *et al.* (2005).

EXAMES COMPLEMENTARES

Os achados por meio da história clínica e do exame físico devem guiar os exames a serem solicitados. Não há evidência de que a solicitação ampla e indiscriminada de exames adicionais traz benefício aos pacientes. Entre os exames que podem fazer parte da avaliação etiológica, destacam-se:

- Hemograma
- Função tireoidiana
- Função renal
- Função hepática/enzimas hepáticas
- Eletrólitos
- Urina I
- Radiografia de tórax
- Pesquisa de sangue oculto nas fezes
- Endoscopia digestiva alta
- Colonoscopia
- Ultrassonografia abdominal.

TRATAMENTO

O tratamento prioritário é voltado para a resolução da(s) causa(s) identificada(s). Na ausência de anormalidades com base na história clínica, no exame

Capítulo 9 • Perda de Peso Involuntária   **105**

físico e nos exames complementares, recomenda-se reavaliação do paciente no intervalo de 1 a 6 meses.

Medicamentos que possam contribuir para o quadro de emagrecimento devem, na medida do possível, ter seu uso suspenso ou alterado. A Tabela 9.2 apresenta medidas não farmacológicas que podem ser adotadas.

A via preferencial para administração de alimentos é a oral, e toda a abordagem terapêutica deve inicialmente ser direcionada para que essa via seja responsável pelo ganho de peso.

O uso de suplemento nutricional oral entre as refeições é uma estratégia para que sejam alcançadas as necessidades nutricionais. Em pacientes com anorexia importante, pode-se recorrer aos suplementos hipercalóricos.

A nutrição enteral está indicada nos casos em que houve falha na tentativa de ganho de peso por via oral e o paciente não consegue ingerir a quantidade necessária de alimento (menos de 60% das necessidades energéticas), estando normal o funcionamento do trato gastrintestinal. Sempre se deve discutir com o próprio paciente e seus familiares sobre a instituição de vias alternativas de alimentação.

A nutrição parenteral está indicada nos casos em que a via enteral não pode ser utilizada. Contudo, implica maior custo e maior risco de complicações quando comparada à nutrição enteral.

Quanto ao tratamento farmacológico (megestrol, dronabinol, hormônio do crescimento [GH], testosterona e oxandrolona), não há evidências suficientes para que seja utilizado, inclusive no que se refere à sua segurança. Os efeitos adversos são frequentes e, muitas vezes, graves (Tabela 9.3).

Tabela 9.2 Medidas não farmacológicas no manejo do paciente com perda de peso.

Minimizar restrições dietéticas
Otimizar o ganho energético:
■ Aumentar ingestão de alimentos calóricos na "melhor refeição do dia"
■ Fracionar as refeições
■ Permitir comidas favoritas, lanches e *snacks*
■ Prover *finger food* devido à facilidade de manejo pelo próprio paciente
Otimizar o aspecto, a consistência e a variedade do alimento
Evitar alimentos que aumentem a produção de gases
Assegurar adequada saúde bucal
Fazer uso de suplementos nutricionais orais entre as refeições
Fazer as refeições na companhia de outras pessoas ou, se necessário, com assistência
Usar substâncias que melhorem o sabor dos alimentos
Praticar atividade física regular com exercícios que promovam ganho de musculatura pode aumentar o apetite

Adaptada de Shabbir *et al.* (2005).

106 Geriatria | Guia Prático

Tabela 9.3 Efeitos adversos de medicamentos orexígenos.

Medicamento	Efeitos
Megestrol	*Delirium*, constipação intestinal, retenção de líquidos
Dronabinol	Tontura, confusão mental, sonolência
Hormônio do crescimento (GH)	Síndrome do túnel do carpo, cefaleia, artralgia, mialgia e ginecomastia
Oxandrolona	Insuficiência hepática

Adaptada de Huffmann (2002).

A mirtazapina, um antidepressivo bastante utilizado na prática clínica para controle de depressão, distúrbio de sono e perda de peso, é uma opção a ser considerada, apesar dos dados inconclusivos na literatura.

Os polivitamínicos ou multivitamínicos, também amplamente utilizados, não apresentam evidência científica para serem indicados.

A equipe multiprofissional tem papel importante, visto que muitas vezes o tratamento é multifatorial.

BIBLIOGRAFIA

Bouras EP, Lange SM, Scolapio JS. Rational approach to patients with unintentional weight loss. Mayo Clin Proc. 2001;76:923.

Gaddey HL, Holder K. Unintentional weight loss in older adults. Am Fam Physician. 2014;89(9):718-22.

Hagemeyer V, Rezende CHA. Nutrição e envelhecimento. In: Freitas EV, Py L, editores. Tratado de geriatria e gerontologia. 3. ed. Rio de Janeiro: Guanabara Koogan; 2011. p. 1031-45.

Hernandez JL, Matorras P, Riancho JA, González-Macías J. Involuntary weight loss without specific symptoms: a clinical prediction score for malignant neoplasm. QJM. 2003;96(9):649-55.

Houston DK, Tooze JA, Garcia K, Visser M, Rubin S, Harris TB *et al.* Protein Intake and Mobility Limitation in Community-Dwelling Older Adults: the Health ABC study. J Am Geriatr Soc. 2017;65(8):1705-11.

Huffmann GB. Evaluating and treating unintentional weight loss in the elderly. Am Fam Physician. 2002;65(4):640-50.

Jensen GL, Cederholm T, Correia MITD, Gonzalez MC, Fukushima R. GLIM criteria for the diagnosis of malnutrition: a consensus report from the Global Clinical Nutrition Community. JPEN. 2019;43(1):32-40.

Landi F, Picca A, Calvani R, Marzetti E. Anorexia of aging: assessment and management. Clin Geriatr Med. 2017;33(3):315-23.

Metalidis C, Knockaert DC, Bobbaers H, Vanderschueren S. Involuntary weight loss. Does a negative baseline evaluation provide adequate reassurance? Eur J Intern Med. 2008;19(5):345-9.

Moriguti JC, Moriguti EK, Ferriolli E, de Castilho Cação J, Iucif N Jr, Marchini JS. Involuntary weight loss in elderly individuals: assessment and treatment. São Paulo Med J. 2011;119(2):72-7.

Robbins LJ. Evaluation of weight loss in the elderly. Geriatrics. 1989;44:31-4.

Schilp J, Wijnhoven HA, Deeg DJ, Visser M. Early determinants for the development of undernutrition in an older general population: Longitudinal Aging Study Amsterdam. British Journal of Nutrition. 2011;106(5):708-17.

Shabbir AMH, Greenwood C, Payette H. An approach to the management of unintentional weight loss in elderly people. JAMC. 2005;172(6):773-80.

Stajkovic S, Aitken EM, Holroyd-Leduc J. Unintentional weight loss in older adults. CMAJ. 2011;183(4):443-9.

Veronese N, Stubbs B, Punzi L, Soysal P, Incalzi RA, Saller A *et al*. Effect of nutritional supplementations on physical performance and muscle strength parameters in older people: A systematic review and meta-analysis. Ageing Res Rev. 2019;51:48-54.

Wallace JI. Malnutrition and enteral/parenteral alimentation. In: Halter JB, Ouslander JG, Studenski S, High KP, Asthana S, Ritchie CS *et al*. Hazzard's geriatric medicine and gerontology. 6. ed. New York: McGraw-Hill Professional; 2009. p. 469-81.

10 Síndrome da Fragilidade

Ana Beatriz Galhardi Di Tommaso • Amanda Baptista Aranha •
Clineu de Mello Almada Filho

INTRODUÇÃO

A síndrome da fragilidade é caracterizada por redução da reserva biológica e da resistência a estressores, resultando em aumento da vulnerabilidade a desfechos negativos, elevação da morbidade e da mortalidade e perda funcional. Acomete um grupo heterogêneo de pacientes, com declínio nítido e rápido, sem relação com uma doença específica. Portanto, a fragilidade não é sinônimo de idade avançada, comorbidade ou incapacidade.

EPIDEMIOLOGIA

A incidência varia conforme a definição adotada, mas a literatura aponta prevalência de até 16% de idosos frágeis e cerca de até 44% de idosos pré-frágeis na população de idosos em geral. A incidência aumenta com a idade, podendo chegar a praticamente 25% de idosos na faixa dos 90 anos de idade.

A população de maior risco é formada por pessoas do sexo feminino, tabagistas, com baixa condição socioeconômica e baixa escolaridade, portadores de transtornos de humor (depressão) e indivíduos com diversas comorbidades.

Os principais desfechos negativos aos quais essa população está exposta são: hospitalização, quedas, dependência, incapacidade física, perda de qualidade de vida, institucionalização e morte.

FISIOPATOLOGIA

A síndrome da fragilidade é um estado inflamatório crônico, com espiral descendente de energia, que tem como tripé perda de peso associada a perda de massa muscular, desregulação neuroendócrina e desregulação imunológica. Trata-se de uma fisiopatologia bastante complexa por envolver declínio de vários sistemas. O ciclo da síndrome da fragilidade está ilustrado na Figura 10.1.

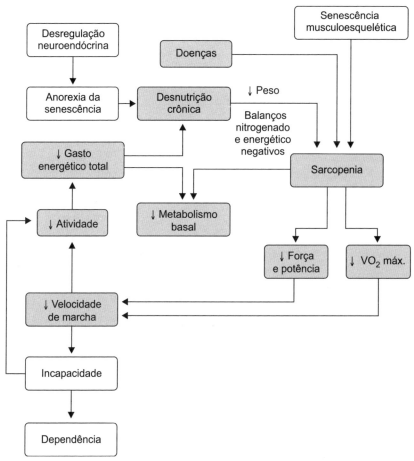

Figura 10.1 Ciclo da fragilidade. Adaptada de Fried *et al.* (2001).

A redução dos eixos hormonais anabólicos está associada a anorexia da senescência e culmina em baixo gasto energético, redução da atividade, balanços nitrogenado e energético negativos, desnutrição, perda de peso, sarcopenia, redução na velocidade de marcha, perda de força, incapacidade e dependência funcional, criando-se um ciclo que se retroalimenta.

Nenhum marcador específico contribui individualmente para o diagnóstico de fragilidade, apesar de inúmeras modificações hormonais e de exames laboratoriais, como:

- Elevação: fator de necrose tumoral alfa (TNF-alfa), interleucina-1 e 6 (IL-1 e IL-6), cortisol, proteína C reativa, citocinas, insulina de jejum, fibrinogênio, dímero D, radicais livres

110 Geriatria | Guia Prático

- Redução: testosterona, estrogênio, hormônio luteinizante, hormônio do crescimento, fator de crescimento semelhante à insulina tipo 1 (IGF-1), albumina, colesterol.

CRITÉRIOS

Existem diversas ferramentas de avaliação e critérios diagnósticos. A ferramenta mais utilizada é a desenvolvida pela pesquisadora americana Linda Fried, conhecida como *Fried Frailty Index*:

- Redução da força de preensão palmar (Tabela 10.1): utilizando-se um dinamômetro, afere-se a força máxima do membro superior dominante. O resultado considerado é o melhor de três tentativas, em quilogramas-força
- Redução da velocidade da marcha (Tabela 10.2): solicita-se que o indivíduo caminhe em sua velocidade habitual por uma distância de 4,6 m. O tempo para realizar o percurso é cronometrado em segundos. No caso de o indivíduo fazer uso de dispositivo de auxílio à marcha, este deve ser utilizado na realização do teste. A velocidade da marcha é calculada em m/s, e a interpretação se dá pelo tempo gasto para percorrer a distância citada
- Perda de peso não intencional: perda de peso, não explicada por dieta restritiva, superior a 5% do peso corporal ou 4,5 kg nos últimos 12 meses
- Sensação de exaustão autorreferida: pergunta-se ao indivíduo quantas vezes, nas últimas 2 semanas, ele necessitou fazer esforço para realizar suas tarefas

Tabela 10.1 Valores de corte para força de preensão palmar.

Sexo	IMC (kg/m²)	Força (kg)
Masculino	≤ 24,0	≤ 29
	24,1 a 26,0	≤ 30
	26,1 a 28,0	≤ 30
	> 28,0	≤ 32
Feminino	≤ 23,0	≤ 17
	23,1 a 26,0	≤ 17,3
	26,1 a 29,0	≤ 18
	> 29,0	≤ 21

IMC: índice de massa corporal.

Tabela 10.2 Valores de corte para velocidade da marcha.

Sexo	Altura (cm)	Tempo (s)
Masculino	≤ 173	≤ 7
	> 173	≤ 6
Feminino	≤ 159	≤ 7
	> 159	≤ 6

habituais. Idosos que responderem 3 dias ou mais a pelo menos uma das duas perguntas são considerados positivos para esse critério (Tabela 10.3)

- Baixo índice de atividade física: calcula-se por meio do *Minnesota Leisure Time Activity Questionnaire* – versão curta. Esse é um instrumento validado para a população idosa brasileira, que avalia atividades, esportes e lazer desempenhados nos últimos dias da semana. O corte para homens é 383 kcal/semana, e para mulheres 270 kcal/semana, segundo Fried *et al.* (2001).

A Tabela 10.4 lista os critérios de fragilidade de acordo com Fried *et al.* (2001). De acordo com esses parâmetros, os indivíduos são classificados como:

- Frágeis: presença de três ou mais critérios positivos
- Pré-frágeis: presença de um ou dois critérios positivos
- Não frágeis ou robustos: quando nenhum critério é positivo.

Tabela 10.3 Escala de depressão do Center for Epidemiological Studies (CEDS).

Pergunta: "Quantas vezes nas últimas 2 semanas o Sr./Sra. sentiu-se dessa maneira?"	0 = raramente ou nenhuma vez (< 1 dia)	1 = algumas e/ou poucas vezes (1 a 2 dias)	2 = durante moderada parte do tempo (3 a 4 dias)	3 = a maior parte do tempo
Resposta: "Senti que tive de fazer esforço para desempenhar tarefas habituais"				
Resposta: "Não consegui levar adiante minhas atividades"				

Tabela 10.4 Critérios de fragilidade de acordo com Fried *et al.* (2001).

Critério	Positivo quando
Redução da força de preensão palmar	< 20% da população (corrigido para sexo e IMC)
Redução da velocidade da marcha	< 20% da população em teste de caminhada de 4,6 m (corrigido para sexo e estatura)
Perda de peso não intencional	> 5% ou 4,5 kg no último ano
Sensação de exaustão autorreferida	Cansaço em atividades habituais por ≥ 3 dias nas últimas 2 semanas
Baixo índice de atividade física	< 20% da população, em kcal/semana (*Minnesota Leisure Time Activity Questionnaire* – versão curta)

IMC: índice de massa corporal.

112 Geriatria | Guia Prático

Os critérios mencionados tratam de questões exclusivamente físicas. Recentemente, no entanto, começou-se a discutir a síndrome da fragilidade de uma maneira mais ampla, levando-se em consideração aspectos sociais e também cognitivos.

O termo "fragilidade cognitiva" tem sido usado para descrever a condição clínica caracterizada pela ocorrência simultânea de fragilidade física e comprometimento cognitivo na ausência do diagnóstico de demência ou outra doença neurológica de base.

INTERVENÇÕES

As intervenções que combinam nutrição e atividade física parecem ser as que têm desfecho mais positivo para a população, tanto para prevenir a evolução quanto para evitar a instalação da síndrome.

Uma revisão sistemática da eficácia das intervenções para prevenir a fragilidade em idosos resumiu 21 estudos randomizados, com um total de 5.275 idosos e 33 intervenções. Os resultados mostraram que os programas de exercícios físicos em grupo, mas não individuais, foram eficazes na redução ou no adiamento da fragilidade física, medida por qualquer escala ou índice validado. Efeitos favoráveis do exercício físico, suplementação nutricional e treinamento cognitivo também foram observados em uma variedade de componentes de fragilidade. Portanto, se no passado se dizia que havia pouco a ser feito, hoje há muitas ferramentas.

Exercício físico

Os benefícios dos exercícios são diversos e incluem melhora da mobilidade e de performance física, mais rapidez de marcha, diminuição do risco de quedas, melhora da densidade mineral óssea e importante melhora da autopercepção de saúde. Até mesmo os idosos mais frágeis se beneficiam e devem ser estimulados a realizar exercícios supervisionados.

Pode-se prescrever, como opção de atividade física, uma das seguintes modalidades:

- Treino resistido: melhor para prevenção de síndrome da fragilidade; pode aumentar massa muscular em indivíduos já considerados frágeis
- Treino aeróbico: promove melhora do consumo de oxigênio e reduz a fadiga
- Treinamento mais eficaz: associação de força, flexibilidade, exercício aeróbico e equilíbrio. Vale lembrar que práticas voltadas para melhora de equilíbrio, como Tai Chi Chuan, tem sido cada vez mais estudadas e recomendadas para a população idosa, visto que corresponde a uma atividade completa que une todos os componentes citados.

Nutrição

Avaliação nutricional é mandatória no contexto de suspeita de síndrome de fragilidade. Por vezes, a intervenção nutricional se faz necessária, consistindo em:

- Avaliação e intervenção nas possíveis causas de perda de peso: medicamentos, transtornos de humor, álcool, disfagia, alterações cognitivas, doenças agudas, doenças crônicas agudizadas, dieta muito restritiva, distúrbios hormonais e distúrbios eletrolíticos
- Suplementação nutricional com estímulo à ingesta proteica:
  - Estudos recentes sugerem uma ingesta diária de pelo menos 1,2 a 1,5 g/kg de peso corpóreo
  - Suplementação de cerca de 20 g de proteína (por meio de lanches proteicos ou mesmo suplementos) após a prática de atividade física pode ser uma boa estratégia, já que, nesse momento, a sensibilidade muscular aos aminoácidos encontra-se elevada
  - Proteína animal inibe mais a proteólise muscular do que a de origem vegetal
  - Para otimizar a síntese proteica, devem-se ingerir 25 a 30 g de proteína em cada uma das três refeições principais
- Vitamina D: de acordo com estudos até o momento, a suplementação de vitamina D se mostra uma medida simples, segura e relevante na dose diária de 800 a 1.000 UI. Além disso, promove melhora da força e da função muscular dos membros inferiores e ainda reduz em cerca de 20% o risco de quedas. Pacientes sarcopênicos devem manter o nível de vitamina D no soro acima de 30 ng/mℓ.

TRATAMENTO FARMACOLÓGICO

Não existem tratamentos farmacológicos estabelecidos. Alguns autores sugerem os seguintes fármacos na tentativa de impedir a evolução da síndrome:

- Testosterona: os resultados são conflitantes; poderia aumentar o risco cardiovascular piorando o perfil lipídico; associada a suplementação alimentar e atividade física, oferece melhor resultado em indivíduos frágeis com hipogonadismo grave
- Hormônio do crescimento: não aumenta a massa nem a força muscular; os efeitos adversos superam os benefícios
- Outros hormônios (desidroepiandrosterona, estrogênios e progestágenos): os riscos superam os benefícios
- Anti-inflamatórios: não há benefícios comprovados.

PREVENÇÃO

A prevenção é fundamental e deve ser realizada precocemente. Exercícios físicos resistidos e alimentação balanceada previnem a sarcopenia, que parece ser a chave para prevenção da fragilidade. Quanto aos fatores preditores dessa síndrome, a avaliação funcional, com observação da velocidade e da qualidade da marcha, continua sendo o padrão-ouro.

Entre os fatores que contribuem para um envelhecimento saudável, destacam-se:

- Dieta balanceada e diversificada
- Prática constante de atividade física
- Cessação do tabagismo
- Consumo moderado de álcool
- Tratamento de doenças agudas e crônicas
- Revisão medicamentosa
- Prevenção de quedas.

CUIDADOS PALIATIVOS

O diagnóstico de fragilidade ajuda a identificar os indivíduos com menor reserva física e maior probabilidade de desfechos de saúde negativos. Nesse sentido, representa uma excelente ferramenta para o desenho de plano de cuidados de indivíduos idosos.

Para pacientes frágeis e com progressão de perda de funcionalidade e de reservas, é mandatório o acompanhamento por uma equipe de cuidados paliativos para discussões acerca de otimização de cuidados e assistência à medida que a vulnerabilidade progride.

BIBLIOGRAFIA

Almada Filho CM, Cruz EC, Braga ILS, Di Tommaso ABG, Moraes NS. Manual de geriatria. São Paulo: Roca; 2012. Síndrome da fragilidade. p. 33-6.

Apóstolo J, Cooke R, Bobrowicz-Campos E, Santana S, Marcucci M, Cano A et al. Effectiveness of interventions to prevent pre-frailty and frailty progression in older adults: a systematic review. JBI Database System Rev Implement Rep. 2018;16(1):140-232.

Bauer JM, Sieber CC. Sarcopenia and frailty: a clinician's controversial point of view. Exp Gerontol. 2008;43(7):674-8.

Bauer JN, Biolo G, Cederholm T, Cesari M, Cruz-Jentoft AJ, Morley JE et al. Evidence-based recommendations for optimal dietary protein intake in older people: a position paper from the PROT-AGE Study Group. J Am Med Dir Assoc. 2013;14(8):542-59.

Boxer RS, Kleppinger A, Brindisi J, Feinn R, Burleson JA, Kenny AM. Effects of dehydroepiandrosterone (DHEA) on cardiovascular risk factors in older women with frailty characteristics. Age Ageing. 2010;39(4):451-8.

Cappola AR, Xue QL, Ferrucci L, Guralnik JM, Volpato S, Fried LP. Insulina-like growth factor I and interleukin-6 contribute synergistically to disability and mortality in older women. J Clin Endocrinol Metab. 2003;88(5):2019-25.

Cawthon PM, Marshall LM, Michael Y, Dam TT, Ensrud KE, Barrett-Connor E et al. Osteoporotic fractures in men research group. Frailty in older men: prevalence, progression, and relationship with mortality. J Am Geriatr Soc. 2007;55(8):1216-23.

Clegg A, Young J, Iliffe S, Rikkert MO, Rockwood K. Frailty in elderly people. Lancet. 2013;381(9868):752-62.

Collard RM, Boter H, Schoevers RA, Oude Voshaar RC. Prevalence of frailty in community-dwelling older persons: a systematic review. J Am Geriatr Soc. 2012;60(8):1487-92.

de Souto Barreto P, Rolland Y, Maltais M, Vellas B; MAPT Study Group. Associations of multidomain lifestyle intervention with frailty: secondary analysis of a randomized controlled trial. Am J Med 2018;131(11):1382.e7-1382.e13.

Ferrucci L, Guralnik JM, Studenski S, Fried LP, Cutler GB Jr, Walston JD et al. Interventions on Frailty Working Group. Designing randomized, controlled trials aimed at preventing or delaying functional decline and disability in frail, older persons: a consensus report. J Am Geriatr Soc. 2004;52(4):625-34.

Freitas IV, Py L, editores. Tratado de geriatria e gerontologia. 3. ed. Rio de Janeiro: Guanabara Koogan; 2011. O idoso frágil. p. 1014-18.

Freitas IV, Py L, editores. Tratado de geriatria e gerontologia. 3. ed. Rio de Janeiro: Guanabara Koogan; 2011. Sarcopenia. p. 1019-30.

Fried LP, Tangen CM, Walston J, Newman AB, Hirsch C, Gottdiener J et al. Cardiovascular Health Study Collaborative Research Group. Frailty in older adults: evidence for a phenotype. J Gerontol A Biol Sci Med Sci. 2001;56(3):M146-56.

Fried LP, Walston JD, Ferrucci L. Frailty. In: Halter JF, Ouslander JG, Tinetti ME, Studenski S, High KP, Asthana S, editors. Hazzard's geriatric medicine and gerontology. 6. ed. New York: McGraw-Hill Medical; 2009. p. 631-46.

Hunter GR, McCarthy JP, Bamman MM. Effects of resistance training on older adults. Sports Med. 2004;34(5):329-48.

Lang PO, Michel JP, Zekry D. Frailty syndrome: a transitional state in a dynamic process. Gerontology. 2009;55(5):539-49.

Lee DR, Kawas CH, Gibbs L, Corrada MM. Prevalence of frailty and factors associated with frailty in individuals aged 90 and older: the 90+ Study. J Am Geriatr Soc. 2016;64:2257.

Lustosa LP, Pereira DS, Dias RC, Britto RR, Parentoni AN, Pereira LSM. Tradução e adaptação transcultural do Minnesota Leisure Time Activities Questionnaire em idosos. Geriatria & Gerontologia. 2011;5(2):57-65.

Maida V, Devlin M. Frailty, thy name is Palliative! CMAJ. 2015;187(17):1312.

Morley JE. Developing novel therapeutic approaches to frailty. Curr Pharm Des. 2009;15(29):3384-95.

Muller M, van den Beld AW, van der Schouw YT, Grobbee DE, Lamberts SW. Effects of dehydroepiandrosterone and atamestane supplementation on frailty in elderly men. J Clin Endocrinol Metab. 2006;91(10):3988-91.

Okuno J, Tomura S, Yabushita N, Kim MJ, Okura T, Tanaka K *et al*. Effects of serum 25-hydroxyvitamin D(3) levels on physical fitness in community-dwelling frail women. Arch Gerontol Geriatr. 2010;50(2):121-6.

Paddon-Jones DM, Leidy H. Dietary protein and muscle in older persons. Curr Opin Clin Nutr Metab Care. 2014;17(1):5-11.

Paddon-Jones DM, Rasmussen BB. Dietary protein recommendations and the prevention of sarcopenia. Curr Opin Clin Nutr Metab Care. 2009;12(1):86-90.

Steib S, Schoene D, Pfeifer K. Dose-response relationship of resistance training in older adults: a meta-analysis. Med Sci Sports Exerc. 2010;42(5):902-14.

Sternberg SA, Wershof Schwartz A, Karunananthan S, Bergman H, Mark Clarfield A. The identification of frailty: a systematic literature review. J Am Geriatr Soc. 2011;59(11):2129-38.

Taylor HL, Jacobs DR Jr, Schucker B, Knudsen J, Leon AS, Debacker G *et al*. A questionnaire for the assessment of leisure time physical activities. J Chronic Dis. 1978;31(12):741-55.

11 Sarcopenia em Idosos

Rondinei Silva Lima • Niele Silva de Moraes •
Maisa Carla Kairalla

INTRODUÇÃO

A sarcopenia é uma condição comum em idosos, envolvendo a perda patológica da qualidade e da quantidade de tecido muscular esquelético de forma mais intensa do que a esperada como parte do envelhecimento normal. Sua prevalência varia de acordo com o ambiente e a definição utilizada, variando de 1 a 29% em idosos da comunidade e de 14 a 33% em instituições de longa permanência.

A definição de sarcopenia mais aceita mundialmente é a do *European Working Group of Sarcopenia in Older People* (EWGSOP), apoiada pelo *Asian Working Group on Sarcopenia* e atualizada pelo EWGSOP2 em janeiro de 2019. O EWGSOP define sarcopenia como uma síndrome caracterizada por progressiva perda de massa e força muscular esquelética e comprometimento funcional, com risco de desfechos negativos, como incapacidade física, piora da qualidade de vida e morte. É considerada uma condição médica independente, classificada na décima revisão da Classificação Internacional de Doenças (CID 10: M62.84).

A definição operacional de sarcopenia (Cruz-Jentoft *et al.*, 2019) ocorre segundo os critérios:

1. Baixa força muscular.
2. Baixa massa muscular.
3. Baixo desempenho físico.

Em que:

- Provável sarcopenia é identificada pelo critério 1
- O diagnóstico é confirmado pelo registro adicional do critério 2
- Se todos os critérios forem cumpridos (1, 2 e 3), a sarcopenia é considerada grave.

A sarcopenia pode surgir agudamente (acompanhando uma doença aguda ou imobilidade súbita) ou apresentar um curso crônico. Diversos estudos

118 Geriatria | Guia Prático

evidenciam sua associação com aumento do risco de quedas, declínio funcional e cognitivo, fragilidade, incapacidade e morte. É uma síndrome que gera elevados gastos com saúde, comprometimento da qualidade de vida e da capacidade funcional, que precisa ser prevenida, identificada precocemente e tratada.

FISIOPATOLOGIA

A etiologia da sarcopenia ainda tem sido bastante estudada. Estudos mostram que a base etiológica primária da sarcopenia consiste na perda de massa e força muscular associada ao envelhecimento, o qual parece resultar de um desequilíbrio entre o anabolismo proteico muscular e o catabolismo, por meio de mecanismos e vias ainda não completamente estabelecidos, levando à perda generalizada de massa muscular. A tendência de diminuição da força muscular foi confirmada em um estudo brasileiro, com pessoas de 18 a 99 anos, no qual foi evidenciado o declínio da força a partir dos 30 anos em homens e exacerbação do declínio a partir dos 50 anos nas mulheres, reforçando a necessidade de prevenir a perda de força já na fase adulta, para que seja um mecanismo que evite quadros de sarcopenia futuros.

São descritas alterações micro e macroscópicas do tecido muscular, com substituição do tipo de fibra predominante (rápida para lenta), consequente perda proteica, infiltração lipídica intra e intercelular e morte celular, em especial de miócitos. Associam-se a esses achados a presença de inflamação tecidual, devido ao aumento sérico de sinalizadores celulares, como interleucina-1 e 6 (IL-1 e IL-6), fator de necrose tumoral alfa (TNF-alfa) e proteína C reativa (PCR). Esses fatores sugerem que condições biológicas associadas a quadros de inflamação crônica, comorbidades que causam limitação funcional e hábitos de vida nocivos (sedentarismo, tabagismo, etilismo) estão relacionadas com sarcopenia, especialmente por ativarem mecanismo de catabolismo proteico.

A fisiopatologia da sarcopenia envolve:

- Senescência das células satélites: células satélites senescentes reduzem sua habilidade de proliferar, reduzindo a reparação da musculatura esquelética
- Estresse oxidativo: pode causar dano mitocondrial, levando a uma cascata apoptótica que causa fragmentação do DNA e morte celular
- Inflamação crônica: pode influenciar o crescimento/atrofia muscular
- Perda de unidades motoras
- Perda preferencial de fibras tipo II (contração rápida e forte), o que compromete a capacidade de gerar potência muscular.

Em resumo, os fatores associados à fisiopatologia da sarcopenia são:

- Redução de estímulos anabólicos:
  - Inflamação
  - Alterações moleculares na contração muscular
  - Alteração dos processos regulatórios neurológicos

- Alterações microvasculares
- Alterações nutricionais
- Falta de atividade física
- Deterioração das fibras musculares:
  - Redução da potência máxima, velocidade de encurtamento e da elasticidade
  - Redução das fibras musculares
  - Infiltração de gordura no músculo.

Com relação aos fatores de risco para sarcopenia, destacam-se:

- Idade avançada
- Alterações hormonais
- Deficiências nutricionais
- Distúrbios metabólicos
- Comorbidades
- Inflamação
- Efeitos adversos de medicamentos
- Predisposição genética.

DIAGNÓSTICO

O EWGSOP2 propôs a seguinte abordagem diagnóstica para sarcopenia:

1º passo | Mensuração da força muscular

Geralmente, a mensuração da força é realizada pela força de preensão palmar. Se a força muscular for menor que o valor de referência, de acordo com o sexo e os valores de corte propostos, deve-se suspeitar de sarcopenia (Tabela 11.1). É importante fazer o diagnóstico diferencial com outras causas potenciais de sarcopenia e considerar outras razões de redução de força muscular, como desordens neurológicas e osteoartrite de mãos.

2º passo | Mensuração da massa muscular

Muitas técnicas podem ser utilizadas para estimar a massa muscular, mas todas apresentam limitações, incluindo a variabilidade de resultados, diferentes pontos de corte e fraca associação entre massa muscular e efeitos negativos em saúde. O procedimento mais efetivo é a densitometria de corpo total (DXA, do inglês *dual-energy X-ray absorptiometry*), que estima massa magra. A análise da bioimpedância elétrica (BIA) é útil, porém os pontos de corte devem ser específicos para a população analisada, e a falta de padronização dos limites prejudica a acurácia. A circunferência da panturrilha pode ser utilizada como medida para estimativa da massa muscular, sendo considerada o indicador mais sensível de alterações musculares nos idosos, segundo a Organização Mundial da Saúde (OMS), pela sua aplicabilidade prática, embora não seja o método de

120 Geriatria | Guia Prático

Tabela 11.1 Pontos de corte para sarcopenia.

Teste	Ponto de corte para homens	Ponto de corte para mulheres
Sarcopenia relacionada à força muscular		
Força de preensão palmar	< 27 kg	< 16 kg
Levantar da cadeira (5 repetições)	> 15 s	
Sarcopenia relacionada à massa muscular		
Massa muscular apendicular	< 20 kg	< 15 kg
Massa muscular apendicular/altura^2	< 7 kg/m^2	< 5,5 kg/m^2
Circunferência de panturrilha (método alternativo)	< 31 cm	
Sarcopenia relacionada ao baixo desempenho físico		
Velocidade de marcha	≤ 0,8 m/s	
SPPB		≤ 8 pontos
TUGT		≥ 20 s
Caminhada de 400 m		Não concluída ou ≥ 6 min para a conclusão

SPPB: *Short Physical Performance Battery*; TUGT: *Timed Up and Go Test*.
Adaptada de Cruz-Jentoft *et al.* (2019).

melhor acurácia. Além disso, é importante que pontos de corte sejam definidos para as diferentes populações.

Tomografia e ressonância nuclear magnética são mais utilizadas para fins de pesquisa. A ultrassonografia tem sido proposta desde 2018 como alternativa simples para mensuração da massa muscular na prática clínica, mas ainda não foi padronizada e não tem pontos de corte validados.

3º passo | Avaliação da performance física para mensuração da gravidade da sarcopenia

A performance física é definida como a habilidade para realizar tarefas físicas e a independência nas atividades de vida diária. Comumente é avaliada por meio do teste da velocidade de marcha de 4 m. Outros testes também são utilizados, como o *Timed Up and Go Test* (TUGT) e a bateria curta de performance física (SPPB, do inglês *Short Physical Performance Battery*).

A graduação da gravidade da sarcopenia é importante para prever desfechos e definir as intervenções. Após a confirmação do diagnóstico de sarcopenia, o EWGSOP2 recomenda uma abordagem sistematizada para investigação das causas de base:

- Causas associadas a alterações nutricionais:
  - Baixa ingesta proteica

- Baixa ingesta calórica
- Deficiência de micronutrientes
- Má absorção e de outras condições gastrintestinais
- Anorexia (envelhecimento, comprometimento da saúde oral)
- Causas associadas à inatividade:
  - Repouso no leito
  - Imobilidade
  - Descondicionamento
  - Baixa atividade física
  - Comportamento sedentário
- Causas associadas à doença:
  - Doenças ósseas e articulares
  - Doenças cardiorrespiratórias
  - Desordens metabólicas (especialmente diabetes)
  - Doenças neurológicas
  - Câncer
  - Doenças hepáticas e renais
- Causas associadas à iatrogenia:
  - Admissão hospitalar
  - Relacionadas às drogas.

As principais condições no diagnóstico diferencial de sarcopenia são má nutrição e fragilidade.

COMPLICAÇÕES E CONSEQUÊNCIAS

Diversos estudos têm enfatizado a relevância da força muscular na mortalidade e na capacidade funcional no processo de envelhecimento. Estudos longitudinais realizados em diferentes populações mostraram que a força de preensão palmar foi preditora independentemente de mortalidade por todas as causas e de mortalidade por causas cardiovasculares em pessoas idosas (Pothisiri *et al.*, 2018; Strand *et al.*, 2016; Peterson *et al.*, 2016; Menant *et al.*, 2017).

Estudo realizado por Newman *et al.* (2006) mostrou que tanto a baixa força de preensão palmar quanto a baixa força de extensão dos joelhos foram associadas à mortalidade por todas as causas e por causas específicas em pessoas idosas acima de 70 anos, independentemente da quantidade de massa muscular. Estudo realizado por Li *et al.* (2018) em pessoas a partir dos 50 anos evidenciou que a força muscular (medida por teste de preensão palmar) estava mais forte e significativamente associada à mortalidade por todas as causas do que a massa muscular, e que a baixa massa muscular só se tornava preditora de mortalidade quando acompanhada de baixa força muscular. Investigação de Stenholm *et al.* (2014) acompanhou uma coorte por 33 anos, realizada com 3.594 pessoas com idade entre 50 e 94 anos, mostrando que baixa força de preensão palmar esteve associada à morte por todas as causas na população ao longo do estudo.

Pesquisas recentes sugerem associação de força muscular com comprometimento cognitivo leve (CCL) em idosos. Jeong e Kim (2018), ao acompanhar indivíduos coreanos de meia-idade e idosos durante 6 anos, encontraram valores de força de preensão palmar menores em pessoas com comprometimento da cognição em relação aos seus controles. Lauretani *et al.* (2018) encontraram correlação entre força de preensão palmar e os escores do miniexame de estado mental (MEEM) – quanto maior a força, maior a pontuação na escala psicométrica.

Moon *et al.* (2016) acompanharam uma coorte coreana a fim de identificar se os parâmetros de sarcopenia conseguiam indicar futuros prejuízos nas funções cognitivas. Observou-se associação da força de preensão palmar em homens e baixos resultados na SPPB em ambos os sexos, indicando prejuízo nas funções cognitivas na linha de base. Contudo, não houve associação com a massa muscular. Durante o acompanhamento de 5 anos, a perda da força de preensão palmar aumentou em 34% o risco de prejuízo na cognição.

A interação entre músculo e osso tem sido evidenciada por muitas pesquisas. O termo osteossarcopenia descreve a ocorrência concomitante de osteopenia/osteoporose e sarcopenia, considerada uma síndrome geriátrica. Idosos com osteossarcopenia têm pior função física, aumento do risco de declínio cognitivo e aumento do risco de morte quando comparados àqueles com sarcopenia ou osteoporose de forma isolada.

ABORDAGEM TERAPÊUTICA

A abordagem multi e interdisciplinar é fundamental para o manejo da sarcopenia.

Tratamento medicamentoso

Atualmente, não se dispõe na literatura de tratamento medicamentoso comprovado e seguro que aja diretamente na fisiopatologia da sarcopenia. Nenhum fármaco específico foi ainda aprovado para o tratamento desta condição.

Revisão sistemática e metanálise avaliaram intervenções farmacológicas para melhora de massa muscular, força e desempenho físico em idosos. Demonstrou-se efeito benéfico da vitamina D na força e no desempenho físico em mulheres com baixos níveis séricos (25 nmol/ℓ). Efeito da testosterona na massa muscular foi observado em homens com baixos níveis séricos (< 200 a 300 ng/dℓ). No entanto, deve-se ter cautela com efeitos adversos cardiovasculares.

Vitamina D

A vitamina D é reconhecida como parte integral da fisiologia óssea e muscular pelo seu papel no metabolismo do cálcio e fosfato e pela participação nas funções muscular es mediadas pelo cálcio, atuando como mediador entre músculo e osso. Sob o efeito da luz solar (luz UV), é sintetizada na pele pelo 7-deidrocolesterol, sendo convertida em 25-hidroxivitamina D [25(OH)D] no fígado e depois em $1,25(OH)_2D$ nos rins, que é sua forma biológica e exerce seu efeito no osso e no músculo pelo receptor da vitamina D.

Apesar do papel da vitamina D na saúde muscular, existem poucos estudos que comprovam o efeito positivo, enquanto outros mostram resultados não significativos. Há evidência da associação de baixos níveis de vitamina D com desfechos musculares negativos. Demonstrou-se efeito benéfico da vitamina D na força e no desempenho físico em mulheres com baixos níveis séricos (25 nmol/ℓ).

Recomenda-se que os níveis de 25(OH)D sejam dosados em todos os pacientes sarcopênicos e que seja realizada reposição de vitamina D nos casos de deficiência ou suplementação, quando houver insuficiência.

Proteínas

Revisão sistemática e metanálise publicada por Coelho-Junior *et al.* (2018) compararam a alta ingesta proteica (1 a 1,2 g/kg) diária com a baixa ingesta (< 1 g/kg) em idosos com 60 anos ou mais. Não foram observadas diferenças significativas de força nos dois grupos, porém notou-se melhor performance física nos pacientes com alta ingesta proteica.

Efeitos benéficos da alta ingesta proteica na força muscular são relatados em estudos transversais em adultos e idosos (Cells-Moraes *et al.*, 2018; Fanell Kuczmarski *et al.*, 2018; Mc Lean *et al.*, 2016; Sahni *et al.*, 2015).

Os resultados de estudos sobre a suplementação de proteínas, aminoácidos essenciais ou beta-hidroxibetametilbutirato (HMB, metabólito da leucina) são controversos (Beaudart *et al.*, 2018; Ten Haaf *et al.*, 2018); porém, em revisão sistemática e metanálise recente realizada por Veronese *et al.* (2019), houve melhora da força de preensão palmar com a suplementação de proteínas e aminoácidos, especialmente entre os pacientes com sarcopenia ou fragilidade.

Revisão sistemática realizada por Martínez-Arnau *et al.* (2019) sobre o efeito da suplementação de leucina em pacientes sarcopênicos mostrou melhora significativa da sarcopenia, principalmente pela melhora da massa magra, além de boa tolerância e ausência de efeitos adversos graves com a suplementação.

A distribuição das proteínas nas refeições é controversa na literatura, alguns estudos mostram benefício da maior concentração no almoço ou no jantar, enquanto outros indicam a distribuição entre as três refeições principais.

Cálcio

Sabe-se que o cálcio é um importante mineral ósseo, necessário também para a saúde muscular. No entanto, o benefício do cálcio na sarcopenia ainda não foi bem estudado.

Exercício físico

O entendimento da força muscular como determinante principal da sarcopenia faz com que o exercício físico ganhe destaque no manejo terapêutico da doença. Desse modo, o exercício resistido se apresenta como potencial manejo não farmacológico e com alta força de evidência em diretrizes internacionais, referendando esse tipo de atividade como ferramenta de primeira linha na terapêutica da doença. Exercício resistido é qualquer atividade física que produz contração musculoesquelética usando sobrecargas externas, como halteres, pesos livres, cabos, ligas e o próprio peso corporal do indivíduo.

No entanto, é importante mencionar que a maioria dos estudos que fundamentam a utilização do treinamento resistido no ganho de massa muscular, força muscular e função física foi realizada em pessoas não sarcopênicas. Contudo, as informações obtidas permitem vislumbrar conclusões para idosos sarcopênicos. Além disso, a diretriz internacional destaca a importância do combate ao sedentarismo, recomendando a prática de atividades domiciliares e de lazer (Tabela 11.2).

Law *et al.* (2016), em recomendações para treinamento resistido na prevenção e no manejo da sarcopenia, colocam a necessidade de o treinamento resistido ser de moderado a intenso, privilegiando os exercícios multiarticulares, com progressão no programa de exercícios. O aumento da prática do exercício resistido, sendo ele de alta intensidade, seria capaz de aumentar massa muscular e, principal e independentemente, a força e a potência muscular, melhorando a performance motora e a tolerância ao exercício, como sistematizado na Figura 11.1.

Outro importante grupo de trabalho que se posicionou em relação ao exercício resistido na sarcopenia foi a Associação Nacional de Força e Condicionamento (NSCA) dos EUA, alinhando-se ao entendimento da revisão do consenso do grupo europeu (Tabela 11.3). A NSCA estabeleceu potenciais benefícios e a organização dos exercícios para melhorar os aspectos musculares relacionados à sarcopenia. O exercício resistido, incluindo a metodologia multicomponente, e exercícios de potência têm se apresentado como intervenções eficazes para reverter a perda de força, potência, massa e função musculares, repercutindo em melhora na capacidade funcional de pessoas idosas.

Tabela 11.2 Diretriz de prática clínica para idosos com sarcopenia.

	Diretriz	Força de evidência	Certeza de evidência
Atividade física	Treino à base de exercício resistido possuem maiores efeitos no aumento da massa muscular, força muscular e função física	Forte	+++

Adaptada de Dent *et al.* (2018).

Capítulo 11 • Sarcopenia em Idosos 125

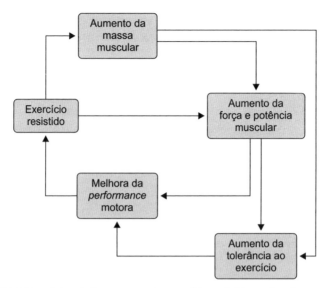

Figura 11.1 Benefícios do incremento do exercício resistido na função muscular de indivíduos idosos. Adaptada de Law *et al.* (2006).

A partir da tomada da força muscular como fundamento da intervenção do treinamento resistido na sarcopenia, somado à necessidade da progressão do treino e dos estímulos multiarticulares, com aumento gradual da complexidade, com demanda de aperfeiçoamento dos movimentos do cotidiano e com a necessidade de estímulos para diversas capacidades físicas, o exercício na perspectiva do treinamento funcional (TF) ganha relevância para atuais e futuras abordagens do exercício físico no manejo da sarcopenia, além do treinamento resistido tradicional.

Tabela 11.3 Posicionamento da Associação Nacional de Força e Condicionamento com Diretrizes (NSCA) dos EUA para exercícios para ganho de força, potência e massa muscular em pessoas idosas com declínio nessas qualidades e em função física.

Variável	Recomendações
Treino resistido	Duas a 3 sessões semanais, com 3 séries de 8 a 12 repetições, evoluindo carga até chegar em 80% de 1 repetição máxima, priorizando exercícios multiarticulares
Potência	Exercícios em alta velocidade e com intensidade baixa a moderada, com 30 a 60% de 1 repetição máxima
Treino funcional	Aperfeiçoar tarefas e movimentos para o cotidiano
Treino de equilíbrio	Estímulos diversificados e desafiadores
Progressão	Progressão de intensidade, volume e complexidade gradualmente

126 Geriatria | Guia Prático

Embora não seja um conceito novo, o TF, metodologicamente, é considerado treinamento físico voltado para melhora do desempenho das atividades da vida diária e das atividades recreativas e/ou esportivas. Seu objetivo é o aprimoramento neuromuscular (grupos musculares e sistema nervoso), focando no movimento, e não apenas em músculos, tendo como base de organização os exercícios integrados, multiarticulares e multiplanares, buscando "performar" as aptidões físicas funcionais, principalmente a força muscular, base para as aptidões físicas funcionais de saúde e habilidades.

Desse modo, o TF abordado neste capítulo prevê o desenvolvimento da força funcional, conceito que se alinha com o objetivo de melhora da força muscular no manejo e na prevenção da sarcopenia, compreendendo que as cargas mecânicas geradas pelo movimento humano são necessárias para o seu desenvolvimento e a manutenção dessa capacidade. Portanto, deve-se compreender que um programa de exercícios físicos deve levar em consideração a somatória das forças geradas pelos movimentos.

Essa abordagem do treinamento funcional será mais bem estruturada adiante, quando será apresentada uma proposta de organização metodológica do manejo e da prevenção da sarcopenia, pautada no desenvolvimento da força funcional nas pessoas idosas, atendendo, assim, a necessidade de prevenir a perda e reestabelecer a força muscular e, consequentemente, prevenindo e tratando a sarcopenia.

Evidências do efeito do exercício resistido

As evidências apresentadas são abordadas sob a perspectiva das mudanças nos ganhos de força, visto que essa qualidade é o principal objetivo na investigação em sarcopenia. Nesse sentido, alguns estudos trazem diretamente o diagnóstico, enquanto outros abordam os critérios apresentados nas metodologias dos ensaios clínicos, para que sejam estabelecidos entendimentos acerca da nova abordagem da sarcopenia focada na força muscular como critério principal, na massa muscular como critério confirmatório e nos testes funcionais como representativos da gravidade da doença.

O treinamento resistido e a suplementação com proteína foram abordados em intervenção com 62 pessoas idosas que apresentavam baixos valores para os testes de levantar da cadeira, de massa muscular apendicular, de SPPB e de velocidade de marcha, segundo os critérios revisados para o diagnóstico de sarcopenia. Dois grupos, suplementado (30 g de proteína/dia) e não suplementado, foram acompanhados e seguiram um programa de exercícios físicos, descrito na Tabela 11.4. Ao final de 24 semanas, ambos os grupos melhoraram consideravelmente os valores de força muscular nos exercícios de *leg press* e cadeira extensora, o tempo no teste de sentar e levantar e os escores da SPPB, evidenciando benefícios do exercício resistido em aspectos de força e funcionalidade em pessoas acometidas pela sarcopenia. No entanto, apenas o grupo

Capítulo 11 • Sarcopenia em Idosos 127

Tabela 11.4 Programa de exercícios resistidos para pessoas com sarcopenia.

Tipo de exercícios	Frequência	Intensidade
1. *Leg press*	Duas sessões semanais, durante 24 semanas	Dez a 15 repetições
2. Cadeira extensora		Carga de 50% de 1RM
3. Supino sentado	Quatro séries para as repetições das contrações concêntricas e excêntricas	Oito a 10 repetições
4. Voador		Carga de 75% de 1RM
5. Tração costas		Intervalo de 1 min entre séries
6. Remada baixa na máquina		Intervalos de 2 min entre exercícios

Adaptada de Tieland *et al.* (2012).

suplementado melhorou massa muscular, o que reforça as diretrizes que colocam exercícios resistidos e aporte adequado de proteínas no manejo da doença.

Em um estudo com 165 mulheres idosas japonesas com 75 anos ou mais e diagnóstico de sarcopenia, Kim *et al.* (2012) seguiram os critérios que abordavam a massa muscular como principal componente da doença. Os pesquisadores utilizaram um programa de exercícios multicomponentes (Tabela 11.5) com o objetivo de oferecer os mais diversos estímulos para o ganho de massa muscular durante 3 meses.

O grupo foi dividido em: controle e mulheres que se exercitavam sem suplementação, com suplementação de aminoácidos (3 g 2 vezes/dia) ou apenas com aminoácido. Após 3 meses de intervenção, os investigadores constataram aumento

Tabela 11.5 Programa de exercícios multicomponentes para pessoas com sarcopenia e fragilidade concomitante.

Programa	
2 sessões semanais (3 meses) 8 repetições por séries Intensidade de 12 a 14 na escala subjetiva de esforço	
Exercícios	**Progressões**
Fortalecimento	
Exercícios com ligas e tornozeleiras	Da posição sentada para a posição em pé Posição sentada: flexões plantares, extensões de joelhos Posição em pé: flexões de quadril e abduções de quadril
Treino de equilíbrio	
Peso corporal Desafios de estabilidade	Equilíbrio unipodal Mudanças de peso multidirecionais
Treino de marcha	
Ênfase na articulação do tornozelo	Flexão dos extensores dos dedos Chutar chão com calcanhar Mudança de direção da marcha

Adaptada de Kim *et al.* (2012).

da massa muscular apendicular e da velocidade de marcha tanto no grupo que praticava exercícios com suplementação quanto naquele que apenas se exercitou. Já a força muscular, mensurada por meio da extensão de joelhos, aumentou apenas nas mulheres que se exercitaram e suplementaram concomitantemente.

É importante mencionar que o estudo em questão abordou o exercício resistido sem máquinas, de forma alternativa na intensidade e na utilização de implementos básicos, uma vez que as mulheres participantes também se encontravam com quadro de fragilidade, o que permite identificar possíveis programas iniciais em pessoas com sarcopenia e fragilidade, como o grupo que foi pesquisado.

Em metanálise de ensaios clínicos randomizados, foram analisados os efeitos do exercício físico na sarcopenia, a fragilidade e o risco dessas morbidades em pessoas idosas. Os exercícios físicos do tipo resistido (com ênfase em treino de força) e multicomponente (o qual, além da força, propõe estímulos de características aeróbicas, equilíbrio e de atividade de vida diária) foram considerados os mais eficazes, relatando-se as principais medidas de desfecho para sarcopenia: massa magra, massa muscular apendicular, força de membros inferiores, velocidade de marcha e baterias de testes de função muscular e funcionalidade. O resultado da pesquisa evidenciou o benefício considerável da combinação de exercícios físicos e suplementação de proteínas na força de preensão palmar e membros inferiores, assim como, consequentemente, na funcionalidade e na massa muscular.

Esses achados possibilitam compreender que tanto o exercício de força quanto o de outros componentes da aptidão física são relevantes para o manejo do risco e do quadro de sarcopenia, o que fundamenta cada vez mais a necessidade de uma abordagem do treinamento na perspectiva funcional.

Durante 12 semanas, Chan *et al.* (2018) realizaram um estudo com 110 pessoas idosas asiáticas para averiguar dois diferentes protocolos de intervenção baseados em exercícios físicos. Um dos grupos realizou treinos multicomponentes com exercícios de aquecimento, caminhada em velocidade e exercícios resistidos com implementos alternativos, enquanto o outro priorizou o treino de membros inferiores em máquinas de musculação tradicional na metade do tempo do primeiro grupo. Ao final das intervenções, ambos os grupos melhoraram força e massa muscular. Quando analisados por sexo, tanto homens quanto mulheres melhoraram os resultados em força de preensão palmar, teste de levantar da cadeira e TUGT. Os pesquisadores evidenciaram que tanto os exercícios livres quanto os tradicionais com máquinas são capazes de oferecer melhorias nas qualidades que influenciam no quadro de sarcopenia.

Os resultados positivos do exercício resistido com implementos alternativos às tradicionais máquinas de musculação possibilitam uma abordagem clínica mais acessível à equipe de saúde no manejo da sarcopenia, visto sua considerável prevalência e o alto custo em montagem de salas de musculação.

Um conceito que também tem sido alvo das abordagens em manejo da sarcopenia é o de qualidade muscular (QM), que parece refletir uma nova abordagem na função muscular, embora seja mais difícil de mensurar na prática clínica e na pesquisa. Esse conceito foi utilizado na pesquisa de Hofmann *et al.* (2016), que o caracterizou como a razão da força ou potência muscular pela massa muscular. O teste de preensão palmar foi utilizado para a qualidade de força (força/massa muscular), e o teste de levantar da cadeira em 30 s para a análise da qualidade de potência [−715,218 + 13,915 × peso corporal (kg) + 33,425 × *stand* em 20 s]. Os pesquisadores investigaram o ganho na qualidade muscular em dois grupos de pessoas idosas sarcopênicas institucionalizadas que realizaram exercícios resistidos com ligas, sendo um desses grupos com suplementação calórica. As intervenções contaram com duas sessões semanais de 60 min cada, durante 6 meses. Os voluntários realizaram exercícios para os principais grupos musculares, seguindo a progressão apresentada na Tabela 11.6. O grupo controle teve treinamento cognitivo durante a intervenção. Após 6 meses de treinamento físico, o grupo não suplementado obteve aumento de qualidade de potência mais significativo em relação ao suplementado e controle.

Na Alemanha, 53 pessoas idosas com sarcopenia foram acompanhadas durante 12 semanas realizando treinamento resistido, com três sessões semanais. Os participantes do estudo foram divididos em dois grupos: um suplementado por um composto proteico e outro com placebo. Ambos os grupos realizaram exercícios em máquinas, em sala de musculação tradicional, com as características dos estímulos apresentadas na Tabela 11.7. Após a intervenção, o grupo com suplementação apresentou maiores ganhos em força de extensão dos joelhos, ganhos de massa livre de gordura e diminuição da massa de gordura, mesmo que ambos os grupos tenham melhorado nas variáveis mencionadas. Esse estudo ratifica outros achados em relação aos benefícios do manejo conjunto entre exercícios resistidos e aporte adequado de nutrientes proteicos.

Em um estudo realizado com mulheres idosas não sarcopênicas, pesquisadores acompanharam durante 24 semanas dois grupos no treinamento resistido, sendo que um deles recebeu, além do treinamento físico, ajuste de dieta baseada em vegetais, cereais e peixes. Os dois grupos foram comparados com os

Tabela 11.6 Características dos estímulos na progressão de exercícios com elásticos na qualidade muscular de idosos longevos.

1 a 4 semanas	5 a 20 semanas
Liga de baixa resistências 1 série de 15 repetições 8 grupos musculares	Liga de média resistência Liga de forte resistência Liga de extra forte resistência 2 séries de 15 repetições 8 grupos musculares

Adaptada de Hofmann *et al.* (2016).

130   Geriatria | Guia Prático

Tabela 11.7 Variáveis de treinamento de força de 12 semanas em pessoas idosas com sarcopenia.

Sessões semanais/ Duração da sessão	Intensidade dos estímulos	Exercícios do programa
3 sessões/60 min	Semana 1 a 4: 15 repetições Semana 5 a 9: 10 repetições Semana 10 a 12: 8 repetições	1. Puxada tração 2. *Leg press* 3. Supino na máquina 4. Agachamento na máquina

Adaptada de Zdzieblik (2015).

controles sem exercícios. A análise pós-intervenção evidenciou ganhos significativos de cerca de 20% na força de extensão dos joelhos em ambos os grupos de treinamento em relação aos controles. No entanto, apenas o grupo com treino e dieta ajustada aumentou massa muscular (2% de ganho). Entre os achados que esse estudo proporcionou, destacam-se:

- O ganho de força, objetivo central nas intervenções para prevenção e manejo da sarcopenia, ocorreu mesmo sem ser acompanhado pelo aumento da massa muscular, evidenciando benefício da metodologia
- O treino com características majoritariamente na perspectiva do treinamento funcional (Tabela 11.8).

O treinamento resistido na forma de potência (força × velocidade de contração muscular) foi abordado na perspectiva de ganho de força e potência muscular em pessoas idosas com mobilidade reduzida (SPPB = 8,0), com valores condizentes para o diagnóstico de sarcopenia, embora a doença não fosse a abordagem do estudo. Na pesquisa, o treinamento resistido foi abordado em termos de velocidade de contração muscular dos membros inferiores com baixa carga (40% de 1RM) e alta carga (79% de 1RM). As características dos estímulos são iguais, havendo diferença apenas na carga:

- 10 repetições no *leg press*
- 10 repetições unilaterais na cadeira extensora
- Contração concêntrica com a maior velocidade possível e contração excêntrica com 2 s de cadência
- Carga de resistência ajustada a cada 3 semanas (durante 12 semanas).

Os pesquisadores evidenciaram que ambos os treinos melhoraram potência muscular e desempenho em mobilidade funcional, mesmo com a carga e a percepção de esforço sendo menores no grupo que se exercitou a 40% de 1RM, reforçando o direcionamento da carga para treino de potência muscular. O treinamento melhorou força muscular, pico de potência e velocidade de contração muscular em ambos os grupos, com vantagem para o de maior carga. No entanto, é interessante notar que cargas menores produzem efeitos no ganho de potência muscular e melhorias na mobilidade funcional, possibilitando uma

Tabela 11.8 Características do treinamento resistido no ganho de força de mulheres idosas.

Séries	Intensidade	Exercícios
3 séries por exercícios 2 min de intervalo entre séries 3 min de intervalo entre exercícios	50% de 1 repetição máxima nas duas primeiras semanas (12 a 15 repetições) 75 a 85% de 1 repetição máxima nas 22 semanas seguintes (8 a 12 repetições) Ajuste dos pesos foram realizados ao longo das sessões para manutenção da intensidade prevista	Agachamento *Leg press* Puxada horizontal Puxada para baixo Estabilização de *core* Agachamento com saltos

abordagem mais segura para pacientes que possam apresentar quadros de sarcopenia, prevenindo lesão articular.

A potência muscular, mensurada mediante o pico de potência, está ligada à capacidade de mobilidade em pessoas idosas, que são dependentes da força muscular e da velocidade de contração, exigindo estímulos de unidades motoras maiores na região estimulada. Estudos apontam que a potência muscular parece diminuir mais rápido que a força muscular, colocando a potência muscular também como aspecto importante na abordagem da sarcopenia. Portanto, o treinamento visando à potência muscular se torna interessante no manejo da sarcopenia, como estímulo a ser acrescentado.

No entanto, essa abordagem específica de treinamento resistido deve ser implementada dentro de uma lógica de progressão e de uma estruturação específica no treinamento funcional (ver *Proposta de metodologia de exercícios resistidos* mais adiante).

Estudos com pessoas idosas não sarcopênicas evidenciaram aumentos no pico de potência, força muscular e no desempenho em teste de mobilidade funcional, como o da caminhada de 6 m, em intervenções com características de potência muscular. Nesse estudo, os investigadores progrediram o programa de treinamento físico em seis exercícios para musculatura de extensores de quadril, extensores de joelhos e flexores plantares, com duração de 1 h, 3 dias/semana, a fim de promover adaptação e segurança na realização dos exercícios. Depois das duas primeiras semanas de adaptação em força, os voluntários realizaram as 10 repetições, sendo de 1 a 3 repetições em ritmo normal, de 4 a 7 repetições um pouco mais veloz e de 8 a 10 repetições o mais rápido possível. Esse protocolo foi denominado rampeamento.

Outra intervenção visando aos estímulos de potência muscular foi realizada com diferentes regimes do treinamento resistido, diferenciando apenas a cadência (velocidade de execução) do movimento, em um período de 12 semanas (Tabela 11.9). Nesse protocolo, os pesquisadores utilizaram apenas dois

132 Geriatria | Guia Prático

Tabela 11.9 Diferentes regimes de contração em exercícios para membros inferiores com o objetivo de ganho de potência muscular.

Variáveis de treino	Regime de potência muscular	Regime tradicional
Leg press Cadeira extensora 3 sessões semanais 12 semanas de intervenção	3 séries de 12 a 14 repetições 40% de 1RM com cadência 1020 (1 s na concêntrica e 2 s na excêntrica)	3 séries de 8 a 10 repetições 80% de 1RM com cadência 2030 (2 s na concêntrica e 3 s na excêntrica)

exercícios (*leg press* e cadeira extensora) e evidenciaram maior ganho de pico de potência de velocidade muscular e maior pico de força de potência para os voluntários que realizaram os exercícios com mais velocidade de contração concêntrica. Para força muscular, ambos os grupos melhoraram seus valores. Esse estudo deixa clara a especificidade do treinamento de potência e a possibilidade de utilização desse estímulo em uma progressão visando à melhora de performance em pessoas com diminuição de força e potência muscular.

A potência muscular, assim como a força e a massa muscular, é influenciada por diversos mecanismos neuromusculares e endócrinos, contribuindo para o aparecimento do quadro de sarcopenia. Assim, compreender a existência desses mecanismos é fundamental para entender como o exercício resistido tem contribuído na prevenção e na reversão desse problema de saúde.

A Tabela 11.10 mostra as perdas neuromusculares e os possíveis benefícios dos diversos tipos de estímulos que o treinamento resistido pode oferecer, buscando-se atenuar ou reverter quadros de perdas de função muscular que podem levar à sarcopenia, tendo o treinamento resistido como melhor abordagem para aumento de função neuromuscular e massa muscular.

Em uma investigação realizada com pessoas idosas nonagenárias institucionalizadas na Espanha, foi aplicado um protocolo de exercícios resistidos para verificar os benefícios do exercício físico em parâmetros tanto de força quanto de potência (Tabela 11.11), levando em consideração as qualidades já abordadas neste capítulo. Os pesquisadores conseguiram observar melhoras significativas em testes de mobilidade funcional, incidências de quedas, força de levantar da cadeira, preensão palmar e potência muscular, evidenciando ganhos importantes em todas as qualidades discutidas. Além das respostas específicas relacionadas à força, o programa de exercícios é de caráter multicomponente, envolvendo não apenas a força funcional, mas também outras aptidões físicas, como equilíbrio, coordenação e flexibilidade, o que já é preconizado no treinamento funcional, caracterizando esse tipo de exercício promissor na abordagem da sarcopenia.

As evidências apresentadas ratificam a força muscular, assim como a potência e a qualidade muscular, com importante foco na abordagem do exercício físico no manejo do quadro de sarcopenia, evidenciando a dinapenia (declínio

Capítulo 11 • Sarcopenia em Idosos 133

Tabela 11.10 Benefícios e tipo de estímulo do treinamento resistido nas modificações neuromusculares.

Modificações neuromusculares e seus mecanismos	Mudanças mediante treinamento resistido
Redução do diâmetro dos axônios que inervam os músculos Redução da velocidade de condução elétrica no axônio Perdas de unidades motoras Diminuição do IGF-1, que influencia negativamente na capacidade de reparação do axônio na inervação dos músculos da coluna vertebral Redução da árvore dendrítica e de entradas sinápticas nos neurônios motores (denervação parcial de miofibrilas) Reinervação axonal comprometida Desinervação do neurônio motor mais acelerada em membros inferiores Redução do número de células satélites Redução de fibras musculares com a consequente infiltração de tecidos não contráteis (colágeno e gordura) Inflamação crônica (IL-6, TNF-alfa, PCR) Aumento do estresse oxidativo Diminuição da m-TOR Diminuição do compartimento mitocondrial	**Treino de potência (40 a 70% de 1RM)** Melhora na capacidade de produção rápida de força muscular Aumento do pico de potência muscular Aumento da frequência máxima de disparo neuromuscular e disparo por descarga dupla **Treino de força (≥ 80% de 1RM)** Melhoras na força máxima Aumento da resistência muscular Aumento do impulso contrátil, atividade neuromuscular eferente Aumento da coativação antagonista muscular Aumento do controle motor fino Aumento na área transversal e volume muscular Diminuição na taxa de perda da fibra tipo II Melhora na arquitetura muscular (ângulo de inserção muscular) Melhora do quadro inflamatório Melhora no recrutamento de células satélites Incremento de m-TOR Aumento do compartimento mitocondrial

IGF-1: fator de crescimento semelhante à insulina tipo 1; IL-6: interleucina 6; m-TOR: rapamicina alvo em mamíferos; PCR: proteína C reativa; TNF-alfa: fator de necrose tumoral alfa.
Adaptada de Aagaard *et al.* (2010); Phu *et al.* (2015).

Tabela 11.11 Método de programa de exercícios multicomponentes para desenvolvimento de força e potência muscular em pessoas idosas nonagenárias.

Composição do treino	Variáveis de treinamento	Exercícios realizados
5 min de aquecimento 10 min de equilíbrio e retreinamento da marcha 20 min de treinamento resistido 5 min de alongamento (desaquecimento)	2 sessões semanais 12 semanas de intervenção 8 a 10 repetições 40 a 60% de 1RM Movimento em alta velocidade	Agachamento Extensão de joelhos Supino sentado Posição semi-*tandem* Caminhada em linha Caminhada com obstáculos Propriocepção em superfícies instáveis Transferência de peso de pernas

Adaptada de Cadore *et al.* (2014).

134   Geriatria | Guia Prático

da força muscular com o envelhecimento) como elemento central nas três qualidades musculares mencionadas.

É importante entender que a diminuição da força muscular é afetada, mas não determinada pelo declínio na massa muscular, como já mencionado anteriormente. Clark *et al.* (2006) constataram que a diminuição da massa muscular por desuso, em pessoas adultas, foi capaz de explicar apenas 10% da perda de força muscular nos voluntários, ligando o declínio de força muscular a outros aspectos conhecidos (neurais) e desconhecidos.

Além da contribuição para desfechos clínicos de sarcopenia, a dinapenia também tem grande influência na independência funcional de pessoas idosas. Iwamura e Kanauchi (2017), em estudo com 123 pessoas com mais de 65 anos, buscaram associar a dinapenia, a sarcopenia (com massa muscular como principal critério) e a fragilidade com piores desfechos para atividades de vida diária. Contudo, apenas a dinapenia foi associada significativamente com piores desempenhos em atividades instrumentais de vida diária (AIVD) no grupo pesquisado.

A dinapenia também ganha destaque quando associada a outra condição com grande prevalência em pessoas idosas, a obesidade, gerando prejuízos e agravo da saúde nessa população, como quedas, fraturas, prejuízos na velocidade de marcha, diminuição da qualidade de vida, prejuízo na função física e aumento de risco de mortalidade. A obesidade concomitante com a dinapenia tem sido chamada de obesidade dinapênica e suscitado pesquisas importantes e maior atenção, pela possibilidade de alta prevalência em pessoas de meia-idade e acima de 65 anos.

A Tabela 11.12 mostra as principais mensurações para classificação da obesidade dinapênica, visando contribuir para futuras práticas clínicas e de pesquisa.

Tabela 11.12 Critérios e classificação da obesidade dinapênica.

Referência	Classificação	Critérios
Scott *et al.* (2014)	Obesidade dinapênica	Obesidade global e central (IMC e DXA, circunferência da cintura) Dinamômetro para força de MMII Força de preensão palmar
Bouchard e Janssen (2010)	Obesidade dinapênica	Quartis de força muscular e obesidade Obesidade (DXA) Dinamômetro para extensão de joelhos
Rossi *et al.* (2017) Alexandre *et al.* (2019) Sénéchal *et al.* (2012)	Obesidade abdominal dinapênica	Circunferência da cintura Força de preensão palmar

DXA: absorciometria de raios X de dupla energia; IMC: índice de massa corporal; MMII: membros inferiores.

PROPOSTA DE METODOLOGIA DE EXERCÍCIOS RESISTIDOS PARA DESENVOLVIMENTO DE FORÇA FUNCIONAL NA PREVENÇÃO E NO MANEJO DA SARCOPENIA

Conforme mencionado anteriormente, a dinapenia tem sido relevante nos estudos clínicos e epidemiológicos e relacionada com desfechos negativos importantes em pessoas acima dos 60 anos, fundamentando a abordagem adotada nas prescrições de treinamento resistido com pessoas idosas.

É sob essa perspectiva, e atendendo a uma mudança de paradigma pautada no foco em força muscular no manejo da sarcopenia, que será proposta uma metodologia de intervenção mais objetiva na prevenção e no tratamento da sarcopenia como proposta clínica. Essa proposta de metodologia de treinamento resistido fundamenta-se na perspectiva do treinamento funcional. Para isso, no entanto, a metodologia se pauta nos achados relacionados ao treinamento multicomponente e no exercício resistido no desenvolvimento de força muscular em pessoas idosas, além do estímulo de outras aptidões físicas necessárias para a qualidade de vida nesse grupo específico da população.

A metodologia já é utilizada, de forma exclusiva, no Programa Viver Mais de Envelhecimento Ativo do Grupo Cynthia Charone, em Belém (PA), serviço de referência em geriatria e gerontologia que atende cerca de 5 mil pessoas idosas na região metropolitana da capital paraense e em cidades próximas. Esse programa, entre outros objetivos, visa ao manejo efetivo de doenças crônicas e síndromes geriátricas, entre elas a sarcopenia, condição frequente entre os pacientes do programa. Souza *et al.* (2019), em pesquisa de perfil epidemiológico realizado na instituição paraense, evidenciaram uma frequência de 9,4% de casos de sarcopenia, refletindo a necessidade de implementação de programas de exercícios resistidos e acompanhamento multiprofissional, como é caracterizado o serviço. Desse modo, a metodologia apresentada nas Tabelas 11.13 a 11.15 tem sido fundamental na prevenção e no manejo da sarcopenia nas pessoas idosas atendidas no serviço.

Tabela 11.13 Metodologia de exercícios para prevenção da sarcopenia do Programa Viver Mais de Envelhecimento Ativo (*Gerontocircuit* – blocos de exercícios).

Aquecimento (15 min)	Bloco de habilidades (15 min)	Bloco de força funcional (20 min)	Desaquecimento (5 min)
Aquecimento cíclico Mobilidade articular Alongamento dinâmico Ludicidade Atividades rítmicas	Agilidade Coordenação Equilíbrio	Força funcional: ■ Empurrar ■ Puxar ■ Dominância de quadril ■ Dominância de joelho ■ *Core training*	Alongamento estático Respiração

136 Geriatria | Guia Prático

Tabela 11.14 Metodologia de exercícios para manejo da sarcopenia do Programa Viver Mais de Envelhecimento Ativo (Protocolo Treinamento Resistido).

Exercícios com implementos	Exercícios com máquinas
Força funcional (60%, evoluindo para 80% de 1RM): ■ Empurrar ■ Puxar ■ Dominância de quadril ■ Dominância de joelho ■ *Core training*	Musculação (60% evoluindo para 80% de 1RM): ■ *Chest press* ■ Remada sentada ■ Levantar e sentar ■ *Leg press* ■ Flexão plantar ■ Pranchas

Tabela 11.15 Recomendações de atividades físicas para idosos com sarcopenia/ fragilidade utilizado no Grupo Cynthia Charone (Belém, PA, 2019).

Tipo de exercício	Frequência	Intensidade	Duração
Treino de força	2 dias/semana	Progredir de 60 a 80% de 1RM	8 a 10 exercícios 1 a 3 séries 8 a 12 repetições 1 a 3 min de descanso
Treino de potência	2 dias/semana	30 a 60% de 1RM	1 a 3 séries por exercício 6 a 10 repetições 2 a 3 min de descanso

O treinamento resistido no manejo da sarcopenia considera ainda os seguintes aspectos:

■ Todo paciente tem uma ficha individual na qual consta o levantamento das principais refeições do paciente, a fim de trocar informação com a equipe de nutrição
■ Acompanhamento de sensação de dor ou de possíveis episódios de quedas, para subsidiar a abordagem da fisioterapia
■ Em caso de evolução de força muscular, o paciente pode ser direcionado para aulas coletivas, depois de 12 semanas no protocolo específico de manejo da sarcopenia.

Acompanhamento

Recomenda-se que o acompanhamento seja feito por:

■ SPPB ou velocidade de marcha, com aumento de 0,1 m/s sendo reconhecido como de relevância clínica
■ Desempenho nas atividades de vida diária
■ Número de quedas
■ Questionário SarQoL, específico para mensuração da qualidade de vida na sarcopenia.

BIBLIOGRAFIA

Aagaard P, Suetta C, Caserott P, Magnusson SP, Kjær M. Role of the nervous system in sarcopenia and muscle atrophy with aging: strength training as a countermeasure. Scand J Med Sci Sports. 2010;20(1):49-64.

Abellan van Kan G, Rolland Y, Andrieu S, Bauer J, Beauchet O, Bonnefoy M *et al*. Gait speed as a marker of adverse outcomes. J Nutr Health Aging. 2009;13(10):881-9.

Alexandre TS, Scholes S, Santos JLF, Oliveira C. Dynapenic abdominal obesity as a risk factor for worse trajectories of ADL disability among older adults: The ELSA Cohort Study. J Gerontol A Biol Sci Med Sci. 2019;74(7):1112-8.

Amadio AC, Serrão JC. A biomecânica em educação física e esporte. Rev Bras Educ Fís Esporte. 2011;25:15-24.

Batsis JA, Zbehlik AJ, Pidgeon D, Bartels SJ. Dynapenic obesity and the effect on long-term physical function and quality of life: data from the osteoarthritis initiative. BMC Geriatr. 2015;15:118.

Beaudart C, Rabenda V, Simmons M, Geerinck A, Araujo de Carvalho I, Reginster JY *et al*. Efects of protein, essential amino acids, b-hydroxy b-methylbutyrate, creatine, dehydroepiandrosterone and fatty acid supplementation on muscle mass, muscle strength and physical performance in older people aged 60 years and over. A systematic review on the literature. J Nutr Health Aging. 2018;22(1):117-30.

Beckhem SG, Harper M. Functional training: fad or here to stay?. ACSM's Health & Amp Fitness Journal. 2010;14(6):24-30.

Bouchard DR, Janssen I. Dynapenic-obesity and physical function in older adults. J Gerontol A Biol Sci Med Sci. 2010;65(1):71-7.

Boyle M. O novo modelo de treinamento funcional de Michael Boyle. 2. ed. Porto Alegre: Artmed; 2018.

Cadore EL, Casas-HerRero A, Zambom-Ferraresi F, Idoate F, Millor N, Gómez M *et al*. Multicomponent exercises including muscle power training enhance muscle mass, power output, and functional outcomes in institutionalized frail nonagenarians. AGE. 2014;36:773-85.

Cao L, Morley JE. Sarcopenia is recognized as an independent condition by an International Classification of Disease, Tenth Revision, Clinical modification (ICD 10-CM) Code. J Am Med Dir Assoc. 2016;17(8):675-7.

Celis-Morales CA, Petermann F, Steell L, Anderson J, Welsh P, Mackay DF *et al*. Associations of dietary protein intake with fat-free mass and grip strength: a cross-sectional study in 146,816 UK biobank participants. Am J Epidemiol. 2018;187(11):2405-14.

Chan DC, Chang CB, Han DS, Hong CH, Hwang JS, Tsai KS *et al*. Effects of exercise improves muscle strength and fat mass in patients with high fracture risk: a randomized control trial. J Formos Med Assoc. 2018;117(7):572-82.

Clark BC, Manini TM, Bolanowski SJ, Ploutz-Snyder LL. Adaptations in human neuromuscular function following prolonged unweighting: II. Neurological properties and motor imagery efficacy. J Appl Physiol. 2006;101(1):264-72.

Coelho-Junior HJ, Milano-Teixeira L, Rodrigues B, Bacurau R, Marzetti E, Uchida M. Relative protein intake and physical function in older adults: A systematic review and meta-analysis of observational studies. Nutrients. 2018;10(9). pii: E1330.

Cotter S. Treinamento com kettlebell. Porto Alegre: Artmed; 2015.

Cruz-Jentoft AJ, Bahat G, Bauer J, Boirie Y, Bruyère O, Cederholm T *et al.* Sarcopenia: revised European consensus on definition and diagnosis. Age Ageing. 2019;48(1):16-31.

Cruz-Jentoft AJ, Landi F, Schneider SM, Zúñiga C, Arai H, Boirie Y *et al.* Prevalence of and interventions for sarcopenia in ageing adults: a systematic review. Report of the International Sarcopenia Initiative (EWGSOP and IWGS). Age Ageing. 2014;43(6):748-59.

Dent E, Morley JE, Cruz-Jentoft AJ, Arai H, Kritchevsky SB, Guralnik J *et al.* International clinical practice guidelines for sarcopenia (icfsr): screening, diagnosis and management. J Nutr Health Aging. 2018;22(10):1148-61.

Earles DR, Judge JO, Gunnarsson OT. Velocity training induces power-specific adaptations in highly functioning older adults. Arch Phys Med Rehabil. 2000;82:872-8.

Ethgen O, Beaudart C, Buckinx F, Bruyère O, Reginster JY. The future prevalence of sarcopenia in Europe: a claim for public health action. Calcif Tissue Int. 2017;100(3):229-34.

Fanelli Kuczmarski M, Pohlig RT, Stave Shupe E, Zonderman AB, Evans MK. Dietary protein intake and overall diet quality are associated with handgrip strength in african american and white adults. J Nutr Health Aging. 2018;22(6):700-9.

Fragala MS, Cadore EL, Dorgo S, Izquierdo M, Kraemer WJ, Peterson MD *et al.* Resistance training for older adults: position statement from the national strength and conditioning association. J Strength Cond Res. 2019;33(8):2019-52.

Grigoletto MEDS, Brito CJ, Heredia JM. Treinamento funcional: funcional para que e para quem? Rev Bras Cineantropom Desempenho Hum. 2014;16(6):714-9.

Hofmann M, Schober-Halper B, Oesen S, Franzke B, Tschan H, Bachl N *et al.* Effects of elastic band resistance training and nutritional supplementation on muscle quality and circulating muscle growth and degradation factors of institutionalized elderly women: the Vienna Active Ageing Study (VAAS). Eur J Appl Physiol. 2016;116:885-97.

Iwamura M, Kanauchi M. A cross-sectional study of the association between dynapenia and higher-level functional capacity in daily living in community-dwelling older adults in Japan. BMC Geriatrics. 2017;17(1):1.

Kim HK, Suzuki T, Saito K, Yoshida H, Kobaiashi H, Kato H *et al.* Effects of exercise and amino acids suplementation on bory composition and physical function in community-dwelling elderly Japanese sarcopenic woman: a randomized controlled trial. J Am Geriatr Soc. 2012;60(1):16-23.

Law TD, Clark LA, Clark BC. Resistance exercise to prevent and manage sarcopenia and dynapenia. Annu Rev Gerontol Geriatr. 2016;36(1):205-28.

Liao CD, Chen HC, Huang SW, Liou TH. The role of muscle mass gain following protein supplementation plus exercise therapy in older adults with sarcopenia and frailty risks: a systematic review and meta-regression analysis of randomized trials. Nutrients. 2019;11(8). pii: E1713.

Liu P, Hao Q, Hai S, Wang H, Cao L, Dong B. Sarcopenia as a preditor of all cause mortality among community-dwelling older people: a systematic review and meta-analysis. Maturitas. 2017;103:16-22.

Marques EA, Mota J, Machado L, Sousa F, Coelho M, Moreira P *et al.* Multicomponent training program with weight-bearing exercises elicits favorable bone density, muscle strength, and balance adaptations in older women. Calcif Tissue Int. 2011;88(2):117-29.

Martínez-Arnau FM, Fonfría-Vivas R, Cauli O. Beneficial effects of leucine supplementation on criteria for sarcopenia: a systematic review. Nutrients. 2019;11(10). pii: E2504.

Marzetti E, Calvani R, Tosato M, Cesari M, Di Bari M, Cherubini A et al. Sarcopenia: an overview. Aging Clin Exp Res. 2017;29(1):11-7.

McLean RR, Mangano KM, Hannan MT, Kiel DP, Sahni S. Dietary protein intake is protective against loss of grip strength among older adults in the framingham ospring cohort. J Gerontol A Biol Sci Med Sci. 2016;71(3):356-61.

Menant JC, Welber F, Lo J, Sturnieks DL, Close JC, Sachdev PS et al. Strength measures are better than muscle mass measures in predicting health-related outcomes in older people: time to abandon the term sarcopenia? Osteoporos Int. 2017;28(1):59-70.

Phu S, Boersma D, Duque G. Exercise and sarcopenia. J Clin Desint. 2015;18(4):488-92.

Reid KF, Martin KI, Doros G, Clark DJ, Hau C, Patten C et al. Comparative effects of light or heavy resistance power training for improving lower extremity power and physical performance in mobility-limited older adults. J Gerontol A Biol Sci Med Sci. 2015;70(3):372-8.

Reid KF, Fielding RA. Skeletal muscle power: a critical determinant of physical functioning in older adults. Exerc Sport Sci Rev. 2012;40(1):4-12.

Robinson S, Granic A, Sayer AA. Nutrition and muscle strength, as the key component of sarcopenia: an overview of current evidence. Nutrients. 2019;11(12). pii: E2942.

Rossi A, Bianchi L, Volpato S, Bandinelli S, Guralnik J, Zamboni M et al. Dynapenic abdominal obesity as a predictor of worsening disability, hospitalization, and mortality in older adults: results from the InCHIANTI Study. J Gerontol A Biol Sci Med Sci. 2017;72(8):1098-104.

Sahni S, Mangano KM, Hannan MT, Kiel DP, McLean RR. Higher protein intake is associated with higher lean mass and quadriceps muscle strength in adult men and women. J Nutr. 2015;145(7):1569-75.

Sayers SP, Gibson K. High-speed power training in older adults: a shift of the external resistance at which peak power is produced. J Strength Cond Res. 2014;28(3):616-21.

Scott D, Sanders KM, Aitken D, Hayes A, Ebeling PR, Jones G. Sarcopenic obesity and dynapenic obesity: 5-year associations with falls risk in middle-aged and older adults. Obesity. 2014;22(6):1568-74.

Sénéchal M, Dionne IJ, Brochu M. Dynapenic abdominal obesity and metabolic risk factors in adults 50 years of age and older. Journal of Aging and Health. 2012;24(5):812-26.

Souza ABF, Nascimento DAC, Rodrigues IJM, Charone CCO, Lopes GL, Lima RS et al. Association between sarcopenia and diabetes in community dwelling elderly in the Amazon region – Viver Mais Project. Arch Gerontol Geriatr. 2019;83:121-5.

Stenholm S, Mehta NK, Elo IT, Heliovaara M, Koskinen S, Aromata A. Obesity and muscle strength as long-term determinants of all cause mortality – a 33 year of follow-up of the Mini-Finland Health Examination Survey. Int J Obes (Lond). 2014;38(8):1126-32.

Strandberg E, Edholm P, Ponsot E, Wåhlin-Larsson B, Hellmén E, Nilsson A et al. Influence of combined resistance training and healthy diet on muscle mass in healthy elderly women: a randomized controlled trial. J Appl Physiol. 2015;119:918-25.

Ten Haaf DSM, Nuijten MAH, Maessen MFH, Horstman AMH, Eijsvogels TMH, Hopman MTE. Effects of protein supplementation on lean body mass, muscle strength, and physical performance in nonfrail community-dwelling older adults: a systematic review and meta-analysis. Am J Clin Nutr. 2018;108(5):1043-59.

Tieland M, Dirks ML, van der Zwaluw N, Verdijk LB, van de Rest O, de Groot LCPGM et al. Protein supplementation increases muscle mass gain during prolonged resistance-type exercise training in frail elderly people: a randomized, double-blind, placebo-controlled trial. J Am Med Dir Assoc. 2012;13(8):720-6.

Tohoku J. Prospective association of handgrip strength with risk of new-onset cognitive dysfunction in Korean adults: a 6-year national cohort study. Exp Med. 2018;244:83-91.

Veronese N, Stubbs B, Punzi L, Soysal P, Incalzi RA, Saller A et al. Effect of nutritional supplementations on physical performance and muscle strength parameters in older people: A systematic review and meta-analysis. Ageing Res Rev. 2019;51:48-54.

Vianna LC, Oliveira RB, Araújo CGS. Age-related decline in handgrip strength differs according to gender. J Strength Cond. 2007;21(4):1310-4.

Villareal DT, Smith GI, Sinacore DR, Shah K, Mittendorfer B. Regular multicomponent exercise increases physical fitness and muscle protein anabolism in frail, obese, older adults. Obesity (Silver Spring). 2011;19(2):312-8.

Woo J. Sarcopenia. Clin Geriatr Med. 2017;33(3):305-14.

Zdzieblik D, Oesser S, Baumstark MW, Gollhofer A, König D. Collagen peptide supplementation in combination with resistance training improves body composition and increases muscle strength in elderly sarcopenic men: a randomised controlled trial. Br J Nutr. 2015;114(8):1237-45.

12 Quedas

Paulo Mateus Costa Affonso

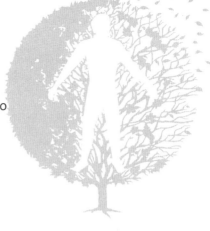

INTRODUÇÃO

Em geral, capítulos sobre quedas em livros de geriatra têm destaque na publicação, muitas vezes maior que de capítulos sobre doenças graves, como insuficiência cardíaca ou neoplasias. Ao realizar uma busca na internet sem parâmetros científicos, mas associando os termos "quedas" e "envelhecimento", é possível encontrar artigos da década de 1950, e mesmo após mais de 60 anos de estudos, pessoas idosas caem cada vez mais e sofrem as consequências dessas quedas.

O destaque dado às quedas é justificado por fatores como alta incidência, lesões, impacto físico-funcional e custo financeiro, seja para o indivíduo, seja para a família, seja para o governo. As estatísticas comprovam: 28 a 35% dos idosos caem pelo menos 1 vez/ano, mais de 50% dos ferimentos ocorridos com idosos são resultantes de quedas e, em alguns países, o custo médio do governo por lesão pode chegar a US$ 3.600,00.

A Organização Mundial de Saúde (OMS) inicialmente definiu queda como um evento não intencional que resulta com a pessoa ao chão ou a um nível inferior. No entanto, com o passar dos anos e a constante descoberta de novos conhecimentos, uma definição mais específica se tornou necessária. Atualmente, a queda é definida como um evento não intencional cujo resultado é a mudança de posição do indivíduo para um nível inferior em relação à sua posição inicial, sem que tenha havido um fator intrínseco determinante, como um acidente vascular cerebral (AVC) ou síncope, ou um acidente inevitável.

EPIDEMIOLOGIA

Um terço da população idosa cai pelo menos uma vez ao ano, e aquele indivíduo que caiu mais de uma vez apresenta probabilidade três vezes maior de cair novamente, ou seja, quando não se aborda adequadamente uma queda, a recorrência ocorrerá e, junto com ela, o surgimento ou agravo de consequências. O aumento do risco de quedas é proporcional ao aumento da idade: 50% dos idosos acima de 80 anos caem pelo menos 1 vez/ano.

142   Geriatria | Guia Prático

Nos EUA, 1 a cada 4 pessoas com mais de 65 anos cai, resultando em aproximadamente 30 milhões de quedas ao ano. No Japão, 20% dos idosos caem pelo menos 1 vez/ano. A seguir, as porcentagens de idosos que caem por ano em outros países:

- Chile: 34%
- Malásia: 30%
- Uruguai: 28,8%
- Argentina: 28,5%
- Inglaterra: 28,4%
- México: 24%
- Canadá: 20%
- Singapura: 20%
- Irlanda: 19,2%
- China: 18%.

O Brasil não difere das estatísticas mundiais. Dois grandes estudos bastante semelhantes pesquisaram a incidência de quedas no país. Os resultados encontrados, no entanto, foram diferentes: 25 e 34,8%.

Em 2018, o estudo ELSI-Brasil avaliou 4.533 idosos com mais de 60 anos, em 70 municípios, fazendo a seguinte pergunta: "O(A) sr.(a) caiu alguma vez desde [mês do ano passado] até agora?". O valor obtido foi 25,1% (15; Pimentel *et al.*, 2018). Em 2007, foram avaliados 4.200 idosos, frequentadores de unidades básicas de saúde (UBS), fazendo a seguinte pergunta: "No último ano, o(a) sr.(a) caiu alguma vez?". O valor obtido foi 34,8% (16).

A diferença metodológica entre os dois estudos foi que, no primeiro, a pesquisa envolveu indivíduos residentes em áreas urbanas e no domicílio em todas as regiões do país, enquanto no segundo (e mais antigo) apenas as regiões Sul e Nordeste foram incluídas, assim como somente indivíduos usuários do Sistema Único de Saúde (SUS). Portanto, fatores como cultura regional, infraestrutura de municípios mais urbanos e rurais e até mesmo expectativas de vida diferentes para cada região podem justificar tal diferença de incidência.

IMPACTO DAS QUEDAS

Impacto individual

Quedas estão entre os maiores motivos de fraturas, lesões com sequelas, internações e perda de funcionalidade no indivíduo idoso. Cerca de 20% das quedas resultam em ferimentos graves que podem exigir cuidados médicos prolongados, incluindo serviços de hospitalização e reabilitação. As fraturas mais prevalentes são de punho e quadril, e 80 a 90% das fraturas de quadril ocorrem por queda.

Comumente, nos artigos em inglês usa-se o termo *hip fracture*, que, traduzido para o português, é usado como "fratura de quadril". Contudo, na quase totalidade das vezes em que se usa esse termo, refere-se à fratura de fêmur, osso que faz parte da articulação do quadril. Idosos que sofrem esse tipo de fratura comumente evoluem para perda de funcionalidade decorrente de complicações pós-operatórias, internação prolongada, reabilitação malsucedida, dores e medo de nova queda. Esses indivíduos, quando não são abordados de maneira correta, podem sofrer graves consequências e até mesmo vir a óbito.

Em um estudo multicêntrico (EUA e Europa) com mais de 27 mil idosos, foi comprovada relação direta entre fratura de fêmur e mortalidade. A probabilidade de morte é maior em curto (3 meses), médio (1 a 4 anos) e longo prazo (4 a 8 anos). Entre os indivíduos que sofreram esse tipo de lesão, morre-se mais em comparação aos que nunca sofreram a fratura.

O alto índice de mortalidade não está somente relacionado à fratura de fêmur. Em 2017, o governo dos EUA publicou que de 2007 a 2016 as mortes por quedas cresceram 30%, e caso continuem nesse crescente, em 2030 serão sete idosos morrendo por hora em virtude de quedas.

Impacto econômico

Além dos prejuízos individuais citados anteriormente, um indivíduo que cai contribui para sobrecarga econômica do sistema de saúde. No ano de 2015, o governo dos EUA gastou US$ 637,5 milhões com quedas fatais e US$ 31,3 bilhões com quedas não fatais. No Brasil, no ano de 2009, o SUS gastou R$ 57,61 milhões em internações e R$ 81 milhões com fraturas em idosos.

FATORES DE RISCO

Os fatores de risco para quedas são variados e devem ser observados em diversos contextos. Há autores que classificam como fatores intrínsecos e extrínsecos, os intrínsecos sendo alterações fisiológicas pelas quais o idoso passa, condições patológicas e efeitos adversos de medicações ou uso concomitante de medicamentos. Já os extrínsecos são os perigos ambientais. Tal classificação não está errada, mas hoje, graças ao avanço dos estudos, é possível relacionar as quedas a muitos fatores, sendo necessária uma classificação mais abrangente, conforme ilustrado na Figura 12.1.

A identificação dos fatores de risco é o primeiro passo para a prevenção de quedas. Uma vez identificados, intervenções devem ser realizadas para que a ocorrência de quedas diminua. É possível classificar os fatores como modificáveis, possivelmente modificáveis e não modificáveis. Na Tabela 12.1 é possível observar cada fator e suas intervenções.

EXERCÍCIOS *VERSUS* QUEDAS

Em 2018, a Força-Tarefa de Saúde Preventiva dos EUA (USPSTF) apontou 21 artigos considerados de boa qualidade relacionando o exercício físico

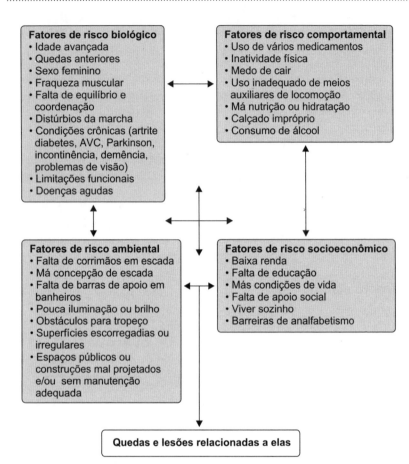

Figura 12.1 Modelo conceitual dos fatores de risco para quedas em idosos. Adaptada de Falsarella *et al.* (2014).

à prevenção de quedas. Após a análise desses artigos, a USPSTF considerou o exercício físico para a prevenção de quedas como recomendação B, o que significa que mesmo que os resultados não sejam altamente substanciais, o benefício é reconhecido e que se deve oferecer o serviço.

Entre os fatores de risco modificáveis, a fraqueza muscular, os distúrbios de equilíbrio e marcha são os que mais devem ser considerados, uma vez que reabilitados de maneira correta são os fatores internos do indivíduo que mais levam à diminuição das quedas. Uma metanálise realizada em 2008 abrangendo 44 artigos, totalizando 9.603 participantes, concluiu que a realização de um programa de exercício bem estruturado e por pessoas bem treinadas pode evitar 42% das quedas e que o treino de equilíbrio parece ser o mais eficaz.

Capítulo 12 • Quedas   145

Tabela 12.1 Fatores de risco para quedas e suas intervenções.

Fatores de risco	Intervenções
Modificáveis	
Fraqueza muscular	Praticar exercício sob orientação de especialista
Falta de equilíbrio e coordenação	
Distúrbios de marcha	
Inatividade física	
Uso inadequado de meios auxiliares de locomoção	Seguir orientação de especialista
Má nutrição ou desidratação	Fazer adequação alimentar sob orientação de um especialista
Uso de álcool	Suspender uso
Calçado inapropriado	Trocar de calçado
Falta de corrimãos, degraus estreitos e falta de sinalização nos degraus da escada	Fazer adequação ambiental
Falta de barras de apoio no banheiro	
Pouca iluminação	
Superfícies escorregadiças ou irregulares	
Espaços públicos ou construções mal projetadas e/ou manutenção inadequada	
Possivelmente modificáveis	
Condições crônicas (artrite, diabetes, acidente vascular cerebral, doença de Parkinson, incontinência urinária, demência, problemas de visão)	Conduta médica para cura, compensação ou diminuição de sintomas que tragam riscos
Doença aguda	
Limitações funcionais	Adequar à condição física de cada indivíduo
Uso de várias medicações	Conduta médica para que, se possível, reduza o número de medicações
Medo de cair	Conduta médica e psicológica
Viver sozinho	Viabilizar a possibilidade de residir com familiar, amigo ou em instituição de longa permanência para idoso
Falta de apoio social	Buscar rede de apoio (familiar, amigos ou rede pública)
Falta de educação	Orientar a respeito de fatores de risco de quedas
Não modificáveis	
Idade avançada	–
Quedas anteriores	
Sexo feminino	
Baixa renda	
Más condições de vida	
Barreiras do analfabetismo	

Recentemente, dois grandes estudos elucidaram de forma substancial a relação entre exercício e quedas, concluindo não somente a importância do exercício na prevenção, mas também definindo parâmetros eficazes para que ela ocorra. O primeiro é uma metanálise de 2017 compreendendo 88 estudos considerados de boa qualidade que propõe 10 recomendações para a prática de exercício:

1. Exercício deve fornecer alto grau de desafio para o equilíbrio, contemplando:
   - Redução de base de suporte
   - Deslocamento do centro de massa
   - Redução do uso das mãos.
2. Pelo menos 3 h de exercício/semana.
3. Os exercícios devem ser contínuos. Ao interrompê-los, os benefícios são perdidos.
4. Os exercícios para prevenção de quedas devem ser prescritos para todos os idosos, independentemente de fator de risco.
5. O exercício pode ser realizado em grupo ou individualmente em casa.
6. Exercícios de caminhada podem ser incluídos, mas isoladamente não previnem quedas. Grupos de alto risco de quedas não devem fazer caminhadas rápidas.
7. O treinamento de força pode ser incluído, além do treino de equilíbrio.
8. Outros fatores de risco de quedas podem ser evitados não somente por meio de atividade física. Se necessário, fazer o encaminhamento.
9. Condições específicas:
   - Para o paciente com doença de Parkinson e/ou comprometimento cognitivo, os exercícios para prevenção de quedas isolados previnem quedas
   - Para algumas condições específicas, como pós-AVC, não há evidências.
10. A prescrição de exercícios deve ser realizada por profissional especialista.

O segundo estudo é uma revisão bibliográfica publicada em 2019 com 108 ensaios clínicos, 23.407 idosos de 23 países e idade média de 76 anos. Concluíram-se os seguintes aspectos importantes sobre o exercício e quedas (Sherrington *et al.*, 2019):

1. Todo tipo de exercício orientado *versus* educação sobre fatores de risco de quedas:
   - Redução de 23% na taxa de queda (evidência alta)
   - Redução de 15% no número de idosos que caem (evidência alta)
2. Diferentes modalidades *versus* intervenção-controle:
   - Exercícios de equilíbrio e funcionais: redução de 24% na taxa de quedas (evidência alta) e 13% no número de idosos que caem (evidência alta)

- Tai Chi Chuan reduz 19% o número de quedas (evidência alta)
- Treinos isolados de força, caminhada e dança não demonstraram diminuição do risco de quedas.
3. Modalidades e parâmetros dos exercícios:
   - Exercícios em grupo ou individuais reduzem o número de quedas
   - Tempo de intervenção variou de 3 a 12 meses, porém a maioria mostrou ganho com 3 meses
   - Profissionais que não são da área da saúde, desde que treinados, podem supervisionar os exercícios.
4. Efetividade: os exercícios mostraram maior impacto nos indivíduos com maior risco de quedas, porém também nos de menor risco.

CONSIDERAÇÕES FINAIS

A alta incidência de quedas é um problema antigo que acomete países do mundo inteiro. Desse modo, as quedas, a reincidência e as consequências levam a um grande impacto individual e econômico para a sociedade.

A identificação, somada às intervenções nos fatores de risco, pode diminuir a incidência e as consequências da queda. Quando prescrita de maneira correta, a atividade física diminui a incidência de quedas.

BIBLIOGRAFIA

Alexander BH, Rivara FP, Wolf ME. The cost and frequency of hospitalization for fall-related injuries in older adults. Am J Public Health. 1992;82(7):1020-3.

Bergen G, Stevens MR, Burns ER. Falls and fall injuries among adults aged ≥ 65 years – United States. 2014. MMWR. 2016;65(37):993-8.

Bhangu J, King-Kallimanis BL, Donoghue OA, Caroll L, Kenny RA. Falls, non-accidental falls and syncope in community-dwelling adults aged 50 years and older: implications for cardiovascular assessment. PLoS One. 2017;12(7):e0180997.

Burns ER, Steve JA, Lee R. The direct costs of fatal and non-fatal falls among older adults – United States. J Safety Res. 2016;58:99-103.

Chaimowicz F. Saúde do idoso. 2. ed. Belo Horizonte: Nescon UFMG; 2013.

Chang VC, Do MT. Risk factors for falls among seniors: implications of gender. Am J Epidemiol. 2015;181(7):521-31.

Falsarella GR, Gasparotto LPR, Coimbra AMV. Quedas: conceitos, frequências e aplicações à assistência ao idoso. Revisão da literatura. Rev Bras Geriatr Gerontol. 2014;17:897-910.

Gale CR, Cooper C, Aihie Sayer A. Prevalence and risk factors for falls in older men and women: The English Longitudinal Study of Ageing. Age Ageing. 2016;45(6):789-94.

Ganança FF, Gazzola JM, Aritani MC, Perracini MR, Ganança MM. Circunstâncias e consequências de quedas em idosos com vestibulopatia crônica. Revista Brasileira de Otorrinolaringologia. 2006;72(3):388-93.

Hagiya H, Koyama T, Zamami Y, Tatebe Y, Funahashi T, Shinomiya K. Fall-related mortality trends in older Japanese adults aged ≥ 65 years: a nationwide observational study. BMJ Open. 2019;9(12):e033462.

148   Geriatria | Guia Prático

Hartholt KA, van Beeck EF, Polinder S, van der Velde N, van Lieshout EM, Panneman MJ *et al.* Societal consequences of falls in the older population: injuries, healthcare costs, and long-term reduced quality of life. J Trauma. 2011;71(3):748-53.

Katsoulis M, Benetou V, Karapetyan T, Feskanich D, Grodstein F, Pettersson-Kymmer U *et al.* Excess mortality after hip fracture in elderly persons from Europe and the USA: the CHANCES project. J Intern Med. 2017;281(3):300-10.

Lee YG, Kim SC, Chang M, Nam E, Kim SG, Cho S *et al.* Complications and socioeconomic costs associated with falls in the elderly population. Ann Rehabil Med. 2018;42(1):120-9.

Menezes RL, Bachion MM. Estudo da presença de fatores de riscos intrínsecos para quedas, em idosos institucionalizados. Ciência e Saúde Coletiva. 2008;13:1209-18.

Pimentel WRT, Pagotto V, Stopa SR, Hoffmann MCCL, Andrade FB, Souza Junior PRB *et al.* Quedas entre idosos brasileiros residentes em áreas urbanas: ELSI-Brasil. Rev Saúde Publica. 2018;52(Suppl. 2). Epub Out 25.

Reyes-Ortiz CA, Al Snih S, Markides KS. Falls among elderly persons in Latin America and the Caribbean and among elderly Mexican-Americans. Rev Panam Salud Publica. 2005;17(5-6):362-9.

Romli MH, Tan MP, Mackenzie L, Lovarini M, Suttanon P, Clemson L. Falls amongst older people in shouteast asia: scopin review. Public Health. 2017;145:96-112.

Rubenstein LZ. Falls in older people: epidemiology, risk factors and strategies for prevention. Age Ageing. 2006;32:37-41.

Sherrington C, Michaleff ZA, Fairhall N, Paul SS, Tiedemann A, Whitney J *et al.* Exercise to prevent falls in older adults: an updated systematic review and meta-analysis. Br J Sports Med. 2017;51(24):1750-8.

Sherrington C, Fairhal NJ, Wallbank GK, Tiedemann A, Michaleff ZA, Howard K *et al.* Exercise for preventing falls in older people living in the community. Cochrane Data base of Systematic Reviews. 2019;1:CD012424.

Sherrington C, Whitney JC, Lord SR, Herbert RD, Cumming RG, Close JC. Effective exercise for the prevention of falls: a systematic review and meta-analysis. J Am Geriatr Soc. 2008;56(12):2235-43.

Siqueira F, Facchini LA, Piccini R. Prevalência de quedas em idosos e fatores associados. Rev Saúde Publica. 2007;41:746-56.

US Preventive Services Task Force; Grossman DC, Curry SJ, Owens DK, Barry MJ, Caughey AB *et al.* Interventions to prevent falls in community-dwelling older adults: US Preventive Services Task Force Recommendation Statement. JAMA. 2018;319(16):1696-704.

Wolinsky FD, Fitzgerald JF, Stump TE. The effect of hip fracture on mortality, hospitalization, and functional status: a prospective study. Am J Public Health. 1997;87(3):398-403.

World Health Organization. WHO Global Report on Falls Prevention in Older Age. Geneva: WHO; 2007.

Yu PL, Qin ZH, Shi J, Zhang J, Xin MZ, Wu ZL *et al.* Prevalence and related factors of falls among the elderly in an urban community of Beijin. Biomed Environ Sci. 2009;22(3):179-87.

13 Avaliação Pré-Operatória

Eduardo Canteiro Cruz • Guilherme Liausu Cherpak

INTRODUÇÃO

As alterações fisiológicas decorrentes do envelhecimento, assim como a maior prevalência de multimorbidade, impelem os profissionais de saúde a realizar avaliações pré-operatórias mais amplas na população idosa, indo além do risco cardíaco. Os pontos importantes a serem avaliados no paciente idoso são:

- Estado cognitivo, autonomia, entendimento do paciente sobre os objetivos do tratamento e conhecimento do prognóstico
- Depressão
- Risco de *delirium*
- Uso abusivo de álcool ou drogas
- Risco de complicações cardíacas e/ou pulmonares
- Estado funcional e dependência
- Fragilidade
- Estado e risco nutricional
- Risco metabólico
- Risco de trombose venosa profunda
- Uso de medicações e presença de polifarmácia
- Rede de suporte social e familiar
- Indicação de solicitação de exames.

AVALIAÇÃO COGNITIVA

O declínio cognitivo é bastante prevalente em idosos. No momento da avaliação, é importante:

- Observar se existe declínio cognitivo (por aumento do risco de *delirium*) e definir o nível cognitivo basal
- Contar com a presença de familiares, pois pacientes com declínio cognitivo podem não ser fontes confiáveis de informação ou não estar aptos a consentir na realização de procedimentos nem a tomar decisões

150 Geriatria | Guia Prático

- Utilizar o Mini-Cog para rastreio de declínio cognitivo (Tabela 13.1): pontuação inferior a 3 levanta suspeita de demência. Caso a suspeita seja confirmada, deve-se prosseguir a investigação com outros testes, como o *Montreal Cognitive Assessment* ou o Miniexame do Estado Mental.

Autonomia

Durante a anamnese, é importante avaliar o grau de entendimento do paciente com relação à doença, aos riscos e benefícios do tratamento, e se ele é capaz de discutir as opções de tratamento.

Deve-se fazer registro das capacidades no prontuário. Se não houver autonomia nem curador legalmente estabelecido, é necessário definir, em conjunto com os familiares, quem será o responsável pela tomada de decisões.

Depressão

A depressão está relacionada com maior sensibilidade à dor e maior uso de analgésicos no pós-operatório. Estudos com cirurgia de revascularização miocárdica associaram depressão a maior mortalidade, e estudos com cirurgias valvares a associaram a maior tempo de internação em hospital.

Utiliza-se como método de rastreio a escala de depressão geriátrica (GDS, do inglês *Geriatric Depression Scale*), na qual a pontuação superior a 5 sugere depressão. Esse quadro encontra-se no Capítulo 20.

Delirium

A ocorrência de *delirium* é comum em idosos, principalmente após cirurgias de aorta e artroplastia de quadril. O *delirium* está associado a piores desfechos (mortalidade, maiores tempo e custo de internação e maior taxa de institucionalização). São vários os fatores de risco; entre eles, o mais importante é a existência prévia de demência ou declínio cognitivo. Outros fatores de risco são: dor, depressão, etilismo, privação do sono, várias comorbidades, insuficiência renal, hipoxia, anemia, desnutrição, distúrbio hidreletrolítico, dependência funcional, imobilização, restrição sensorial, idade acima de 70 anos, uso de fármacos psicotrópicos, retenção urinária, constipação intestinal ou uso de sonda vesical.

Tabela 13.1 Mini-Cog.

Pedir ao paciente que repita três palavras aleatórias
Solicitar que desenhe um relógio
Pedir que evoque as três palavras

Cada palavra evocada = 1 ponto; relógio normal = 2 pontos.
Fonte: Borson S *et al.* (2003).

Deve-se evitar o uso de benzodiazepínicos, anti-histamínicos e anticolinérgicos nesses pacientes, além de minimizar os fatores de risco reversíveis. O tratamento da dor é prioridade como profilaxia de *delirium*. Podem ser adotadas, no perioperatório, técnicas de anestesia local. Durante a anestesia, pode-se fazer monitoramento eletroencefalográfico para diminuir a dose de sedativos. Não existe evidência que sustente o uso de inibidores da acetilcolinesterase ou antipsicóticos como profilaxia de *delirium*.

Quando houver suspeita de *delirium*, deve-se confirmar a presença da condição por meio de escalas, como a CAM (do inglês, *Confusion Assessment Method*). Essa escala encontra-se no Capítulo 21.

Em caso de etilismo ou uso de drogas, deve-se adotar a seguinte conduta:

- Questionar e aplicar o questionário CAGE, se necessário (Tabela 13.2): duas respostas positivas = CAGE positivo, ou seja, risco de dependência alcoólica
- Realizar profilaxia de abstinência perioperatória
- Se possível, adiar o procedimento para depois da desintoxicação
- Administrar polivitamínicos e tiamina (100 mg/dia) a pacientes etilistas.

AVALIAÇÃO CARDÍACA

No Brasil, a 3ª Diretriz Brasileira de Avaliação Cardiovascular Perioperatória da Sociedade Brasileira de Cardiologia é o documento mais atualizado para a avaliação cardíaca. Publicada em 2017, essa diretriz propõe um fluxograma simplificado de avaliação cardíaca pré-operatória, disponível na Figura 13.1.

Esse fluxo visa a determinar, em seu primeiro passo, se a cirurgia é de urgência. Em caso positivo, deve-se proceder diretamente à cirurgia com cuidados especiais.

Nos casos de cirurgia não urgente, procede-se inicialmente à investigação de condições cardíacas graves e ativas, que devem ser compensadas antes do procedimento cirúrgico. Caso não haja doença cardíaca descompensada, deve-se estratificar o risco conforme escalas consolidadas, como as de Lee, do American College of Physicians (ACP) ou EMAPO (Estudo Multicêntrico de Avaliação Perioperatória).

Tabela 13.2 Questionário CAGE.

Alguma vez o(a) senhor(a) sentiu que deveria diminuir a quantidade de bebida alcoólica ou parar de beber?
As pessoas o(a) aborrecem porque criticam o seu modo de tomar bebida alcoólica?
O(a) senhor(a) se sente chateado(a) consigo mesmo(a) pela maneira como costuma tomar bebidas alcoólicas?
Costuma tomar bebidas alcoólicas pela manhã para diminuir o nervosismo ou a ressaca?

Fonte: Masur e Monteiro (1983).

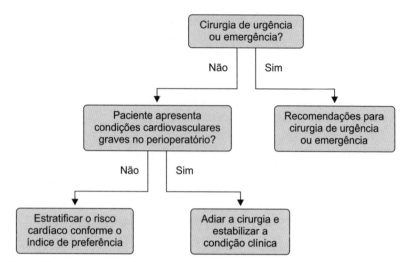

Figura 13.1 Avaliação cardíaca pré-operatória. FC: frequência cardíaca; MET: equivalentes metabólicos. Adaptada de Fleisher *et al.*, 2007.

Para pacientes de baixo risco cardiovascular, deve-se proceder diretamente à cirurgia. Para pacientes de risco intermediário e alto, deve-se realizar avaliação cardíaca funcional em caso de cirurgia de alto risco ou cirurgia de risco intermediário em pacientes com baixa capacidade funcional. A baixa capacidade funcional (inferior a 4 equivalentes metabólicos – MET) pode ser avaliada diretamente pelo teste ergométrico ou por dados clínicos, como dificuldade para a realização de atividades da vida diária, caminhar rapidamente, subir escadas, realizar atividades domésticas ou exercitar-se regularmente.

Pacientes de risco intermediário e alto devem receber farmacoterapia otimizada antes da cirurgia, conforme a natureza do risco (isquêmica, valvar, insuficiência cardíaca ou arritmia), e ser monitorados no pós-operatório em unidade de terapia intensiva (UTI) ou semi-intensiva, com eletrocardiograma (ECG) e troponina seriada.

São consideradas condições cardíacas ativas síndromes coronarianas instáveis, insuficiência cardíaca descompensada, arritmia significativa e valvopatia grave.

As cirurgias classificadas como de baixo risco são procedimentos endoscópicos, superficiais e cirurgias de catarata, de mama e ambulatoriais, enquanto as cirurgias de risco intermediário são as de natureza intraperitoneal e intratorácica, como a endarterectomia de carótida e a correção endovascular de aneurisma de aorta abdominal, além das cirurgias de cabeça e pescoço, ortopédicas e prostáticas. As cirurgias vasculares arteriais de aorta e vasculares periféricas são consideradas de alto risco cardíaco.

Entendem-se como fatores de risco clínico para complicação cardiovascular perioperatória história de doença cardíaca isquêmica, história de insuficiência cardíaca prévia ou compensada, história de doença cerebrovascular, diabetes melito e insuficiência renal.

RISCO PULMONAR

As complicações pulmonares são tão prevalentes quanto as complicações cardíacas. Os fatores de risco relativos ao paciente são:

- Idade > 60 anos
- Doença pulmonar obstrutiva crônica (DPOC)
- Classificação da American Society of Anesthesiology (ASA) ≥ II (Tabela 13.3)
- Dependência funcional
- Insuficiência cardíaca congestiva
- Apneia obstrutiva do sono
- Hipertensão pulmonar
- Tabagismo ativo
- Confusão mental
- Sepse pré-operatória
- Perda de peso > 10% em 6 meses
- Albumina < 3,5 mg/dℓ
- Ureia ≥ 21 mg/dℓ
- Creatinina > 1,5 mg/dℓ

Os fatores de risco relativos ao procedimento são:

- Tempo cirúrgico > 3 h
- Local cirúrgico (abdome superior, torácica, neurocirúrgica, cabeça e pescoço e vascular).

Obesidade, asma controlada e diabetes melito não são fatores de risco. Recomenda-se otimizar tratamento de asma e DPOC, cessar o tabagismo, fazer

Tabela 13.3 Classificação da American Society of Anesthesiology (ASA).

ASA	Caracterização
I	Saúde normal
II	Doença sistêmica leve
III	Doença sistêmica grave
IV	Doença sistêmica grave que seja uma ameaça constante à vida
V	Paciente moribundo, com expectativa de sobrevida mínima, sem a cirurgia
VI	Doador de órgãos (cadáver)

Adaptada de American Society of Anesthesiology (2015).

fisioterapia respiratória pré-operatória e realizar prova de função pulmonar e radiografia do tórax em casos selecionados.

CAPACIDADE FUNCIONAL

A avaliação da capacidade funcional consiste em:

- Observar a capacidade de realização de atividades básicas da vida diária (ABVD) e atividades instrumentais da vida diária (AIVD)
- Avaliar a marcha, observando se há risco de quedas (*Timed Up and Go Test* – TUGT)
- Observar se há dificuldades para ver, ouvir e deglutir
- Traçar um plano terapêutico que abranja avaliações pré-operatórias por fisioterapeuta, fonoaudiólogo e terapeuta ocupacional, além de elaborar um plano de alta.

FRAGILIDADE

Os pacientes frágeis correm maior risco de desfechos desfavoráveis. Alguns fatores norteiam a avaliação e servem de base para se definir um indivíduo como frágil: perda de peso não intencional ≥ 4,5 kg no último ano, diminuição da força, baixa energia ou resistência, baixo gasto energético semanal e alentecimento da marcha. A presença de um ou dois fatores define o indivíduo como pré-frágil; de três a cinco fatores, como frágil.

ESTADO NUTRICIONAL

Pacientes desnutridos correm maior risco de sofrer complicações infecciosas e da ferida operatória, além de aumento do tempo de internação. Os fatores de risco para desnutrição grave são:

- Índice de massa corporal (IMC) < 18,5 kg/m²
- Albumina sérica < 3 g/dℓ (na ausência de disfunção hepática ou renal)
- Perda de peso não intencional ≥ 10 a 15% em 6 meses.

Nesses casos, deve-se encaminhar o paciente para avaliação nutricional, para melhora do estado pré-operatório.

RISCO METABÓLICO

Especificamente no caso do paciente com diabetes:

- Adiar procedimento se glicemia de jejum > 220 mg/dℓ e/ou HbA1 c > 9%
- Atentar para a interferência do jejum na dose de insulina
- No perioperatório, objetivar glicemia capilar entre 100 e 180 mg/dℓ.

RISCO DE TROMBOSE VENOSA PROFUNDA

O risco de trombose venosa profunda (TVP) pode ser classificado como:

- Baixo: pequena cirurgia em pacientes que deambulam. Profilaxia: deambulação precoce
- Moderado: a maioria das cirurgias gerais, cirurgias urológicas e ginecológicas abertas. Profilaxia: heparina não fracionada ou de baixo peso molecular ou fondaparinux em dose profilática
- Alto: artroplastia de joelho ou quadril, correção de fratura de quadril, grandes traumatismos, lesão raquimedular. Profilaxia: heparina de baixo peso molecular, fondaparinux ou anticoagulante oral pleno.

O tempo de profilaxia depende da cirurgia. Pacientes com contraindicação a profilaxia medicamentosa devem fazer uso intermitente de meias de compressão elástica ou pneumática. São contraindicações à profilaxia medicamentosa: sangramento ativo, úlcera péptica ativa, hipertensão mal controlada [pressão arterial (PA) > 180 × 100 mmHg], coagulopatia, plaquetopenia importante, alergia ou plaquetopenia induzidas por heparina.

MEDICAÇÕES

É importante avaliar todas as medicações em uso, inclusive as tópicas, fitoterápicas e vitaminas, e suspender o uso de medicações não essenciais que aumentem o risco cirúrgico. Também se deve interromper o uso ou substituir as medicações que possam interagir com os anestésicos. Por exemplo:

- Fitoterápicos: de modo genérico, devem ter seu uso suspenso 1 semana antes do procedimento
- Inibidores da acetilcolinesterase: devem ser mantidos, tendo em vista que a retirada brusca pode causar abstinência e *delirium*. Essas medicações potencializam a ação de betabloqueadores e bloqueadores neuromusculares despolarizantes (succinilcolina) e diminuem a ação dos bloqueadores neuromusculares não despolarizantes (atracúrio, pancurônio, rocurônio)
- Levodopa: deve ser mantida para evitar rigidez no perioperatório.

Devem-se avaliar os critérios de Beers para medicações que não sejam apropriadas e manter medicações com potencial para síndrome de abstinência (antidepressivos, betabloqueadores, clonidina, estatinas, antipsicóticos, corticosteroides):

- Antidepressivos tricíclicos: suspender o uso de 15 a 20 dias antes do procedimento
- Antidiabéticos orais: suspender o uso e manter o paciente sob regime de insulinização

156 Geriatria | Guia Prático

- Ácido acetilsalicílico e clopidogrel: suspender o uso 7 dias antes do procedimento. Em caso de cirurgia com baixo risco de sangramento em paciente com profilaxia secundária com uma das duas drogas, considerar manter no perioperatório. Se dupla antiagregação pós-angioplastia, adiar a cirurgia até ser possível cessar a dupla antiagregação. Se não for possível adiar, suspender o clopidogrel 5 dias antes e reiniciar até 5 dias após
- Ticlopidina: o uso deve ser suspenso 14 dias antes
- Inibidor da enzima conversora de angiotensina (IECA) e bloqueadores dos receptores de angiotensina (BRA): manter o uso mesmo no dia da cirurgia. Se a pressão não estiver controlada e a cirurgia for inadiável, considerar uso de esmolol
- Medicações que precipitem *delirium*, como benzodiazepínicos, anti-histamínicos e anticolinérgicos: evitar o uso.

Deve-se ajustar doses para a função renal. Iniciar medicações que tenham indicação:

- Betabloqueador: cirurgia de risco intermediário ou vascular com doença arterial coronariana conhecida, ou vários fatores de risco clínico – titular para frequência cardíaca entre 60 e 80 bpm. Desmamar após cirurgia
- Estatina: pacientes sabidamente portadores de doença vascular, com LDL alto ou isquemia em teste não invasivo. Pacientes que já façam uso devem mantê-lo. Em cirurgia vascular, independentemente do uso prévio, deve-se iniciar estatina.

PROGNÓSTICO E METAS DO TRATAMENTO

Caso o paciente tenha capacidade de tomar decisões, é importante certificar-se de que ele conhece os riscos do procedimento, assim como os benefícios. Se possível e cabível, devem-se definir diretivas antecipadas, bem como discutir a possibilidade de declínio funcional e necessidade de reabilitação após a cirurgia.

REDE DE SUPORTE SOCIAL E FAMILIAR

Se for identificado baixo suporte social ou familiar, deve-se encaminhar o paciente para o serviço social antes da realização do procedimento, se possível.

EXAMES PRÉ-OPERATÓRIOS

Cada vez mais as evidências mostram que a realização indiscriminada de exames pré-operatórios rotineiros não é custo-efetiva e pode causar potenciais iatrogenias, especialmente para pacientes idosos. Exames recomendáveis para *todos* os pacientes geriátricos são:

- Hemoglobina

Capítulo 13 • Avaliação Pré-Operatória   157

- Função renal
- Albumina sérica.

Os exames recomendáveis para casos selecionados são:

- Leucograma: apenas para suspeitas de infecção e doença mieloproliferativa ou risco de leucopenia (mas podem estar incluídos no hemograma, junto com a hemoglobina)
- Contagem de plaquetas: apenas para pacientes com suspeita de trombocitopenia ou trombocitose (mas podem estar incluídos no hemograma, junto com a hemoglobina)
- Coagulograma: em pacientes com história de coagulopatia, uso de anticoagulantes, hemodiálise, doença hepática, desnutrição ou má absorção e cirurgias específicas (neurocirurgia, cirurgia de coluna)
- Eletrólitos: pacientes com insuficiência renal ou cardíaca e em uso de diuréticos, digoxina, IECA ou outras medicações que interfiram no balanço hidreletrolítico
- Glicemia: pacientes com diabetes, ou suspeita de diabetes, e obesos
- Urinálise: suspeita de infecção urinária, diabéticos ou cirurgia urogenital. Pode ser feita em cirurgias que envolvam prótese, mas com custo-efetividade discutível
- Radiografia do tórax: doença cardiopulmonar aguda, tabagistas, portadores de DPOC ou asma, maiores de 70 anos com doença cardiopulmonar estável sem exame recente, pacientes com probabilidade de internação em UTI ou para obtenção de uma imagem basal, cirurgias de grande porte
- Eletrocardiograma: cirurgias de risco intermediário ou vascular, doença cardíaca isquêmica, infarto do miocárdio prévio, doença vascular periférica ou cerebrovascular, insuficiência cardíaca prévia ou compensada, diabetes, insuficiência renal ou doença pulmonar. Não precisa ser realizado em pacientes assintomáticos com cirurgias de baixo risco
- Prova de função pulmonar: cirurgia de ressecção pulmonar, cirurgia torácica, dispneia mal esclarecida, pacientes portadores de DPOC nos quais haja dúvida se estão na melhor condição basal
- Testes de isquemia não invasivos: considerar em pacientes com ≥ 3 fatores de risco clínico, com capacidade funcional < 4 MET, submetidos a cirurgia vascular; ou pacientes com um ou dois fatores de risco clínico, com capacidade funcional < 4 MET que serão submetidos a cirurgia de risco intermediário ou vascular, se for mudar a conduta.

BIBLIOGRAFIA

Almeida OP, Almeida SA. Short versions of the geriatric depression scale: a study of their validity for the diagnosis of a major depressive episode according to ICD-10 and DSM-IV. Int J Geriatr Psychiatry. 1999; 14(10):858-65.

Geriatria | Guia Prático

American Society of Anesthesiology. ASA Physical Status Classification System. 2015. [Acesso em: 14 jul. 2015]. Disponível em: http://www.asahq.org/resources/clinical-information/asa-physical-status-classification-sys-tem.

Borson S, Scanlan JM, Chen P, Ganguli M. The Mini-Cog as a screen for dementia: validation in a population-based sample. J Am Geriatr Soc. 2003; 51(10):1451-4.

Chow WB, Ko CY, Rosenthal RA, Esnaola NF. ACS NSQIP/AGS Best Practice Guidelines: Optimal Preoperative Assessment of the Geriatric Surgical Patient. 2012.

Fleisher LA, Beckman JA, Brown KA, Calkins H, Chaikof EL, Fleischmann et al. ACC/AHA 2007 guidelines on perioperative cardiovascular evaluation and care for noncardiac surgery: a report of the American College of Cardiology/American Heart Association Task Force on Practice Guidelines (Writing Committee to Revise the 2002 Guideline). Circulation. 2007; 116(17):e418-99.

Gualandro DM, Yu PC, Caramelli B, Marques AC, Calderaro D, Fornari LS et al. 3rd guideline for perioperative cardiovascular evaluation of the Brazilian Society of Cardiology. Arq Bras Cardiol. 2017;109(3):1-104.

Kumar C, Salzman B, Colburn JL. Preoperative assessment in older adults: a comprehensive approach. Am Fam Physician. 2018;98(4):214-20.

Masur J, Monteiro MG. Validation of the "cage" Alcoholism Screening Test in a Brazilian psychiatric inpatient hospital setting. Braz J Med Biol Res. 1983;16(3):215-8.

Santos VH. Pré e pós-operatório no idoso. In: Freitas IV, Py L editoras. Tratado de geriatria e gerontologia. 4. ed. Rio de Janeiro: Guanabara Koogan; 2016. p. 1720-47.

The American Geriatrics Society Expert Panel on Postoperative Delirium in Older Adults. Post-operative delirium in older adults: best practice statement from the American Geriatrics Society. J Am Coll Surg. 2015; 220(2):136-48.e1.

14 Abordagem Geriátrica Perioperatória nas Fraturas por Fragilidade

Juliana Marília Berretta • Adriana Braga de Castro Machado

INTRODUÇÃO

Projeções para as próximas décadas sinalizam que, em 2050, os idosos serão 30% da população total do Brasil. Essa transição epidemiológica causará grande impacto na incidência de fraturas por fragilidade, particularmente comuns nos idosos, devido à baixa massa óssea e ao risco aumentado de queda.

O planejamento de estratégias preventivas e de abordagem otimizada das fraturas é uma urgência em saúde pública, pois o manejo adequado reduz incapacidade, dependência e mortalidade, bem como os custos para os cofres públicos, e pode, ainda, diminuir significativamente a ocorrência de novos rompimentos ósseos.

A fratura por fragilidade é definida como aquela que ocorre como resultado de um trauma de baixo impacto (p. ex., queda da própria altura), comumente em vértebras, punhos, fêmur proximal e úmero proximal (NICE, 2012). É mais prevalente entre as mulheres; no entanto, a mortalidade após fratura de fêmur é maior entre os homens (Roberts e Goldacre, 2003).

Além da idade, vários outros fatores contribuem para o aumento do risco de fratura por fragilidade, destacando-se a história familiar de fratura de fêmur e, em especial, a história individual pregressa de outras fraturas, pois uma fratura prévia aumenta significativamente o risco de uma nova fratura. Apesar de esse risco já ser extensamente comprovado – e de quase metade dos pacientes com fratura de fêmur relatarem histórico pregresso (Edwards *et al.*, 2007) –, apenas uma minoria dos pacientes recebe tratamento específico, que poderia reduzir em até 50% tais ocorrências.

Neste capítulo, será abordada a importância do geriatra no gerenciamento da equipe multiprofissional que atua na fase aguda da fratura de fêmur, seguindo uma tendência mundial sustentada por êxitos em vários desfechos, como independência e queda de taxa de mortalidade. Os tópicos que a seguir abordam liderança da equipe, garantindo otimização do tempo entre internação e

160 Geriatria | Guia Prático

cirurgia; viabilidade de reabilitação precoce, com controle álgico e prevenção de *delirium*; planejamento de alta hospitalar, com equipe de transição de cuidados; e encaminhamento para serviço de prevenção secundária de fratura.

IDOSO COM FRATURA DE FÊMUR

O idoso que sofre uma fratura de fêmur tem um perfil geriátrico caracterizado por estar na oitava década de vida, ser predominantemente do sexo feminino, apresentar múltiplas comorbidades, relatar polifarmácia (Vidán *et al.*, 2005) e, em aproximadamente 30% dos casos, apresentar alteração cognitiva prévia (Mukka *et al.*, 2017). A osteoporose está presente em aproximadamente 51,3% de pacientes com sarcopenia, um marcador de pior prognóstico mediante um estresse agudo (Reiss *et al.*, 2019).

Há diversos fatores, muitas vezes interligados, que podem levar à queda, como questões ambientais e intrínsecas ao paciente. O motivo de essa situação culminar em fratura pode ser secundário a uma condição aguda (p. ex., acidente vascular cerebral, infecções, distúrbios hidreletrolíticos) e/ou a um efeito adverso medicamentoso, devendo ser investigado e tratado logo na admissão do paciente no pronto-socorro.

A seguir, serão abordados os principais aspectos do pré-operatório diferenciado na abordagem ortogeriátrica.

Avaliação e manejo dos riscos

Conhecer os riscos cirúrgicos do paciente e minimizá-los em um curto intervalo de tempo, na tentativa de torná-lo mais apto para a cirurgia, é um desafio para geriatras. Além dos fatores de risco já consagrados, como os cardiovasculares, pulmonares e renais, há outros que devem ser reconhecidos no idoso (Tabela 14.1; Chow *et al.*, 2012).

Tempo cirúrgico

Cada dia de atraso no procedimento cirúrgico expõe o paciente vulnerável hospitalizado a uma série de complicações, como imobilidade, perda de massa muscular, broncoaspiração, infecção urinária, *delirium*, entre outras. A cirurgia precoce, principalmente nas 24 h imediatamente seguintes à admissão, diminui a mortalidade em curto e longo prazos – 30 dias e 1 ano, respectivamente – após a fratura (Simunovic *et al.* 2010).

É recomendável que o procedimento aconteça no máximo nas 48 h iniciais após a ocorrência da fratura. São poucos os motivos que levam ao adiamento do procedimento, e estes devem ser reconhecidos o quanto antes, abordados e controlados idealmente nas primeiras 24 h da admissão, a exemplo de anemia, anticoagulação, hipovolemia, desequilíbrio eletrolítico, diabetes

Capítulo 14 • Abordagem Geriátrica Perioperatória nas Fraturas por Fragilidade 161

Tabela 14.1 Fatores de risco, implicações e condutas no idoso.

Risco	Implicações	Fatores de risco	Conduta
Delirium	Alta mortalidade e complicações; aumento do tempo de internação; piora funcional; aumento do risco de institucionalização pós-alta	Alterações cognitivas e comportamentais prévias; distúrbios hidreletrolíticos e metabólicos; anemia; hipoxia; doença renal; comprometimento funcional; alterações sensoriais; dor; polifarmácia; risco de retenção urinária ou fecal; uso de cateteres	Evitar uso de medicações anticolinérgicas, H1 agonistas e iniciar benzodiazepínico para tratar dor; corrigir déficits sensoriais, quando possível, com óculos e próteses auditivas; evitar cateteres e sondas; minimizar o tempo de internação hospitalar; restrição ao leito
Funcional	Grande preditor de mortalidade em 6 meses; superior à idade na mortalidade em 30 dias; preditor do risco de institucionalização; aumento do risco de *delirium*; infecções por *Staphylococcus aureus* MR	Perguntas de rastreio: ■ Consegue sair da cama ou da cadeira sozinho? ■ Consegue se vestir ou tomar banho sem ajuda? ■ É capaz de preparar sua própria refeição? ■ Vai às compras sozinho?	Iniciar o mais breve possível, ainda no pré-operatório, reabilitação; permitir que o paciente execute, se possível, as atividades prévias e de autocuidado, diminuindo a chance de dependência funcional; não retardar o procedimento cirúrgico
Nutricional	Aumenta o risco de eventos adversos no pós-operatório; aumenta infecções (sítio cirúrgico, pneumonia e infecção urinária); aumenta complicações da ferida	Risco grave: ■ IMC < 18 kg/m² ■ Albumina< 3 g/dℓ (na ausência de disfunção hepática e renal) ■ Perda de peso não intencional de 10 a 15% nos últimos 6 meses	É mandatório acompanhamento nutricional quando houver risco grave de desnutrição; suplementação oral nos pacientes que não atingirem a meta e/ou apresentarem cirurgias ortopédicas; demência inicial a moderada, disfagia de origem central; suplementação folato, vitamina B12 e tiamina em etilistas mal nutridos
Medicamentoso	Polifarmácia aumenta o risco de comprometimento cognitivo, morbidade, mortalidade e adequação na reconciliação medicamentosa; o prejuízo nas funções renal e hepática em idosos aumenta o risco de efeitos adversos e toxicidade medicamentosa; algumas medicações interagem e aumentam o risco pré-operatório	Polifarmácia; multimorbidade; alteração de função renal; alteração cognitiva prévia	Suspender medicações não essenciais; evitar a introdução de benzodiazepínicos; evitar o uso de medicamentos com efeito anticolinérgico; continuação do uso de medicamentos com potencial de abstinência, incluindo inibidores seletivos da recaptação de serotonina, antidepressivos tricíclicos, benzodiazepínicos, antipsicóticos, inibidores da monoamina oxidase, betabloqueadores, clonidina, estatinas e corticosteroides

162 Geriatria | Guia Prático

descompensada, insuficiência cardíaca descompensada, arritmia ou isquemia cardíaca corrigível, infecção pulmonar aguda e exacerbação das condições crônicas pulmonares (NICE, 2012).

Transfusão sanguínea

Existe uma tendência, embora ainda sem consenso, com base em uma revisão sistemática que sugere que a transfusão sanguínea mais restritiva – ou seja, com valores de hemoglobina abaixo de 8,0 mg/dℓ ou na presença de sintomas – não muda desfechos como mortalidade, morbidade perioperatória e recuperação funcional, quando comparada com a transfusão sanguínea mais liberal – ou seja, valores abaixo de 10 mg/dℓ (Brunskill *et al.*, 2015).

Anticoagulação

O idoso que usa previamente anticoagulante e sofre fratura de fêmur proximal demanda manejo para minimizar risco de sangramento na cirurgia e de tromboembolismo venoso (TEV). Há várias recomendações que diferem em relação à correção da anticoagulação com antídotos e ao valor limite de razão normalizada internacional (INR, do inglês *international normalized ratio*) para o procedimento (Wendl-Soeldner *et al.*, 2014; Grandone *et al.*, 2019). O que em geral se sugere no Protocolo de Fratura de Fêmur em Idosos da DIGG, à parte de cenários de exceção de sangramento ativo, é:

- Varfarina: suspende-se a medicação e, caso o INR da admissão hospitalar esteja acima de 1,7, sugere-se correção com vitamina K
- Dabigatrana: suspende-se a medicação e a cirurgia pode ser realizada 24 h após a última dose. Bloqueio neuroaxial pode ser feito, a critério da equipe da anestesiologia, após 26 h da suspensão do medicamento
- Rivaroxabana: suspende-se a medicação e a cirurgia pode realizada de 24 a 36 h após a última dose, e de 48 a 72 h em pacientes com insuficiência renal. Não é recomendado bloqueio neuroaxial.

Geralmente, após 6 a 12 h do procedimento cirúrgico, é iniciada profilaxia de tromboembolismo venoso (TEV), com heparina de baixo peso molecular ou heparina não fracionada, caso o *clearance* de creatinina seja abaixo de 30 mℓ/min. A reintrodução do anticoagulante prévio é reavaliada após as condições do pós-operatório, como sangramento e disfunção renal, entre outros.

O tempo de profilaxia de TEV após a alta hospitalar varia de 7 a 35 dias nos estudos. No Protocolo de Fratura de Fêmur em Idosos da DIGG, a escolha do tempo e da medicação para profilaxia é individualizada em cada paciente, de acordo com mobilidade, condições clínicas e sociais. Atualmente, o Sistema Único de Saúde (SUS) fornece heparina de baixo peso molecular pelos 10 dias iniciais após a alta hospitalar.

Antiagregação

A utilização prévia dos antiagregantes plaquetários mais empregados na esfera da saúde, como ácido acetilsalicílico e clopidogrel, não justifica o adiamento do procedimento cirúrgico, pois não altera mortalidade e sangramento perioperatório. Fica a critério da equipe da anestesiologia realizar o bloqueio neuroaxial (Mattesi *et al.*, 2016; Devereaux *et al.*, 2014).

Antibioticoprofilaxia

A profilaxia antibiótica para cirurgias ortopédicas eletivas com implantes ou manipulação óssea e próteses é em geral realizada com cefazolina 2 g por via intravenosa (IV) até 60 min antes da incisão cirúrgica, seguida de 1 g IV a cada 8 h no pós-operatório até 24 h – ou seja, mais duas doses no pós-operatório (Brasil, 2018). A escolha do antibiótico também pode variar de acordo com o protocolo de cada instituição. O uso de vancomicina em dose única de 15 mg/kg IV (máximo 2 g) e clindamicina na dose de 900 mg IV a cada 6 h até as 24 h iniciais também é preconizado (Butcher *et al.*, 2011).

ABORDAGEM DA OSTEOPOROSE

Ainda é comum, no meio da saúde, que o diagnóstico de osteoporose seja estabelecido na internação hospitalar em função de uma fratura por fragilidade. O geriatra deve estar atento para que causas de osteoporose secundária, como neoplásicas, osteometabólicas e medicamentosas não sejam negligenciadas durante a internação. Preconizamos que o tratamento da osteoporose seja introduzido o mais precocemente possível, e o acompanhamento com foco na prevenção secundária de novas fraturas seja sinalizado à equipe de cuidados pós-alta.

ORGANIZAÇÃO DE CUIDADOS

A fratura de fêmur no idoso envolve a necessidade de atenção multidisciplinar. Fisioterapeutas, geriatras, nutricionistas, assistentes sociais, terapeutas ocupacionais, fonoaudiólogos, entre outros profissionais devem eleger as prioridades do plano terapêutico e trabalhar em conjunto para a reabilitação.

A demanda de cuidados pós-fratura de fêmur é alta e exige uma mudança na dinâmica familiar e social. No Brasil, o número de instituições pós-alta com objetivo de reabilitação por um período determinado está aumentando, objetivando reintegrar o idoso na sua rotina pré-fratura.

CONSIDERAÇÕES FINAIS

O modelo de atenção conjunta entre geriatras e ortopedistas foi desenvolvido pela primeira vez no Reino Unido, no final da década de 1950. Em 1974, Devas

164 Geriatria | Guia Prático

descreveu o funcionamento das chamadas Unidades Ortogeriátricas, cujo objetivo era cuidar de idosos que foram admitidos em caráter de urgência no hospital com fratura de quadril (Devas, 1974). A importância dessa cogestão foi demonstrada em um estudo no qual se descobriu que, quando geriatras ficaram responsáveis pela gestão de cuidados, os resultados foram melhores do que quando eles apenas forneceram as recomendações para os cuidados (Stuck *et al.*, 1993).

Desde 2015, a disciplina de Geriatria e Gerontologia da Universidade Federal de São Paulo (Unifesp) tem um protocolo assistencial em ortogeriatria. Entendemos que a multidisciplinaridade é a ferramenta para o melhor manejo desses pacientes e que, ainda que se adaptando à realidade de cada estrutura em saúde, a gestão ortogeriátrica é capaz de mudar desfechos clínicos, sociais e econômicos na população idosa com fratura por fragilidade.

BIBLIOGRAFIA

Brasil. Ministério da Saúde. Diretrizes Brasileiras para o Tratamento de Fratura do Colo do Fêmur em Idosos. 2018. [Acesso em 22 out. 2019]. Disponível em: http://portalms.saude.gov.br/protocolos-e-diretrizes.

Brunskill SJ, Millette SL, Shokoohi A, Pulford EC, Doree C, Murphy MF *et al.* Red blood cell transfusion for people undergoing hip fracture surgery. Cochrane Database Syst Rev. 2015;(4):CD009699.

Bucher BT, Warner BW, Dillon PA. Antimicrobial prophylaxis for prevention of surgical site infection in adults. Curr Opin Pediatr. 2011;23(3):334-8.

Chow WB, Rosenthal RA, Merkow RP, Ko CY, Esnaola NF. Optimal preoperative assessment of the geriatric surgical patient: a best practices guideline from the American College of Surgeons National Surgical Quality Improvement Program and the American Geriatrics Society. J Am Coll Surg. 2012;215(4):453-66.

Devas MB. Geriatric orthopedics. Brit Med J. 1974;1(5900):190-2.

Devereaux PJ, Mrkobrada M, Sessler DI, Leslie K, Alonso-Coello P, Kurz A *et al.* Aspirin in patients undergoing noncardiac surgery. N Engl J Med. 2014;370:1494-503.

Edwards BJ, Bunta AD, Simonelli C, Bolander M, Fitzpatrick LA. Prior fractures are common in patients with subsequent hip fractures. Clin Orthop Relat Res. 2007;461:226-30.

Grandone E, Ostuni A, Tiscia GL, Marongiu F, Barcellona D. Management of patients taking oral anticoagulants who need urgent surgery for hip fracture. Semin Thromb Hemost. 2019;45(2):164-70.

Mattesi L, Noailles T, Rosencher N, Rouvillain JL. Discontinuation of Plavix® (clopidogrel) for hip fracture surgery: a systematic review of the literature in Orthop Traumatol Surg Res. 2016;102(8):1097-101.

Mukka S, Knutsson B, Krupic F, Sayed-Noor AS. The influence of cognitive status on outcome and walking ability after hemiarthroplasty for femoral neck fracture: a prospective cohort study. Eur J Orthop Surg Traumatol. 2017;27:653-8.

National Institute for Health Care. Osteoporosis: assessing the risk of fragility fracture. [Acesso em 26 out 2020]. Disponível em: https://www.nice.org.uk/guidance/cg146/chapter/Introduction.

Reiss J, Iglseder B, Alzner R, Mayr-Pirker B, Pirich C, Kässmann, H *et al.* Sarcopenia and osteoporosis are interrelated in geriatric inpatients. Z Gerontol Geriatr. 2019; 52(7):688-93.

Roberts SE, Goldacre MJ. Time trends and demography of mortality after fractured neck of femur in an English population, 1968-98 database study. BMJ. 2003;327:771-6.

Simunovic N, Devereaux PJ, Sprague S, Guyatt GH, Schemistch E, DeBeer J *et al.* Effect of early surgery after hip fracture on mortality and complications: systematic review and meta-analysis. CMAJ. 2010;182(15):1609-16.

Stuck A, Siu A, Wieland G, Rubenstein L, Adams J. Comprehensive geriatric assessment: a meta-analysis of controlled trials. Lancet. 1993;342:1032-6.

Vidán M, Serra JA, Moreno C, Riquelme G, Ortiz J. Efficacy of a comprehensive geriatric intervention in older patients hospitalized for hip fracture: a randomized, controlled trial. J Am Geriatr Soc. 2005;53:1476-82.

Wendl-Soeldner MA, Moll CWI, Kammerlander C, Gosch M, Roth T. Algorithm for anticoagulation management in geriatric hip fracture patients. Z Gerontol Geriat. 2014;47:95-104.

15 Osteoartrite

Alana Meneses Santos • Fania Cristina Santos •
Niele Silva de Moraes • Geovanna Lemos Lopes

INTRODUÇÃO

A osteoartrite (OA) é uma das principais causas de incapacidade no mundo, com estimativa de prevalência crescente, à medida que a obesidade e o envelhecimento da população aumentam. Os achados clínicos da doença são variados, mas resultam, principalmente, em dor e perda de mobilidade articular, rigidez e deformidade, que, de modo geral, se desenvolvem lentamente ao longo do tempo e resultam, em maior ou menor grau, em disfunções do movimento com limitação funcional, onerando sobremaneira os sistemas de saúde.

As articulações mais acometidas são: mãos, joelhos, vértebras e quadris, sendo a OA de joelhos a mais estudada. Em geral, pode-se dizer que OA de mãos e joelhos é mais frequente em mulheres, e a de quadris em homens, embora esta pareça progredir mais rapidamente entre as mulheres.

FISIOPATOLOGIA E FATORES DE RISCO

A OA resulta de uma falha na cartilagem articular induzida por fatores genéticos, metabólicos, bioquímicos e biomecânicos. São eles:

- Idade avançada (principal fator de risco)
- Sexo feminino
- Obesidade (principal fator modificável)
- Ausência de osteoporose (densidade mineral óssea alta está associada a aumento do risco de OA no quadril em mulheres idosas)
- Ocupação (sobrecarga articular, dano repetitivo)
- Atividades esportivas (p. ex., ciclismo, luta, balé, futebol, boxe)
- Lesões ou anormalidades articulares prévias (p. ex., lesões ligamentares, genuvaro, amputamentos)
- Fraqueza muscular
- Déficit de propriocepção
- Fatores genéticos.

A patogênese dessa doença envolve processo degenerativo e de reparo da cartilagem, do osso e da sinóvia. Os desfechos clínicos e patológicos de uma variedade de eventos biológicos e mecânicos levam à falência estrutural e funcional das articulações sinoviais.

A OA primária se dá pelo processo natural de envelhecimento dos tecidos da articulação, ao passo que a OA secundária pode ser causada por traumatismo; doenças congênitas; doença de depósito de cristais de cálcio, osteonecrose, artrite reumatoide, gota, artrite séptica, doença de Paget, diabetes melito, acromegalia, hipotireoidismo e artropatia de Charcot. Nesses casos, a apresentação clínica pode ser atípica, com acometimento de articulações comumente não atingidas.

APRESENTAÇÃO CLÍNICA

A OA tem início insidioso, lento, gradativo e progressivo. As principais articulações acometidas são joelho, quadril, mão e coluna. O sintoma inicial mais comum é rigidez articular, que persiste por menos de 30 min ao acordar ou após repouso prolongado. Com a evolução da doença, surge dor articular, que é tipicamente mecânica, exacerbada com movimento e aliviada com repouso.

Existe possibilidade de o exame físico de uma articulação com OA em fase inicial apresentar resultado absolutamente normal, mas podem ser percebidas crepitações durante a palpação de uma articulação em movimento. Proeminências ósseas costumam surgir mais tardiamente.

Com a evolução da doença, é possível que surjam deformidades graves e incapacitantes, como derrame articular, que, em geral, não é inflamatório. A OA mais grave pode acometer múltiplas articulações, sendo classificada como "generalizada".

Manifestações clínicas específicas

Há chance de ocorrerem manifestações clínicas específicas de acordo com a região acometida, a exemplo de:

- Mãos: comumente envolvidas. A OA em mão frequentemente causa incapacidade e dificuldade de movimentação. São característicos os nódulos de Heberden e Bouchard. A primeira articulação carpometacárpica também costuma ser afetada. A dor pode ser desencadeada após trabalhos manuais, como lavar roupa, varrer e costurar
- Pés: geralmente, a primeira articulação metatarsofalangeana é afetada, podendo resultar em alterações anatômicas do hálux. Essas alterações, além de causarem dor, podem levar à alteração da marcha e aumentar o risco de quedas
- Joelhos: podem ocorrer osteófitos, derrame articular, crepitação e limitação de movimento. Em casos mais graves, podem apresentar-se como varismo

168 Geriatria | Guia Prático

e valguismo. A dor é do tipo mecânica, protocinética, que piora quando o indivíduo sobe escadas ou levanta-se da cadeira

- Quadril: a dor pode ser localizada ou atribuída a regiões próximas, como coluna lombossacra ou glúteo máximo, ou mesmo irradiar para estruturas mais distantes, como musculatura adutora da coxa e dos joelhos. Deve-se fazer diagnóstico diferencial com bursite do trocânter maior, que é mais lateral e não causa limitação de movimento. Nos casos mais graves, o quadro leva à alteração da marcha, devido à deformidade, alteração do tamanho de um membro em relação ao outro, ou à dor por si
- Coluna: as áreas mais acometidas são as de maior flexibilidade, como C5, T8 e L3. Quando os osteófitos marginais comprometem o canal medular, podendo causar compressão, dá-se o nome de espondilose:
  - Espondilose cervical: acomete praticamente todas as pessoas acima de 50 anos
  - Espondilose lombar: pode levar à claudicação dos membros inferiores em repouso e em movimento. A dor pode ser aliviada na posição sentada e a coluna fletida
  - Espondilolistese: ocorre quando uma vértebra desliza sobre a outra. Pode ser observada em casos de OA mais grave
- Locais menos comuns:
  - Ombros: a articulação acromioclavicular é a mais acometida, geralmente com dor na região anterior, que pode ser precipitada por movimentos repetidos
  - Articulação temporomandibular: crepitação palpável, audível, desencadeada pela mastigação. A síndrome de Costen consiste em artrite intensa, com dor parietotemporal, zumbido e hemianopsia do lado acometido.

DIAGNÓSTICO

Baseia-se na história clínica, no exame físico e em achados radiológicos. Não existe sinal clínico nem resultado laboratorial que seja específico para OA.

Deve-se pensar em OA primária diante de dor nas articulações de dedos das mãos, joelho, quadril e coluna, associada a rigidez matinal, crepitação, nódulos ósseos palpáveis e osteófitos na radiografia. Exames laboratoriais são de pouca relevância. As provas inflamatórias, em geral, são normais, e não se recomendam provas reumatológicas.

Alguns sinais radiológicos de OA são estreitamento do espaço articular, esclerose subcondral, cistos subcondrais e osteófitos (OA hipertrófica), ou simplesmente redução do espaço articular sem osteofitose e esclerose (OA atrófica). A progressão da doença em fases mais tardias apresenta-se nas radiografias como subluxações, corpos livres intra-articulares e deformidades grosseiras.

A radiografia da articulação é mais indicada em quadro clínico atípico, OA secundária ou para diagnóstico diferencial. Pode haver discrepância entre sintomas clínicos e achados radiológicos, encontrados em 80% dos homens e 90% das mulheres acima de 70 anos. A tomografia computadorizada e a ressonância magnética de coluna, por sua vez, são indicadas em casos de sinais ou sintomas de compressão de raiz nervosa e para diagnóstico de estenose do canal vertebral.

O diagnóstico diferencial de OA pode ser feito com bursite, osteonecrose e artrite reumatoide.

TRATAMENTO

De acordo com os diferentes *guidelines* para tratamento da OA, são objetivados: o controle dos sintomas (p. ex., dor e rigidez), a otimização da função articular, a maximização da funcionalidade e a melhora da qualidade de vida (Figura 15.1).

Para alcançar tais metas, a combinação de modalidades de tratamento, incluindo terapias não farmacológicas e farmacológicas, é fortemente recomendada. O manejo terapêutico ótimo requer abordagem multidisciplinar.

Tratamento não farmacológico

É importante para promover orientação, controle de sintomas e reabilitação. Inicialmente, os pacientes devem ser incentivados a aderir às medidas não farmacológicas, descritas a seguir.

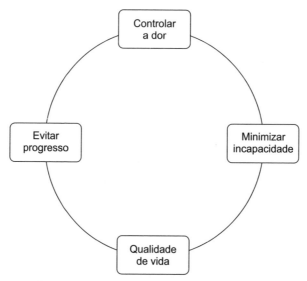

Figura 15.1 Metas do tratamento da osteoartrite.

Educação

Deve-se orientar os pacientes quanto aos sintomas, fatores desencadeantes, possibilidade de progressão da doença, objetivos do tratamento e opções terapêuticas. Tais orientações devem ser individualizadas e são importantes para a adesão ao tratamento.

Por exemplo, tarefas domésticas, como lavar roupa e varrer, devem ser fracionadas, bem como é preciso usar varal mais baixo, pois é necessário dar tempo de repouso para a articulação.

As orientações dependerão dos sintomas clínicos, do tipo de articulação acometida, da gravidade da doença e da atividade exercida.

Perda de peso

A obesidade está fortemente associada ao surgimento de OA, sobretudo de joelhos, e à gravidade dos sintomas. Estudos demonstram que a perda de peso tem benefícios sintomáticos, principalmente na melhora da função física, e por isso é recomendada.

Melhora do sono

Recomenda-se investigar e tratar distúrbios do sono nos pacientes com OA. Estudos randomizados avaliaram o efeito da terapia cognitivo-comportamental na insônia em pessoas com OA, apresentando melhora do sono e da dor.

Repouso

Os sintomas de dor articular podem melhorar com repouso, mas é possível que períodos longos de inatividade levem à redução da massa muscular e, por conseguinte, diminuição da mobilidade.

Exercício físico

A prática de exercício físico deve fazer parte do plano de cuidados e ser orientada de forma individualizada, com intensidade leve a moderada, dependendo da articulação acometida e da gravidade da doença – de preferência, sob supervisão adequada e com modalidades variadas.

Pode-se treinar marcha, força, flexibilidade e exercício aeróbico. Ainda, podem ser indicados Tai Chi Chuan, natação, hidroginástica, ciclismo e caminhada. Devem ser evitadas atividades que envolvam subir e descer escadas e corrida (há controvérsias a esse respeito).

Com a atividade física, a melhora dos sintomas e da performance osteoarticular e muscular é mais significativa em casos mais leves de OA. Quando houver indicação de atividade física, é importante lembrar que a maioria dos pacientes portadores de OA é idosa; portanto, deve-se atentar para outras comorbidades. Deve-se levar em conta, também, que, além de proporcionar benefícios osteoarticulares, a prática de atividade física melhora a saúde em geral, inclusive o aspecto psicossocial.

Abordagem fisioterapêutica

Muitos recursos fisioterapêuticos descritos na literatura são utilizados no tratamento da OA. O vasto número de estudos dos últimos anos contribuiu para fortalecer as evidências científicas e ajudar os fisioterapeutas a elencar aqueles mais apropriados para um determinado desfecho, definir quais devem ser primeira escolha e/ou coadjuvantes no tratamento e auxiliar a estabelecer as intervenções mais eficazes em um dado momento da progressão da doença ou de suas manifestações clínicas.

Assim, serão apresentados a seguir os principais recursos fisioterapêuticos mais fortemente recomendados para as repercussões clínico-funcionais notoriamente recorrentes da doença, baseados em evidências científicas, e também aqueles com potencial coadjuvante nas diversas articulações, já que, normalmente, as pesquisas clínicas de intervenção não farmacológica concentram-se em OA nas articulações dos membros inferiores.

Exercício terapêutico

Há anos, as principais diretrizes e publicações de entidades clínicas e científicas da área, corroborando as mais recentes, recomendam fortemente o exercício terapêutico como primeira linha para o tratamento não medicamentoso de diversos desfechos relacionados à OA, como dor crônica, diminuição de mobilidade articular, fraqueza muscular, instabilidade articular, limitação funcional e comprometimento da qualidade de vida.

Associado ao exercício terapêutico, é indicado, ainda, o desenvolvimento de programas para autoeficácia e autogerenciamento da condição dolorosa. Nos casos de OA em quadril e joelho, é recomendado o uso de dispositivo de auxílio à marcha, quando devidamente avaliada a indicação pelo profissional; e a perda/controle de peso é apontada como tão relevante quanto a prática de exercícios terapêuticos quando os membros inferiores forem acometidos, ratificando a importância da abordagem multiprofissional na OA e de educar o paciente para sustentação dos resultados e aderência ao tratamento a longo prazo.

Manter o indivíduo fisicamente ativo e realizar exercícios com objetivos terapêuticos específicos são aspectos importantes não somente para o tratamento da OA, mas também para várias outras condições crônicas comuns à população idosa. E, assim como outras intervenções terapêuticas, o exercício precisa ser prescrito em quantidade (duração, frequência, dose) e qualidade (tipo, ambiente) suficientes para garantir resultados eficazes e clinicamente relevantes.

Dessa maneira, a literatura aponta alguns direcionamentos para prescrição de tais exercícios: quanto ao tipo, pacientes com OA de quadril e joelho parecem se beneficiar tanto de exercícios aeróbicos, objetivando melhorar a

172 Geriatria | Guia Prático

condição cardiorrespiratória geral, quanto de resistência, visando a melhorar força, potência e resistência muscular local, além de desempenho, a fim de melhorar a capacidade de realizar atividades determinadas, reduzindo sintomas e deficiências comuns nessa condição.

Indivíduos com OA de joelho podem apresentar fraqueza muscular, instabilidade articular e comprometimento proprioceptivo; portanto, exercícios visando a esses objetivos terapêuticos, reabilitatórios ou preventivos são mais interessantes. Assim, a escolha do tipo de atividade para potencializar os resultados deverá considerar necessidades clínicas específicas, comorbidades, riscos de agravos, preferência do paciente, bem como outros aspectos identificados em avaliação pelo fisioterapeuta e pela equipe multiprofissional.

Exercícios terapêuticos aquáticos têm efeito menor sobre dor, incapacidade e qualidade de vida quando comparados com os não aquáticos (terrestres) em indivíduos com OA de quadril e joelho, mas são considerados válidos, principalmente em casos com quadro álgico intenso, que dificulta sobremaneira a execução de atividades com descarga de peso ou em situações em que há várias articulações acometidas. Para desfechos clínicos como melhora da mobilidade articular, exercícios aquáticos parecem apresentar eficácia semelhante à dos não aquáticos.

Quanto ao número de sessões, um programa terapêutico com mais de 12 sessões parece ser mais benéfico para sintomas e deficiências em geral na OA. No entanto, é recomendada atividade física contínua por mais de 12 semanas quando se pretende melhorar força e trofismo muscular em decorrência da OA. Especificamente em OA de joelho, o aumento de força do músculo quadríceps inferior a 30% provavelmente não ajudará na redução da dor, e inferior a 40% talvez não melhore a capacidade funcional.

Idealmente, a frequência mínima de três sessões de exercícios terapêuticos por semana seria mais eficaz para redução de sintomas e deficiências em idosos com OA. No entanto, a frequência, a duração e a intensidade das atividades recomendadas pelo American College of Sports Medicine – 2 sessões/semana, com 2 a 4 séries de 8 a 12 repetições, com intensidade de 60 a 80% de uma repetição máxima (1RM) – parecem já apresentar resultados para o aumento de força muscular nos casos de OA de quadril e joelho.

Uma das principais dificuldades de adesão do paciente com OA sintomática ao programa de exercícios terapêuticos é a queixa de dor durante a execução. É importante o fisioterapeuta informar ao paciente que a dor em decorrência da OA é aceitável durante a prática dos exercícios, desde que seja tolerável e se reduza ao nível inicial ou menor em até 24 h após a atividade.

Uma força-tarefa multiprofissional organizada pela Europen League Against Rheumatism (EULAR) para tratamento da dor em OA reforçou a importância da abordagem centrada no paciente sob uma perspectiva biopsicossocial, tal como em outras condições crônicas de saúde.

Eletroterapia e termoterapia

Há divergências na literatura quanto ao uso da *transcutaneous electrical nerve stimulation* (TENS) para redução da dor em indivíduos com OA. O National Institute for Health and Care Excellence (NICE) considera a intervenção coadjuvante ao tratamento principal, independente do sítio anatômico acometido. A Osteoarthritis Research Society International (OARSI), porém, não recomenda o uso da TENS para OA de joelho nem diante da queixa álgica em múltiplas articulações afetadas. Já o calor/frio é considerado coadjuvante ao tratamento principal para o desfecho de dor em OA.

Terapia manual

É complementar ao tratamento com exercícios terapêuticos para diminuição da dor, sobretudo na articulação do quadril, e para ganho de mobilidade.

Intervenções biomecânicas

Em casos de dor com instabilidade biomecânica, pode-se avaliar a possibilidade de uso de órteses, estabilizadores para articulações, calçados e/ou palmilhas como coadjuvantes ao tratamento principal para OA.

Em casos de OA no joelho em valgo, as palmilhas mediais provavelmente são mais eficazes. Da mesma forma, as palmilhas laterais são recomendadas para casos de joelhos com OA em varo.

Tratamento farmacológico

O tratamento farmacológico deve ser prescrito para a OA sintomática quando não houver resposta à terapia não farmacológica inicial ou concomitantemente à terapia não farmacológica nos pacientes com sintomas mais graves. A escolha do agente farmacológico é influenciada pela articulação acometida, pela gravidade da doença e por comorbidades.

As recomendações para terapia farmacológica das principais sociedades sobre OA são descritas nas Tabelas 15.1 a 15.3.

De maneira geral, recomenda-se paracetamol como terapia de primeira linha, com agentes tópicos para articulações específicas no tratamento da OA. Em pacientes com uma ou poucas articulações afetadas, especialmente joelhos e mãos, recomenda-se AINE tópico, pois apresenta eficácia semelhante ao AINE oral, porém com melhor perfil de segurança.

Em pacientes sem alívio adequado da dor com AINE tópico, múltiplas articulações sintomáticas e/ou OA de quadril, pode-se usar AINE oral por tempo restrito. O uso de AINE para a maioria dos pacientes é limitado em virtude do aumento do risco de complicações gastrintestinais, cardiovasculares e renais. Seu uso em idosos, quando realizado, deve ser feito com muita cautela.

174   Geriatria | Guia Prático

Tabela 15.1 Recomendações farmacológicas para terapia inicial no manejo da OA de acordo com o American College of Rheumatology.

OA de mãos	OA de joelhos	OA de quadril
Usar uma das seguintes medicações: ■ Capsaicina tópica ■ AINE tópico ■ AINE oral (preferir uso de AINE tópico em relação ao oral em pessoas acima de 74 anos) ■ Tramadol	Usar uma das seguintes medicações: ■ Paracetamol ■ AINE oral ■ AINE tópico ■ Tramadol ■ Corticosteroide intra-articular	Usar uma das seguintes medicações: ■ Paracetamol ■ AINE oral ■ Tramadol ■ Corticosteroide intra-articular
Não usar: ■ Terapias intra-articulares ■ Opioides	Não usar: ■ Sulfato de condroitina ■ Glucosamina ■ Capsaicina tópica Sem recomendações em relação ao uso de ácido hialurônico intra-articular, duloxetina, opioides	Não usar: ■ Sulfato de condroitina ■ Glucosamina
–	Sem recomendações em relação ao uso de: ■ Ácido hialurônico intra-articular ■ Duloxetina ■ Opioides	Sem recomendações em relação ao uso de: ■ AINE tópico ■ Ácido hialurônico intra-articular ■ Duloxetina ■ Opioides

AINE: anti-inflamatório não esteroide.
Adaptada de Hochberg *et al.* (2012).

Tabela 15.2 Recomendações para manejo da OA de mãos da EULAR.

■ Tratamentos tópicos são preferidos em relação às terapias sistêmicas pelo perfil de segurança. AINE tópicos são o tratamento tópico de escolha
■ O uso de analgésicos orais, particularmente AINE, deve ser considerado durante tempo limitado para alívio dos sintomas
■ Sulfato de condroitina pode ser usado em pacientes com OA de mãos para alívio da dor e melhora funcional
■ Injeções intra-articulares de glicocorticosteroides, em geral, não devem ser usadas em pacientes com OA de mãos, mas podem ser consideradas para pacientes com articulações interfalângicas dolorosas
■ Pacientes com OA de mãos não devem ser tratados com antirreumáticos modificadores da doença, biológicas ou convencionais
■ Cirurgia deve ser considerada para pacientes com anormalidades estruturais quando outras modalidades de tratamento não forem suficientemente efetivas no alívio da dor.

Adaptada de Geenen *et al.* (2018).

Capítulo 15 • Osteoartrite

Tabela 15.3 Recomendações para o tratamento da OA de joelhos pela European Society for Clinical and Economic Aspects of Osteoporosis and Osteoarthritis (ESCEO).

Etapas	Conduta
1º passo	Se OA sintomática: ■ Paracetamol ou ■ Sulfato de glucosamina e/ou condroitina com ou sem paracetamol
2º passo	Se continua sintomática: ■ AINE tópico ou capsaicina tópica
3º passo	Se gravemente sintomático: ■ AINE intermitente ou com longos ciclos Risco GI normal: ■ Optar por AINE não seletivo + IBP ou inibidor da COX-2 (considerar IBP) Risco GI aumentado: ■ COX-2 seletivo com IBP ■ Evitar AINE não seletivo Risco cardiovascular aumentado: ■ Preferir naproxeno ■ Evitar altas doses de diclofenaco e ibuprofeno ■ Ter cautela com outros AINE não seletivos ■ Evitar inibidor seletivo da COX-2 Aumento do risco renal: ■ Evitar AINE (seletivo ou não seletivo)
4º passo	Se ainda sintomático: ■ Ácido hialurônico intra-articular ■ Corticoide intra-articular
5º passo	Últimas tentativas de tratamento farmacológico: ■ Uso de opioide tópico por curto período ■ Duloxetina
6º passo	Estágio final de manejo da doença e cirurgia: ■ Se paciente gravemente sintomático e com pobre qualidade de vida: cirurgia de substituição da articulação ■ Se contraindicado: analgésico opioide

AINE: anti-inflamatório não esteroide; GI: gastrintestinal.
Adaptada de Bruyere e Reginster (2014).

Evita-se a prescrição de opioides devido ao potencial de efeitos adversos, especialmente quando usado cronicamente na população idosa. Eles devem ser considerados apenas por curto período em pacientes com sintomas graves e incapacitantes, nos quais outras intervenções falharam ou são inapropriadas.

Analgésicos simples

Promovem alívio rápido da dor. A maioria dos pacientes com dor por OA não inflamatória não precisa de opioides. Paracetamol (em dose máxima de 500 mg

176 Geriatria | Guia Prático

a cada 6 h) é o analgésico de escolha para alívio rápido de sintomas. Doses altas podem ter correlação com hepatotoxicidade.

Analgésicos opioides

Esses agentes podem ser prescritos em casos de dor moderada a forte. São comumente recomendados em casos de OA grave com indicação de cirurgia.

Deve-se iniciar o tratamento com os de baixa potência e doses baixas, graduadas depois conforme o controle da dor.

Os efeitos adversos mais comuns são constipação intestinal, sonolência e *delirium*. Podem ser usados em combinação com analgésicos simples.

Os mais comumente utilizados são codeína, tramadol (opioides fracos), morfina e metadona.

Anti-inflamatórios não esteroides

Devem ser indicados em casos de OA inflamatória. Alguns estudos mostraram melhor alívio da dor com anti-inflamatórios não esteroides (AINE) em comparação ao paracetamol, mas com maior prevalência de efeitos adversos quando usados por longo período.

A prevalência dos efeitos adversos mais comuns, como úlcera péptica, sangramento gástrico e nefrotoxicidade, pode ser aumentada quando se trata do uso em idosos. Os inibidores seletivos de ciclo-oxigenase 2 (COX-2), apesar de aparentemente causarem menos efeitos gastrintestinais, podem levar a aumento na incidência de doenças cardiovasculares.

Quando se opta por prescrever tais agentes, deve-se preferir os de ação rápida e curta (ibuprofeno ou naproxeno), recomendar o uso por um período mais curto em idosos e orientar os pacientes para que esse tipo de medicação não seja utilizado como fármaco de resgate.

Capsaicina

Extrato alcaloide da pimenta, superior ao placebo para promover melhora da dor. Contudo, existem problemas metodológicos em relação aos ensaios clínicos randomizados duplo-cegos, pois não se consegue manter o paciente por muito tempo com o medicamento devido ao efeito adverso (queimação local).

Capsaicina costuma ser utilizada quando uma ou mais articulações estão envolvidas e outras intervenções são inefetivas ou contraindicadas; porém, muitas vezes seu uso é limitado em função dos efeitos colaterais locais.

Duloxetina

A duloxetina é indicada, em geral, para OA de múltiplas articulações ou para pessoas com OA e comorbidades concomitantes que contraindicam o uso de

AINE, e para pacientes com OA de joelhos que não respondem satisfatoriamente às outras intervenções.

Injeção intra-articular de glicocorticosteroide

O uso pode ser indicado para pacientes com OA inflamatória com uma ou poucas articulações acometidas e que não responderam ao uso ou não podem usar AINE oral. A infusão no quadril tem sido pouco estudada e configura técnica de difícil aplicação.

Injeção intra-articular de hialuronidase

A maioria dos estudos demonstrou que placebo ou AINE têm melhor efeito em termos de controle da dor. Outros estudos mostraram alívio da dor por pouco tempo com sua aplicação.

Glicosamina e condroitina

Os resultados das pesquisas são bastante controversos. Estudos observaram que não houve melhora significativa clínica e/ou radiológica com o uso dos fármacos isolados ou combinados.

Outros ensaios clínicos randomizados *versus* placebo e a metanálise da *Cochrane Library* sugerem que a glicosamina apresenta efeito benéfico no tratamento da OA, tendo sido superior ao placebo no tratamento da dor e da impotência funcional. O sulfato de glicosamina, na dosagem de 1.500 mg/dia, também foi superior ao placebo com relação ao desfecho de preservação do espaço articular do compartimento tibiofemoral, como foi demonstrado em ensaio clínico randomizado com duração de 3 anos.

Por estes serem fármacos de uso seguro, com poucos efeitos colaterais relatados, podem ser administrados na seguinte dosagem: glicosamina 1.500 mg/dia + condroitina 1.200 mg/dia. Se não houver melhora dos sintomas em 3 meses, o uso deverá ser suspenso.

Hidroxicloroquina

Pode ser usada em casos de OA erosiva e OA inflamatória. No Brasil, é amplamente prescrita por vários reumatologistas, apesar de poucos estudos terem sido realizados com o objetivo de avaliar a efetividade.

A utilização da cloroquina para tratamento da OA é fundamentada nos mecanismos de ação do fármaco, graças ao seu potencial de inibir a ação da interleucina 1 (IL-1) e das enzimas lisossomais, tendo sua principal indicação na OA erosiva de mãos e na OA primária com comprometimento de várias articulações, com efeito sintomático na dor.

Não se pode esquecer de seus efeitos adversos oculares (maculopatia) e de sua ototoxicidade.

Diacereína

Trata-se de uma antraquinona de origem vegetal, um composto que exerce efeitos anti-inflamatórios por meio da inibição da IL-1 e da colagenase de produção, com efeitos adicionais sobre a quimiotaxia de neutrófilos, a migração de macrófagos e a fagocitose. É comercializada no Brasil desde 1996.

Pela análise dos estudos presentes na literatura e incluídos na revisão sistemática da *Cochrane Library*, a efetividade da diacereína no controle dos sintomas da OA é discreta. A possibilidade de proteção estrutural articular somente foi apresentada para os quadris.

A dose ideal é de 50 mg, 2 vezes/dia. Estudos confirmam a não inferioridade da diacereína em comparação aos AINE, bem como o efeito residual do medicamento.

Os efeitos adversos mais frequentes são: diarreia e sintomas relacionados, alteração da cor da urina e fenômenos alérgicos (*rash*, prurido). Apesar disso, esse composto pode ser usado com segurança.

Harpagosídeo (*Harpagophytum procumbens*)

Extrato seco de uma planta originária do deserto de Kalahari e das estepes da Namíbia, no sudoeste da África, também conhecida como garra-do-diabo (Arpadol®).

Tem atividade anti-inflamatória por inibição de leucotrienos e da lipo-oxigenase.

Em revisão sistemática de ensaios clínicos randomizados ou quase randomizados, foi observada evidência moderada com relação à dor em pacientes com OA de joelhos. Em ensaio clínico randomizado, teve efeito similar ao da diacereína com relação à dor na avaliação global pelo paciente.

A dose diária recomendada é de 400 mg, 3 vezes/dia. Os efeitos adversos são diarreia, dores abdominais, vômitos e cefaleia.

Extrato insaponificado de abacate e soja

Além de inibir as metaloproteinases 3 a 13 e prostaglandinas E-2, promove o reparo da cartilagem, atuando nos osteoblastos subcondrais – um mecanismo novo que pode explicar o efeito analgésico do medicamento observado na revisão sistemática que incluiu quatro ensaios clínicos randomizados (em três deles, foram utilizados 300 mg/dia; e, em um, 600 mg/dia).

O único estudo de longa duração (2 anos) não conseguiu demonstrar nenhum efeito estrutural do medicamento; porém, em análise posterior do subgrupo com comprometimento mais grave, foi demonstrada redução na progressão da diminuição do espaço articular.

Colágeno hidrolisado

Produtos que contenham colágeno hidrolisado geralmente são reconhecidos como produtos alimentares de uso seguro pelos órgãos reguladores.

O colágeno hidrolisado de grau farmacêutico (PCH) é obtido por hidrólise de gelatina farmacêutica. Estudos clínicos sugerem que a ingestão diária de 10 g de PCH reduz a dor em pacientes com OA de joelho ou quadril, devido ao aumento da concentração de hidroxiprolina no sangue.

A utilização clínica está associada a efeitos adversos mínimos, principalmente gastrintestinais, caracterizados por plenitude ou sabor desagradável.

Os resultados de um estudo multicêntrico, duplo-cego, randomizado e controlado com placebo, realizado nos EUA, no Reino Unido e na Alemanha, não mostraram diferença estatisticamente significativa quanto ao controle da dor. Houve, no entanto, uma vantagem importante de tratamento com PCH em relação ao placebo em alguns estudos realizados na Alemanha. Além disso, foi observado aumento da eficácia do PCH em comparação com placebo na população total do estudo, entre os pacientes com sintomatologia mais grave no início dele.

Tem sido relatado acúmulo preferencial de 14C-gelatina hidrolisada em cartilagem em comparação à administração de prolina marcada com 14C. Essa captação preferencial por cartilagem sugere que o PCH pode ter efeito importante no metabolismo da cartilagem. Alguns estudos apontam que seu uso promove melhora da dor, mas não da funcionalidade articular nem da progressão da doença.

Não há evidência significativa para que se possa recomendar de maneira generalizada o uso desse grupo de fármacos. São necessários estudos maiores, independentes e controlados para melhor análise dos reais benefícios.

Cúrcuma

A cúrcuma (*Curcuma longa L.*) tem propriedades anti-inflamatórias e antioxidantes. Apesar da escassez de dados clínicos publicados, demonstra futuro promissor na OA. O efeito *in vitro* foi bem documentado e comprovado; porém, a eficácia clínica precisa ser mais estudada. A dose usual é de 500 mg a cada 12 h.

Rosa-silvestre

Estudos apontam a participação da vitamina C na síntese do colágeno que está presente na cartilagem articular. A rosa-silvestre é uma fonte natural dessa vitamina, por isso o interesse nessa planta. No entanto, não há ainda fortes evidências a esse respeito.

Ozônio

Estudos recentes revelam resultados promissores. É utilizado por via intra-articular durante oito sessões semanais.

Modificadores da osteoartrite

Nenhuma terapia utilizada até o momento se mostrou, de forma eficaz, capaz de alterar a história natural da doença.

Tratamento cirúrgico

Em geral, a abordagem cirúrgica é reservada para os casos de falha nas modalidades terapêuticas menos invasivas. Os procedimentos mais indicados são descritos a seguir.

Osteotomia

Deve ser realizada precocemente em pacientes selecionados. Pode ser profilática nos casos de queixas sem alterações visíveis na radiografia, a fim de corrigir desvios do eixo articular; ou terapêutica, em pacientes com alterações clínicas e radiográficas, com o objetivo de alterar o eixo de alinhamento do membro afetado e deslocar a carga para outra região da superfície articular.

Artroplastia ou colocação de próteses

Deve ser cogitada para pacientes com muitos sintomas de OA que apresentaram falha com outros tratamentos (inclusive procedimentos artroscópicos) e que tenham limitações importantes no desempenho das atividades de vida diária.

Para um melhor resultado e menos complicações, deve ser realizada antes do desenvolvimento de deformidades significativas, contraturas, instabilidade articular, perda funcional ou atrofia muscular.

Artrodese

Pode ser indicada especialmente em casos de OA de tornozelos, refratária ao tratamento conservador.

Desbridamento artroscópico

Seu efeito benéfico é contestado.

BIBLIOGRAFIA

American Geriatrics Society Panel on Exercise and Osteoarthritis. Exercise prescription for older adults with osteoarthritis pain: consensus practice recommendations. A supplement to the AGS Clinical Practice Guidelines on the management of chronic pain in older adults. J Am Geriatr Soc. 2001;49(6):808-23.

Bartels EM, Juhl CB, Christensen R, Hagen KB, Danneskiold-Samsøe B, Dagfinrud H. Aquatic exercise for the treatment of knee and hip osteoarthritis. Cochrane Database Syst Rev. 2016;23(3):CD005523.

Bartholdy C, Juhl C, Christensen R, Lund H, Zhang W, Henriksen M. The role of muscle strengthening in exercise therapy for knee osteoarthritis: a systematic review and meta-regression analysis of randomized trials. Semin Arthritis Rheum. 2017;47(1):9-21.

Batterham SI, Heywood S, Keating JL. Systematic review and meta-analysis comparing land and aquatic exercise for people with hip or knee arthritis on function, mobility and other health outcomes. BMC Musculoskelet Disord. 2011;12:123.

Bennell KL, Wrigley TV, Hunt MA, Lim BW, Hinman RS. Update on the role of muscle in the genesis and management of knee osteoarthritis. Rheum Dis Clin North Am. 2013;39:145-76.

Bruyere O, Reginster JY. An algorithm recommendation for the management of knee osteoarthritis in Europe and internationally: a report from a task force of the European Society for Clinical and Economic Aspects of Osteoporosis and Osteoarthritis (ESCEO). Seminars in Arthritis and Rheumatism. 2014;44(3):253-63.

Bryant LR, des Rosier KF, Carpenter MT. Hydroxychloroquine in the treatment of erosive osteoarthritis. J Rheumatol. 1995;22:1527.

Cibere J. Do we need radiographs to diagnose osteoarthritis? Best Pract Res Clin Rheumatol. 2006;20(1):27-38.

Collins NJ, Hart HF, Mills KAG. OARSI year in review 2018: rehabilitation and outcomes. Ostearthritis and Cartilage. 2019.

Cross M, Smith E, Hoy D, Nolte S, Ackerman I, Fransen M et al. The global burden of hip and knee osteoarthritis: estimates from the Global Burden of Disease 2010 study. Annals of Rheumatic Diseases. 2014;73(7):1323-30.

Deal CL, Schnitzer TJ, Lipstein E, Seibold JR, Stevens RM, Albert D et al. Treatment of arthritis with topical capsaicina: a double-blind trial. Clin Ther. 1991;13:383-95.

Ernst, E. Avocado-soybean unsaponifiables (ASU) for osteoarthritis – a systematic review. Clinical Rheumatology. 2003;22(4-5):285-8.

Fernandes L, Hagen KB, Bijlsma JW, Andreassen O, Christensen P, Conaghan PG et al. EULAR recommendations for the non-pharmacological core management of hip and knee osteoarthritis. Ann Rheum Dis. 2013;72:1125-35.

Fidelix TS, Soares BG, Treviani VF. Diacerein for osteoarthritis. Cochrane Database Syst Rev. 2006;25(1):CD005117.

Fransen M, McConnell S, Harmer AR, Van der Esch M, Simic M, Bennell KL. Exercise for osteoarthritis of the knee. Cochrane Database Syst Rev. 2015;1:CD004376.

Fransen M, McConnell S, Hernandez-Molina G, Reichenbach S. Exercise for osteoarthritis of the hip. Cochrane Database Syst Rev. 2014;1:CD007912.

Freitas IV, Py L. Tratado de geriatria e gerontologia. 3. ed. Rio de Janeiro: Guanabara Koogan; 2011.

Garber CE, Blissmer B, Deschenes MR, Franklin BA, Lamonte MJ, Lee I et al. American College of Sports Medicine position stand. Quantity and quality of exercise for developing and maintaining cardiorespiratory, musculoskeletal, and neuromotor fitness in apparently healthy adults: guidance for prescribing exercise. Med Sci Sports Exerc. 2011;43:1334-59.

Geenen R, Overman CL, Christensen R, Asenlof P, Capela S, Huisinga KL et al. EULAR recommendations for the health professional's approach to pain management in inflammatory arthritis and osteoarthritis. Ann Rheum Dis. 2018;77:797-807.

Hazzard WR, Ouslander JG, Tinetti ME, Studenski S, High KP, Asthana S. Geriatric medicine and gerontology. 6. ed. New York: Mc Graw-Hill; 2009.

Heliövaara M, Mäkelä M, Impivaara O, Knekt P, Aromaa A, Sievers K. Association of overweight, trauma and workload with coxarthrosis. A health survey of 7,217 persons. Acta Orthop Scand. 1993;64:513.

Henrotin YE, Deberg MA, Crielaard JM, Piccardi N, Msika P, Sanchez C. Avocado/soybean unsaponifiables prevent the inhibitory effect of osteoarthritic subchondral osteoblasts on aggrecan and type II collagen synthesis by chondrocytes. J Rheumatol. 2006;33(8):1668-78.

Hochberg MC, Altman RD, April KT, Benkhalti M, Guyatt G, McGowan J et al. American College of Rheumatology 2012 recommendations for the use of nonpharmacologic and pharmacologic therapies in osteoarthritis of the hand, hip and knee. Arthritis Care Res. 2012;64:465-74.

Jordan KM, Arden NK, Doherty M, Bannwarth B, Bijlsma JWJ, Dieppe P et al. EULAR Recommendations 2003: an evidence based approach to the management of knee osteoarthritis – report of a Task Force of the Standing Committee for International Clinical Studies Including Therapeutic Trials (ESCISIT). Ann Rheum Dis. 2003;62:1145.

Kloppenburg M, Kroon F, Blanco FJ, Doherty M, Dziedzic KS, Greibrokk E et al. 2018 update of the EULAR recommendations for the management of hand osteoarthritis. Ann Rheum Dis. 2019;7:16-24.

Kolansinski S, Neogi T, Hochberg MC, Oatis C, Guyat G, Block J et al. 2019 American College of Rheumatology/Arthritis Foundation Guideline for the Management of Osteoarthritis of the Hand, Hip, and Knee. Arthritis & Rheumatology. 2020:1-14.

Laslett LL, Kingsbury SR, Hensor EM, Bowes MA, Conaghan PG. Effect of bisphosphonate use in patients with symptomatic and radiographic knee osteoarthritis: data from the Osteoarthritis Initiative. Ann Rheum Dis. 2014;73:824.

Legg DO, Reda DJ, Harris CL, Klein MA, O'Dell JR, Hooper MM et al. Glucosamine, chondroitin sulfate, and the two in combination for painful knee osteoarthritis. N Engl J Med. 2006;354:795.

Li J, Xie ZG, Xie Y, Dong QR. Calcitonina treatment is associated with less severe osteoarthritis and reduced toll-like receptor levels in a rat model. J Orthop Sci. 2014;19:1019.

Martel-Pelletier J, Roubille C, Abram F, Hochberg MC, Dorais M, Delorme P et al. First-line analysis of the effects of treatment on progression of structural changes in knee osteoarthritis over 24 months: data from the Osteoarthritis Initiative Progression Cohort. Ann Rheum Dis. 2015;74:547.

Messier SP, Loeser RF, Hoover JL, Semble EL, Wise CM. Osteoarthritis of the knee: effects on gait, strength, and flexibility. Arch Phys Med Rehabil. 1992;73:29.

Moskowitz RW. Role of collagen hydrolysate in bone and joint disease. Semin Arthritis Rheum. 2000;30(2):87-99.

National Institute for Health and Care Excellence. Management of osteoarthritis. 2019. [Acesso em 27 out. 2020]. Disponível em: http://pathways.nice.org.uk/pathways/osteoarthritis.

National Institute for Health and Care Excellence (NICE). Osteoarthritis: the care and management of osteoarthritis in adults: NICE; clinical guideline 59. Londres, 2008.

National Institute for Health and Care Excellence. Osteoarthritis: care and management 2014. [Acesso em 27 out. 2020]. Disponível em: https://www.nice.org.uk/guidance/cg177.

Peat G, McCarney R, Croft P. Knee pain and osteoarthritis in older adults: a review of community burden and current use of primary health care. Ann Rheum Dis. 2001;60:91.

Pedersen BK, Saltin B. Exercise as medicine – evidence for prescribing exercise as therapy in 26 different chronic diseases. Scand J Med Sci Sports. 2015;25(3):1-72.

Ryu J, Treadwell BV, Mankin HJ. Biochemical and metabolic abnormalities in normal and osteoarthritic human articular cartilage. Arthritis Rheum. 1984;27:49.

Santos Fania C, Souza Poliana MR. Força-tarefa na dor em idosos. São Paulo: Grupo Editorial Moreira Jr.; 2011.

Schnitzer TJ, Ekman EF, Spierings EL, Scott Greenberg H, Smith MD, Brown MT et al. Efficacy and safety of tanezumab monotherapy or combined with non-steroidal anti-inflammatory drugs in the treatment of knee or hip osteoarthritis pain. Ann Rheum Dis. 2015;74:1202.

Singh JA, Noorbaloochi S, MacDonald R, Maxwell LJ. Chondroitin for osteoarthritis. Cochrane Database Syst Rev. 2015;1:CD005614.

Skou ST, Pedersen BK, Abbott JH, Patterson B, Barton C. Physical activity and exercise therapy benefit more than just symptoms and impairments in people with hip and knee osteoarthritis. J Orthop Sports Phys Ther. 2018;48(6):439-47.

Spencer J, James DA, Abate KH, Abay SM, Abbfati M, Abbasi N et al. Global, regional, and national incidence, prevalence, and years lived with disability for 354 diseases and injuries for 195 countries and territories, 1990-2017: a systematic analysis for the Global Burden of Disease Study 2017. The Lancet. 2018;392:1789-858.

Towheed TE, Maxwell L, Judd MG, Catton M, Hochberg MC, Wells G. Acetaminophen for osteoarthritis. Cochrane Database Syst Rev. 2006;(1):CD004257.

Trevisani VFM, Fidelix TSA. Osteoartrite/osteoarthritis. Rev Bras Med. 2009;66(12).

Van Vijven JP, Luijsterburg PA, Verhagen AP, van Osch GJVM, Kloppenburg M, Bierma-Zeinstra SMA. Symptomatic and chondroprotective treatment with collagen derivatives in osteoarthritis: a systematic review. Osteoarthritis Cartilage. 2012;20(8):809-21.

16 Artrite Reumatoide

Karina Kuraoka Tutiya • Thaisa Segura da Motta •
Fania Cristina Santos

INTRODUÇÃO

A artrite reumatoide (AR) é uma doença inflamatória, crônica, autoimune, sistêmica e de etiologia ainda desconhecida. Causa danos progressivos no sistema musculoesquelético e envolve pequenas e grandes articulações. Como consequência, leva o indivíduo a apresentar dor, deformidades e até mesmo destruição óssea e cartilaginosa irreversíveis.

É a doença inflamatória crônica mais frequente, inclusive em pessoas idosas. Acomete todas as faixas etárias, mas afeta com maior prevalência indivíduos de 40 a 60 anos. Estudos estimam prevalência de 4,5% na faixa etária de 55 a 75 anos.

A AR atinge aproximadamente 0,5 a 1% da população mundial e predomina 2 a 3 vezes mais no sexo feminino. No idoso, continua sendo mais frequente em mulheres, mas acomete uma proporção maior de homens, particularmente em associação com determinados quadros clínicos, como aquele caracterizado por envolvimento predominante das cinturas pélvica e escapular. Assim, com o crescimento da população acima de 60 anos, seu impacto torna-se cada vez mais notável.

Pacientes com AR podem apresentar deficiência funcional importante e, em consequência, diminuição da qualidade de vida (QV). Pesquisas mostram que pacientes com AR, comparados aos que não apresentam a doença, têm menor QV, principalmente no que diz respeito aos componentes físico e mental, bem como à capacidade funcional. No Brasil, estereótipos destinados à velhice e a confusão entre senescência e senilidade retardam, e até mesmo impedem, tratamentos adequados, provocando consequências negativas, como morosidade no tratamento e na reabilitação, com consequente perda de funcionalidade.

PECULIARIDADES

A AR do idoso apresenta algumas peculiaridades, a saber:

- Início agudo
- Velocidade de hemossedimentação (VHS) elevada

Capítulo 16 • Artrite Reumatoide   185

- Mais manifestações sistêmicas
- Maior acometimento de ombros
- Menor positividade do fator reumatoide (FR).

Durante muito tempo foi debatido se a manifestação do quadro articular após os 65 anos, conhecido pela sigla EORA (do inglês *elderly-onset rheumatoid arthritis*), estaria associada a uma doença de melhor ou pior prognóstico. Apesar dos muitos estudos realizados, ainda há discussões se EORA seria ou não uma doença distinta da forma clássica, denominada YORA (da expressão *younger-onset rheumatoid arthritis*).

Sua fisiopatologia é complexa e envolve uma grande rede de células – incluindo células dendríticas, macrófagos, monócitos, fibroblastos, sinoviócitos, linfócitos T e B, neutrófilos, mastócitos, células endoteliais, condrócitos e osteócitos – e de citocinas. Merecem maior destaque, inclusive por implicações terapêuticas, a interleucina 1 (IL-1), o fator de necrose tumoral alfa (TNF-alfa) e a IL-6.

Entretanto, há discussões envolvendo, principalmente, a polimialgia reumática. Estudo recente realizado com um pequeno número de pacientes mostrou que as subpopulações de linfócitos T periféricos seriam mais semelhantes às da polimialgia reumática (PMR) na EORA do que na YORA.

A prevalência de autoanticorpos específicos de órgão e não específicos de órgão é aumentada no idoso. FR positivo, embora em baixos títulos, é observado em até 40% dos indivíduos saudáveis, dependendo da população estudada, e em 9% das mulheres e 14% dos homens acima de 70 anos, resultante de maior ativação policlonal dos linfócitos B.

A implicação dessas alterações relacionadas com o envelhecimento na patogênese da EORA não está bem estabelecida, sobretudo diante de um recente estudo retrospectivo que reporta menor frequência de positividade do FR, fator antinuclear (FAN), anti-Ro e anti-La na EORA *versus* YORA.

Os anticorpos antipeptídios citrulinados também são úteis para o diagnóstico de AR. Esse teste é moderadamente sensível para a AR, sendo positivo em 41 a 80% dos pacientes, a depender da população estudada, porém altamente específico (90 a 98%). Quando FR e anticorpos antipeptídio citrulinado cíclico (anti-CCP) estão presentes, acredita-se que a especificidade para o diagnóstico de AR seria de cerca de 99,5%.

Nas artrites iniciais, a sensibilidade do anti-CCP para identificar AR oscila entre 25 e 52%. No idoso, estudos recentes demonstram sua utilidade em diferenciar EORA com apresentação semelhante à da polimialgia da verdadeira PMR.

Geralmente, a EORA é de início agudo, apresentando importante rigidez matinal e dor, principalmente nos membros superiores. A VHS frequentemente está elevada e, no exame clínico, destaca-se o comprometimento importante dos ombros com sinovite evidente, acompanhando acometimento de punhos,

186 Geriatria | Guia Prático

articulações metacarpofalangianas e interfalangianas proximais, com acentuada limitação do movimento e edema de partes moles. Alguns trabalhos destacam que o envolvimento de grandes articulações, principalmente dos ombros, é característico da EORA.

Pacientes com EORA apresentam mais comumente perda de peso, mialgia, linfadenopatia, PMR (*like syndrome*) e neuropatia, além de VHS e proteína C reativa (PCR) elevadas e anemia. Já as manifestações clássicas da AR, como deformidade em uma ou ambas as mãos e doença intersticial pulmonar, são menos frequentes na EORA. As principais características da EORA estão resumidas na Tabela 16.1.

DIAGNÓSTICO

O diagnóstico de EORA é difícil e inclui um grande número de sintomas no seu diagnóstico diferencial, particularmente as mais frequentes nessa população etária. Por esse motivo, muitas vezes são necessárias investigações detalhadas, o que pode levar longo tempo até se estabelecer o diagnóstico.

Os critérios de classificação da AR (Tabela 16.1) não permitem a diferenciação entre AR e outras condições reumatológicas similares. As particularidades da apresentação clínica inicial tornam ainda mais difícil preencher tais critérios de classificação diante da EORA. Desse modo, não se deve aguardar o aparecimento dos parâmetros definidos pelo critério norte-americano de classificação da AR para dar início ao tratamento.

Em 2010, foram estabelecidos novos critérios para orientar o início do tratamento (Tabela 16.2).

Tabela 16.1 Critérios diagnósticos para EORA estabelecidos pelo American College of Rheumatology (ACR, 1987).

1. Rigidez matinal: rigidez articular persistindo por pelo menos 1 h
2. Artrite de três ou mais áreas: pelo menos três áreas articulares com edema de partes moles ou derrame articular, observado pelo médico
3. Artrite de articulações das mãos (punho, interfalangianas proximais e metacarpofalangianas)
4. Artrite simétrica
5. Nódulos reumatoides
6. Fator reumatoide sérico positivo
7. Alterações na radiografia: erosões ou descalcificações localizadas em radiografias de mãos e punhos

São necessários quatro dos sete critérios para se classificar um paciente com artrite reumatoide. Os critérios 1 a 4 devem estar presentes há pelo menos 6 semanas.
Adaptada de Arnett (1988).

Tabela 16.2 Critérios classificatórios para artrite reumatoide (ACR/EULAR, 2010).

Critérios		Pontuação
Acometimento articular	1 grande articulação	0
	2 a 10 grandes articulações	1
	1 a 3 pequenas articulações (grandes não contadas)	2
	4 a 10 pequenas articulações (grandes não contadas) Mais de 10 articulações (pelo menos	3
	Mais de 10 articulações (pelo menos uma pequena)	5
Sorologia	Fator reumatoide negativo *e* ACPA negativo	0
	FR positivo *ou* ACPA positivo em baixos títulos	2
	FR positivo *ou* ACPA positivo em altos títulos	3
Duração	Abaixo de 6 semanas	0
	6 semanas ou mais	1
Provas de atividade inflamatória	PCR normal *e* VHS normal	0
	PCR anormal *ou* VHS anormal	1

É necessário pontuação acima de 6 para se classificar um paciente como portador de AR.

ACPA: anticorpos antiproteínas citrulinadas; PCR: proteína C reativa; VHS: velocidade de hemossedimentação.

Adaptada de Aletaha *et al.* (2010).

AVALIAÇÃO INICIAL

A avaliação inicial consiste em obter informações sobre histórico e exame físico completos, documentação de sintomas de atividade da doença, estado funcional, evidências objetivas de inflamação articular, alterações mecânicas articulares e presença de comprometimento extra-articular e de lesão visível à radiografia (Tabela 16.3).

Alguns sinais servem de parâmetros para identificação de mau prognóstico. São eles:

- Início da doença em idade mais precoce
- Altos títulos de fator reumatoide
- Anti-CCP reagente
- VHS e/ou PCR persistentemente elevadas
- Artrite em mais de 20 articulações
- Comprometimento extra-articular: presença de nódulo reumatoide, síndrome de Sjögren, episclerite e/ou esclerite, doença pulmonar intersticial, pericardite, vasculite sistêmica e síndrome de Felty
- Presença de erosões nos primeiros 2 anos de doença (em radiografia de mãos ou pés).

188 Geriatria | Guia Prático

Tabela 16.3 Avaliação do paciente com artrite reumatoide.

Medidas subjetivas

- Duração da rigidez matinal
- Intensidade da dor articular
- Limitação da função

Exame físico

- Número de articulações inflamadas (contagem de articulações dolorosas e edemaciadas)
- Problemas articulares mecânicos: limitação da amplitude de movimento, crepitação, instabilidade e deformidades
- Manifestações extra-articulares

Laboratório

- Hemograma completo
- Velocidade de hemossedimentação (VHS) e/ou proteína C reativa (PCR)
- Função renal
- Enzimas hepáticas
- Exame qualitativo de urina
- Fator reumatoide*
- Análise do líquido sinovial**

Exame radiográfico

- Radiografia das articulações das mãos, dos pés e das demais articulações comprometidas

Outros* **

- Avaliação global da atividade da doença feita pelo paciente
- Avaliação global da atividade da doença feita pelo médico
- Questionários de avaliação da capacidade funcional ou da qualidade de vida

*Fator reumatoide: realizado na avaliação inicial para se estabelecer o diagnóstico. Se inicialmente for negativo, pode ser repetido 6 meses a 12 anos após o início de doença.

**Líquido sinovial: se necessário, para descartar a presença de outras doenças. Pode ser repetido durante o acompanhamento do paciente com agravamento do quadro, para descartar a presença de artrite séptica.

***Sugere-se a avaliação desses parâmetros subjetivos para acompanhamento do paciente.

AVALIAÇÃO DA ATIVIDADE DA DOENÇA

É aconselhável que o médico avalie a atividade da doença em período não superior a 2 meses até a obtenção de um estado de remissão ou baixa atividade da doença. Reavaliações subsequentes ficarão a critério do médico-assistente, a um intervalo de cerca de 3 meses. Os exames radiográficos das mãos, dos punhos e dos pés devem ser repetidos anualmente, ou a critério clínico, em intervalos menores, para avaliar a progressão da doença.

Os principais parâmetros a serem monitorados são:

- Contagem de articulações dolorosas
- Contagem de articulações edemaciadas
- Avaliação da dor

Capítulo 16 • Artrite Reumatoide   189

- Avaliação global da atividade da doença pelo paciente
- Avaliação global da atividade da doença pelo médico
- *Health Assessment Questionnaire for Rheumatoid Arthritis* (HAQ-DI) (incapacidade funcional)
- Resposta de fase aguda (VHS/PCR)
- Escala visual analógica.

A avaliação objetiva da atividade da doença pode ser feita por meio de índices compostos de atividade clínica, como índice simplificado de atividade de doença (SDAI), índice clínico de atividade de doença (CDAI), índice de atividade de doença (DAS) ou índice de atividade de doença - 28 articulações (DAS-28), como mostram as Tabelas 16.4 e 16.5.

Tabela 16.4 Índices compostos de atividade de doença: elementos e contribuição potencial para o escore total.

Elementos	SDAI	CDAI	DAS	DAS-28
Número de articulações edemaciadas	Contagem simples (0 a 28)	Contagem simples (0 a 28)	Contagem articular mais extensa (0 a 2,86)	Raiz quadrada da contagem simples (0 a 1,48)
Número de articulações dolorosas	Contagem simples (0 a 28)	Contagem simples (0 a 28)	Raiz quadrada do índice de Ritchie (0 a 4,77)	Raiz quadrada da contagem simples (0 a 2,96)
Reagentes de fase aguda	PCR em mg/dℓ (0/1 a 10)	–	Logaritmo transformado da VHS (0,23 a 1,51)	Logaritmo transformado da VHS (0,49 a 3,22)
Avaliação da saúde global pelo paciente	–	–	EVA em mm (0 a 0,72)	EVA em mm (0 a 1,40)
Avaliação de atividade de doença pelo paciente	EVA em cm (0 a 10)	EVA em cm (0 a 10)	–	–
Escore total	Contagem simples (0,1 a 86)	Contagem simples (0 a 76)	Requer calculadora (0,23 a 9,87)	Requer calculadora (0,49 a 9,07)
Comentários	O cálculo é simples, mas não imediato (PCR)	O cálculo é simples e imediato	Além da calculadora, requer VHS	Além da calculadora, requer VHS

SDAI: índice simplificado de atividade de doença; CDAI: índice clínico de atividade de doença; DAS: índice de atividade de doença; DAS-28: índice de atividade de doença (28 articulações); PCR: proteína C reativa; VHS: velocidade de hemossedimentação; EVA: escala visual analógica; pressupondo-se uma variação de 2 a 100 mm/h para VHS e de 0,1 a 10 mg/dℓ para PCR.

190 Geriatria | Guia Prático

Tabela 16.5 Índices compostos de atividade da doença: diferentes valores de corte.

Índice	Estado de atividade da doença	Definição
SDAI	Remissão	< 5
	Atividade de doença baixa	< 20
	Atividade de doença moderada	< 40
	Atividade de doença alta	> 40
CDAI	Remissão	< 2,8
	Atividade de doença baixa	< 10
	Atividade de doença moderada	< 22
	Atividade de doença alta	> 22
DAS-28	Remissão	< 2,6
	Atividade de doença baixa	< 3,2
	Atividade de doença moderada	< 5,1
	Atividade de doença alta	> 5,1

SDAI: índice simplificado de atividade da doença; CDAI: índice clínico de atividade da doença; DAS-28: índice de atividade da doença (28 articulações).

DIAGNÓSTICO DIFERENCIAL

PMR, condrocalcinose, osteoartrose, gota crônica, artropatia por alendronato e artropatia por fármacos são diagnósticos diferenciais da EORA.

Polimialgia reumática

Caracterizada por pacientes acima de 60 anos que apresentam dor e rigidez há pelo menos 4 semanas na região do pescoço, na cintura escapular e na região pélvica. Cerca de 25% apresentam quadro articular periférico.

Exames laboratoriais são de pouca ajuda, mas a presença de FR em altos títulos ou provas de atividade inflamatória persistentemente elevadas, apesar do uso de corticosteroides, podem sugerir AR do idoso. Além disso, é possível que ultrassonografia com identificação de tendinites, bursites, derrame articular e sinovite possa ser útil para o diagnóstico diferencial de EORA e PMR.

Condrocalcinose

Pode manifestar-se com um quadro clínico semelhante ao da AR. Sua prevalência aumenta com a idade, podendo atingir 60% nos indivíduos com mais de 70 anos.

É preciso lembrar, ainda, que o depósito de cristais caracteristicamente observado na radiografia pode ser uma casualidade, ou seja, um achado de exame.

Osteoartrose

A maior dificuldade ocorre com a forma nodal erosiva, particularmente nos casos com intenso envolvimento das articulações interfalangeanas proximais. A presença de fenômenos inflamatórios associados a rizartrose pode ser confundida com envolvimento do punho observado nos pacientes com AR.

Gota crônica

A gota crônica – com dor e inflamação persistentes, após perda do característico intervalo assintomático entre as crises – pode ser de difícil diferenciação em relação à EORA e, eventualmente, tofos podem ser confundidos com nódulos reumatoides.

Artropatia por alendronato

O alendronato é uma medicação de uso frequente por idosos. Há descrições de sinovite ou artrite aguda induzidas por ele, acometendo as mais diferentes articulações. A suspensão do medicamento resulta em resolução do quadro articular.

Artropatia por fármacos

Causada por quinolonas, anfotericina, aciclovir, minociclina, vacina BCG (bacilo de Calmette-Guérin), interferona, imunotoxinas, tacrolimo, fatores de crescimento (G-CSF, eritropoetina), excesso de vitamina A, fluoreto, estatinas, fibratos, quinidina, propranolol, nicardipino, raloxifeno, tamoxifeno, entre outros.

TRATAMENTO

Deve-se sempre priorizar a preservação da capacidade funcional do paciente portador de AR, além de sua independência e sua capacidade de participação social.

Dor, rigidez e sintomas constitucionais podem contribuir para imobilidade, fraqueza, aumento das quedas e redução da sobrevida. O diagnóstico precoce e o início imediato do tratamento são fundamentais para o controle da atividade da doença, para prevenir incapacidade funcional e lesões articulares irreversíveis, que podem aumentar o risco de quedas e reduzir a sobrevida, particularmente nos pacientes acima de 70 anos. A remissão raramente é alcançada, apesar de ser o objetivo do tratamento.

A educação do paciente e de seus familiares faz parte do tratamento. É necessário informá-los acerca das possibilidades de tratamento, mostrando-lhes os riscos e os benefícios, e realizar acompanhamento com equipe multiprofissional.

Tratamento não farmacológico

O tratamento não farmacológico é essencial, em virtude do potencial incapacitante da AR. Deve ser iniciado já no início da doença, e visa a proteger as articulações e manter o estado funcional do aparelho locomotor e do sistema cardiorrespiratório.

Trabalho fisioterápico e terapia ocupacional contribuem para manutenção das atividades da vida diária. A proteção das articulações deve garantir o fortalecimento da musculatura periarticular e o adequado programa de flexibilidade. O uso de órteses tem como objetivo aliviar dores mioarticulares por estabilização articular, contenção e realinhamento. Este deve ser feito de forma intermitente, exceto quanto às órteses para os pés.

Deve-se, também, estimular o condicionamento físico, por meio de atividade aeróbica, exercícios resistidos, alongamento e relaxamento.

Tratamento farmacológico

O tratamento com fármacos modificadores do curso da doença (FMCD) é feito conforme apresentado na Tabela 16.6.

O tratamento inicial deve abranger as seguintes medidas: avaliar o uso de anti-inflamatórios não hormonais e analgésicos, considerar o uso de glicocorticosteroide via oral em baixa dose ou por meio de infiltração intra-articular. No caso de pacientes idosos, recomenda-se investigar fatores de risco e utilizar essas medicações pelo menor tempo possível, na menor concentração permitida.

Considerando-se o uso de corticosteroides, estes devem ser prescritos, sempre que possível, em concentrações inferiores a 10 mg/dia pelo menor tempo possível (p. ex., enquanto se aguarda a ação de uma droga antirreumática modificadora de doença – DARMD – ou em caso de surto de atividade da doença).

Atenção especial deve ser dada à osteoporose, incluindo investigação do metabolismo de cálcio e densitometria óssea. Recomendam-se medidas preventivas, como o uso de cálcio e vitamina D e antirreabsortivos ósseos, quando necessário.

A eficácia e a toxicidade das DARMD são semelhantes na YORA e na EORA. Maior atenção a comorbidades e polifarmácia são alguns dos cuidados necessários na população idosa.

O tratamento com DARMD deve ser iniciado assim que o diagnóstico for estabelecido. O alvo ideal deve ser a baixa atividade ou remissão da doença, conforme determinado pelo clínico e pelo paciente. Em idosos, no entanto, a tolerabilidade às medicações ou comorbidades podem limitar as escolhas usuais. Nesses casos, recomenda-se cautela, considerando o uso de agentes antimaláricos (cloroquina e hidroxicloroquina) ou sulfassalazina, nos casos mais leves, devido a um menor perfil de efeitos adversos.

Tabela 16.6 Tratamento com FMCD.

FMCD	Tempo médio para ação	Via	Dose usual	Monitoramento
Hidroxicloroquina	3 a 6 meses	VO	6 mg/kg/dia	Exame oftalmológico inicial a cada 6 meses e leucograma
Difosfato de cloroquina	3 a 6 meses	VO	4 mg/kg/dia	Exame oftalmológico inicial a cada 6 meses e leucograma
Sulfassalazina	1 a 3 meses	VO	0,5 a 1 g/dia, 2 a 3 vezes/dia (aumento de 0,5 g/semana)	Hemograma completo, provas hepáticas a cada 2 a 4 semanas (primeiros 3 meses); em seguida, a cada 3 meses
Metotrexato	1 a 3 meses	VO, IM, SC	7,5 mg/semana até 25 mg/semana	Hemograma completo, provas de função hepática (AST, ALT), creatinina a cada 30 dias (primeiros 6 meses); em seguida, a cada 1 a 2 meses
Leflunomida	1 a 2 meses	VO	100 mg/dia – 3 dias; depois, 10 a 20 mg/dia	Hemograma completo, provas de função hepática (AST, ALT), creatinina a cada 30 dias (primeiros 6 meses); em seguida, a cada 1 a 2 meses
Azatioprina	2 a 3 meses	VO	1 a 2 mg/kg/dia	Fosfatase alcalina a cada 2 meses
Ciclosporina	2 a 4 meses	VO	2,5 mg/kg/dia até 4 mg/kg/dia em duas tomadas	Pressão arterial e creatinina iniciais e a cada 2 semanas nos primeiros 3 meses

VO: via oral; IM: via intramuscular; SC: via subcutânea.

Para pacientes com AR inicial sintomática, a monoterapia com DARMD é preferível à dupla ou tripla terapia. O metotrexato deve ser a primeira escolha para a maioria dos pacientes com AR inicial com doença ativa.

São consideradas DARMD: metotrexato (MTX), hidroxicloroquina (HCQ), sulfassalazina (SSZ) e leflunomida (LEF). A dupla terapia com DARMD pode ser feita com a combinação de MTX e SSZ, MTX e HCQ, SSZ e HCQ ou combinações com LEF. A tripla terapia com DARMD é feita com a combinação de MTX, SSZ e HCQ.

194 Geriatria | Guia Prático

Hidroxicloroquina/cloroquina. É necessária avaliação oftalmológica previamente à introdução do antimalárico, para identificar alterações associadas ao envelhecimento que possam ser eventualmente confundidas com efeitos tóxicos dessas medicações, além da avaliação regular pelo oftalmologista durante o tratamento. São eficazes em reduzir parâmetros clínicos e laboratoriais (VHS), mas isoladamente não alteram a progressão radiográfica. Assim, seu uso é indicado apenas em pacientes com doença leve ou artrite indiferenciada com baixo potencial erosivo. São contraindicadas a pacientes que apresentem alterações retinianas e de campo visual. As doses recomendadas são: cloroquina na dose de 3 a 4 mg/kg/dia e hidroxicloroquina na dose de 6 mg/kg/dia.

Sulfassalazina. É considerada mais efetiva para reduzir a atividade da doença, para controlar a dor e na avaliação clínica global. Recentemente, confirmou-se por radiografia sua eficácia clínica na progressão da doença. Está contraindicada em pacientes com história de hipersensibilidade a sulfas, salicilatos ou a qualquer componente da fórmula da SSZ; e a portadores de porfiria e obstrução dos sistemas digestório, genital e urinário.

Metotrexato. É a medicação de primeira escolha e deve ser prescrita, de preferência, em monoterapia no início do tratamento. É considerado a DARMD mais bem tolerada. Deve ser usado com atenção à função renal, pois o prejuízo temporário ou crônico desta pode estar associado a níveis tóxicos do medicamento, mesmo com as doses baixas habitualmente empregadas para o tratamento da YORA (7,5 a 25 mg/semana). Está contraindicado em pacientes com insuficiência renal, hepatopatias, etilismo, supressão da medula óssea e em mulheres em idade fértil que não estejam fazendo anticoncepção. Deve ser usado com cautela por pacientes com pneumopatias. Sugere-se que sua administração seja associada ao ácido fólico (1 a 2 g/dia) para minimizar efeitos adversos. Não havendo a resposta clínica almejada (remissão ou baixa atividade da doença) com a dose máxima tolerada de MTX, ou na presença de eventos adversos, recomenda-se a troca do MTX por outra DARMD em monoterapia ou combinações de DARMD. As combinações mais utilizadas são: MTX com HCQ, MTX com SSZ ou uma associação desses três fármacos, bem como MTX associado a LEF.

Leflunomida. Pode ser utilizada isolada ou em associação com MTX. Por ser uma medicação hepatotóxica, é necessária avaliação frequente da função hepática, principalmente nos primeiros 6 meses do tratamento ou se for associada ao MTX. É uma medicação de depósito e, em caso de efeitos adversos, deve-se usar colestiramina (4 a 8 g, 3 vezes/dia durante 5 dias) para remoção mais rápida do produto.

Deve-se aguardar um período máximo de 6 meses para definir ausência de resposta à primeira linha de tratamento instituída.

A azatioprina é uma opção terapêutica, mas seu perfil de efeitos adversos a coloca como uma alternativa em casos excepcionais. A ciclosporina é eficaz na AR, mas está contraindicada para pacientes com alteração da função renal, hipertensão não controlada e malignidade. Sua toxicidade limita a utilização em pacientes com doença não responsiva a outras DARMD. Se houver desenvolvimento de hipertensão e aumento de creatinina em 30% do valor basal, deve-se realizar redução de 25 a 50% da dose. Persistindo hipertensão e aumento de creatinina, o tratamento deverá ser suspenso. Assim, sua utilização ficará restrita aos casos de maior gravidade. Na presença de manifestações extra-articulares graves, pode-se utilizar doses altas de glicocorticosteroides via oral (1 a 2 mg/kg/dia) ou em forma de pulsoterapia.

Acredita-se que as DARMD clássicas são igualmente efetivas na YORA e na EORA, e as diferenças observadas decorrem mais provavelmente de demora na introdução do tratamento adequado do que de menor efetividade.

Para pacientes com atividade moderada ou alta da doença, apesar da terapia com DMARD (com ou sem glicocorticosteroides), recomenda-se a combinação de DARMD, ou um inibidor do fator de necrose tumoral (TNF), ou um biológico não TNF, com ou sem metotrexato (MTX), sem ordem específica de preferência, em vez de continuar monoterapia com DMARD sozinha.

A terapia biológica deve ser usada em combinação com o MTX, quando possível, devido à sua eficácia superior. O custo elevado e a administração por via parenteral limitam sua utilização de forma mais ampla. Não existe contraindicação formal nem recomendação específica para seu uso por indivíduos idosos. Deve-se atentar para comorbidades, doença maligna atual ou passada (menos de 10 anos), uso de outros fármacos, possibilidade de risco maior de infecções ou presença de infecções crônicas de repetição, insuficiência cardíaca congestiva e doenças desmielinizantes.

Caso persista atividade moderada ou alta da doença ou em pacientes que precisem de uma ponte até perceber os benefícios da terapia com DMARD, recomenda-se a adição de glicocorticosteroides em doses baixas. A relação risco/benefício da terapia com glicocorticosteroides é favorável, desde que a dose seja baixa e a duração da terapia seja curta.

Entre os agentes biológicos, os fármacos anti-TNF são a primeira opção no Brasil.

Os agentes biológicos ou novas DARMD que se encontram disponíveis comercialmente no Brasil são descritos a seguir.:

Inibidores de TNF

Adalimumabe. Administrado na dose de 40 mg por via subcutânea, a cada 2 semanas, pode ser utilizado como monoterapia ou associado ao MTX. O uso combinado com MTX mostrou-se seguro e propiciou rápido benefício em termos de controle da atividade da doença. Também se mostrou seguro quando associado a outras DARMD.

196   Geriatria | Guia Prático

Etanercepte. Administrado na dose de 25 mg por via subcutânea 2 vezes/semana, pode ser utilizado como monoterapia ou associado ao MTX. A associação com MTX se mostrou bem tolerada e resultou em benefício adicional, em comparação ao uso isolado de MTX.

Infliximabe. Administrado na dosagem de 3 mg/kg por via intravenosa, seguida da mesma dosagem na segunda e sexta semanas e, depois, a cada 8 semanas. De preferência, deve ser usado com MTX (dose ≥ 7,5 mg/semana), podendo também ser associado a leflunomida ou azatioprina, quando houver contraindicação ao MTX.

Não existem dados que permitam afirmar a superioridade de qualquer dos três agentes anti-TNF no tratamento da AR em termos de eficácia.

A troca de agentes biológicos anti-TNF pode ser feita na ausência de resposta ao tratamento inicial, perda da resposta obtida no decorrer do tempo e/ou ocorrência de eventos adversos.

Depletores de linfócitos B

Rituximabe. Indicado para pacientes com atividade moderada a grave, que tiveram falha terapêutica com o agente anti-TNF. É administrado na dose de 1.000 mg em duas infusões intravenosas, com intervalo de 15 dias. Cada infusão é acompanhada da utilização prévia (30 min) de 100 mg de metilprednisolona intravenosa, 1 g de paracetamol e anti-histamínico para diminuir a gravidade e a frequência das reações infusionais. Na AR, é utilizado preferencialmente em associação com MTX, podendo ser usado em monoterapia. Os indivíduos com boa resposta ao tratamento podem ser submetidos a novo curso de rituximabe caso sofram reativação da doença.

Os eventos adversos mais frequentes são as reações infusionais, que atingem 35% dos pacientes na primeira infusão e cerca de 10% dos pacientes na segunda infusão. Também foram observadas infecções graves em aproximadamente 2% dos pacientes. Embora os estudos até o momento não tenham mostrado um aumento da ocorrência de casos de tuberculose, recomenda-se a realização de triagem para infecção latente e rastreamento para hepatite B e C. Até o momento, não existe evidência de que o uso de rituximabe esteja associado ao aumento de tumores sólidos em pacientes com AR.

Moduladores da coestimulação

Abatacepte. Foi aprovado pela Food and Drug Administration (FDA) e pela Agência Nacional de Vigilância Sanitária (Anvisa) o uso em AR ativa com falha terapêutica a DARMD ou dos agentes anti-TNF. Pode ser utilizado em associação com as DARMD ou como monoterapia. Não deve ser administrado concomitantemente ao agente anti-TNF, pois essa associação provoca mais infecções. Deve ser administrado como infusão intravenosa durante 30 min, na dosagem de 500 mg nos pacientes com menos de 60 kg; 750 mg nos pacientes com 60 a 100 kg; e 1.000 mg naqueles com mais de 100 kg.

A dose seguinte deve ser administrada 2 a 4 semanas após a dose inicial, e as posteriores, a cada 4 semanas.

Não há dados que permitam definir o tempo de uso de terapia para a AR. Em caso de resposta completa (remissão) e sustentada (por mais de 6 a 12 meses), pode-se tentar a retirada gradual e cuidadosa na seguinte sequência: primeiramente anti-inflamatórios não hormonais (AINH), seguidos de corticosteroides e DARMD biológicas, mantendo-se o uso de DARMD sintéticas. Excepcionalmente, se a remissão se mantiver, pode-se, com muita cautela, tentar a retirada da DARMD sintética. A remissão sustentada livre de fármacos é pouco frequente, especialmente em pacientes com biomarcadores como anti-CCP e/ou FR.

Tratamento clínico em pacientes com comorbidades

Hepatite B ou C

Em pacientes com hepatite B crônica não tratada ou tratada, porém com Child Pugh classe B ou maior, deve-se evitar o uso de biológicos. Não foram realizadas recomendações a respeito de pacientes com antecedente de hepatite B com anticorpo positivo.

Neoplasias

Em pacientes tratados para tumores sólidos ou câncer de pele não melanoma acima de 5 anos pode-se utilizar biológicos, se recomendado.

Insuficiência cardíaca congestiva

Não é recomendado utilizar anti-TNF em pacientes com classe funcional (NYHA) III ou IV ou com fração de ejeção < 50%.

Rastreamento para tuberculose em pacientes candidatos ao uso de biológicos

Todos os pacientes com AR candidatos ao uso de biológicos devem ser rastreados para tuberculose (TB) latente, independente de apresentarem fatores de risco. O American College of Rheumatology recomenda o teste tuberculínico ou IGRA (do inglês *interferon gamma release assay*). Caso o teste seja positivo, solicita-se a realização de uma radiografia de tórax e, a depender do resultado, pesquisa de BK no escarro.

Pacientes com AR imunodeprimidos ou com fatores de risco para TB latente podem apresentar um teste tuberculínico falso negativo devido à imunossupressão; nesse caso, é recomendado que o teste seja repetido em 1 a 3 semanas. Caso o paciente apresente TB latente, o tratamento deve ser feito anteriormente.

Tratamento cirúrgico

Pode haver indicação de tratamento cirúrgico em situações nas quais medidas clínicas e fisioterápicas não controlem os sintomas e/ou não permitam níveis mínimos aceitáveis de atividades básicas da vida diária (ABVD). Em caso de indicação de tratamento cirúrgico, este deve ser feito precocemente, sem aguardar o comprometimento de várias articulações para realizar a cirurgia.

Testes de avaliação de qualidade de vida são altamente recomendáveis para avaliar a indicação de cirurgia para os pacientes. Os tipos de tratamento cirúrgico recomendados são:

- Sinovectomias – sinovites por mais de 6 meses, refratárias a tratamento clínico, sem sinais de instabilidades grosseiras
- Correção de tendões + sinovectomia
- Desbridamento articular + ressecção artroplástica
- Artrodese
- Artroplastias totais.

INTERAÇÕES MEDICAMENTOSAS

A polifarmácia é amplamente associada a pacientes institucionalizados e idosos. É fundamental atentar-se para as interações medicamentosas nesse perfil de pacientes.

A principal medicação para tratamento da AR com potencial de interações medicamentosas significativas é o MTX.

Os principais grupos de medicações que interferem na ação do MTX:

- Antibióticos: verificou-se aumento das concentrações de MTX no soro, com sinais e sintomas de toxicidade (leucopenia, trombocitopenia, anemia, hepatotoxicidade, nefrotoxicidade) e ulcerações em mucosas, quando administrado de modo concomitante a uma variedade de penicilinas, incluindo amoxicilina, benzilpenicilina, mezlocilina, piperacilina, entre outras. Após administração concomitante de MTX e sulfametoxazol + trimetoprima, foram observadas também pancitopenia, mielotoxicidade e anemia megaloblástica (pela supressão de ambos da enzima di-hidrofolato redutase). O uso concomitante de MTX e ciprofloxacino pode resultar em aumento das concentrações de MTX no plasma, devido à inibição do transporte tubular renal de MTX provocada pelo ciprofloxacino. Há dois casos relatados de grave toxicidade, devendo-se, portanto, evitar a associação em altas doses de MTX e ciprofloxacino
- Anti-inflamatórios não esteroides (AINE): o MTX e os AINE em associação podem causar várias complicações, incluindo toxicidade hematológica e gastrintestinal grave. Já em baixas doses, essa interação é considerada bem tolerada

- Inibidor da bomba de prótons: foi o principal representante das potenciais interações medicamentosas identificadas, correspondendo a 29,3% do total. Sua interação foi classificada como maior, e o início dos efeitos adversos é rápido. A utilização concomitante de MTX e omeprazol pode aumentar o risco de toxicidade do primeiro; assim, pacientes que utilizam essa associação devem passar por um monitoramento estrito. O que torna menos grave a interação de pantoprazol e MTX é o grau de ativação do pantoprazol, segundo o pH do meio. Com um pH de aproximadamente 5, como se encontra nos túbulos renais, o pantoprazol é menos ativo que o omeprazol, inibindo com menor intensidade a secreção tubular do MTX.

É muito importante ressaltar a necessidade da avaliação do risco e do benefício de cada associação medicamentosa, bem como da adoção de medidas que possam reduzir os efeitos negativos (p. ex., troca do horário de administração dos medicamentos e monitoramento dos efeitos adversos relacionados com a associação medicamentosa).

VACINAS

É recomendado que, caso ainda não tenha sido realizada, seja feita a vacinação pneumocócica e de *influenza*, hepatite B e HPV em pacientes com AR em uso de DARMD ou de agente biológico. Já a vacina para herpes-zóster é recomendada apenas para os pacientes em uso de DARMD, por se tratar de vírus vivo atenuado.

BIBLIOGRAFIA

Alamanos Y, Drosos AA. Epidemiology of adult rheumatoid arthritis. Autoimmun. Rev. 2005;4(3):130-6.

Aletaha D, Neogi T, Silman AJ, Funovits J, Felson DT, Bingham CO *et al*. 2010 rheumatoid arthritis classification criteria: an American College of Rheumatology/ European League Against Rheumatism collaborative initiative. Ann Rheum Dis. 2010;69(9):1580-8.

Aletaha D, Smolen J. The simplified disease activity index (SDAI) and the clinical disease activity index (CDAI): a review of their usefulness and validity in rheumatoid arthritis. Clin Exp Rheumatol. 2005;23(39):100-8.

American College of Rheumatology Subcommittee on Rheumatoid Arthritis Guidelines: guidelines for the management of rheumatoid arthritis. Arthritis Rheum. 2002;46:328-46.

Arnett FC, Edworthy SM, Bloch DA, McShane DJ, Fries JF, Cooper NS *et al*. The American Rheumatism Association 1987 revised criteria for classification of rheumatoid arthritis. Arthritis Rheum. 1998;31:315-24.

Bajocchi G, La Corte R, Locaputo A, Govoni M, Trotta F. Elderly onset rheumatoid arthritis: clinical aspects. Clin Exp Rheumatol. 2000;18(4/20):49-50.

Coaccioli S, Pinoca F, Giuliani M, Landucci P, Sabatini C, Puxeddu A. Definition of adult-onset rheumatoid arthritis from elderly-onset rheumatoid arthritis by studying T-lymphocyte subpopulations, their soluble receptors and soluble receptor of interleukin-2. Clin Ter. 2007;158(4):303-6.

Cohen SB, Emery P, Greenwald MW, Dougados M, Furie RA, Genovese M *et al*. Reflex Trial Group. Rituximab for rheumatoid arthritis refractory to antitumor necrosis factor therapy. Results of a multicenter, randomized, double-blind, placebo-controlled, phase III trial evaluating primary efficacy and safety at twenty-four weeks. Arthritis Rheum. 2006;54:2793-806.

Corbacho MI, Dapueto JJ. Avaliação da capacidade funcional e da qualidade de vida de pacientes com artrite reumatoide. Rev Bras Reumatol. 2010;50:31-43.

Furst DE, Breedveld FC, Burmester GER, Crofford J, Emery P, Kalden J *et al*. Update consensus statement on tumor necrosis factor blocking agents for the treatment of rheumatoid arthritis (May 2000). Ann Rheum Dis. 2000;59(I):1-2.

Furst DE, Schiff MH, Fleischmann RM. Adalimumab, a fully human antitumor necrosis factor-alpha monoclonal antibody, and concomitant standard antirheumatic therapy for the treatment of rheumatoid arthritis: results of STAR (Safety Trial of Adalimumabe in Rheumatoid Arthritis). J Rheumatol. 2003;30:2563-71.

Genovese MC, Becker JC, Schiff M. Abatacept for rheumatoid arthritis refractory to tumour necrosis factor alpha inhibition. N Engl J Med. 2005;353:1114-23.

Glennås A, Kvien TK, Andrup O, Karstensen B, Munthe E. Recent onset arthritis in the elderly: a 5-year longitudinal observational study. J Rheumatol. 2000;27(1):101-8.

Goeldner I, Skare TL, Reason ITDM. Artrite reumatoide: uma visão atual. J Bras Patol Med Lab. 2011;47:495-503.

Gwynne Jones DP, Savage RL, Highton J. Alendronate-induced synovitis. J Rheumatol. 2008;35(3):537-38.

Hochberg MC, Tracy JK, Hawkins-Holt M, Flores RH. Comparison of the efficacy of the tumour necrosis factor alpha blocking agents adalimumab, etanercept, and infliximab when added to methotrexate in patients with active rheumatoid arthritis. Ann Rheum Dis. 2003;62(2):13-6.

Laurindo IMM. Artrite reumatoide. In: Lopes AC, Amato Neto V, organizadores. Tratado de clínica médica. v.1. São Paulo: Roca; 2006.

Lima RA, Paula AP, Silva JA, Costa GP, Simaan CK. Artrite reumatoide: estudo comparativo transversal entre a doença do idoso e do adulto jovem. Rev Bras Reumatol. 2002;41:S31.

Lipsky PE. Rheumatoid arthritis. In: Kasper DL, Braunwald E, Fauci AS, Isselbacher KJ, Wilson JD, Martin JB. Harrison's Principles of Internal Medicine. International edition, 14. ed. New York: McGraw-Hill, 1998.

Lipsky PE, van der Heijde DM, St Clair EW, Furst DE, Breedveld FC, Kalden JR *et al*. Infliximab and methotrexate in the treatment of rheumatoid arthritis. Anti-Tumor Necrosis Factor Trial in Rheumatoid Arthritis with Concomitant Therapy Study Group. N Engl J Med. 2000;343:1594-602.

Mota LMH, Cruz BA, Brenol CV, Pereira IA, Resende-Fronza LS, Bertolo MB *et al*. Consenso de 2011 da Sociedade Brasileira de Reumatologia para o diagnóstico e avaliação inicial da artrite reumatoide. Rev Bras Reumatol. 2011;51:207-19.

Mota LMH, Cruz BA, Brenol CV, Pereira IA, Resende-Fronza LS, Bertolo MB *et al.* Consenso de 2012 da Sociedade Brasileira de Reumatologia para o tratamento da artrite reumatoide. Rev Bras Reumatol. 2012;52:152-74.

Pease CT, Haugeberg G, Morgan AW, Montague B, Hensor EM, Bhakta BB. Diagnosing late onset rheumatoid arthritis, polymyalgia rheumatica, and temporal arteritis in patients presenting with polymyalgic symptoms. A prospective long-term evaluation. J Rheumatol. 2005;32(6):1043-46. 2002;1164-70.

Perdriger A, Mariette X, Kuntz JL, Brocq O, Kara-Terki R, Loet XL *et al.* Safety of infliximab used in combination with leflunomide or azathioprine in daily clinical practice. J Rheumatol. 2006;33:865.

Popa C, Leandro MJ, Cambridge G, Edwards JC. Repeated B lymphocyte depletion with rituximab in rheumatoid arthritis over 7 yrs. Rheumatology (Oxford). 2006.

Sharp JT, Strand V, Leung H, Hurley F, Loew-Friedrich I; Leflunomide Rheumatoid Arthritis Investigators Group. Treatment with leflunomide slows radiographic progression of rheumatoid arthritis. Results from three randomized controlled trials of leflunomide in patients with active rheumatoid arthritis. Arthritis Rheum. 2000;43:495-505.

Singh JA, Furst DE, Bharat A, Curtis JR, Kavanaugh AF, Kremer JM. 2012 Update of the 2008 American College of Rheumatology Recommendations for the Use of Disease-Modifying Antirheumatic Drugs and Biologic Agents in the Treatment of Rheumatoid Arthritis. Arthritis Care Res (Hoboken). 2012;64(5):625-39.

Singh JA, Saag KG, Bridges Jr SL, Akl EA, Bannuru RR, Sullivan MC. 2015 American College of Rheumatology Guideline for the Treatment of Rheumatoid Arthritis. Arthritis Rheumatol. 2016;68(1):1-26.

Smolen JS, Landewé R, Bijlsma J, Burmester G, Chatzidionysiou K, Dougados M *et al.* EULAR recommendations for the management of rheumatoid arthritis with synthetic and biological disease-modifying antirheumatic drugs: 2016 update. Ann Rheum Dis. 2017;76(6):960-77.

Suarez-Almazor ME, Belseck E, Shea B, Wells G, Tugwell P. Sulfasalazine for rheumatoid arthritis. Cochrane Database Syst Rev. 2000;2:CD000958.

Suarez-Almazor ME, Spooner C, Belseck E. Azathioprine for rheumatoid arthritis. Cochrane Database Syst Rev. 2000;4:CD001461.

Turkcapar N, Demir O, Atli T, Kopuk M, Turgay M, Kinikli G. Late onset rheumatoid arthritis: clinical and laboratory comparisons with younger onset patients. Arch Gerontol Geriatr. 2006;42(2):225-31.

Tutuncu Z, Kavanaugh A. Rheumatic disease in the elderly: rheumatoid arthritis. Rheum Dis Clin North Am. 2007;33(1):57-70.

Van Vollenhoven R, Harju A, Brannemark S, Klareskog L. Treatment with infliximabe (Remicade) when etanercept (Embrel) has failed or vice versa: data from the STURE registry showing that switching tumour necrosis factor alpha blockers can make sense. Ann Rheum Dis. 2003;62:1195-8.

Van Vollenhoven R, Emery P, Bingham C. Safety of rituximab in rheumatoid arthritis: results of a pooled analysis. Ann Rheum Dis. 2006;65:332.

Villeneuve E, Nam J, Emery P. Critério de classificação da artrite reumatoide ACR-EULAR 2010. Rev Bras Reumatol. 2010;50(5):481-3.

Weinblatt ME, Kremer JM, Bankhurst AD, Bulpitt KJ, Fleischmann RM, Fox RI *et al.*
A trial of etanercept, a recombinant tumor necrosis factor receptor: Fc fusion protein, in patients with rheumatoid arthritis receiving methotrexate. N Engl J Med. 1999;340:253-9.

Weinblatt ME, Kremer JM, Coblyn JS, Maier AL, Helfgott SM, Morrell M *et al.*
Pharmacokinetics, safety, and efficacy of combination treatment with methotrexate and leflunomide in patients with active rheumatoid arthritis. Arthritis Rheum. 1999;42:1322-8.

Weinblatt ME, Keystone EC, Furst DE, Moreland LW, Weisman MH, Birbara CA *et al.* Adalimumabe, a fully human antitumor necrosis factor alpha monoclonal antibody, for the treatment of rheumatoid arthritis in patients taking concomitant methotrexate: the ARMADA trial. Arthritis Rheum. 2003;48:35-45.

Wells G, Haguenauer D, Shea B, Suarez-Almazor ME, Welch VA, Tugwell P. Cyclosporin for rheumatoid arthritis. Cochrane Database Syst Rev. 2000;2:CD001083.

Wick MC, Lindblad S, Klareskog L, Van Vollenhoven RF. Adalimumab restores clinical response in patients who have lost response to infliximabe (Remicade) or etanercept (Embrel): data from the STURE registry. Ann Rheum Dis. 2004;63(1):260.

17 Doença de Paget

Fernanda Martins Gazoni • Kate Adriany da Silva Santos •
Fania Cristina Santos

INTRODUÇÃO

A doença de Paget (DP) associa-se a uma alteração do remodelamento ósseo, com aumento na reabsorção óssea pelos osteoclastos e consequente elevação compensatória da formação óssea. Ocorre uma alteração estrutural na região comprometida, observada como uma expansão de osso menos compacto, desorganizado, hipervascular e com maior chance de se deformar ou sofrer fratura. É a segunda doença osteometabólica mais comum.

A maior parte dos casos é assintomática; por isso, a incidência da doença não é muito precisa. Acomete, geralmente, pessoas a partir dos 40 anos e pode estar presente em até 5% das mulheres e 8% dos homens acima de 80 anos.

Sua patogênese parece estar relacionada com fatores genéticos e ambientais. Em 15 a 30% dos pacientes, há histórico familiar positivo, e a doença pode ser transmitida verticalmente em um padrão autossômico dominante. Vários polimorfismos ou mutações em genes envolvidos na diferenciação ou na função, como *CSF1, TNFRSF11A, TNFRSF11B, TM7SF4, SQSTM1, VCP* e *OPTN*, principalmente a mutação no *SQSTM1* (p62), estão relacionados com o acometimento familiar.

No Brasil, a maioria dos casos encontra-se na cidade de Recife, e isso se explica pela colonização holandesa e portuguesa ocorrida no século 17. O paramixovírus *in vitro* parece poder ocasionar alterações relacionadas com a DP, mas ainda não demonstrada *in vivo*.

QUADRO CLÍNICO

Apesar de a DP ser, na maior parte das vezes, um achado incidental ao exame radiográfico ou laboratorial, 40% dos pacientes apresentam dor óssea, que ocorre no local do envolvimento pagético, tanto em repouso quanto em movimento. Geralmente é profunda, bem localizada, constante e piora à noite e com

204 Geriatria | Guia Prático

sobrecarga. Pode ocorrer, também, dor e queimação na pele que recobre o osso devido à maior vascularização no local.

A dor periarticular pode estar presente em até 50% dos casos. Costuma afetar o osso ao redor das principais articulações, como quadril e joelho, e também a coluna, com estreitamento dos espaços articulares e formação de osteófitos. Acredita-se que a osteoartrite ocorra devido às deformidades articulares ou em função da tensão anormal do osso deformado.

As fraturas com trauma mínimo podem ocorrer em virtude do enfraquecimento do osso pagético. São chamadas de "fraturas em traço de giz", decorrentes da maior densidade e menor elasticidade óssea, motivo pelo qual o osso quebra uniformemente como um pedaço de giz, e não como fragmentos irregulares, o que normalmente ocorreria no osso saudável.

A DP pode ser monostótica, quando afeta um único osso ou uma parte dele, ou poliostótica, quando envolve dois ou mais ossos. Geralmente, o acometimento é assimétrico e, quando ocorre o diagnóstico clínico, normalmente os ossos acometidos são os únicos que demonstram alterações pagéticas ao longo do tempo.

Os locais mais comumente envolvidos são pelve (70% dos casos), fêmur (55%), coluna vertebral (53%), crânio (42%) e tíbia (32%). A doença pode acometer também, porém menos comumente, úmeros, clavículas, escápulas, costelas e ossos da face, das mãos e dos pés. O diagnóstico se faz frequentemente por achados de fosfatase alcalina elevada em exames de rotina ou alterações esqueléticas em radiografia.

Os sintomas estão relacionados com a área de acometimento, extensão da atividade metabólica e progressão da doença dentro do local afetado.

Podem ocorrer:

- Arqueamento do fêmur ou da tíbia, com deformidade anterolateral do fêmur e anterior da tíbia. Essa deformidade aumenta a degeneração das articulações próximas e os distúrbios da marcha
- Artrite secundária nas articulações de quadril, joelho e tornozelo
- Dor nas costas, em decorrência de vértebras alargadas ou de fraturas vertebrais, ou devido à dor radicular
- Alteração motora, por estenose da coluna vertebral
- Tetraparesia ou paraparesia, dependendo do nível acometido, devido à compressão radicular e diminuição do fluxo sanguíneo local
- Aumento da cabeça, com ou sem formação de bossa ou deformidade frontal (um terço dos pacientes com DP no crânio). Geralmente não ocasiona dor na cabeça; descreve-se uma sensação de enrijecimento em torno desta
- Perda auditiva irreversível quando há acometimento do osso temporal, por perda da densidade óssea na cápsula coclear. Após iniciar o tratamento, a perda se estabiliza

Capítulo 17 • Doença de Paget   205

- A transformação das lesões pagéticas em osteossarcoma pode ocorrer naqueles casos de longa duração. É possível que haja aumento da dor, com ou sem aumento volumétrico nas áreas comprometidas pela DP
- Hipercalcemia – uma complicação rara que pode ocorrer em pacientes imobilizados por longos períodos.

DIAGNÓSTICO

É feito por meio da combinação de vários achados em exames complementares, como elevação bioquímica da fosfatase alcalina ou anormalidade em radiografia de indivíduos saudáveis com mais de 55 anos de idade (Tabela 17.1).

Diagnóstico laboratorial

A DP está relacionada com o aumento da remodelação óssea, indicado por elevação dos marcadores de formação e reabsorção ósseas. A elevação desses marcadores é proporcional à intensidade, ao número de lesões e à extensão da doença. A fosfatase alcalina tem sensibilidade de 78% e especificidade de até 100%.

Atualmente, o marcador de formação óssea P1NP sérico (propeptídeo N-terminal do procolágeno tipo I) é considerado a melhor opção para o diagnóstico e monitoramento da DP; porém, o seu alto custo em comparação à fosfatase alcalina sérica (FAS) impossibilita o uso universal.

A FAS apresenta-se aumentada em 90% dos casos, mas pode ser normal quando apenas um osso é afetado. Trata-se de um marcador útil para avaliar a atividade da DP após o tratamento e permanece como um dos mais disponíveis. Sua desvantagem é a menor precisão em pacientes com doença hepática ou testes hepáticos anormais.

Outra alternativa seria o uso de marcadores de reabsorção, como CTX sérico (telopeptídeo C reticulado) ou NTX urinário, que podem fornecer estimativas da atividade metabólica óssea basal e dos índices de resposta ao tratamento em pacientes com DP.

Tabela 17.1 Testes diagnósticos da doença de Paget.

Avaliação laboratorial	Fosfatase alcalina (gama GT e transaminases para descartar presença de distúrbios hepatobiliares) Função renal: creatinina e ureia Perfil de cálcio: cálcio total, albumina sérica, 25-OH-vitamina D, cálcio urinário de 24 h
Imagem	Estudo radiográfico convencional das áreas afetadas Cintilografia óssea Tomografia computadorizada ou ressonância magnética das áreas afetadas se houver sintomas neurológicos ou suspeita de degeneração sarcomatosa

CTX: C-peptídios; NTX: N-telopeptídios; P1NP: propeptídio procolágeno tipo 1 N-terminal.

206 Geriatria | Guia Prático

São importantes, também, as dosagens de 25-hidroxivitamina D, cálcio, fósforo e hormônio da paratireoide (PTH) para diagnóstico diferencial com hiperparatireoidismo e osteomalácia.

Diagnóstico por imagem

O estudo radiográfico convencional e a cintilografia são usados frequentemente para o diagnóstico de DP. As lesões observadas em radiografias podem ser líticas, osteoblásticas ou apresentar um aspecto misto (algodonoso).

As principais lesões osteolíticas são em forma de chama de vela em ossos longos e osteoporose circunscrita no crânio, mas também podem ser encontradas lesões escleróticas, ossos aumentados de tamanho e espessamento cortical.

A cintilografia óssea com MDP-Tc^{99} é o teste de maior sensibilidade para comprovar o envolvimento do esqueleto na DP, revelando uma captação do traçador intensamente aumentada nos ossos afetados. Para confirmação diagnóstica, as áreas suspeitas devem ser avaliadas, em seguida, por meio de radiografia simples.

A tomografia computadorizada ou ressonância magnética podem ser úteis para o diagnóstico diferencial entre uma lesão óssea pagética e osteossarcoma. Eventualmente, elas podem também ter valor na distinção entre doença monostótica na vértebra e lesão metastática.

TRATAMENTO

O tratamento farmacológico tem como objetivo reduzir os marcadores bioquímicos de remodelação óssea, aliviar a dor óssea, minimizar ou prevenir a progressão da doença e prevenir futuras complicações, principalmente as deformidades ósseas, osteoartrites secundárias, fraturas e compressões de estruturas nervosas.

O tratamento é indicado em casos de:

- Pacientes sintomáticos (com sintomas secundários ao metabolismo ativo da doença)
- Preparo para cirurgia ortopédica (a fim de reduzir sangramento excessivo)
- Hipercalcemia por imobilização (quando relacionada com a atividade da doença)
- Prevenção da progressão das complicações
- Redução de futuras complicações.

Nos pacientes assintomáticos, o tratamento pode ser indicado quando a localização da doença eleva o risco de futuras complicações (p. ex., envolvimento dos ossos longos, como fêmur, tíbia e úmero e de vértebras, devido ao elevado risco de fratura ou estenose medular; acometimento da base do crânio, em função do risco de perda da audição).

Calcitonina

Foi a primeira terapia usada para DP. Atua diminuindo o *turnover* ósseo e promovendo alívio da dor, mas é menos efetiva que os bisfosfonatos. Embora tenha sido observada melhora radiográfica com o tratamento, a supressão da atividade da doença não persiste por longo tempo após a suspensão do uso do fármaco, ocorrendo remissão precoce e resistência frequente.

Efeitos colaterais ocorrem em cerca de 10% dos pacientes tratados e incluem náuseas, gosto metálico na boca e rubor facial.

Deve ser usada somente por pessoas com intolerância a bisfosfonatos.

Bisfosfonatos

São potentes inibidores da proliferação e atividade dos osteoclastos, além de induzirem a apoptose dessas células. Constituem a melhor opção para tratamento da DP, pois reduzem a atividade metabólica e controlam os sintomas da doença.

Os bisfosfonatos orais devem ser tomados em jejum, pois a absorção se torna menor se forem ingeridos com alimentos. A captação pelo esqueleto corresponde a cerca de 50% da dose absorvida, mas essa proporção pode variar de acordo com o *turnover* ósseo, e é mais acentuada nos locais de reabsorção óssea ativa.

Os efeitos colaterais mais comuns são alterações do trato gastrintestinal alto, como azia, dispepsia, esofagite e ulceração esofágica. Outro efeito relatado é reação aguda com febre, mialgia e dor óssea, que é comumente descrita como efeito adverso comum da classe dos bisfosfonatos e observada mais frequentemente com os agentes intravenosos.

Os bisfosfonatos que têm eficácia comprovada para tratamento da DP são:

- Alendronato: usado na dose de 40 mg/dia durante 6 meses. Geralmente, é bem tolerado e leva a uma redução de 77% da fosfatase alcalina, comparado a 44% de redução com etidronato (o primeiro bisfosfonato oral a ser usado na doença de Paget). A normalização da fosfatase alcalina é mais frequente nos pacientes tratados com alendronato do que com etidronato
- Risedronato: usado na dose de 30 mg/dia durante 2 meses. Em um estudo multicêntrico realizado nos EUA, observou-se que o risedronato normalizou as condições de 73% dos pacientes tratados, em comparação a 15% daqueles tratados com etidronato. Em pacientes com resistência a calcitonina e pamidronato, associada a doença óssea grave, o risedronato reduziu significativamente os níveis de fosfatase alcalina. Em contrapartida, revelou-se menos efetivo que o ácido zoledrônico.

Os bisfosfonatos intravenosos são possibilidades atraentes para o tratamento da DP em virtude de sua maior potência, sua maior biodisponibilidade e do fato de poderem evitar os frequentes efeitos colaterais do trato gastrintestinal.

208   Geriatria | Guia Prático

Doses adequadas de vitamina D e suplementação de cálcio devem ser realizadas por pacientes que fazem uso de bisfosfonatos intravenosos. Os bisfosfonatos venosos que têm eficácia comprovada são:

- Pamidronato: das opções de bisfosfonatos venosos, este é um dos mais utilizados e tem potência 10 a 100 vezes maior que a do etidronato. Em casos de pouca atividade da doença (fosfatase alcalina 2 a 3 vezes acima do valor máximo normal), é utilizado na dose de 60 mg em infusão única. Doses maiores podem ser infundidas (90 a 180 mg) em casos de intensidade moderada a grave, em infusões por 3 dias seguidos ou semanais. Podem surgir efeitos colaterais como hipocalcemia, febre, sintomas gripais e leucopenia transitória. Esses sintomas são também comuns a outros bisfosfonatos potentes, quando usados por via intravenosa. Em estudo de 82 casos tratados com uma dose total de 180 mg de pamidronato, a normalização da fosfatase alcalina ocorreu em 65% deles. A resposta variou de acordo com o valor basal da fosfatase alcalina: 86, 38 e 12% quando estava abaixo de 3 vezes o limite superior da normalidade (LSN), 3 a 6 vezes o LSN e além de 6 vezes o LSN, respectivamente. Em um estudo randomizado, o pamidronato e o alendronato (30 mg/dia durante 3 meses) mostraram-se igualmente eficazes em induzir remissão (91 e 86%, respectivamente)
- Ácido zoledrônico: é considerado, atualmente, o tratamento de primeira linha para pacientes com DP, por apresentar maior potência, ser feito em dose única e apresentar remissões mais frequentes e mais duradouras. É cerca de 10.000 vezes mais potente que o alendronato. A infusão venosa de 5 mg propicia a normalização da FAS em até 93% dos pacientes. Alguns estudos mostraram que o ácido zoledrônico é eficaz em cerca de 90% dos casos resistentes ao pamidronato. O primeiro pode levar a uma remissão mais rápida e prolongada no tratamento da DP do que o risedronato (30 mg/dia durante 3 meses) em termos de normalização da fosfatase alcalina (89% *versus* 58% após 6 meses) e de duração da remissão. De fato, no grupo que recebeu risedronato, observou-se que, após 1 ano de tratamento, a maioria dos pacientes tendeu a recidivar, enquanto, no grupo que recebeu ácido zoledrônico, cerca de 90% ainda permaneciam em remissão após 2 anos. Em um estudo recente, observou-se remissão da DP por até 6 anos e meio após uma única infusão intravenosa de ácido zoledrônico.

Outro fármaco promissor no tratamento da DP é o denosumabe, um potente inibidor do receptor ativador do fator nuclear kappa beta ligante (RANKL). Esse antirreabsortivo é usado como alternativa em pacientes com comprometimento da função renal, para quem o uso de bisfosfonatos fica limitado. Devido à duração farmacológica do denosumabe, são necessárias injeções repetidas para manter a remissão dos sinais clínicos e a normalização dos níveis de FAS, o que geralmente é observado entre 4 e 8 meses após a sua administração.

MONITORAMENTO

No seguimento dos pacientes com DP, considera-se que houve remissão quando são alcançados níveis normais dos marcadores bioquímicos, como a fosfatase alcalina, e remissão parcial quando há queda de mais de 75%, 3 a 6 meses após o início do tratamento.

A fosfatase alcalina deve ser dosada a cada 3 a 6 meses após o curso da terapia, e um novo tratamento deverá ser instituído quando ela voltar a se elevar no caso de normalização com o tratamento, ou quando houver elevação de mais de 25% em relação ao nível pós-tratamento.

Os marcadores de reabsorção óssea, como CTX, apresentam alta sensibilidade, principalmente nos indivíduos com fosfatase alcalina normal.

A partir do momento em que ocorre lesão articular irreversível, deve-se cogitar procedimento cirúrgico, tal como prótese de quadril, em caso de osteoartrite grave; osteotomia tibial, para correção de uma tíbia deformada; e craniotomia occipital, para descompressão da fossa posterior, em pacientes com platibasia, e para descompressão de nervos.

BIBLIOGRAFIA

Al Nofal A, Altayar O, BenKhadra K, Qasim Agha OQ, Asi N, Nabhan M *et al.* Bone turnover markers in Paget's disease of the bone: a systematic review and meta-analysis. Osteoporos Int. England. 2015;26(7):1875-91.

Ferraz-de-Souza B, Correa PHS. Diagnosis and treatment of Paget's disease of bone: a minirreview. Arq Bras Endocrinol Metab. 2013;57(8):577-82.

Gennari L, Rendina D, De Filippo G, Merlotti D, de Campora E, Fazioli F *et al.* Paget's disease of bone. Calcif Tissue Int. 2019;104(5):483-500.

Griz L, Fontan D, Mesquita P, Lazaretti-Castro M, Borba VZC, Borges JLC *et al.* Diagnosis and management of Paget's disease of bone. Arq Bras Endocrinol Metab. 2014;58(6):587-99.

Jose F, Amaral D. Dor óssea na doença de Paget. Força-tarefa na dor óssea em idosos. São Paulo: Grupo Editorial Moreira Jr.; 2012. p. 63-75.

Merlotti D, Gennari L, Martini G, De Paola V, Avanzati A, Nuti R. Comparison of different intravenous bisphosphonate regimens for Paget's disease of bone. J Bone Miner Res. 2007;22(10):1510-7.

Muschitz C, Feichtinger X, Haschka J, Kocijan R. Diagnosis and treatment of Paget's disease of bone: a clinical practice guideline. Wien Med Wochenschr. 2017;167(1-2):18-24.

Ralston S. Paget's Disease of Bone. N Engl J Med. 2013;368:644-50.

Siris E, Roodman D. Doença óssea de Paget. Manual de doenças osteometabólicas e distúrbios do metabolismo mineral. 8. ed. Rio de Janeiro: AC Farmacêutica; 2014.

Vilar L. Endocrinologia clínica. 5. ed. Rio de Janeiro: Guanabara Koogan; 2013.

18 Osteoporose

Niele Silva de Moraes • Ana Laura de Figueiredo Bersani • Fania Cristina Santos

INTRODUÇÃO

A osteoporose (OP) é um problema de saúde pública crescente e uma condição que ocorre predominantemente em idosos. É uma doença osteometabólica sistêmica, caracterizada por diminuição da massa óssea e deterioração da microarquitetura do tecido ósseo, o que resulta em aumento da fragilidade dos ossos e, por consequência, maior suscetibilidade a fraturas.

FISIOPATOLOGIA

Fatores como sexo e pico de massa óssea, entre outros, determinam a perda óssea. A partir da quarta década de vida, inicia-se um lento processo de perda óssea, que se dá de maneiras diferentes nos ossos trabeculares e corticais.

Nos primeiros 10 anos após a menopausa, a perda óssea é, em média, de 0,3 a 2% ao ano, o que resulta em uma redução de 20 a 30% do osso trabecular e de 5 a 10% do osso cortical.

A partir dos 60 anos, observa-se uma desaceleração da perda trabecular e aceleração de perda semelhante de osso trabecular e cortical. Ocorre um desequilíbrio entre reabsorção e formação óssea, e aquela passa a superar esta. Isso pode estar relacionado com formação deficiente ou atividade aumentada dos osteoclastos. A quantidade de osso formada pelos osteoblastos diminui progressivamente, e o adelgaçamento das trabéculas, que evolui para perfuração e perda de conectividade, seria o produto final desse desequilíbrio, com aumento da fragilidade óssea e do risco de fraturas. A fisiopatologia da perda óssea está ilustrada na Figura 18.1.

Com o envelhecimento, instala-se gradualmente redução do cálcio sérico, relacionada com queda de 25-hidroxivitamina D (25[OH] vitamina D), secundária à redução da exposição aos raios solares, e piora do metabolismo de 25(OH) para 1,25(OH) vitamina D, por declínio da função renal. Ainda, a redução da calcemia leva ao hiperparatireoidismo secundário. A essas alterações,

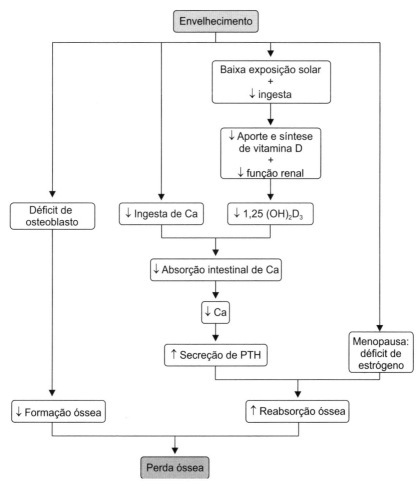

Figura 18.1 Fisiopatologia da perda óssea associada ao envelhecimento. CA: cálcio; PTH: hormônio da paratireoide.

somam-se os efeitos do hipoestrogenismo e a diminuição da função osteoblástica, fatores de risco importantes para OP.

Trabalhos recentes mostram uma diminuição de IGF-I e TGF-beta na matriz óssea em idosos, o que poderia justificar a redução do número e/ou da atividade dos osteoblastos.

Os principais reguladores locais da remodelação óssea são:

- Receptor ativador do fator nuclear kappa beta (RANK)
- RANK ligante (RANKL)
- Osteoprotegerina (OPG).

A interação do RANKL com RANK induz a osteoclastogênese. A OPG compete com RANKL. Assim, a regulação da atividade osteoclástica depende do equilíbrio entre RANKL e OPG (Figura 18.2).

CLASSIFICAÇÃO

A OP pode ser classificada como primária, ou fisiológica, e secundária.

Osteoporose primária ou fisiológica

Ocorre pelo processo de envelhecimento, classificada em tipo 1 (pós-menopausa) e tipo 2 (senil).

Tipo 1

Conhecida como OP pós-menopausa, geralmente apresentada por mulheres menos idosas, a partir dos 50 anos e é associada à insuficiência estrogênica do climatério ou condições que induzem precocemente hipoestrogenismo.

Caracterizada por alta reabsorção óssea decorrente de atividade osteoclástica acelerada, e maior velocidade de perda no osso trabecular do que no osso cortical (com efeitos mais evidentes na coluna do que nos ossos periféricos).

Tipo 2

Conhecida como OP senil ou de involução, é mais frequente em mulheres mais idosas, a partir dos 70 anos, mas ocorre também em homens. É caracterizada

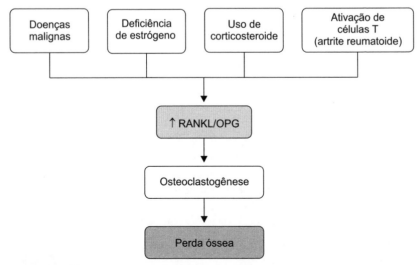

Figura 18.2 Situações que aumentam a osteoclastogênese por aumento da relação entre RANKL e OPG.

por reabsorção óssea normal ou ligeiramente aumentada e atividade osteoblástica diminuída, com formação óssea reduzida.

Tanto os ossos trabeculares quanto os corticais são acometidos, podendo ocorrer fraturas na coluna vertebral, na pelve, em ossos longos, nas costelas, no quadril e no punho.

Osteoporose secundária

Ocorre quando outras doenças que comprometem a massa óssea são a causa do surgimento da OP. A Tabela 18.1 lista resumidamente os fatores que podem acelerar a perda óssea.

MANIFESTAÇÕES CLÍNICAS E COMPLICAÇÕES

A OP é uma doença assintomática até que se complique com a ocorrência de fraturas. O risco de fratura em pessoas com OP aumenta em 40%, e esta pode ocorrer com traumatismo mínimo, o que é muito importante no desfecho de saúde desses pacientes.

Tabela 18.1 Fatores que podem acelerar a perda óssea.

Doenças endocrinológicas	▪ Hipertireoidismo ▪ Hipopituitarismo ▪ Hipogonadismo ▪ Doença de Cushing ▪ Hiperparatireoidismo primário
Distúrbios gastrintestinais	▪ Doença celíaca ▪ Síndrome do intestino curto
Distúrbios hematológicos	▪ Mieloma múltiplo ▪ Mastocitose sistêmica
Distúrbios renais	▪ Insuficiência renal crônica ▪ Hipercalciúria idiopática
Distúrbios neuromusculares	▪ Distrofia muscular ▪ Paraplegia, quadriplegia ▪ Miopatia proximal
Medicações	▪ Corticosteroides ▪ Inibidor da bomba de prótons ▪ Anticonvulsivantes ▪ Acetato de medroxiprogesterona ▪ Inibidor seletivo da recaptação de serotonina ▪ Tiazolidinedionas ▪ Tiroxina em doses suprafisiológicas ▪ Excesso de vitamina A ▪ Inibidores da aromatase
Deficiências nutricionais	▪ Cálcio, vitamina D e proteína

Geriatria | Guia Prático

Vértebras e fêmur proximal são os locais em que é mais comum a ocorrência de fraturas em idosos que têm OP. Em relação às fraturas vertebrais, dois terços são assintomáticas, e o restante pode se manifestar como dor nas costas, perda de peso, cifose e limitação das atividades por alterações posturais. Fraturas torácicas podem ocasionar doença pulmonar restritiva, e as de vértebras lombares podem causar constipação intestinal, dor abdominal, distensão, redução do apetite e saciedade precoce.

Quando ocorrem no punho, as fraturas podem interferir no desempenho de atividades específicas da vida diária. Já as de quadril podem levar a internação prolongada, imobilização, dependência funcional e aumento da mortalidade.

Após a ocorrência de uma fratura, pode haver: recuperação completa, aumento do risco de novas fraturas, dor crônica, comprometimento funcional, sintomas psicológicos (depressão, perda da autoestima, ansiedade, medo de quedas) e aumento da mortalidade.

DIAGNÓSTICO

O diagnóstico é realizado pela mensuração da densidade mineral óssea (DMO), por meio de densitometria óssea. Segundo a Organização Mundial da Saúde (OMS), define-se OP quando T-*score* ≤ −2,5 DP na densitometria óssea da coluna, do quadril e/ou do antebraço (Tabela 18.2). O diagnóstico também pode ser clínico, por fratura após trauma de baixa energia ou fratura por fragilidade.

Densitometria óssea

Há indicação para realização de densitometria óssea para:

- Mulheres ≥ 65 anos
- Homens ≥ 70 anos
- Indivíduos a partir de 50 anos com fatores de risco clínicos para fratura, como:
  - Baixo peso corporal
  - História de fratura
  - História familiar de OP

Tabela 18.2 Classificação diagnóstica da osteoporose segundo a OMS.

Categoria	T-*score*
Normal	≥ −1,0
Osteopenia	Entre −1,0 e −2,5
Osteoporose	≤ −2,5
Osteoporose grave	≤ −2,5 + fratura por fragilidade*

*Fratura de fragilidade é definida como fratura de baixo impacto ou atraumática.

- Tabagismo
- Etilismo
- Uso prolongado de determinados medicamentos, como glicocorticoides e anticonvulsivantes.

AVALIAÇÃO DE PACIENTES

A avaliação dos pacientes com OP deve englobar: história clínica detalhada e exame físico para avaliação do risco de fratura e de outras condições que contribuem para perda de massa óssea, além de exames laboratoriais básicos apresentados na Tabela 18.3.

Recomenda-se investigação de causas secundárias de perda óssea nos pacientes com achados iniciais anormais e naqueles com escore Z baixo, a fim de detectar causas potencialmente reversíveis ou outros fatores contribuintes.

Novas medidas e variáveis têm sido sugeridas para melhorar a avaliação do risco de fratura na prática clínica. A identificação de indivíduos com elevado risco de fratura logo no primeiro e segundo ano após o rastreio (i. e., risco iminente de fratura) é um novo conceito que pode ser útil na seleção de indivíduos que poderiam se beneficiar de medicamentos mais potentes e com efeito mais rápido.

O *trabecular bone score* (TBS), método que estima a microarquitetura óssea a partir de uma imagem de densitometria óssea da coluna lombar, foi associado a

Tabela 18.3 Exames laboratoriais para avaliação de pacientes com osteoporose.

Hemograma
Provas inflamatórias (VHS e PCR)
TSH
Funções renal e hepática
Cálcio sérico*, 25 (OH) vitamina D, fósforo, calciúria na urina de 24 h ou na urina em jejum (corrigida pela creatinúria)
Paratormônio intacto
Eletroforese de proteínas
Biomarcadores ósseos de formação: fosfatase alcalina (otimamente, específica de osso), osteocalcina, propeptídio aminoterminal do procolágeno tipo 1 (P1NP) e propeptídio carboxiterminal do procolágeno tipo 1 (P1CP)
Biomarcadores ósseos de reabsorção: hidroxiprolina urinária, fosfatase ácida resistente a tartarato, hidroxiprolina glicosilada urinária, N telopeptídio (NTX) e C telopeptídio (CTX), piridinolinas

*As medidas de excreção urinária de cálcio sofrem grande influência da dieta, da função renal e dos hormônios reguladores do cálcio. Embora muito utilizadas, sua interpretação exige cautela, pois as variações individuais são muito elevadas. Hipercalciúria urina de 24 h: > 4 mg/kg/24 h; hipercalciúria: calcio urinário/ creatinina urinária em jejum ≥ 0,11 e pós-sobrecarga ≥ 0,20.
VHS: velocidade de hemossedimentação; PCR: proteína C reativa; TSH: hormônio estimulante da tireoide.

216   Geriatria | Guia Prático

fraturas por fragilidade em indivíduos com diversas causas secundárias de OP, e dados preliminares sugerem que o uso do TBS pode melhorar a previsão de fratura quando incorporado à avaliação do risco de fratura (FRAX®, do inglês *fracture risk assessment*).

Estudos transversais e prospectivos envolvendo um grande número de indivíduos mostraram que o TBS é associado com fratura vertebral e de colo de fêmur e com outros tipos de fraturas osteoporóticas em mulheres na pós-menopausa. Dados em homens, apesar de escassos, mostram resultados semelhantes. Apesar de não ser uma medida física direta da microarquitetura trabecular, correlaciona-se com volume ósseo, densidade da conectividade trabecular, número de trabéculas e separação trabecular medidos por microtomografia computadorizada (μCT), e com medidas mecânicas da resistência óssea vertebral em estudos *ex vivo*. Associa-se, ainda, à microarquitetura trabecular e à resistência óssea medidas por tomografia computadorizada quantitativa periférica de alta resolução (HRpQCT).

A abordagem do *National Osteoporosis Guideline Group* (NOGG) para utilização do FRAX foi recentemente validada no Brasil e está disponível na página da internet da Associação da Saúde Óssea e Osteometabolismo (ABRASSO). Por meio da calculadora de risco validada na população brasileira, são mensurados os riscos absolutos de fraturas maiores e do quadril, com ou sem a medida de DMO do colo do fêmur. A partir do risco mensurado, a ferramenta permite a definição de estratégias de manejo baseadas em limiares variáveis dependentes da idade.

Em pacientes que não fizeram a DO, o uso dessa ferramenta permite indicar o tratamento farmacológico associado a mudanças do estilo de vida em pacientes de alto risco: recomendar apenas mudanças de estilo de vida em pacientes de baixo risco e em pacientes de risco intermediário; e recomendar a medida de DMO para refinar a estimativa de risco de fraturas. Esse instrumento é particularmente útil para pacientes que já realizaram a DO e que apresentam osteopenia, cenário em que o clínico pode ficar em dúvida sobre a necessidade ou não de intervenção farmacológica. A abordagem NOGG na ferramenta FRAX® preenche uma lacuna da prática clínica, colaborando para o reconhecimento e identificação dos pacientes de alto risco que se beneficiarão de intervenção farmacológica.

TRATAMENTO

Antes de iniciar a abordagem terapêutica, deve-se categorizar o risco de fraturas, como mostra a Figura 18.3.

O modelo FRAX® foi desenvolvido pela OMS a partir de estudos de cortes de populações da Europa, América do Norte, Ásia e Austrália, para avaliação do risco de fraturas em pacientes. É individualizado para cada um e integra os riscos associados aos fatores de risco clínicos com a DMO do colo do fêmur.

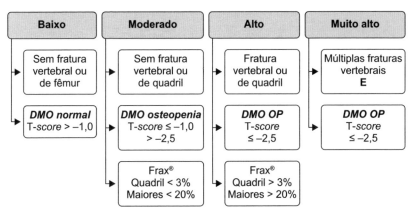

Figura 18.3 Categorização do risco de fraturas. Adaptada de Eastell *et al.* (2019).

Tal algoritmo fornece informação sobre a probabilidade de fratura nos próximos 10 anos. O resultado é a probabilidade de fratura de quadril e a probabilidade nos próximos 10 anos de uma fratura maior (fratura vertebral clínica, antebraço, quadril e ombro).

No Brasil, o FRAX® deve ser utilizado com a estratégia NOGG (no *site* da ABRASSO), obtendo-se de forma objetiva a recomendação de intervenção farmacológica para os pacientes. Assim, o tratamento da OP deverá ser instituído para pacientes com moderado risco, a depender, e para pacientes com alto ou muito alto risco de fratura, como orientado pelo *Guideline* da Endocrine Society, apresentado na Figura 18.4.

Tratamento não farmacológico

Estratégias não farmacológicas são uma ferramenta essencial para prevenção de fraturas em idosos. Programas de prevenção de quedas, nutrição, protetores de quadril e exercícios são importantes medidas não farmacológicas.

A prevenção de fraturas secundárias deve ser uma prioridade nos pacientes que já tiveram fratura por fragilidade.

Prevenção de quedas

Todos os idosos devem ser avaliados anualmente para quedas, e devem-se implementar estratégias para reduzir esse risco nessa população. Qualquer

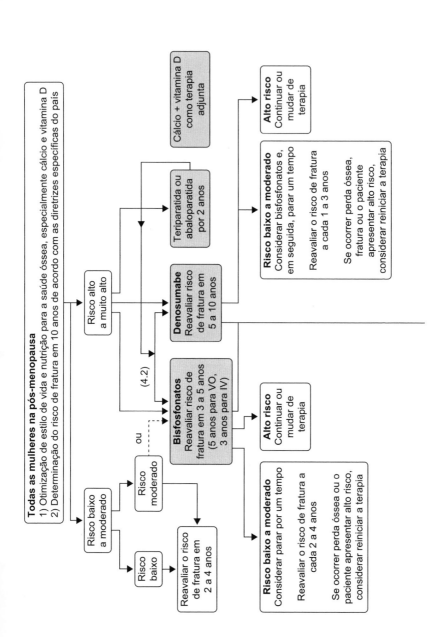

Capítulo 18 • Osteoporose 219

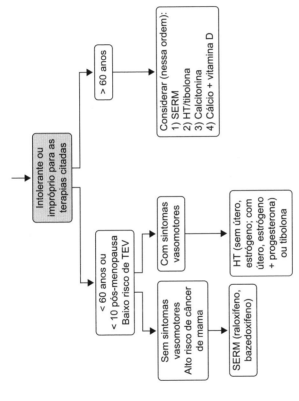

Figura 18.4 Tratamento da OP. Adaptada de Eastell *et al.* (2019).

220 Geriatria | Guia Prático

paciente que relatar uma queda deve ser submetido a uma avaliação de marcha e equilíbrio. É importante indagar sobre o medo de cair, por ser não apenas consequência de uma queda, mas também um fator de risco para tal. Algumas recomendações para prevenção de quedas em idosos são:

- Prática de atividade física
- Modificações no ambiente
- Correção visual
- Intervenção cardiovascular
- Ajuste medicamentoso
- Suplementação de vitamina D (idosos frágeis).

Recomendação nutricional

É importante manter alimentação balanceada em idosos com OP.

O papel da ingestão de proteínas permanece controverso, pois seu excesso pode ser responsável pelo aumento da produção de ácido metabólico e excreção renal de ácidos, com aumento da calciúria, que favorece perda óssea e fratura de quadril.

Porém, estudo prospectivo realizado por Munger *et al.* observou que o risco de fratura de quadril não foi associado à ingestão de cálcio ou de vitamina D, mas foi negativamente relacionado com a ingestão de proteína total (risco relativo de redução de fratura de quadril em paralelo com a ingestão de proteína animal).

Os efeitos negativos da ingestão de proteínas (indução de maior taxa de perda óssea no colo do fêmur e maior risco de fraturas de quadril em mulheres acima de 65 anos) parecem ser contrabalançados pelo consumo adequado de cálcio na dieta ou por suplementação. Uma ingesta inadequada de proteína na dieta, mesmo associada à ingestão adequada de cálcio, parece não conferir proteção contra fraturas.

A ingestão adequada de cálcio é fundamental. O incentivo ao consumo de alimentos ricos em cálcio é uma das melhores maneiras de preservar o cálcio corporal. Quando o consumo de laticínios for baixo, deve-se cogitar a suplementação de cálcio. Recomenda-se que a ingestão diária de cálcio seja de 1.000 mg para homens na faixa etária de 50 a 70 anos, e de 1.200 a 1.500 mg para homens com 71 anos ou mais e mulheres com 51 anos ou mais.

A vitamina D desempenha importante papel na prevenção de quedas e na resistência óssea. A hipovitaminose D resulta principalmente de baixa exposição aos raios solares e insuficiente síntese da vitamina D na pele dos idosos. Diante de um paciente com baixa exposição ao sol e dieta inadequada, é preciso considerar suplementação também de vitamina D.

Exercício

Uma metanálise de 10 ensaios clínicos realizada por Kemmler *et al.* evidenciou que a prática de exercício reduziu a ocorrência de fraturas em geral em idosos.

Outra metanálise de 43 ensaios clínicos randomizados (com 4.320 participantes), publicada em 2011, mostrou significativo efeito positivo do exercício sobre a DMO da coluna lombar e do trocânter em mulheres na pós-menopausa que praticaram exercício, em comparação aos controles. Treinamentos de resistência, corrida, salto e caminhada foram eficazes.

Revisão sistemática realizada por Kam *et al.*, com indivíduos com maior risco de fratura, concluiu que a resistência óssea é aprimorada com a prática de exercício aeróbico, associado ou não a exercício de fortalecimento muscular, em um intervalo de pelo menos 1 ano.

Para estabelecer um programa de exercício resistido para idosos, é necessária uma avaliação cuidadosa por profissionais especializados. O maior benefício do exercício em pacientes com osteoporose é melhorar a força muscular e a coordenação, o que reduz a frequência de quedas.

Recomenda-se que as atividades físicas sejam realizadas 3 vezes/semana e incluam 30 a 60 min de movimentos aeróbicos associados a treino de força. A intensidade do exercício deve ser de 70 a 80% da capacidade funcional ou da resistência máxima.

Cessação do tabagismo e do etilismo

Tabagismo atual e consumo excessivo de álcool estão associados a maior risco de fratura. A cessação do tabagismo e a redução do consumo de álcool podem aumentar a taxa de perda óssea.

Apesar de não existirem evidências em idosos e de os benefícios da cessação do tabagismo para indivíduos com OP serem a longo prazo, os outros benefícios à saúde tornam esse ato importante para todos os idosos.

Já o álcool pode interferir no metabolismo ósseo em virtude de seus efeitos tóxicos diretos sobre osteoblastos e, indiretamente, no esqueleto, pelos efeitos adversos de deficiências nutricionais de cálcio, vitamina D e proteínas, frequentes em etilistas.

Protetor de quadril

O protetor externo de quadril é usado para reduzir o impacto no quadril durante quedas. No entanto, uma revisão sistemática e metanálise de ensaios clínicos randomizados realizada por Sawka *et al.* não demonstrou nenhum benefício do uso de protetores de quadril em idosos da comunidade. O uso de dispositivos bilaterais, porém, parece reduzir o risco de fratura de quadril em idosos institucionalizados.

Embora as evidências disponíveis não permitam conclusões nem recomendações, parece apropriado não descartar o potencial benefício dessa intervenção em um ambiente de cuidados a longo prazo.

Baixa adesão é a principal desvantagem desse dispositivo; os pacientes tendem a considerá-lo desconfortável e esteticamente desagradável.

Tratamento farmacológico

O tratamento farmacológico compreende a suplementação de vitamina D e cálcio, quando não for alcançada quantidade adequada com a ingestão oral e a terapia específica para OP. Atualmente, muitas terapias estão disponíveis para o tratamento específico da doença, mas apresentam alguns problemas relacionados com eficácia e segurança a longo prazo.

Suplementação de cálcio e vitamina D

A Sociedade Europeia de Aspectos Clínicos e Econômicos da Osteoporose e Osteoartrite (ESCEO) recomenda, para idosos e mulheres na pós-menopausa, manutenção do nível de vitamina D igual ou acima de 50 nmol/ℓ (i. e., 20 ng/mℓ).

Níveis de 25(OH) vitamina D < 50 nmol/ℓ associam-se a aumento da remodelação óssea, perda de massa óssea e, possivelmente, defeitos de mineralização em comparação com pacientes com níveis > 50 nmol/ℓ.

Para idosos frágeis, a ESCEO recomenda nível mínimo de 75 nmol/ℓ (30 ng/mℓ) de 25 (OH) vitamina D, devido ao alto risco de fraturas.

Metanálise realizada por Bischoff-Ferrari *et al.* de estudos clínicos randomizados mostrou redução do risco de quedas em idosos com suplementação de vitamina D. Outra meta-análise de estudos clínicos randomizados, realizada por Boonen *et al.* sobre suplementação oral de cálcio e cálcio associado à vitamina D (1.200 mg de cálcio e 800 UI de vitamina D por dia) concluiu que a vitamina D reduz o risco de fraturas de quadril e de perda óssea, mas somente quando associada à suplementação de cálcio.

Análise de subgrupo com base na idade evidenciou redução do risco de fratura de 11% no grupo etário de 70 a 79 anos e de 24% naqueles com 80 anos, em comparação a 3% no grupo etário de 50 a 69 anos.

Recomenda-se reposição de vitamina D quando houver deficiência desta. Alguns autores sugerem suplementação de 800 a 1.000 UI/dia de vitamina D para pacientes com OP ou alto risco de quedas.

Em relação à suplementação de cálcio, alguns estudos sugerem que a monoterapia e/ou cálcio com vitamina D aumentam o risco cardiovascular; porém, esses ensaios não são válidos, porque não foram elaborados essencialmente para avaliar eventos cardiovasculares.

Quando se fizer necessária a suplementação de cálcio, deve-se utilizar carbonato de cálcio ou citrato de cálcio. O citrato de cálcio pode ser melhor para os idosos, uma vez que sua absorção não depende de ácido gástrico, como o carbonato de cálcio, e os idosos podem sofrer de acloridria. Além disso, os pacientes que tomam inibidores da bomba de prótons podem beneficiar-se do uso do citrato de cálcio.

Medicamentos específicos para osteoporose

Os grupos terapêuticos para tratamento da OP são divididos em:

- Antirreabsortivos ósseos
- Bisfosfonatos
- Modulador seletivo do receptor de estrógeno (SERM): raloxifeno
- Denosumabe
- Calcitonina
- Terapia de reposição hormonal (TRH)
- Osteoformadores
- PTH recombinante (teriparatida).

Revisão sistemática de estudos publicados entre 2005 e 2014 confirmou a eficácia de vários agentes na prevenção de fraturas em comparação com placebo. Bisfosfonatos (alendronato, risedronato, ácido zoledrônico, ibandronato), denosumabe, raloxifeno e teriparatida reduziram o risco de fraturas vertebrais. Alendronato, risedronato, ácido zoledrônico, teriparatida e denosumabe reduziram o risco de fraturas não vertebrais. Tais medicações são detalhadas na Tabela 18.4.

Como não existem, até o momento, ensaios clínicos que comparem a eficácia relativa dos fármacos utilizados no tratamento da OP entre si, a escolha da terapêutica deve ser baseada na eficácia, segurança, custo, comodidade e em outros fatores relacionados ao paciente. Para a maioria das mulheres na pós-menopausa que têm OP, recomendam-se os bisfosfonatos orais como terapia de primeira linha, devido à sua eficácia, custo favorável e disponibilidade de dados de segurança a longo prazo.

Como ainda não foi demonstrada redução do risco de fratura de quadril pelo ibandronato em ensaios randomizados, sugere-se alendronato ou risedronato como primeira escolha entre os bisfosfonatos. O ácido zoledrônico (fármaco de uso intravenoso) é uma boa alternativa para indivíduos com intolerância gastrintestinal aos bisfosfonatos orais. Já o denosumabe pode ser utilizado como terapia inicial em pacientes com alto risco de fratura ou naqueles com intolerância ou que não respondem a outros tratamentos, e em doentes com insuficiência renal.

O teriparatida é recomendado para mulheres na pós-menopausa ou homens com OP grave e fratura, ou a pacientes para os quais outras opções terapêuticas tenham falhado.

Resumidamente, as Tabelas 18.5 e 18.6 descrevem os efeitos adversos dos medicamentos prescritos para tratamento da OP e as informações relevantes sobre possíveis efeitos adversos do uso de bisfosfonatos, respectivamente.

Tratamento combinado e sequencial

Apesar de existirem drogas com diversos mecanismos de ação, não há evidências científicas de que começar duas drogas concomitantemente e combinadas

Tabela 18.4 Medicações específicas para tratamento da osteoporose, posologia, mecanismo de ação e considerações gerais.

Medicamento	Posologia	Mecanismo de ação e considerações importantes
Bisfosfonatos: antirreabsortivos. Bloqueiam a adesão dos osteoclastos à superfície de reabsorção óssea e aumentam a apoptose dos osteoblastos		
Alendronato	VO: 70 mg 1 vez/semana, cedo, em jejum, com 1 copo de água; não deitar nem comer por 30 min após tomar a medicação	Reduz a incidência de fraturas de quadril e coluna em 50% nos pacientes com fratura prévia; reduz em 48% a incidência de fratura vertebral em pacientes sem fratura. Reduz risco de novas fraturas vertebrais em 38% em mulheres com ≥ 75 anos (*fracture intervention trial*). Aumenta a DMO em coluna e quadril. Após 5 anos de tratamento (OP não grave), considerar *drug holiday* por 1 a 2 anos
Risendronato	VO: 35 mg 1 vez/semana ou 150 mg 1 vez/mês, cedo, em jejum, com 1 copo de água; não deitar nem comer por 30 min após tomar a medicação	Reduz a incidência de fraturas vertebrais em 41 a 49% e não vertebrais em 36% em 3 anos, com redução significativa após 1 ano de tratamento em pacientes com fratura vertebral prévia. Estudo com mulheres ≥ 80 anos evidenciou redução de 44% no risco de fraturas vertebrais, sem diferença significativa na incidência de fraturas não vertebrais. Reduz significativamente o risco de fratura de quadril em 46% em mulheres com idade até 100 anos com OP. Aumenta a DMO em coluna e quadril. Considerar *drug holiday* após 3 anos de tratamento
Ibandronato	VO: 2,5 mg 1 vez/dia ou 150 mg 1 vez/mês, cedo, em jejum, com 1 copo de água; não deitar nem comer por 60 min após tomar a medicação IV: 3 mg a cada 3 meses	Reduz a incidência de fraturas vertebrais em 50% em mulheres na pós-menopausa. Aumenta a DMO em coluna e quadril
Ácido zoledrônico	IV: 5 mg (infusão por 15 min) 1 vez/ano. Antes do tratamento, realizar hidratação adequada e avaliar níveis de cálcio e creatinina no soro	Reduz a incidência de fraturas vertebrais em 70% (com redução significativa em 1 ano), fratura de quadril em 41% e fraturas não vertebrais em 25% em 3 anos. Demonstrou eficácia em termos de reduzir o risco de fratura de quadril em mulheres pós-menopáusicas mais idosas, com idade entre 65 e 89 anos Aumenta DMO na coluna e quadril e previne perda óssea em homens, mulheres na pós-menopausa e pacientes tratados com corticosteroides

Medicamento	Posologia	Mecanismo de ação e considerações importantes
Modulador seletivo do receptor de estrógeno (SERM): agonista estrogênico antirreabsortivo		
Raloxifeno	VO: 60 mg 1 vez/dia	Agonista estrogênico no perfil lipídico e na massa óssea, não interferindo na mama nem no endométrio Diminui a reabsorção óssea, pois: ■ Reduz a quantidade de osteoclastos e sua atividade ■ Reduz a quantidade de locais de reabsorção ■ Torna a taxa de remodelação óssea semelhante à da pré-menopausa Reduz o risco de fraturas vertebrais em 30% nos pacientes com fratura prévia; reduz em 55% o risco em pacientes sem fratura. Não foi demonstrada redução de fratura não vertebral e de quadril Apesar de mulheres muito idosas serem incluídas em alguns estudos, o número é pequeno e não há dados publicados de cortes envolvendo pacientes mais idosas. Não se acumula no osso Diminui a incidência de neoplasia de mama. Sem risco de hiperplasia de endométrio ou câncer de útero Redução do colesterol total e LDL. Indicações pela FDA: prevenção e tratamento da OP na pós-menopausa, redução do risco de neoplasia de mama em mulheres na pós-menopausa com OP ou com alto risco de neoplasia de mama
Terapia com estrógeno ou progesterona	Estrógeno conjugado, 0,625 mg/dia VO Valerato de estradiol, 1 a 2 mg/dia VO Estradiol transdérmico, 25 a 50 µg a cada 3 dias	Não é a terapia de primeira escolha Indicações: sintomas climatéricos persistentes ou mulheres com indicação de terapia antirreabsortiva que não toleram os outros fármacos. Associar progesterona nas mulheres com útero reduz risco de fraturas vertebrais, não vertebrais e de quadril Aumenta DMO em coluna, quadril e antebraço. Estudo WHI evidenciou que, com uso de estrógeno e progesterona, aumenta o risco tromboembólico, cerebral e cardiovascular e de neoplasia de mama

(continua)

Tabela 18.4 Medicações específicas para tratamento da osteoporose, posologia, mecanismo de ação e considerações gerais. (*continuação*)

Raloxifeno	VO: 60 mg 1 vez/dia	Agonista estrogênico no perfil lipídico e na massa óssea, não interferindo na mama nem no endométrio Diminui a reabsorção óssea, pois: ■ Reduz a quantidade de osteoclastos e sua atividade ■ Reduz a quantidade de locais de reabsorção ■ Torna a taxa de remodelação óssea semelhante à da pré-menopausa Reduz o risco de fraturas vertebrais em 30% nos pacientes com fratura prévia; reduz em 55% o risco em pacientes sem fratura. Não foi demonstrada redução de fratura não vertebral e de quadril. Apesar de mulheres muito idosas serem incluídas em alguns estudos, o número é pequeno e não há dados publicados de cortes envolvendo pacientes mais idosas. Não se acumula no osso. Diminui a incidência de neoplasia de mama. Sem risco de hiperplasia de endométrio ou câncer de útero. Redução do colesterol total e LDL. Indicações pela FDA: prevenção e tratamento da OP na pós-menopausa, redução do risco de neoplasia de mama em mulheres na pós-menopausa com OP ou com alto risco de neoplasia de mama
PTH recombinante: osteoformador		
Teriparatida	SC: 20 μg 1 vez/dia	Estimula a formação óssea maior do que a reabsorção, sendo efetivo para redução de fratura em pacientes com osteoporose. Reduz risco de fraturas vertebrais e não vertebrais. Aumenta drasticamente DMO na coluna Indicado pela FDA para uso nas seguintes situações: ■ Tratamento de mulheres com OP na pós-menopausa que tiveram falha ou foram intolerantes a terapia prévia ■ Aumento da DMO em homens com OP idiopática ou secundária ao hipogonadismo ■ OP induzida por glicocorticosteroides Deve ser usado no máximo até 2 anos (segurança e eficácia não foram demonstradas após esse período). Tem alto custo

Medicamento	Posologia	Mecanismo de ação e considerações importantes
Denosumabe	60 mg SC a cada 6 meses	Anticorpo contra o RANKL. Aumenta a massa óssea na coluna lombar em 3 a 6,7%, e no quadril em 1,9 a 3,6% Vantagens: reversibilidade em função do alvo RANKL; sem efeitos colaterais gastrintestinais; potencial uso em insuficiência renal devido à não eliminação renal; porém, em pacientes com *clearance* de creatinina < 30 mℓ/min ou em hemodiálise, há maior risco de hipocalcemia. Estudo FREEDOM mostrou aumento progressivo e sustentado da DMO em mulheres com ≥ 75 anos, declínio na remodelação óssea, com baixas taxas de fratura e um perfil de risco/benefício favorável

VO: via oral; IV: via intravenosa; LDL: lipoproteína de baixa densidade; DMO: densidade mineral óssea; SC: via subcutânea; FDA: *Food and Drug Administration* RANKL: receptor ativador do fator nuclear kappa beta ligante; FREEDOM: *Fracture reduction evaluation of denosumab in osteoporosis every 6 months*; OP: osteoporose.

228 Geriatria | Guia Prático

Tabela 18.5 Efeitos adversos ou complicações dos medicamentos usados no tratamento da osteoporose.

Medicamento	Efeitos adversos/complicações
Bisfosfonatos	Comuns: ■ Orais: intolerância gastrintestinal, esofagite, úlcera gástrica ■ Intravenosos: hipocalcemia, reação de fase aguda, toxicidade renal Raros (1/1.000 a 1/10.000): ■ Fibrilação atrial ■ Osteonecrose de mandíbula ■ Fratura atípica ■ Retardo da consolidação de fraturas Muito raros: ■ Câncer de esôfago ■ Hepatotoxicidade ■ Inflamação ocular ■ Osteonecrose da mandíbula é complicação rara; a maioria dos casos descrita ocorre em pacientes com câncer tratados com altas doses de BP intravenoso ■ Contraindicações: hipersensibilidade ou hipocalcemia ■ Uso com cautela em casos de insuficiência renal; anormalidades esofágicas anatômicas ou funcionais; doenças do trato gastrintestinal superior (BP VO)
Raloxifeno	Efeitos adversos: náuseas, cãibras, fogachos, aumento do risco de tromboembolismo venoso Contraindicações: hipersensibilidade ao medicamento, antecedente de tromboembolismo venoso, mulheres com potencial de engravidar
Terapia com Estrógeno/ Progesterona	Aumenta o risco de câncer de mama, acidente vascular cerebral, tromboembolismo venoso, doença coronariana
PTH recombinante humano (teriparatida)	Efeitos adversos: náuseas, hipotensão ortostática, cãibras, hipercalcemia assintomática transitória Aumento da incidência de osteossarcoma em ratos tratados com altas doses de teriparatida Contraindicações: pacientes com alto risco de osteossarcoma (doença de Paget, história de irradiação óssea, elevação inexplicada da fosfatase alcalina óssea, neoplasia ou metástases ósseas); hiperparatireoidismo
Denosumabe	Efeitos adversos: infecções cutâneas, dermatite, eczemas. Uso deve ser suspenso diante de sintomas graves. Foram relatadas osteonecrose de mandíbula e fratura atípica

Capítulo 18 • Osteoporose   229

Tabela 18.6 Informações relevantes sobre algumas possíveis complicações graves do tratamento com bisfosfonatos.

Fratura atípica de fêmur

Definição: todos os critérios principais devem estar presentes. Não é necessário ter critérios secundários. Estão excluídas as fraturas do colo do fêmur, da região intertrocantérica com extensão espiralada à região subtrocantérica, fraturas patológicas associadas a lesão neoplásica primária ou metastática e fraturas periprótese

Critérios principais:
- Em qualquer localização na região subtrocantérica ou diafisária do fêmur
- Sem história de traumatismo ou traumatismo menor (queda da própria altura ou menor)
- Fratura de traço transverso ou oblíquo curto
- Não cominutiva
- Fraturas completas envolvem as duas corticais e apresentam uma espícula medial; as incompletas envolvem apenas o córtex lateral

Critérios secundários:
- Reação periosteal no córtex lateral
- Espessamento cortical da diáfise
- Sintomas prodrômicos (dor na região inguinal ou na coxa)
- Sintomas e fraturas bilaterais
- Atraso de consolidação
- Comorbidades associadas: artrite reumatoide, diabetes
- Uso de medicamentos: bisfosfonatos, glicocorticoides, inibidores da bomba de prótons

Fatores de risco:
- Início de bisfosfonatos em pacientes mais jovens
- Uso de corticosteroides por mais de 6 meses
- Uso de inibidores da bomba de prótons
- Tratamento prévio com antirreabsortivos
- Artrite reumatoide
- 25 (OH) D < 16 ng/mℓ

Fisiopatologia:
- Alteração da ligação do colágeno
- Acúmulo de microdanos
- Heterogeneidade da mineralização diminuída
- Variação na taxa de remodelação óssea
- Ação antiangiogênica

Diagnóstico: radiografias do fêmur, cintigrafia, ressonância magnética ou tomografia computadorizada apresentam maior sensibilidade e especificidade em estágios precoces

Conduta:
- *Drug holiday* em pacientes com baixo risco
- Pacientes com sintomas: suspensão imediata do bisfosfonato, retirada da carga no membro afetado
- Sempre adequar cálcio e vitamina D

Fratura atípica de fêmur

- Teriparatida e ranelato de estrôncio: efeito anabólico rápido no osso em fraturas atípicas associadas ao uso prolongado de bisfosfonato
- Muito mais fraturas de quadril são prevenidas pelo tratamento com bisfosfonatos do que causadas por tais medicações

(continua)

230   Geriatria | Guia Prático

Tabela 18.6 Informações relevantes sobre algumas possíveis complicações graves do tratamento com bisfosfonatos. *(continuação)*

Osteonecrose de mandíbula (ONM)

Definição: exposição óssea na região maxilofacial ou osso necrótico, sem melhora após 8 semanas, em pacientes que usam ou usaram antirreabsortivo e sem história de radioterapia craniofacial

Considerações importantes: 95% dos casos ocorrem após procedimentos dentários invasivos durante tratamento oncológico com altas doses de bisfosfonatos intravenosos em pacientes imunocomprometidos
Recentemente, identificou-se ONM em pacientes em uso de denosumabe. A prevalência de ONM em pacientes que fazem uso de bisfosfonatos é muito baixa, variando de 0 a 0,04% Essa incidência real é maior em pacientes oncológicos (1 a 15%)

Fatores de risco: potência do bisfosfonato, duração da terapia (mais de 2 anos aumenta o risco), procedimento cirúrgico dentoalveolar, extração dentária, cirurgia periapical, implante dentário e cirurgia periodontal, doença oral ou higiene oral precária, insuficiência renal dialítica, anemia, idade avançada, imunossupressão, artrite reumatoide, diabetes, tabagismo

Fisiopatologia:
- Supressão exagerada da remodelação óssea
- Inflamação mediada por citocinas
- Ação antiangiogênica: reduz fluxo sanguíneo
- Toxicidade da mucosa: mais bactérias junto ao osso

Diagnóstico: clínico, baseado na história e no exame físico. Pode ser assintomático ou sintomático (dor, infecção local, parestesia ou anestesia). Os exames de imagem auxiliam, principalmente, quando há sintoma sem exposição óssea. A radiografia panorâmica detecta ONM; porém, na fase precoce, apenas cintilografia óssea, tomografia computadorizada, ressonância magnética ou PET-*scan* são capazes de detectar

Estágios:
- 1: assintomático, exposição óssea e necrose, sem evidência de infecção
- 2: estágio 1 associado a dor, inflamação ou infecção
- 3: estágio 2 associado a um dos seguintes achados: extensão para além da região do osso alveolar com fratura patológica; fístula extraoral ou comunicação nasal; osteólise estendendo-se até a borda inferior da mandíbula

Conduta:
- Conservadora: higiene oral adequada, tratamento da doença dentária ou periodontal ativa, antibiótico tópico e/ou sistêmico. Teriparatida faz parte do tratamento de pacientes com OP, sendo contraindicado nos casos de neoplasia
- Cirúrgica: indicada nos casos não responsivos ao tratamento conservador, com dor não controlada ou progressão da doença e estágio 3

A suspensão do antirreabsortivo deve ser realizada de acordo com o julgamento clínico, considerando-se o risco de fratura e suas implicações. É recomendada nos casos de cirurgia oral invasiva e extensa e nos pacientes com vários fatores de risco (p. ex., diabetes, uso de corticosteroide, doença periodontal, tabagismo, imunossupressão). Não há necessidade de interromper o uso nos casos de baixo risco.
Após cirurgia, não se deve prescrever bisfosfonato até a cicatrização óssea. Os dados sobre essas indicações ainda são controversos na literatura. Segundo a American Dental Association (ADA), deve-se considerar o risco de fratura para suspensão do uso do bisfosfonato. Não se indica o C telopeptídio (CTX). Em pacientes com OP, o benefício em termos de redução do risco de fraturas supera o risco potencial remoto de ONM

(continua)

Tabela 18.6 Informações relevantes sobre algumas possíveis complicações graves do tratamento com bisfosfonatos. *(continuação)*

Prevenção:
Deve-se rever indicação de manter tratamento para osteoporose em usuários de bisfosfonatos por mais de 3 anos, principalmente em usuários crônicos de corticosteroides
Avaliação odontológica regular é recomendada
Se possível, realizar extração dentária, tratamento dentário invasivo ou implantes antes de iniciar o uso de bisfosfonato ou denosumabe

Câncer de esôfago

Considerações importantes: existem raros relatos de casos de câncer de esôfago em pacientes em uso de bisfosfonatos orais. De acordo com a FDA, até o momento, não há informação suficiente para que sejam feitas conclusões definitivas sobre a possível associação entre bisfosfonato oral e câncer de esôfago

promova benefício clínico significativo. O melhor resultado é o uso simultâneo de denosumabe com teriparatida no estudo DATA. A terapia combinada pode ser útil em pacientes com alto risco de fraturas; porém, não há dados sobre redução de fraturas.

Até o presente momento, as evidências apontam apenas os benefícios da combinação sobre os desfechos da DMO e marcadores bioquímicos de remodelação óssea, mas sem dados sobre redução de fraturas, eventos adversos e custos. Estudos sugerem que a administração de inibidor de reabsorção óssea, no caso um bisfosfonato, após a interrupção do tratamento com teriparatida, e também com o denosumabe, mantém o benefício sobre o ganho de massa óssea. Em pacientes de alto risco para fraturas, inclusive aqueles com fraturas prévias ou múltiplas e com resposta inadequada aos tratamentos anteriores, a combinação de fármacos pode ser considerada.

Diante de uma revisão sistemática e metanálise realizada em 2016 com oito estudos e 1.509 pacientes, acredita-se que a terapia sequencial mantém e aumenta ainda mais a DMO quando comparada com o uso de drogas antirreabsortivas como monoterapia e, assim, pode ser recomendada como método eficaz de tratamento da osteoporose. Mais *trials* randomizados e controlados são necessários para determinar a melhor ordem e quais drogas são mais apropriadas para serem sequenciadas.

Monitoramento do tratamento

Os pacientes devem ser monitorados:

- A cada 12 a 24 meses com densitometria óssea
- Anualmente, com radiografia da coluna toracolombar para avaliação de fratura
- Por meio de marcadores de reabsorção óssea antes do início do tratamento com bisfosfonatos ou outros fármacos antirreabsortivos e após 3 a 6 meses de tratamento.

Redução superior a 50 ou 30% de NTX urinário (*fasting urinary N-telopeptide*) ou CTX plasmático (*serum carboxy-terminal collagen crosslinks*), respectivamente, evidenciam eficácia do fármaco. No entanto, diminuição dos marcadores inferior a 30% não indica necessariamente falha terapêutica. Quando ocorrer, devem ser investigadas adesão ao tratamento e má absorção.

Pausa no tratamento com bisfosfonato (*drug holiday*)

Considerar a interrupção do uso do bisfosfonato por 1 a 2 anos ou mais quando, após 3 a 5 anos de uso, a DMO mostrar situação estável ou aumento sem fratura incidental.

No caso de fratura, usuário crônico de corticosteroide ou baixa DMO (< –2,5), deve-se manter o bisfosfonato e considerar *drug holiday* novamente após 10 anos.

Deve-se reintroduzir o tratamento com bisfosfonato ou outro fármaco se a DMO evidenciar declínio; se houver aumento dos níveis dos marcadores de reabsorção óssea; ou na ocorrência de fratura por fragilidade.

FALHA TERAPÊUTICA

De acordo com a International Osteoporosis Foundation (IOF), considera-se falha terapêutica a presença de um dos critérios a seguir, desde que se tenham descartado má adesão ao tratamento e causas secundárias de OP:

- Duas ou mais fraturas por fragilidade
- Uma fratura incidental com ausência de redução significativa do βCTX durante o tratamento
- Uma fratura incidental com diminuição significativa da DMO
- Diminuição significativa na DMO com ausência de redução significativa do βCTX.

Observações importantes:

- Só se pode considerar que houve falha terapêutica após 1 ano de tratamento medicamentoso, devido à janela terapêutica
- Fraturas de mão, dedos, pés e tornozelos não são definidas como fraturas por fragilidade
- O declínio considerável da DMO deve ser ≥ 5% em densitometrias ósseas seriadas na coluna lombar ou de 4% no fêmur proximal
- Avaliações seriadas dos marcadores de reabsorção óssea devem basear-se no mesmo ensaio. São considerados resposta significativa: declínio de 25% dos níveis basais no tratamento antirreabsortivo e aumento de 25% com agentes anabólicos após 6 meses. Para o tratamento antirreabsortivo, se os níveis basais forem desconhecidos, considera-se resposta positiva a presença de declínio abaixo dos valores normais para adultos jovens saudáveis.

Nesses casos, a conduta consiste em:

- Troca de fármaco antirreabsortivo fraco por outro mais potente da mesma classe
- Troca de fármaco oral por injetável
- Troca de antirreabsortivo forte por agente anabólico.

TERAPIAS EMERGENTES

- Inibidor de catepsina K (osteoclasto): atua reduzindo a reabsorção óssea (p. ex., odanacatib)
- Inibidor da Src quinase: Scr quinase é uma tirosinoquinase que tem papel importante na atividade e sobrevida dos osteoclastos (p. ex., saracatinib)
- Inibidor da sinalização Wnt (secretado pelo osteócito): inclui esclerostina e proteína Dickkopf 1 (DKK1), que bloqueiam a ligação de Wnt à proteína 5 relacionada a receptor de lipoproteína (LRP5), inibindo, assim, a estimulação osteoblástica (p. ex., romosozumabe; anticorpo monoclonal com ação inibidora da esclerostina).

CONSIDERAÇÕES FINAIS

Diante do diagnóstico de osteopenia ou OP, sempre devem ser descartadas causas secundárias. Ainda, o manejo terapêutico para OP deve ser individualizado e é importante estimular a adesão do paciente, podendo-se adotar as seguintes estratégias:

- Reduzir a frequência de administração de fármacos
- Monitorar os pacientes com marcadores ósseos e DMO
- Fornecer informações sobre a doença, possíveis complicações e acerca da importância do tratamento adequado.

Deve-se sempre avaliar os riscos e os benefícios do tratamento, levando em consideração a presença de comorbidades, a funcionalidade e a expectativa de vida.

Cogita-se suspensão do tratamento da OP em pacientes com expectativa de vida inferior a 2 anos.

BIBLIOGRAFIA

Benlidayai IC, Guzel R. Oral bisphosphonate related osteonecrosis of the jaw: a challenging adverse effect ISRN. Rheumatol. 2013. DOI: 10.1155/2013/215034.

Bischoff-Ferrari HA, Dawson-Hughes B, Staehelin HB, Orav JE, Stuck AE, Theiler R *et al.* Fall prevention with supplemental and active forms of vitamin D: a meta-analysis of randomized controlled trials. BMJ. 2009;339:b3692.

Body JJ, Bergmann P, Boonen S, Boutsen Y, Bruyere O, Devogelaer JP *et al.* Non-pharmacological management of osteoporosis: a consensus of the Belgian Bone Club. Osteoporos Int. 2011;22(11):2769-88.

Boonen S, Adachi JD, Man Z, Cummings SR, Lippuner K, Törring O *et al*. Treatment with denosumab reduces the incidence of new vertebral and hip fractures in postmenopausal women at high risk. J Clin Endocrinol Metab. 2011;96:1727-36.

Boonen S, Black DM, Colon-Emeric CS, Eastell R, Magaziner JS, Eriksen EF *et al*. Efficacy and safety of a once-yearly intravenous zolendronic acid 5 mg for fracture prevention in elderly postmenopausal women with osteoporosis aged 75 and older. J Am Geriatr Soc. 2010;58:292-9.

Boonen S, Lips P, Bouillon R, Bischoff-Ferrari HA, Vanderschueren D, Haentjens P. Need for additional calcium to reduce the risk of hip fracture with vitamin D supplementation: evidence from a comparative meta-analysis of randomized controlled trials. J Clin Endocrinol Metab. 2007;92(4):1415-23.

Center JR, Nguyen TV, Schneider D, Sambrook PN, Eisman JA. Mortality after all major types of osteoporotic fracture in men and women: an observational study. Lancet. 1999;353:878-82.

Chua WM, Nandi N, Masud T. Pharmacological treatments for osteoporosis in very elderly people. Ther Adv Chronic Dis. 2011;2(4):279-86.

Cianferotti L, D'Asta F, Brandi ML. A review on strontium ranelate long-term antifracture efficacy in the treatment of postmenopausal osteoporosis. Ther Adv Musculoskelt Dis. 2013;5(3):127-39.

Compston J. Monitoring osteoporosis treatment. Best Pract Res Clin Rheumatol. 2009; 23:781.

Compston J, Bowring C, Cooper A, Cooper C, Davies C, Francis R *et al*. Diagnosis and management of osteoporosis in postmenopausal women and older men in the UK: National Osteoporosis Guideline Group (NOGG) update 2013. Maturitas. 2013;75(4):392-6.

Cosman F, de Beur SJ, LeBoff MS. Clinician's Guide to Prevention and Treatment of Osteoporosis. Osteoporos Int. 2014;25:2359.

Cosman F, Nieves JW, Dempster DW. Treatment sequence matters: anabolic and antireabsorptive therapy for osteoporosis. J Bone Miner Res 2017;32(2):198-202.

Crandall CJ, Newberry SJ, Diamant A. Comparative effectiveness of pharmacologic treatments to prevent fractures: an updated systematic review. Ann Intern Med. 2014;161:711.

Dawson-Hughes B, Harris SS. Calcium intake influences the association of protein intake with rates of bone loss in elderly men and women. Am J Clin Nutr. 2002;75:773-9.

Diez-Perez A, Adachi JD, Agnusdei D. Treatment failure in osteoporosis. Osteoporos Int. 2012.

Eastell R, Rosen CJ, Black DM, Cheung AM, Hassan Murad M, Shoback D. Pharmacological management of osteoporosis in postmenopausal women: an Endocrine Society* Clinical Practice Guideline. The Journal of Clinical Endocrinology & Metabolism. 2019;104:1595-622.

Ensrud KE, Black DM, Palermo L, Bauer DC, Barrett-Connor E, Quandt SA. Treatment with alendronate prevents fractures in women at highest risk: results from the Fracture Intervention Trial. Arch Intern Med. 1997;157:2617-24.

Frisoli Jr A, Chaves PH, Ingham SJM, Fried LP. Severe osteopenia and osteoporosis, sarcopenia, and frailty status in community-dwelling older women: results from the Women's Health and Aging Study (WHAS) II. Bone. 2011;48(4):952-7.

Hannan MT, Tucker KL, Dawson-Hughes B. Effect of dietary protein on bone loss in elderly men and women: the Framingham Osteoporosis Study. J Bone Miner Res. 2000;15:2504.

Hiligsmann M, Vanoverberghe M, Neuprez A, Bruyère O, Reginster JY. Cost-effectiveness of strontium ranelate for the prevention and treatment of osteoporosis. Expert Rev Pharmacoecon Outcomes Res. 2010b;10:359-66.

Hochberg MC, Thompson DE, Black DM, Quandt SA, Cauley J, Geusens P *et al.* The FIT Research Group. Effect of alendronate on the age-specific incidence of symptomatic osteoporotic fractures. J Bone Miner Res. 2005;20:971-6.

Howe TE, Shea B, Dawson LJ. Exercise for preventing and treating osteoporosis in postmenopausal women. Cochrane Database Syst Rev. 2011;CD000333.

Inderjeeth CA, Foo ACH, Lai MMY, Glendenning P. Efficacy and safety of pharmacological agents in managing osteoporosis in the old old: review of the evidence. Bone. 2009;44(5):744-51.

Kam D, Smulders E, Weerdesteyn V, Smits-Engelsman BC. Exercise interventions to reduce fall-related fractures and their risk factors in individuals with low bone density: a systematic review of randomized controlled trials. Osteoporos Int. 2009;20:2111-25.

Karagas MR, Lu-Yao GL, Barrett JA, Beach ML, Baron JA.. Heterogeneity of hip fracture: age, race, sex, and geographic patterns of femoral neck and trochanteric fractures among the US elderly. Am J Epidemiol. 1996;143:677.

Kemmler W, Häberle L, von Stengel S. Effects of exercise on fracture reduction in older adults: a systematic review and meta-analysis. Osteoporos Int. 2013;24:1937.

Khan AA, Morrison A, Cooper C. Diagnosis and management of osteonecrosis of the jaw: a systematic review and international consensus. J Bone Miner Res. 2015;30:3-23.

Kim J, Kim B, Lee H. The relationship between prevalence of osteoporosis and proportion of daily protein intake. Korean J Fam Med. 2013;34:43.

Leslie WD, Lix LM, Morin SN, Johansson H, Johansson H, Odén A *et al.* Hip axis length is a FRAX- and bone density-independent risk factor for hip fracture in women. J Clin Endocrinol Metab. 2015;100(5):2063-70.

Lou S, Lv H, Wang G, Li Z, Li M, Zhang M *et al.* The effect of sequential therapy for postmenopausal women with osteoporosis – A PRISMA compliant meta analysis of randomized controlled trials. Medicine (Baltimore). 2016;95(49):e5496.

Masud T, McClung M, Geusens P. Reducing hip fracture risk with risedronate in elderly women with established osteoporosis. Clin Interv Aging. 2009;4:445-9.

Munger RG, Cerhan JR, Chiu BC. Prospective study of dietary protein intake and risk of hip fracture in postmenopausal women. Am J Clin Nutr. 1999;69:147-52.

National Osteoporosis Foundation (NOF). National Osteoporosis Foundation's Updated recommendations for calcium and vitamin D3 intake. [Acesso em: 6 dez. 2020]. Disponível em: https://www.nof.org/patients/treatment/calciumvitamin-d/.

Nevitt MC, Ettinger B, Black DM, Stone K, Jamal SA, Ensrud K *et al.* The association of radiographically detected vertebral fractures with back pain and function: a prospective study. Ann Intern Med. 1998;128:793-800.

236 Geriatria | Guia Prático

Radominski SC, Bernardo W, Paula AP, Albergaria BU, Moreira C, Fernandes CE *et al.* Diretrizes brasileiras para o diagnóstico e tratamento da osteoporose em mulheres na pós-menopausa. Rev Bras Reumatol. 2017;57(S2):S452-S466.

Reginster JY, Kaufman JM, Goemaere S, Devogelaer JP, Benhamou CL, Felsenberg D *et al.* Maintenance of antifracture efficacy over 10 years with strontium ranelate in postmenopausal osteoporosis. Osteoporos Int. 2012;23:1115-22.

Reginster JY, Seeman E, De Vernejoul MC, Adami S, Compston J, Phenekos C *et al.* Strontium ranelate reduces the risk of nonvertebral fractures in postmenopausal women with osteoporosis: Treatment of Peripheral Osteoporosis (TROPOS) Study. J Clin Endocrinol Metab. 2005;90:2816-22.

Rizzoli R, Bonjour JP. Dietary protein and bone health. J Bone Miner Res. 2004;19:527.

Rizzoli R, Boonen S, Brandi ML, Bruyère O, Cooper C, Kanis JA *et al.* Vitamin D supplementation in elderly or postmenopausal women: a 2013 update of the 2008 recommendations from the European Society for Clinical and Economic Aspects of Osteoporosis and Osteoarthritis (ESCEO). Curr Med Res Opin. 2013;29(4):305-13.

Rizzoli R, Bruyère O, Cannata-Andia JB, Devogelaer J-, Lyritis G, Ringe JD, Vellas B *et al.* Management of osteoporosis in the elderly. Curr Med Res Opin. 2009;25(10):2373-87.

Sambrook PN, Cameron ID, Chen JS, Cumming RG, Lord SR, March LM *et al.* Influence of fall related factors and bone strength on fracture risk in the frail elderly. Osteoporos Int. 2007;18(5):603-10.

Sawka AM, Boulos P, Beattie K, Thabane L, Papaioannou A, Gafni A *et al.* Do hip protectors decrease the risk of hip fracture in institutional and community-dwelling elderly? A systematic review and meta-analysis of randomized controlled trials. Osteoporos Int. 2005;16(12):1461-74.

Sawka AM, Ismaila N, Cranney A, Thabane L, Kastner M, Gafni A *et al.* A scoping review of strategies for the prevention of hip fracture in elderly nursing home residents. PLoS ONE. 2010;5:e9515.

Seeman E, Vellas B, Benhamou C, Aquino JP, Semler J, Kaufman JM *et al.* Strontium ranelate reduces the risk of vertebral and nonvertebral fractures in women eighty years of age and older. J Bone Miner Res. 2006;21:1113-20.

Silverman S, Christiansen C. Individualizing osteoporosis therapy. Osteoporos Int. 2012;23:797.

Tsai JN, Uihlein AV, Lee H, Kumbhani R, Siwila-Sackman E, McKay EA. Teriparatide and denosumab, alone or combined, in women with postmenopausal osteoporosis: the DATA study randomized trial. Lancet. 2013;382(9886):50-6.

Vondracek SF, Linnebur SA. Diagnosis and management of osteoporosis in the older senior. Clin Interv Aging. 2009; 4:121-36.

Walsh JB, Lems WF, Karras D, Langdahl BL, Ljunggren O, Fahrleitner-Pammer A *et al.* Effectiveness of teriparatide in women over 75 years of age with severe osteoporosis: 36-month results from the European Forsteo Observational Study (EFOS). Calcif Tissue Int. 2012;90:373-83.

Zhong Y, Okoro CA, Balluz LS. Association of total calcium and dietary protein intakes with fracture risk in postmenopausal women: the 1999-2002 National Health and Nutrition Examination Survey (NHANES). Nutrition. 2009;25:647-54.

19 Manejo da Dor Crônica

Ana Laura de Figueiredo Bersani • Niele Silva de Moraes •
Fania Cristina Santos

INTRODUÇÃO

Com o envelhecimento, ocorre um aumento da prevalência de doenças crônicas e degenerativas e das comorbidades. Muitos desses quadros são acompanhados de dor crônica, um importante problema de saúde pública em todo o mundo.

A prevalência de dor crônica varia entre 50 e 75% em idosos, porém ainda permanece subdiagnosticada e subtratada.

A dor crônica pode causar transtornos de humor, incapacidade física, comprometimento funcional, isolamento social e alteração na dinâmica familiar, além de acarretar fadiga, anorexia, alterações do sono, constipação intestinal, dificuldade de concentração e comprometimento cognitivo. Com a limitação da mobilidade, pode ocasionar outras comorbidades, como trombose venosa profunda, embolia pulmonar e fratura.

O diagnóstico e o manejo adequado da dor crônica são essenciais para promover qualidade de vida. Segundo a Associação Internacional para Estudo da Dor (IASP – International Association for the Study of Pain), o controle da dor é um direito fundamental do ser humano.

DEFINIÇÃO

A Força-Tarefa de definição da dor da IASP divulgou, em 2019, uma nova proposta de definição de dor como "uma experiência sensorial e emocional tipicamente aversiva causada ou semelhante à lesão tecidual real ou potencial". Nesse material, também foram divulgadas algumas notas:

- A dor é sempre uma experiência subjetiva que é influenciada em graus variados por fatores biológicos, psicológicos e sociais
- Dor e nocicepção são fenômenos diferentes: a experiência da dor pode não ser reduzida à atividade nas vias sensoriais
- Os indivíduos aprendem o conceito de dor e suas aplicações por meio de suas experiências de vida

Geriatria | Guia Prático

- O relato de uma experiência de dor deve ser aceito como tal e respeitado
- Embora a dor geralmente tenha um papel adaptativo, ela pode ter efeitos adversos na função e no bem-estar social e psicológico
- A descrição verbal é apenas um dos vários comportamentos para expressar dor; a incapacidade de comunicar não nega a possibilidade de um humano ou de um animal sentir dor.

A dor crônica é caracterizada como "aquela que persiste além do tempo razoável para a cura de uma lesão" (com duração mínima de 3 a 6 meses), ou como aquela associada a processos patológicos crônicos, que causam dor contínua ou recorrente em intervalos de meses ou anos. Afeta não somente o indivíduo, mas também a família e a sociedade, uma vez que direciona e limita as condições e o comportamento de quem a vivencia, aumentando a morbidade e onerando o sistema de saúde.

Afeta, também, as dimensões sensório-discriminativa, afetivo-motivacional e cognitivo-interpretativa. Cada um desses componentes sofre influência de fatores físicos, psicológicos, sociais e espirituais.

FISIOPATOLOGIA

O quadro doloroso compreende quatro processos:

- Transdução: mecanismo de ativação dos receptores de dor periféricos (nociceptores)
- Transmissão: transmissão dos sinais dolorosos através das fibras A e C da periferia para a coluna dorsal, fibras ascendentes do trato espinal até o sistema nervoso central (SNC)
- Modulação: modulação dos sinais dolorosos ao longo da via neuroaxial
- Percepção: projeção dos sinais dolorosos no córtex somatossensorial.

Existem, ao longo dessas vias, vários receptores e neurotransmissores que auxiliam no processo de tradução do potencial de ação dos nociceptores periféricos e na percepção dolorosa.

CLASSIFICAÇÃO

A dor pode ser classificada como nociceptiva, neuropática, mista, disfuncional ou psicogênica. A Tabela 19.1 descreve mais detalhadamente cada um desses tipos.

PRINCIPAIS CAUSAS

As principais causas de dor crônica em idosos são: osteoartrite; osteoporose e suas consequências; fraturas; doença vascular periférica; polimialgia reumática;

Capítulo 19 • Manejo da Dor Crônica   239

Tabela 19.1 Classificação dos tipos de dor.

Tipos de dor	Etiopatogenia	Subtipos	Semiologia
Nociceptiva	Origina-se da estimulação de nociceptores por lesão tecidual ou inflamação	Somática: origina-se da estimulação de receptores da pele e do sistema musculoesquelético. Pode ser subdividida em: musculoesquelética, inflamatória ou mecânica/compressiva Visceral: surge pela estimulação de receptores localizados em vísceras	Somática: bem localizada, próxima da lesão (p. ex., osteoartrose grave, fratura ou metástase óssea, infiltração de tecidos moles) Visceral: mal localizada, profunda (p. ex., metástase hepática, obstrução intestinal, cólica renal)
Neuropática	Origina-se de ativação neuronal anormal secundária a lesões ou compressões de estruturas do sistema nervoso central ou periférico	Dor simpática mediada (p. ex., síndrome da dor complexa regional tipo 1 ou 2) Dor neuropática periférica (p. ex., neuralgia pós-herpética) Dor central (dor do membro-fantasma)	Piora com a manipulação da área afetada, hiperalgesia/alodinia, queimor/ardência, choque, parestesias (p. ex., neuropatia pós-radioterapia ou quimioterapia, radiculopatia por compressão discal, neuropatia diabética, nevralgia pós-herpética, infiltração de plexos ou neuroeixo)
Mista	Quando há presença de mais de uma síndrome dolorosa ao mesmo tempo (nociceptiva e neuropática)	–	Neoplasia de próstata com metástase para a coluna, por exemplo
Disfuncional	Ocorre em situações em que não existe um estímulo nocivo identificável nem qualquer inflamação detectável ou lesão no sistema nervoso. Na maioria dos casos, não é evidente o que causa a manifestação ou persistência da dor disfuncional	–	Fibromialgia, síndrome do intestino irritável, cistite intersticial, por exemplo
Psicogênica	Dor causada, agravada ou prolongada por fatores mentais, emocionais ou comportamentais	–	Diagnóstico frequentemente de exclusão. Cefaleias, dores musculares, dor nas costas e dor de estômago são os tipos mais comuns de dor psicogênica

240   Geriatria | Guia Prático

distúrbios musculoesqueléticos; neuropatia diabética; neuralgia pós-herpética; síndrome dolorosa pós-acidente vascular cerebral (AVC); membro-fantasma; e neoplasias.

AVALIAÇÃO

Uma avaliação adequada da dor é a chave para a determinação do mecanismo e seu controle ótimo. Deve-se indagar sobre localização, duração, tipo, irradiação, relação temporal, sintomas associados, fatores desencadeantes, fatores que contribuem para melhora ou piora e uso e efeito de medicações.

Para uma completa abordagem da dor, também se deve avaliar o seu impacto psicológico, funcional, social, cultural e espiritual. Deve-se avaliar, ainda, afetividade do paciente, mecanismos de enfrentamento da dor, capacidade para desempenhar atividades da vida diária e interação social e familiar.

Durante o exame físico, deve ser realizada uma avaliação cuidadosa, com atenção especial à identificação de déficit sensorial, espasmos musculares, deformidades, contraturas, rigidez, sinais de neuropatia autonômica, presença de sinais flogísticos e de lesões por pressão.

A escolha do instrumento para avaliação da intensidade da dor depende da cognição, da visão, da audição e da capacidade de comunicação do paciente.

Entre os instrumentos unidimensionais, os mais utilizados são:

- Escala de descrição verbal (4 pontos): trata-se de uma escala com quatro descritores verbais que indicam diferentes magnitudes de intensidade da dor percebida. A intensidade 0 representa "nenhuma dor", a intensidade 1 significa "dor leve", a intensidade 2 indica "dor moderada", e a intensidade 3 significa "dor grave" (Figura 19.1 A)
- Escala numérica verbal (0 a 10): o paciente estima sua dor em uma escala de 0 a 10, na qual 0 representa "nenhuma dor" e 10 indica "a pior dor imaginável". A mensuração é feita verbalmente (Figura 19.1 B)
- Escala numérica visual (0 a 10): a mensuração da dor é mostrada em uma escala numérica de 0 a 10, com 0 representando "nenhuma dor" e 10 indicando "a pior dor imaginável"
- Escala visual analógica (EVA): consiste em uma linha de 10 cm, com âncoras em ambas as extremidades, onde são colocados os descritores verbais "sem dor" e "dor insuportável" (Figura 19.1 C). O paciente deve marcar um ponto que indique a magnitude de sua dor, e uma régua de 0 a 10 cm é utilizada para quantificar a mensuração
- Escala de faces de dor: a escala de faces de Bieri *et al.*, utilizada inicialmente para crianças, foi adaptada e validada para idosos caucasianos. Mostra-se para o paciente uma série de faces que representam progressivamente os níveis de angústia que a dor atinge e solicita-lhe que indique a face que melhor expressa sua dor (Figura 19.2).

Capítulo 19 • Manejo da Dor Crônica   241

Escala de categoria verbal
O paciente classifica sua dor segundo as categorias: nenhuma dor, dor leve, moderada, forte, muito forte ou dor incapacitante

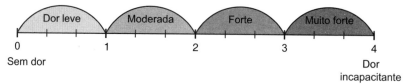

A

Escala de categoria numérica
A pessoa quantifica a intensidade de sua dor em uma escala de 0 a 10

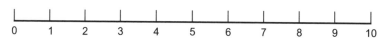

B

Escala visual analógica

O paciente marca na linha uma indicação da gravidade da dor que sente no momento

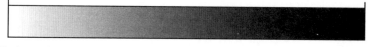

O profissional verifica no verso o valor correspondente ao indicado pelo paciente

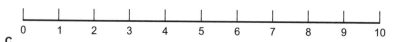

C

Figura 19.1 Escalas verbal (**A**), numérica (**B**) e visual analógica (**C**) de dor.

Escala de faces

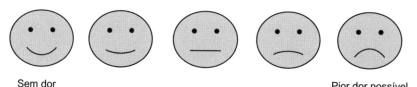

Figura 19.2 Escala de faces do adulto.

242 Geriatria | Guia Prático

Instrumentos multidimensionais fornecem mais informações do que as escalas unidimensionais, mas sua aplicação é mais demorada. Como a dor crônica afeta o indivíduo em vários aspectos, muitos especialistas consideram essencial o uso de instrumentos multidimensionais para uma avaliação apropriada da dor.

Entre as escalas multidimensionais, destacam-se:

- Inventário breve da dor (BPI – *brief pain inventory*): questionário curto, prático, autoadministrado e validado em muitas línguas para avaliação da dor oncológica e não oncológica. Avalia a localização e o padrão da dor, assim como crenças do paciente e impacto da dor na sua qualidade de vida
- Versão curta revisada do questionário de dor de McGill (SF-MPQ-2): inclui seleção de palavras para caracterização das qualidades da dor, escala de intensidade da dor, localização da dor, perguntas sobre uso de medicações analgésicas e experiência prévia de dor
- Questionário de dor no idoso (GPM – *geriatric pain measure*): avalia a dor e seu impacto nos componentes afetivo, cognitivo-comportamental, nas atividades da vida diária e, principalmente, na qualidade de vida. É fácil de aplicar e de compreender, o que indica seu uso na população idosa. Já foi traduzido e adaptado transculturalmente para o Brasil e validado para idosos. Quanto mais alta for a pontuação (mais próxima de 100), maior será o impacto da dor na vida do indivíduo.

Avaliação da dor neuropática

O diagnóstico é clínico, ou seja, baseado na história e no exame físico. Alguns instrumentos de avaliação clínica podem auxiliar o diagnóstico, e um dos mais utilizados é o questionário de dor neuropática DN4 (Tabela 19.2).

Tabela 19.2 Questionário de dor neuropática – DN4.

Pergunte	1. A dor tem uma ou mais das seguintes características?	2. A dor está associada a um ou mais dos seguintes sintomas nas áreas dolorosas?
	■ Queimação ■ Frio doloroso ■ Choque elétrico	■ Formigamento ■ Agulhada e alfinetada ■ Adormecimento ■ Coceira
Examine	3. A dor está localizada em uma área em que o exame físico pode revelar uma ou mais das seguintes características? ■ Hipoestesia ao toque ■ Hipoestesia à picada de agulha	4. Na área dolorosa, a dor pode ser causada ou aumentada por: ■ Escovação

Se o paciente tiver 4 ou mais desses 10 sinais ou sintomas, pode estar sofrendo de dor neuropática.
Adaptada de Spallone *et al.* (2012).

Capítulo 19 • Manejo da Dor Crônica 243

Avaliação da dor em idosos com demência e/ou dificuldade de comunicação

A avaliação da dor em idosos que apresentam dificuldades de comunicação é uma tarefa complexa que exige um trabalho conjunto para se alcançar o bem-estar do paciente.

Afirmar que pessoas com Alzheimer sofrem menos dor é basear-se em dados estatísticos sobre a pequena quantidade de analgésicos administrados a eles, o que leva a pensar na possibilidade de que alterações cognitivas aumentariam o risco de não tratamento da dor. A doença de Alzheimer cursa com deterioração cognitiva e motora e, em consequência, com redução da capacidade de comunicação do idoso, o que torna a avaliação e a mensuração da dor um desafio.

Nesses pacientes, o componente sensório-discriminativo da dor está preservado, enquanto o afetivo-emocional sofre alterações significativas. Muitos desses indivíduos expressam a dor através de isolamento social, confusão ou apatia, ficando a cargo dos cuidadores e/ou dos familiares a identificação dessas formas de expressão. Assim, a observação do comportamento pelos familiares, pelos cuidadores e pelos profissionais é imprescindível na avaliação.

A ficha de avaliação de dor no idoso com capacidade limitada de comunicação (PACSLAC-P, do inglês *checklist for seniors with limited ability to communicate*), já traduzida e adaptada transculturalmente para o Brasil e recentemente validada, foi criada especialmente com o propósito de aperfeiçoar a avaliação e a mensuração da dor nos pacientes com demência avançada (Tabela 19.3).

A escala de avaliação da dor em idosos com demência (PANAID-B, do inglês *pain assessment in advanced dementia*), em versão para a língua portuguesa, é validada no Brasil e apresenta consistência interna aceitável, concordância apurada entre avaliadores e boa reprodutibilidade.

Tabela 19.3 Ficha de avaliação de dor no idoso com capacidade limitada de comunicação – Português (PACSLAC-P).

Data: Período avaliado:
Nome do paciente/residente:
Objetivo: esta lista é usada para avaliação de dor em pacientes/residentes que sofrem de demência e não conseguem se comunicar verbalmente.
Instruções: indicar, com um sinal de "conferido", quais dos itens do PACSLAC-P ocorreu durante o período de interesse.
Obtém-se a pontuação das subescalas contando-se os sinais de "conferido" de cada coluna.
Para gerar a pontuação geral de dor, somam-se todos os totais das quatro subescalas.
Comentários:
Pontuação da subescala:
Expressões faciais:
Atividade/Movimento corporal:
Social/Personalidade/Humor:
Outros:

(continua)

244 Geriatria | Guia Prático

Tabela 19.3 Ficha de avaliação de dor no idoso com capacidade limitada de comunicação – Português (PACSLAC-P). (*continuação*)

Pontuação total:
*A subescala "Outros" inclui mudanças psicológicas, mudanças em comer e dormir e comportamento vocal.
Esta versão da escala não inclui itens "sentar e balançar", "quieto/introvertido", e "olhar vago", pois estes não são úteis para discriminar estados de dor e de não dor.
Notas da pontuação: não há ponto de corte recomendado nesse momento. A pontuação depende da pessoa e do contexto (p. ex., se os pacientes estão sendo avaliados em um turno ou durante uma transferência). Os autores recomendam uma abordagem individualizada, por meio da qual uma série de pontuações basais é coletada.

Expressões faciais	Atividade/Movimento corporal	Social/Personalidade/ Humor
Caretas	Atividade diminuída	Frustrado
Olhar triste	Recusando medicações	Pálido
Cara amarrada	Movendo-se lentamente	Ruborizado
Olhar de reprovação	Comportamento impulsivo (p. ex., movimentos repetitivos)	Olhos lacrimejantes
		Suando
Mudança nos olhos	Não cooperativo ou resistente a	Sacudindo ou tremendo
(olhos semicerrados;	cuidados	Frio e pegajoso
olhar sem vida;	Protegendo a área dolorida	Mudanças no sono (favor
brilhantes; movimentos	Tocando ou segurando área	circular)
dos olhos aumentados)	dolorosa	Sono diminuído
Carrancudo	Mancando	Sono aumentado durante
Expressão de dor	Punhos cerrados	o dia
Cara de bravo	Ficando na posição fetal	Mudanças no apetite
Dentes cerrados	Duro ou rígido	(*favor circular*)
Estremecimento	Agressão física (p. ex., empurrando	Apetite diminuído
Boca aberta	pessoas e/ou objetos, arranhando	Apetite aumentado
Enrugando a testa	outros, batendo, atacando,	Gritando ou berrando
Torcendo o nariz	chutando)	Chamando (p. ex., por
Atividade ou movimento	Agressão verbal	ajuda)
corporal:	Não querendo ser tocado	Chorando
Irrequieto	Não permitindo pessoas por perto	Som ou vocalização
Afastando-se	Zangado ou furioso	específicos de dor ("ai/ui")
Hesitante	Atirando coisas	Gemendo e suspirando
Impaciente	Aumento da confusão mental	Murmurando
Andando de lá para cá	Ansioso	Resmungando
Perambulando	Preocupado ou tenso	
Tentando ir embora	Agitado	
Recusando-se a se	Mal humorado ou irritado	
mover		
Movendo-se		
violentamente		

TRATAMENTO

O tratamento da dor abrange medidas não farmacológicas e farmacológicas, conforme detalhado a seguir.

Tratamento não farmacológico

É de extrema importância uma abordagem multidisciplinar para tratamento da dor – por se tratar de um sintoma com caráter multidimensional –, devendo ser abordada nos âmbitos físico, psíquico, social e religioso.

Os recursos não farmacológicos têm como vantagens o baixo custo de aplicação, o fato de serem técnicas não invasivas que apresentam pouco ou nenhum efeito colateral e o fato de poderem ser utilizados de forma coadjuvante à terapia farmacológica.

São exemplos de terapia não farmacológica com enfoque multidisciplinar:

- Terapia educacional com informações sobre a causa e o manejo da dor
- Reabilitação fisioterapêutica: o fisioterapeuta poderá atuar para promover diminuição da dor e do espasmo muscular e fornecer orientação sobre postura, com vistas à melhora da funcionalidade e do condicionamento físico
- Medidas físicas: os agentes físicos liberam energia de ação terapêutica local e sistêmica
  - O calor reduz a dor, a rigidez articular e o espasmo muscular, sendo contraindicado se houver falta de sensibilidade local, déficit cognitivo, inflamação aguda, tecido fibrosado, isquemia e hemorragia local. O uso de calor superficial pode ser feito através de bolsas de água quente, compressas e imersão da área em água morna. A temperatura da água deve ser próxima de 40 a 45°C e, seja qual for o instrumento, deve ser aplicado durante 20 a 30 min, 1 a 3 vezes/dia
  - O frio também diminui a dor, a inflamação e os espasmos musculares, e é contraindicado nos casos de falta de sensibilidade local, déficit cognitivo, isquemia e intolerância ao gelo. A aplicação de frio superficial em bolsas de água fria, por imersão em água fria, em sacos de gelo ou gelo "mole" (mistura congelada de duas partes de água com uma de álcool), ou em compressas e aerossóis, é muito utilizada. A temperatura deve estar em torno de 15°C e a aplicação deve ser feita por cerca de 15 min, 2 a 3 vezes/dia
- Hidroterapia
- Eletroestimulação nervosa transcutânea (TENS): ativa o sistema supressor da dor. É contraindicada na presença de dermatite, marca-passo, implantes elétricos e próximo ao seio carotídeo. Os resultados da eficácia da TENS no tratamento da dor são variáveis e inconclusivos
- Aplicação de *laser*: pode aliviar a dor e acelera a cicatrização

246 Geriatria | Guia Prático

- Acupuntura: pode ser usada em casos de dor secundária a espasmos musculares, disestesia e nevralgia
- Técnicas de relaxamento: têm como objetivo desviar a atenção da dor por meio de técnicas de respiração profunda, distração com pintura e música, e imaginação
- Intervenção psicológica ou psiquiátrica: para controle da experiência dolorosa. A psicoterapia com intervenção de autocontrole ajuda a aumentar a capacidade de o paciente lidar com sua dor.

As medidas não farmacológicas proporcionam melhora da dor e da funcionalidade e possibilitam a redução do consumo de analgésicos, o que é muito importante quando se depara com algumas limitações, principalmente em idosos.

Tratamento farmacológico

As principais recomendações para o tratamento farmacológico da dor são:

- Individualizar o plano terapêutico para cada paciente
- Evitar polifarmácia
- Utilizar a via de administração menos invasiva
- Usar a menor dose efetiva, começando com doses baixas e titulando gradualmente até aliviar a dor
- Manter a mesma dose durante tempo adequado para avaliar a resposta ao tratamento
- Ajustar a dose em pacientes com insuficiência hepática ou renal
- Ajustar uma medicação por vez
- Utilizar tratamento multimodal para obter o resultado mais efetivo com mínimos efeitos colaterais
- Reavaliar após cada mudança no esquema terapêutico e monitorar efeitos colaterais, interações medicamentosas e a eficácia do medicamento.

A escolha da estratégia terapêutica inicial depende da causa e do tipo de dor. Sempre que possível, deve ser realizado o tratamento etiológico da dor (p. ex., alívio de compressão ou remoção de agentes agressores).

Dor neuropática

As medicações de primeira linha para tratamento da dor neuropática são: antidepressivos (antidepressivos tricíclicos ou inibidores seletivos da recaptação de serotonina e norepinefrina) ou ligantes do canal de cálcio alfa 2-delta (gabapentina e pregabalina), associados à terapia adjuvante tópica (p. ex., lidocaína tópica), quando a dor é localizada. Os opioides devem ser considerados uma opção de segunda linha. Pode-se cogitar seu uso precoce no tratamento de determinados pacientes, tais como aqueles com dor intratável, exacerbações episódicas de dor forte ou dor oncológica.

Capítulo 19 • Manejo da Dor Crônica   247

Muitas vezes, é necessário lançar mão de uma terapia combinada, visto que menos de metade dos pacientes com dor neuropática responde ao tratamento com um único agente. No entanto, são escassas as evidências quanto à eficácia e segurança do tratamento combinado.

Dor nociceptiva

A terapia farmacológica para tratamento da dor nociceptiva envolve primariamente analgésicos e opioides. Uma alternativa para o uso de paracetamol como primeira linha é o tratamento com anti-inflamatórios não esteroidais (AINE), por um curto período. No entanto, seu uso deve ser cauteloso e demanda atenção aos efeitos adversos, conforme detalhado no tópico sobre AINE.

Recomenda-se o uso de opioides na dor crônica não oncológica apenas em pacientes com baixo risco de dependência e que apresentam persistência da dor, apesar do tratamento otimizado com analgésicos não opioides, antidepressivos ou anticonvulsivantes. As evidências da efetividade da terapia crônica com opioides para alívio da dor e melhora funcional são limitadas, e o risco de efeitos adversos cresce com o aumento da dose.

Analgésicos não opioides

São usados isoladamente para tratamento de dor leve (escala visual numérica até 4) ou associados a opioides para tratamento da dor moderada ou grave, possibilitando redução da dose destes sem prejudicar o controle adequado da dor e reduzindo seus efeitos colaterais.

Apresentam efeito-teto, ou seja, dose máxima a partir da qual não é possível obter mais analgesia. Atuam promovendo redução de mediadores inflamatórios sobre os nociceptores. Têm como principais efeitos colaterais insuficiência renal ou hepática, dispepsia e sangramento gastrintestinal. A Tabela 19.4 resume informações sobre os analgésicos citados a seguir.

Tabela 19.4 Analgésicos não opioides.

Fármaco	Apresentação e dose	Dose terapêutica; Intervalo	Ação: início/pico/fim
Dipirona	Amp. 2 mℓ; 500 mg/mℓ Sol. oral 500 mg/mℓ Cp. 500 mg	500 a 1.000 mg; 4 a 6 h	30 min/2 h/8 h
Paracetamol	Sol. oral 100 mg/mℓ Cp. 500 mg e 750 mg	500 a 1.000 mg; 4 a 6 h	30 min/2 h/8 h
Viminol	Cp. 70 mg	70 a 140 mg; 6 a 8 h	–

Amp.: ampolas; Cp.: comprimidos; Sol. oral: solução oral.

Paracetamol

Apresenta ação analgésica e antipirética, sem ação anti-inflamatória significativa. Seu mecanismo de ação é pouco conhecido, mas presume-se que tenha ação central. É metabolizado pelo fígado e excretado pelos rins. Considerado um analgésico seguro, sem efeitos colaterais significativos, pode ser usado na dosagem de 500 a 750 mg a intervalos de 6 a 8 h, não devendo ser ultrapassada a dose de 4 g/dia, devido ao risco de hepatotoxicidade. Em idosos, recomenda-se dose máxima de 2 g/dia. Deve ser usado com cautela quando há comprometimento renal ou hepático, devendo a dosagem ser ajustada.

Dipirona

Atua no sistema nervoso central e perifericamente, inibindo a ciclo-oxigenase (COX), apresentando ação analgésica e antipirética. Pode ser administrada por vias oral, retal, intramuscular, subcutânea e intravenosa. O efeito tem duração de 4 a 6 h, independentemente da via utilizada.

Pode ser administrada na dosagem de 500 a 1.000 mg a intervalos de 4 a 6 h, com dose máxima de 6 g/dia. Há possibilidade de que provoque excitação do sistema nervoso central, reações de hipersensibilidade e, raramente, granulocitopenia; por isso, não é aprovada para uso nos EUA pela Food and Drug Administration (FDA).

Viminol

Tem ação analgésica esclarecida somente em parte. Parece inibir os estímulos nociceptivos por ação no sistema nervoso central em nível subcortical, suprimindo a percepção e a elaboração dos estímulos dolorosos. Induz intensa analgesia, sem interferência no estado de consciência, na coordenação motora e no sistema respiratório ou cardíaco. Além de analgésico, tem efeito antitussígeno. Pode ser administrada dose de 70 mg com intervalo de 6 a 8 h.

Anti-inflamatórios não esteroidais

São eficazes no tratamento de dor somática (linfonodomegalia, metástase óssea ou lesão cutânea), visceral (distensão da cápsula hepática) ou neuropática (compressão medular). Têm como local de ação o tecido lesionado. Não apresentam ação central.

Evita-se o uso por idosos, devido à maior incidência de efeitos colaterais nessa população. Quando necessários, devem ser usados de maneira criteriosa por curto período. Podem causar hemorragia gastrintestinal, diminuição da função renal, retenção de líquidos, discrasia sanguínea, alterações neurológicas e problemas cardiovasculares.

Muitos trabalhos têm evidenciado a ocorrência de hipertensão arterial, infarto do miocárdio, isquemia cerebrovascular e exacerbação da insuficiência

Capítulo 19 • Manejo da Dor Crônica 249

cardíaca com o uso de diversos anti-inflamatórios, especialmente dos inibidores seletivos da COX-2, que podem reduzir em até 70% o risco de eventos gastrintestinais.

Concomitantemente ao uso de AINE, recomenda-se o uso de inibidor da bomba de prótons ou bloqueador H2 para minimizar os efeitos colaterais no sistema digestivo e sintomas que causam desconforto.

Anti-inflamatórios hormonais

Atuam diminuindo a liberação de substâncias quimiotáticas e vasoativas através da redução da permeabilidade capilar; inibem a síntese de prostaglandinas, reduzindo a inflamação e o edema. São muito eficazes para controle da dor inflamatória e da dor causada por lesão tumoral óssea e de partes moles, como da invasão hepática, do plexo nervoso e da medula espinal.

Apresentam como principais efeitos colaterais: ansiedade; insônia; síndrome confusional; hiperglicemia; candidíase oral; miopatia; e hemorragia gastrintestinal.

Anticonvulsivantes

Atuam, principalmente, diminuindo a velocidade de recuperação dos canais de sódio dependentes de voltagem.

A Tabela 19.5 lista a apresentação e a posologia dos anticonvulsivantes usados para tratamento da dor.

Em dezembro de 2019, a FDA americano emitiu uma nota alertando sobre o risco de comprometimento respiratório grave com uso de gabapentina ou pregabalina em pessoas com fatores de risco respiratórios, incluindo indivíduos

Tabela 19.5 Apresentação e posologia dos anticonvulsivantes usados para tratamento da dor.

Fármaco	Apresentação	Posologia
Carbamazepina	Cp. 200 e 400 mg Sol. oral 20 mg/mℓ (100 mℓ)	Iniciar com 100 mg a cada 12 h Pode-se aumentar 200 mg a cada semana Dose de manutenção: 400 a 600 mg a cada12 h Dose máxima: 1.200 mg/dia
Oxicarbazepina	Cp. divisíveis 300 e 600 mg Sol. oral a 6% com 100 mℓ	Iniciar com 600 mg 2 vezes/dia. Dose máxima: 2.400 mg/dia. Em pacientes com *clearance* de creatinina < 30 mℓ/min, reduzir para metade da dose
Gabapentina	Cáp. 300, 400 e 600 mg	Iniciar com 300 mg ao deitar. Aumentar, a cada 3 dias, para 300 mg 3 vezes/dia Dose máxima: 3.600 mg/dia
Pregabalina	Cp. 50, 75 e 150 mg	Iniciar com 75 mg à noite. Dose máxima: 300 mg 2 vezes/dia

Cáp.: cápsula; Cp.: comprimido; Sol. oral: solução oral.

250 Geriatria | Guia Prático

em uso de opioides ou outras drogas depressoras do SNC e com condições como doença pulmonar obstrutiva crônica, que levam à redução da função pulmonar. O FDA alertou também que idosos podem apresentar risco.

Carbamazepina

É um derivado iminostilbenzílico relacionado quimicamente com os antidepressivos tricíclicos e atua em caso de dor neuropática bloqueando os canais de sódio dependentes de voltagem, nos níveis pré e pós-sinápticos.

Sua indicação básica é para alívio de neuralgia do trigêmeo, situação em que é considerada o medicamento mais eficaz. Pode ser utilizada em casos de neuropatia periférica, neuralgia pós-herpética, *tabes dorsalis*, síndrome dolorosa complexa regional e outras dores neuropáticas centrais (como na síndrome talâmica) e periféricas, particularmente quando o componente paroxístico for importante.

Em função de sua tendência à neurotoxicidade, deve-se iniciar o uso em doses baixas, com incrementos de 100 a 200 mg, a cada 2 a 7 dias, até a obtenção de um resultado satisfatório.

Tem potencialidade de autoindução do sistema enzimático responsável pelo seu metabolismo; com isso, mesmo quando usada em monoterapia, sua meia-vida diminui após as primeiras semanas de tratamento, quando o estado estacionário (*steady state*) é atingido.

Os principais efeitos adversos são: borramento visual, diplopia, sonolência, tontura, nistagmo, ataxia, cefaleia, confusão mental, náuseas, vômitos e epigastralgia. Agranulocitose e anemia aplásica são raras.

A ocorrência de reações adversas relacionadas com o SNC pode ser manifestação de superdosagem, sendo aconselhável, nesse caso, monitorar os níveis plasmáticos. Recomendam-se avaliações periódicas do hemograma e das funções hepática e renal.

Deve-se salientar que a carbamazepina tem, também, ação anticolinérgica, podendo desencadear ou agravar situações como glaucoma e desencadear confusão mental em idosos.

Oxcarbazepina

Trata-se de um derivado da carbamazepina que provavelmente exerce seu efeito anticonvulsivante e analgésico por bloquear os canais iônicos de sódio neuronais voltagem-dependentes, reduzindo sua excitabilidade. Também atua nos canais de cálcio do tipo N e P, envolvidos nos mecanismos de sensibilização central.

É um fármaco considerado mais seguro e com maior potencial de tolerância do que a carbamazepina. É importante ressaltar que sua tolerância em idosos é melhor que à carbamazepina, mas os picos de concentração no plasma são significativamente mais altos do que em jovens, o que deve ser causado pela redução da função renal.

Suas indicações são basicamente as mesmas da carbamazepina. Doses diárias podem variar entre 300 e 2.400 mg; a maioria dos pacientes responde a 900 mg/dia, que devem ser fracionados em 2 a 3 tomadas. Em pacientes com insuficiência renal grave, as doses devem ser reduzidas à metade. Sua absorção ocorre de forma rápida e quase completa no trato gastrintestinal. A metabolização não depende do sistema P450, e a interação com outros fármacos é baixa. A excreção dos metabólitos se dá por via urinária.

Efeitos adversos são bem menos comuns do que com a carbamazepina – costumam ser leves e transitórios e ocorrem principalmente no início do tratamento.

Tontura, sonolência, problemas visuais e ataxia são raros. Pode ocorrer redução dos níveis de sódio no plasma, exigindo monitoramento em pacientes com tendência à hiponatremia e em tratamento com diuréticos. Podem ocorrer leucopenia, plaquetopenia e *rash* cutâneo.

Gabapentina

É um aminoácido, análogo estrutural do neurotransmissor GABA, mas que não atua por ação gabaérgica direta nem afeta o metabolismo e a captação do GABA. Tem a propriedade de aumentar os níveis de GABA e serotonina no SNC e diminuir o glutamato, o que explica a sua eficiência nas dores neuropáticas.

Trata-se de um dos fármacos mais seguros para tratamento da dor neuropática. Não tem metabólitos ativos, a ligação a proteínas no plasma é insignificante, tem menor chance de interação com outros fármacos, e seu uso é mais seguro nos pacientes que fazem uso de polifarmácia.

Após administração oral, 50 a 60% do fármaco é absorvido pelo trato gastrintestinal, com pico sérico após 1 a 3 h, e atravessam facilmente a barreira hematencefálica. Tem cinética linear, com correlação da concentração no plasma e a dose, e é eliminada inalterada por depuração renal.

Em pacientes com função renal alterada, é necessário ajuste da dose; pacientes com *clearance* de creatinina de 30 a 60 mℓ/min devem receber 300 mg, 2 vezes/dia; com *clearance* de 15 a 30 mℓ/min, 300 mg/dia; e, se o *clearance* for menor que 15 mℓ/min, a dose deve ser de 300 mg em dias alternados.

Efeitos colaterais são pouco frequentes, geralmente toleráveis, mesmo em doses altas, consistindo em sonolência e tontura na maioria dos casos.

A gabapentina, de modo geral, tem limites de eficácia em doses menores que 1.000 mg/dia. Doses terapêuticas para dor neuropática situam-se entre 1.800 e 2.400 mg/dia, fracionadas em três tomadas, devendo-se iniciar com 400 mg/dia e incremento a cada 3 dias. A necessidade de doses altas talvez seja a maior desvantagem da gabapentina, devido ao alto custo do tratamento, mas há razoável tolerabilidade para doses de até 3.600 mg/dia.

252 Geriatria | Guia Prático

É considerada um dos fármacos de primeira escolha para o tratamento da dor neuropática, com melhora a partir da segunda semana de tratamento. Atua tanto contra a dor paroxística como atenuando a hiperalgesia, e contra a alodinia.

Foi demonstrado que a gabapentina potencializa a analgesia dos opioides em síndromes dolorosas neoplásicas, inclusive em caso de dor neuropática associada ao câncer, em doses médias de 1.200 mg/dia.

Pregabalina

Trata-se de um análogo estrutural do GABA, antagonista a_2 d com propriedades semelhantes às da gabapentina.

Não parece ter efeito agonístico nos receptores GABA e não interage diretamente com os canais de sódio, cálcio e receptores do glutamato. Tem efeitos indiretos nos canais de cálcio, no glutamato, na norepinefrina e na substância P. Apresenta poucas interações com outros fármacos e mostra rápido início de ação.

Estudos randomizados controlados com placebo em humanos relataram melhora significativa, com doses diárias de 75, 300 e 600 mg, de neuropatia diabética dolorosa e neuralgia pós-herpética; houve melhora do sono e da qualidade de vida mais evidente com doses diárias de 300 mg ou mais.

Efeitos adversos mais frequentes são sonolência, tontura e edema periférico.

Antidepressivos

Atuam por meio do bloqueio da recaptação da norepinefrina e/ou da serotonina. O efeito analgésico independe da melhora do humor.

Os mais utilizados como adjuvantes no tratamento da dor são antidepressivos duais e tricíclicos; estes últimos devem ser evitados ou utilizados com muita cautela em idosos. O tratamento deve ser iniciado com doses baixas, aumentando-se gradualmente conforme a necessidade.

Os efeitos colaterais estão relacionados com a sua ação anticolinérgica e adrenérgica e com sua ação no SNC.

Inibidores seletivos da recaptação de norepinefrina e serotonina ou antidepressivos duais

São inibidores potentes da recaptação de serotonina e norepinefrina e inibidores fracos da recaptação de dopamina. Suprimem a dor através das vias descendentes e devem ser evitados em pacientes com glaucoma de ângulo fechado.

Podem causar náuseas, secura na boca, constipação intestinal, perda do apetite, fadiga, tontura, fraqueza e síndrome da secreção inapropriada de hormônio antidiurético, além de predispor a sangramentos cutâneos e de mucosa.

A Tabela 19.6 resume a apresentação e a posologia dos inibidores seletivos da recaptação de norepinefrina e serotonina (ISRNS) para tratamento da dor.

Capítulo 19 • Manejo da Dor Crônica 253

Tabela 19.6 Apresentação e posologia dos ISRNS para tratamento da dor.

Fármaco	Apresentação	Posologia
Venlafaxina	Cáp. LP 37,5, 75 e 150 mg	Iniciar com 37,5 mg 1 vez/dia. Dose máxima de 225 mg/dia. Deve ser ingerido junto com alimentos, pela manhã ou à noite
Duloxetina	Cáp. LR 30 e 60 mg	Iniciar com 30 mg 1 vez/dia. Dose máxima: 120 mg 1 vez/dia Em pacientes com cirrose hepática, a dose deve ser reduzida à metade. É contraindicada a pacientes com *clearance* de creatinina < 30 mℓ/min

Cáp.: cápsula; LP: liberação prolongada; LR: liberação retardada.

Antidepressivos tricíclicos

Apresentam início de ação entre 3 e 7 dias, e seus principais efeitos colaterais são relacionados com a sua ação anticolinérgica: sonolência, confusão mental, hipotensão postural, retenção urinária e secura na boca.

São contraindicados para pacientes com glaucoma de ângulo fechado, prostatismo e bloqueio de condução atrioventricular. Seu uso em idosos deve ser realizado com muita cautela, devido ao alto risco de efeitos colaterais.

A Tabela 19.7 lista a apresentação e a posologia dos antidepressivos tricíclicos para o tratamento da dor.

Neurolépticos

Atuam como moduladores da dor, alterando a sua percepção, por meio da modificação do seu aspecto afetivo e do bloqueio de receptores de dopamina. Além disso, aumentam a biodisponibilidade dos antidepressivos. Em associação com analgésico e antidepressivo, formam o "esquema tríplice de analgesia".

Reações adversas que podem ocorrer com doses baixas de neurolépticos são: hipotensão ortostática, efeitos anticolinérgicos, sonolência, reações de ansiedade e alterações do humor. Discinesias, síndrome extrapiramidal e acatisia podem ocorrer com doses mais altas.

A olanzapina pode ocasionar ganho de peso e hiperglicemia.

São contraindicados a pacientes com glaucoma de ângulo fechado.

A Tabela 19.8 lista a apresentação e a posologia dos principais neurolépticos usados para tratamento da dor crônica.

Tabela 19.7 Apresentação e posologia dos antidepressivos tricíclicos.

Fármaco	Apresentação	Posologia
Amitriptilina	Cp. 25 e 75 mg	Iniciar com 10 mg ao deitar. Titular a cada 5 dias. Dose máxima: 50 a 75 mg/dia
Nortriptilina	Cp. 10, 25, 50 e 75 mg	Iniciar com 10 mg ao deitar Titular a cada 5 dias. Dose máxima: 50 mg/dia

Cp.: comprimido.

254 Geriatria | Guia Prático

Tabela 19.8 Apresentação e posologia dos principais neurolépticos usados no tratamento da dor crônica.

Fármaco	Apresentação	Posologia
Clorpromazina	Cp. 25 mg e 10 mg Sol. oral com 20 m*l* (cada gota = 1 mg)	Iniciar com 25 mg fracionados em 2 tomadas Dose máxima: 150 mg/dia fracionados em 2 a 3 tomadas. Aumento lento e gradual
Olanzapina	Cp. 2,5, 5 e 10 mg Cp. orodispersível 10 mg	Dose inicial: 2,5 mg/dia Dose máxima: 20 mg/dia

Cp.: comprimido; Sol. oral: solução oral.

Analgésicos opioides

Os opioides são substâncias derivadas do ópio e, de acordo com sua natureza química, são classificados como naturais ou sintéticos. Quanto à intensidade de sua ação farmacológica, são classificados como fracos ou fortes, sendo os primeiros indicados para dor moderada; e os últimos, para dor intensa ou forte. São antagonizados pela naloxona.

São indicados no tratamento da dor de intensidade moderada a forte, podendo ser usados em todos os tipos de dor (somática, visceral e neuropática).

A escolha do opioide deve levar em consideração: a intensidade da dor, tempo de ação, comodidade quanto à via de administração e efeitos adicionais e colaterais.

As doses iniciais devem ser mais baixas que as doses terapêuticas, e os ajustes devem seguir uma progressão média de 30% para mais ou para menos, até que se obtenha o desejado controle analgésico aliado a efeitos colaterais controláveis.

Em idosos, recomenda-se início do tratamento com doses menores e/ou intervalos mais prolongados, em vista da maior frequência de intolerância e efeitos adversos com as doses usuais, devido às alterações fisiológicas que ocorrem com o envelhecimento, ocasionando alterações na farmacocinética e na farmacodinâmica desses indivíduos.

Se for necessário aumentar a dose, a titulação deve ocorrer no intervalo mínimo de 24 h, com aumento de 30 a 50% da dose diária total.

Quando houver necessidade de troca do opioide, deve-se considerar a equipotência analgésica entre as medicações dessa classe (Tabela 19.9). É importante lembrar que o uso de opioides nunca deve ser suspenso abruptamente, devido ao risco de síndrome de abstinência.

Os efeitos colaterais mais temidos, como sedação e depressão respiratória, são raros com o emprego de doses adequadamente ajustadas. Com exceção da constipação intestinal, que deve ser tratada com alteração da dieta e laxativos, outros efeitos, como sonolência, confusão leve ou euforia, náuseas, vômitos, secura na boca, sudorese, tremores e mioclonia, são controláveis e tendem a desaparecer entre 3 e 7 dias.

A morfina tem metabolização renal. Hidromorfona, oxicodona e metadona têm metabolização diretamente dependente da função hepática.

Tabela 19.9 Equipotência analgésica entre opioides.

Fármaco	Tempo de ação	Doses													Doses
Codeína oral	4 h	30 mg	45 mg	–	–	–	–	–	–	–	–	–	–	–	–	–
Tramadol parenteral SC ou IV	6 h	50 mg	75 mg	–	–	–	–	–	–	–	–	–	–	–	–	–
Tramadol oral	6 h	25 mg	37,5 mg	50 mg	75 mg	100 mg	–	–	–	–	–	–	–	–	–	–
Morfina oral de ação rápida	4 h	–	–	5 mg	10 mg	15 mg	20 mg	30 mg	40 mg	60 mg	75 mg	90 mg	120 mg	150 mg	180 mg	210 mg
Morfina oral de longa duração	12 h	–	–	–	30 mg	–	60 mg	90 mg	120 mg	180 mg	240 mg	270 mg	360 mg	460 mg	540 mg	630 mg
Morfina parenteral/SC intermitente	4 h	–	–	2 mg	3 mg	5 mg	7 mg	10 mg	15 mg	20 mg	25 mg	30 mg	40 mg	50 mg	60 mg	70 mg
Morfina parenteral/IV ou SC contínua	24 h	–	–	15 mg	20 mg	30 mg	40 mg	60 mg	90 mg	120 mg	150 mg	180 mg	240 mg	300 mg	360 mg	420 mg
Oxicodona oral	12 h	–	–	–	10 mg	20 mg	30 mg	40 mg	60 mg	90 mg	120 mg	140 mg	180 mg	240 mg	280 mg	320 mg
Fentanila transdérmica ou adesivo	72 h	–	–	–	25 µg/h	25 µg/h	50 µg/h	50 a 75 µg/h	75 a 100 µg/h	125 µg/h	125 a 150 µg/h	150 a 200 µg/h	250 mcg/h	300 µg/h	350 µg/h	400 µg/h

256 Geriatria | Guia Prático

Nos casos de dor forte na presença de insuficiência hepática, considera-se o uso de fentanila, o opioide forte de escolha. Em caso de insuficiência renal, metadona e fentanila são os opioides fortes preferenciais. Propoxifeno e meperidina não devem ser usados por idosos.

As Tabelas 19.10 e 19.11 apresentam resumidamente informações específicas sobre os opioides fortes e fracos, que serão descritos a seguir.

Opioides fracos

Tramadol

Trata-se de um análogo sintético da codeína, com mecanismo de ação dual, que ativa os receptores μ e inibe a recaptação de serotonina e norepinefrina. Deve-se dar preferência à administração por via oral, devido a sua elevada biodisponibilidade (até 2 a 3 vezes maior que a via parenteral). As apresentações orais podem ser em solução de 50 ou 100 mg/mℓ, comprimidos de liberação imediata de 50 e 100 mg (4 a 6 h), comprimidos de liberação lenta (12 h) de 100 mg, ou ainda comprimidos de 37,5 mg associados a 325 mg de paracetamol. Se a opção for pelo uso parenteral, deve-se dar preferência à administração em forma de infusão contínua intravenosa ou subcutânea.

Tabela 19.10 Dose terapêutica, tempo de ação e equipotência analgésica dos opioides fracos e fortes.

Fármaco	Dose terapêutica/ Intervalo	Ação: Início/ Pico/Fim	Equipotência analgésica em relação à morfina oral
Tramadol	50 a 100 mg; 6/6 h ou 8/8 h	30 min/2 h/8 h	1/5
Tramadol SR	50 a 200 mg; 12/12 h	30 min/2 h/12 h	1/5
Codeína	7,5 a 120 mg; 4/4 h ou 6/6 h	30 min/2 h/8 h	1/5
Morfina	5 a 200 mg; 4/4 h (dose oral)	15 min/2 h/4 h	VO 1 SC 1/2 IV 1/3
Morfina de ação longa	30 a 100 mg; 8/8 ou 12 h	1 h/6 h/14 h	1
Fentanila transdérmica	12,5 a 100 μg/h; 72/72 h	4 h/72 h/variável – até 7 dias	100 a 150
Metadona	10 a 50 mg; 6/6 h ou 12/12 h	1 h/12 h/25 h	*
Oxicodona	10 a 40 mg; 12/12 h	1 h/8 h/25 h	1,5
Buprenorfina	5, 10, 20 mg, 35 mg, 52,5 mg e 70 mg/1 vez/semana	–/72 h/7 dias	30 a 60

*A potência analgésica da metadona varia. Inicialmente, 10 mg de metadona correspondem a 15 mg de morfina. Com o uso contínuo, doses menores de metadona têm a eficácia analgésica equivalente a doses maiores de morfina (1 mg de metadona equivale a 10 mg de morfina).

Capítulo 19 • Manejo da Dor Crônica

Tabela 19.11 Apresentação e nome comercial dos opioides fracos e fortes.

Fármaco	Nome comercial	Apresentação
Tramadol	Tramal®, Gésico, Tramadon®, Dorless®	Cp. 50 mg e 100 mg; Amp. 2 mℓ – 50 mg/mℓ; Sol. oral 100 mg/mℓ
Tramadol SR	Tramal SR®, Tramadon SR®	Cp. 50 mg
Tramadol e paracetamol	Ultracet®, Revange, Paratam®	Cp. 37,5 mg de tramadol + 325 mg de paracetamol
Codeína	Codein®	Cp. 30 mg e 60 mg; Sol. oral 3 mg/mℓ
Codeína e paracetamol	Tylex®, Codex®	Cp. 7,5 mg ou 30 mg de codeína + 500 mg de paracetamol
Codeína e diclofenaco de sódio	Codaten®	Cp. 50 mg de codeína + 50 mg de diclofenaco
Morfina	Dimorf®	Cp. 10 e 30 mg; Sol. oral 10 mg/mℓ; Amp. 1 mℓ – 10 mg/mℓ; Amp. 2 mℓ – 2 mg/mℓ
Morfina de ação longa	Dimorf LC®	Cp. 30, 60 e 100 mg
Fentanila	Durogesic®	Adesivos 25, 50, 75 e 100 µg/h
Metadona	Mytedon®	Cp. 5 e 10 mg Amp. 10 mg/mℓ
Oxicodona	Oxycontin®	Cp. 10, 20 e 40 mg
Buprenorfina	Transtec®, Restiva®	Adesivos 5, 10, 20, 35, 52,5 e 70 mg(µg/h)

Amp.: ampola; Cp.: comprimido; Sol. oral: solução oral.

Em pacientes com insuficiência hepática ou renal, a dose deve ser reduzida, ou o intervalo de administração, prolongado. Uma vez que pode reduzir o limiar convulsivo, não se deve utilizar mais de 400 mg em 24 h, devendo ser evitado em indivíduos com tumores cerebrais que apresentam predisposição a atividades epilépticas.

Quando comparado à codeína, é menos obstipante, mais nauseante e não tem ação antitussígena. Pode causar tontura, secura na boca, sedação e, menos comumente, depressão respiratória.

A equipotência analgésica entre tramadol e morfina é a seguinte:

- Tramadol oral, 5 mg = 1 mg de morfina oral
- Tramadol parenteral, 10 mg = 1 mg de morfina oral.

Codeína

A codeína é um derivado natural do ópio. Trata-se de um agonista µ. Considerada um pró-fármaco, é metabolizada *in vivo* em morfina.

No Brasil, existe em forma de comprimidos, isoladamente ou associada ao paracetamol e ao diclofenaco, e em forma de solução oral (3 mg/mℓ).

258 Geriatria | Guia Prático

Os comprimidos existentes contêm 7,5; 30; 50 ou 60 mg de codeína. A duração da ação é de 4 a 6 h. A partir de 360 mg/dia, não apresenta mais vantagem, sendo recomendada sua substituição por um opioide forte. Tem potente ação antitussígena e, com frequência, causa obstipação e sonolência.

Por se tratar de fármaco cujos metabólitos são de excreção renal, em pacientes com insuficiência renal a dose deve ser reduzida, assim como os intervalos de administração devem ser aumentados. Deve ser evitada por pacientes com insuficiência renal grave ou dialítica.

A eficácia analgésica da codeína requer conversão para morfina via CYP2D6, isoenzima do sistema hepático enzimático P450. Entre 5 e 10% dos pacientes apresentam uma variação genética que leva à lenta metabolização da codeína por essa enzima, sem conversão para sua forma ativa; por isso, essas pessoas apresentam pouco ou nenhum benefício terapêutico com seu uso.

Por outro lado, pacientes que apresentam metabolização muita rápida desse fármaco podem apresentar aumento dos níveis séricos de morfina, com maior número de efeitos adversos.

A equipotência analgésica entre codeína e morfina é:

- 10 mg de codeína = 1 mg de morfina.

Opioides fortes

Morfina

Considerada o opioide de eleição para tratamento de dor moderada a forte, é um fármaco barato, eficaz e seguro quando são respeitadas as orientações para sua utilização. Não apresenta teto posológico, sendo a dose-limite aquela que proporciona alívio completo da dor ou que causa efeito colateral intolerável. A duração da ação é de 2 a 4 h. A dose deve ser titulada conforme a necessidade do paciente.

Está disponível no Brasil em forma de solução oral e de comprimidos de liberação imediata, contendo, respectivamente, 10 mg/mℓ e 10 e 30 mg. Existem cápsulas de liberação cronometrada (LC) para uso a cada 12 h com 30, 60 e 100 mg; porém, essa apresentação não deve ser usada por sonda enteral.

As ampolas contêm 2 mg/mℓ ou 10 mg/mℓ e devem ser usadas preferencialmente SC, de forma intermitente (a cada 4 h) ou contínua em 24 h. Caso a opção seja pelo uso de supositório, a dose da morfina retal é a mesma da VO.

Ao se iniciar o seu uso em pacientes que nunca foram tratados com opioide, deve-se utilizar a dose inicial de 5 a 10 mg de liberação rápida VO ou 2 a 3 mg SC a cada 4 h. Em pacientes idosos e debilitados, deve-se iniciar com metade da dose usual e a intervalos maiores (a cada 6 ou 8 h) para evitar sonolência inicial, confusão e instabilidade.

Para pacientes previamente submetidos a tratamento com opioides, a dose deve ser calculada com base na tabela de equivalência analgésica dos opioides, reduzindo-se essa dose em 25 a 50% para prevenir tolerância cruzada entre fármacos de tal classe.

Em pacientes com insuficiência renal, as doses ou a frequência de administração da morfina devem ser reduzidas, devido ao risco elevado de sedação e depressão respiratória. Não deve ser usada em pacientes com insuficiência renal grave ou dialítica.

A conversão da via de administração da morfina é a seguinte:

- Da via oral para subcutânea: 1/2 da dose oral
- Da via oral para intravenosa: 1/3 da dose oral
- Da via oral para via retal (VR): mesma da dose oral.

Para pacientes com dor crônica contínua, principalmente na dor oncológica, recomenda-se que os analgésicos sejam administrados em doses regulares, conforme a duração da ação.

Deve-se estabelecer primeiramente a dose analgésica com opioide de ação imediata, que, se possível, posteriormente será substituído por um opioide de ação lenta, facilitando a posologia. Caso haja necessidade de doses de resgate, deve ser administrado opioide de ação rápida.

O uso da morfina, assim como de qualquer outro opioide forte, deve ser diminuído ou interrompido quando a causa da dor for controlada, sempre de maneira gradual, com diminuição das doses na mesma progressão do seu aumento.

Fentanila

Trata-se de um opioide sintético de ação semelhante à da morfina, porém 100 vezes mais potente, que pode ser administrado por via intramuscular, intravenosa ou transdérmica.

Quando administrado por via transdérmica, a derme funciona como um reservatório do fármaco; dessa forma, o adesivo tem liberação constante e regular do opioide ao longo de 72 h e menores efeitos sedativos, nauseantes e obstipantes. Oferece o conforto terapêutico e a possibilidade de administração por uma via que pode perdurar até o final da vida, qualquer que seja a condição do doente, sem causar desconforto durante a administração.

É ideal para pacientes com disfagia, oclusões gastrintestinais, portadores de insuficiência renal ou hepática grave, usuários de sonda nasoenteral ou pacientes com altas doses diárias de morfina e com difícil controle de sintomas colaterais.

Os adesivos contêm 2,5; 5,0; 7,5 e 10 mg de fentanila e proporcionam a liberação, respectivamente, de 25; 50; 75 ou 100 μg do medicamento a cada hora. Deve ser prescrito em dose equipotente ao total de morfina oral usado em 72 h. Após a remoção do adesivo, pode haver manutenção da concentração de fentanila no plasma por até 8 a 12 h, com efeitos colaterais tardios.

Quando se pretende passar de uma terapêutica VO para administração transdérmica através da aplicação de adesivos, deve-se sobrepor as administrações nas primeiras 24 h, pois o adesivo só atinge o pico de ação entre 24 e 48 h.

260 Geriatria | Guia Prático

Por esse motivo, a fentanila transdérmica não está indicada para pacientes que necessitem de uma titulação rápida e em casos de dor aguda.

Deve ser preferida à morfina diante de pacientes com insuficiência renal, devido à ausência de metabólitos ativos.

A exposição do adesivo de fentanila ao calor (p. ex., aumento da temperatura corporal, contato com superfície quente) pode levar a aumento da absorção sistêmica de fentanila, elevando o risco de depressão respiratória. Além disso, o adesivo contém metal que pode ocasionar lesões por queimaduras cutâneas durante a realização de ressonância magnética (RM). Dessa forma, deve-se sempre removê-lo antes da realização de RM e substituí-lo após o exame.

Metadona

Trata-se de um opioide forte sintético, considerado a principal alternativa à morfina para tratamento de dor moderada a forte. É considerada excelente para tratamento de dor neuropática.

Além de ser um agonista de receptores opioides, é um antagonista de receptores N-metil-D-aspartato (NMDA), o que pode justificar sua maior eficácia em controlar a dor neuropática e seu menor desenvolvimento de tolerância em comparação com a morfina. Tem menor custo quando comparada a esta, apresenta boa disponibilidade via oral e pode ser usada com segurança em pacientes com insuficiência hepática ou renal, sem necessidade de ajuste das doses.

Apresenta meia-vida longa (10 a 75 h) e imprevisível, o que dificulta sua avaliação. A concentração no plasma pode levar 1 semana para se estabilizar, com risco de acúmulo e toxicidade graduais; por isso, seu uso deve ser cuidadosamente monitorado.

Para pacientes idosos virgens de tratamento com opioides, recomenda-se iniciar o uso de metadona com 2,5 mg a cada 8 a 12 h, ajustando-se a dose após 5 a 7 dias. A duração de analgesia é de aproximadamente 3 a 6 h quando a terapia com metadona é iniciada, estendendo-se para 8 a 12 h quando ela é mantida.

Em relação à potência analgésica, inicialmente 10 mg de metadona correspondem a 15 mg de morfina, mas existe uma irregularidade de correspondência de dose. Com o uso contínuo, doses menores de metadona têm a eficácia analgésica equivalente à de doses maiores de morfina (1 mg metadona equivale a 10 mg de morfina – Tabela 19.12).

Tabela 19.12 Conversão de morfina para metadona.

Dose prévia de morfina	Equivalência de metadona
50 a 100 mg/dia	5 mg de morfina – 1 mg de metadona
100 a 1.000 mg/dia	10 mg de morfina – 1 mg de metadona
> 1.000 mg/dia	15 mg de morfina – 1 mg de metadona

Pode ocasionar aumento do intervalo QT, predispondo a arritmias, principalmente *torsade de pointes*. É metabolizada em parte pela isoenzima CYP3A4, tendo sua concentração afetada por fármacos que inibem (p. ex., claritromicina, itraconazol, cetoconazol) ou induzem (p. ex., carbamazepina, oxicarbazepina, dexametasona, fenobarbital, rifampicina) a atividade dessa enzima. Náuseas são um sinal de alerta de intoxicação por opioide.

Oxicodona

A oxicodona é um opioide sintético que apresenta boa disponibilidade VO e menor incidência de tolerância e efeitos colaterais quando comparada à morfina.

No Brasil, encontra-se disponível em forma de comprimidos de 10, 20 e 40 mg administrados a cada 12 h, que não podem ser triturados, amassados nem quebrados. Tem dupla camada de liberação, com o primeiro pico em menos de 1 h e o segundo após 6 h.

Como não há comprimidos de ação imediata e formulação injetável, é necessário utilizar morfina de liberação imediata nas doses de resgate. Tem ação 1,5 a 2 vezes maior que a da morfina administrada por via oral. Na dose de até 20 mg/dia, é considerada opioide fraco.

Buprenorfina

Trata-se de um opioide derivado da tebaína morfina. É agonista parcial do receptor μ e antagonista kappa; causa menos efeito disfórico e menos alteração comportamental; é 30 a 60 vezes mais potente que a morfina; administrado por via transdérmica 1 vez/semana, com liberação constante e regular do opioide ao longo de 7 dias e menores efeitos sedativos, nauseantes e obstipantes.

É comercializada nas doses de 5 mg (5 μg/h); 10 mg (10 μg/h); 20 mg (20 μg/h); 35 mg (35 μg/h); 52,5 mg (52,5 μg/h); e 70 mg (70 μg/h), e a combinação de adesivos é permitida. A concentração mínima necessária de buprenorfina para se ter um efeito terapêutico na dor é de 100 pg/mℓ, e é atingida no sangue entre 12 e 24 h do uso.

A vantagem maior é facilitar a administração de opioide forte a pacientes que necessitam de doses elevadas de morfina por período prolongado, que tenham dificuldade de deglutir, distúrbios gastrintestinais ou náuseas e/ou vômitos.

Em pacientes que usam dose < 30 mg/dia de morfina por via oral, deve-se iniciar com buprenorfina em adesivo de 5 mg, 1 vez/semana. Demora 3 dias para alcançar seu efeito máximo no início do tratamento.

Rodízio de opioides

O rodízio de opioides deve ser considerado em pacientes que não apresentam controle adequado da dor apesar da titulação da dose, naqueles que apresentam manifestações tóxicas refratárias ao tratamento sintomático, nos que

262 Geriatria | Guia Prático

desenvolvem alterações cognitivas ou hiperexcitabilidade pelo opioide inicial, ou quando há necessidade de trocar a via de administração dos opioides – objetivando fornecer analgesia adequada com o mínimo de efeitos adversos. Pacientes que desenvolvem efeitos adversos intoleráveis, mesmo antes de se alcançar a analgesia adequada, devem receber tratamento efetivo para prevenir ou tratar esses efeitos, e apenas quando essa intervenção falhar é que se deve considerar o rodízio.

Para o rodízio de opioides, devem ser observadas as seguintes recomendações:

- Calcular a dose total do opioide em 24 h, incluindo as doses de resgate
- Diretrizes recomendam utilizar as tabelas de equivalência analgésica e reduzir em 20 a 50% a dose correspondente total do novo opioide
- Estabelecer as doses de manutenção, dividindo-se a dose total calculada do novo opioide pelo intervalo de administração, prescrevendo-se doses fixas
- Prescrever as doses de resgate, se necessário
- Reavaliar constantemente o controle da dor e monitorar o aparecimento de efeitos adversos.

Efeitos indesejáveis dos opioides

Os opioides têm efeitos adversos previsíveis que, se não forem evitados ou minimizados, podem dificultar a titulação da dose e a adesão do paciente ao tratamento.

Entre os efeitos adversos mais frequentes, destacam-se: náuseas, vômitos, secura na boca, obstipação, sedação e tolerância. Menos comumente, observam-se depressão respiratória, alterações cognitivas, hiperalgesia, mioclonias e prurido.

Obstipação

Constitui o efeito adverso mais comum dos opioides. Ocorre devido à redução do peristaltismo do trato gastrintestinal, o que prolonga a permanência de fezes no intestino, levando a maior absorção de água e obstipação. Não desenvolve tolerância, devendo sempre ser prevenida e tratada.

Para prevenção de obstipação, recomenda-se sempre prescrever laxativos em associação no início da terapia com opioides, sendo a melhor escolha os estimulantes – como o bisacodil – que atuam no mecanismo de indução de constipação intestinal por esses fármacos.

Náuseas e vômitos

Têm como mecanismo a estimulação da zona de gatilho, cujo neurotransmissor é a dopamina, e o atraso no esvaziamento gástrico, devido à redução do peristaltismo. Devem ser excluídas outras causas potencialmente tratáveis, como hipertensão intracraniana, compressão mecânica das alças intestinais e distúrbios eletrolíticos. Frequentemente se desenvolve tolerância após a primeira semana de tratamento, que é feito com metoclopramida, bromoprida ou haloperidol, devido ao efeito no peristaltismo e ao efeito antidopaminérgico.

Sedação

Pode ocorrer sedação nos primeiros dias de uso do opioide ou após aumento da dose. Geralmente é um efeito transitório, que desaparece entre 3 e 4 dias, mas pode ser o primeiro sinal de superdosagem da medicação; deve-se, então, cogitar redução da dose.

Hiperalgesia

Hiperalgesia induzida por opioide é um estado de sensibilização nociceptiva com resposta paradoxal, fazendo com que um paciente em tratamento com opioides para controle da dor apresente maior sensibilidade a determinados estímulos dolorosos e, em alguns casos, alodinia. A ocorrência de dor abdominal forte durante o uso de opioides deve levantar suspeita de hiperalgesia por opioide, iniciando-se redução gradual da dose.

Tolerância e dependência

Tolerância é a adaptação aos efeitos dos opioides, com redução dos efeitos colaterais decorrentes do uso crônico da medicação. Tolerância à analgesia é rara em pacientes com dor crônica, sendo importante sempre considerar que a necessidade de aumento da dose pode estar relacionada com o agravamento da dor, e não com a tolerância.

Caso seja necessário, deve-se tratar a tolerância com troca de opioide ou com associação de fármacos adjuvantes. A dependência física caracteriza-se por síndrome de abstinência quando ocorre suspensão brusca do uso da medicação. Pode ser evitada com redução gradual da dose. Em caso de síndrome de abstinência, deve-se utilizar clonidina, metadona ou buprenorfina.

A dependência psíquica (adição) é uma síndrome psicológica e comportamental caracterizada pelo desejo por opioide para obter efeito psíquico, associada a comportamentos aberrantes, como busca compulsiva pelo fármaco ou uso inapropriado e aumento da dose, apesar dos danos a si próprio e a outrem. Estudo realizado em pacientes com câncer mostrou que o risco de adição é muito baixo quando são usados opioides para paliação de sintomas.

Depressão respiratória

É o efeito colateral mais temido dos opioides, mas raramente ocorre, visto que a dor é um importante estimulante do sistema respiratório, desenvolvendo-se rapidamente tolerância a ele. Em geral, não ocorre depressão respiratória se o aumento da dose é gradual.

Hipoventilação, apneia e miose podem significar ocorrência de superdosagem. Se necessário, pode ser utilizada naloxona (antagonista de opioides) para reversão desse efeito, além de suporte ventilatório.

264 Geriatria | Guia Prático

Medicações adjuvantes

São fármacos cujo efeito primário não consiste em analgesia, mas que, em associação com medicações analgésicas, melhoram seu efeito analgésico.

Os principais fármacos incluídos nessa categoria são: antiespasmódicos, relaxantes musculares e agentes tópicos.

O alívio da dor alcançado com a morfina e outros opioides frequentemente é limitado pelo fenômeno de "sensibilização central", que ocorre por hiperexcitabilidade periférica provocada por inflamação ou por lesão do nervo. Devido a esse mecanismo, as medicações adjuvantes desempenham papel importante no controle da dor crônica.

Bloqueadores dos canais de N-metil-D-aspartato

Atuam inibindo os receptores NMDA na região dorsal da medula espinal.

A cetamina e a metadona são representantes dessa classe. A cetamina é prescrita para pacientes com dor neuropática, isquêmica e de membro-fantasma e para aqueles com alodinia e hiperalgesia, bem como para os pacientes com dor que responde fracamente aos opioides.

Os principais efeitos colaterais da cetamina são elevação transitória da pressão arterial, alucinações, euforia e sonhos vívidos.

Relaxantes musculares

Indicados principalmente para tratamento da dor de origem musculoesquelética. A posologia indicada pode ser vista na Tabela 19.13.

A ciclobenzaprina deve ser evitada em idosos pelo seu efeito anticolinérgico. O tiocolchicosídeo e tizanidina também são opções de relaxantes musculares.

Bisfosfonatos

Inibem a reabsorção óssea mediada pelos osteoclastos. São indicados para alívio da dor secundária a metástases ósseas (principalmente aquelas provocadas por tumores de pulmão, mama, próstata e mieloma múltiplo), prevenção de morbidade esquelética (fraturas e/ou dor) a longo prazo e hipercalcemia; e são contraindicados a pacientes com insuficiência renal.

No início do tratamento, podem ocasionar, de forma transitória, síndrome semelhante a influenza (sintomas gripais e febre). Também podem causar

Tabela 19.13 Posologia dos relaxantes musculares.

Fármaco	Posologia
Ciclobenzaprina	5 a 10 mg 1 a 2 vezes/dia
Baclofeno	10 a 20 mg 2 a 3 vezes/dia
Carisoprodol	Dose variável conforme apresentação

Capítulo 19 • Manejo da Dor Crônica   **265**

hipocalcemia; por isso, deve ser realizada dosagem de cálcio antes e durante o tratamento.

Raramente ocorre osteonecrose de mandíbula após meses de tratamento, mais comumente associada ao uso de pamidronato e ácido zoledrônico, menos comumente associada ao uso de bisfosfonatos orais.

A Tabela 19.14 define a posologia dos bisfosfonatos indicados para o tratamento de dor óssea crônica.

Analgésicos tópicos

Capsaicina

É uma substância presente na pimenta e que lhe confere a característica picante. A aplicação tópica de capsaicina na pele humana resulta (dependendo da concentração) em uma sensação de calor, até de queimação, e uma onda de hiperemia (afluxo de sangue). A aplicação única de capsaicina causa dor, mas aplicações repetidas causam analgesia através da dessensibilização de fibras C.

Vários mecanismos são propostos para explicar seu efeito. Interfere na substância P, considerada a principal responsável pela transmissão dos impulsos dolorosos periféricos para o sistema nervoso central. A dessensibilização de nociceptores parece ser causada por destruição dos axônios terminais pela capsaicina.

Pode ser indicada como coadjuvante no tratamento de neuralgias, artrose e artrite reumatoide. Sua aplicação em baixas concentrações (0,025 a 0,075%) e altas concentrações (8 a 20%) tem sido estudada.

A capsaicina é pouco absorvida na pele; por isso, baixas concentrações não desenvolvem adequada dessensibilização. Estudos clínicos mostraram que a aplicação de baixas doses (0,025 e 0,075%) apresentou eficácia baixa a moderada e pouca adesão ao tratamento. A maioria desses estudos não mostrou efeito significativo de baixas doses de capsaicina no tratamento de dor neuropática.

Revisão da *Cochrane* de estudos randomizados envolvendo baixas doses de capsaicina tópica concluiu que, embora tenha pouco efeito, ou efeito moderado no tratamento de dor musculoesquelética crônica e de dor neuropática, a aplicação tópica de baixas doses de capsaicina pode ser útil como tratamento adjuvante para um pequeno número de pacientes que não responderam ou apresentaram intolerância a outras medicações.

Tabela 19.14 Posologia dos bisfosfonatos usados para tratamento de dor crônica.

Fármaco	Posologia
Pamidronato	60 a 90 mg em 100 mℓ SF 0,9% ou SG 5% em 4 h a cada 3 a 4 semanas
Ácido zoledrônico	4 ou 5 mg em 100 mℓ SF 0,9% ou SG 5% em 15 min a cada 3 a 4 semanas

SF: soro fisiológico; SG: soro glicosado.

266 Geriatria | Guia Prático

A capsaicina a 0,025 a 0,075%, em creme ou loção tópica (Moment®) deve ser aplicada na área afetada 3 ou 4 vezes/dia, com massagem suave. O tempo de ação é de aproximadamente 4 a 5 h.

Preparações com altas doses de capsaicina (capsaicina a 8% ou formulação líquida de 10 a 20%) têm promovido melhor analgesia nos pacientes com dor neuropática. Em ensaios clínicos, o uso de aplicação tópica a 8% mostrou-se seguro e geralmente foi bem tolerado.

Revisão da *Cochrane* sugeriu que o efeito de altas concentrações de capsaicina foi similar ao de outras terapias para dor crônica, e estas devem ser usadas quando outras terapias tiverem falhado.

Os efeitos colaterais mais comuns são: irritação cutânea, hiperemia e dor no local de aplicação. Esses efeitos são transitórios, mas sua intensidade pode ser leve a moderada. Resfriamento local e opioides de curta ação são efetivos no tratamento da dor secundária ao uso de capsaicina.

Algumas orientações gerais para aplicação tópica de capsaicina estão listadas a seguir:

- Lavar bem as mãos antes e depois das aplicações. Caso a área a ser tratada seja as mãos, lavá-las após 30 min
- Em casos de neuropatia pós-herpética, aplicar o produto somente depois que a ferida estiver cicatrizada
- Não aplicar outros medicamentos junto com esse produto nas áreas afetadas
- Evitar contato do produto com os olhos e lentes de contato
- Não usar bandagens apertadas sobre o local que estiver sendo tratado
- A sensação de agulhadas ou de queimação após o uso do produto é transitória, desaparecendo depois de alguns dias de uso.

As contraindicações ao uso de capsaicina são: pele irritada ou lesionada em crianças com menos de 2 anos. Deve-se avaliar os riscos e benefícios de pessoas com sensibilidade à pimenta.

Lidocaína

Trata-se de um anestésico local que atua através da estabilização dos canais de Na^+ nos axônios de neurônios periféricos, bloqueando os impulsos ectópicos de forma dependente da dose. Esse agente parece ser mais eficaz quando o nervo está parcialmente lesionado com uma função nociceptiva residual e um excesso de canais de Na^+.

Pode ser utilizada em forma de adesivo ou gel, ambos a 5%. O adesivo de lidocaína (Toperma®) é indicado para tratamento de dor neuropática associada a infecção anterior por herpes-zóster (neuralgia pós-herpética). Deve ser usado na área dolorida 1 vez/dia durante até 12 h, e pode ser cortado se a área for menor.

É particularmente útil para tratamento de dor bem localizada. Atua localmente, sendo pouco absorvida para a via sistêmica; no entanto, deve ser utilizada com prudência nos pacientes que recebem medicações antiarrítmicas de classe I e naqueles com disfunção hepática grave, em quem é possível a ocorrência de concentração excessiva no sangue.

Toxina botulínica

A toxina botulínica tipo A é uma neurotoxina potente que pode ser eficaz para redução da dose de opioides necessária para analgesia em pacientes com nevralgia pós-herpética grave. Todavia, são necessários ensaios clínicos maiores para melhor avaliação do seu papel no controle da dor neuropática e da dor crônica nociceptiva.

Cannabis e canabinoides

O uso de *cannabis* e canabinoides para tratamento da dor crônica até o momento é controverso. Revisões sistemáticas e meta-análises com populações diversificadas observaram alguma evidência de sua eficácia no tratamento da dor crônica. No entanto, considerando a variabilidade das metodologias utilizadas nas pesquisas, é um desafio ter conclusões sobre a dosagem, melhor via de administração e efeito nas situações específicas.

Os efeitos adversos observados nos estudos incluem tontura; boca seca; náuseas; fadiga; sonolência; euforia; vômitos; desorientação; confusão; perda do equilíbrio; e alucinações. Os efeitos do uso a longo prazo ainda não são conhecidos.

BIBLIOGRAFIA

American Geriatrics Society Panel on Pharmacological Management of Persistent Pain in Older Persons. Pharmacological management of persistent pain in older persons. J Am Geriatr Soc. 2009;57:1331.

Arantes ACLQ, Maciel MGS. Avaliação e tratamento da dor. In: Cadernos Cremesp – Cuidado Paliativo. Conselho Regional de Medicina do Estado de São Paulo. 2008.

Bieri D, Reeve RA, Champion GD, Addicoat L, Addicoat L, Ziegler JB. The faces pain scale for the self-assessment of the severity of pain experienced by children: development, initial validation, and preliminary investigation for ratio scale properties. Pain. 1990;41:139-50.

Bril V, England J, Franklin GM, Backonja M, Cohen J, Del Toro D *et al*. Evidence-based guideline: treatment of painful diabetic neuropathy: report of the American Academy of Neurology, the American Association of Neuromuscular and Electrodiagnostic Medicine, and the American Academy of Physical Medicine and Rehabilitation. Neurology. 2011;76:1758.

Campbel FA, Tramer MR, Carroll D, Reynolds DJ, Moore RA, McQuay HJ. Are cannabinoids an effective and safe treatment option in the management of pain? A qualitative systematic review. BMJ 2001;323:13-6.

268 Geriatria | Guia Prático

Carvalho DS, Kowacs PA. Avaliação da intensidade de dor. Migrâneas cefaleias. 2006;9(4):164-8.

Center for Clinical Practice at NICE (UK). Neuropathic pain: the pharmacological management of neurophatic pain in adults in non-specialist settings. London: NICE; 2013.

Chau DL, Walker V, Pai L, Cho LM. Opiates and elderly: use and effects. Clinical Interventions in Aging. 2008;3:273-7.

De Leon J, Dinsmore L, Wedlund P. Adverse drug reactions to oxycodone and hydrocodone in CYP2D6 ultrarapid metabolizers. J Clin Psychopharmacol. 2003;23:420.

Derry S, Bell RF, Straube S, Wiffen PJ, Aldington D, Moore RA. Pregabalina for neuropathic pain in adults. Cochrane Database Syst Rev 2019;1:CD007076.

Ferrel BA, Stein WM, Beck JC. The Geriatric Pain Measure: validity, reliability and fator analysis. JAM Geriatr Soc. 2000;48(12):1669-73.

Finnerup NB, Attal N, Haroutounian S, McNicol E, Baron R, Dworkin RH et al. Pharmacotherapy for neuropathic pain in adults: a systematic review and meta-analysis. Lancet Neurol. 2015;14:162.

García Rodríguez LA, Hernández-Díaz S. Relative risk of upper gastrintestinal complications among users of acetaminophen and nonsteroidal anti-inflammatory drugs. Epidemiology. 2001;12:570.

Gilron I, Baron R, Jensen T. Neuropathic pain: principles of diagnosis and treatment. Mayo Clin Proc. 2015;90:532.

Gomes T, Greaves S, van den Brink W, Antoniou T, Mamdani MM, Paterson JM et al. Pregabalina and the risk for opioid-related death:a nested case-control study. Ann Intern Med 2018;169:732.

Hans G, Robert D. Transdermal buprenorphine – a critical appraisal of its role in pain management. J Pain Res. 2009;2:117-34.

Helme RD, Gibson SJ. Pain in the elderly. In: Jensen TS, Turner JA, editors. Proceedings of the 8th World Congress on Pain. Seattle: IASP Press. 1997;919-44.

Herr KA, Garand L. Assessment and measurement of pain in older adults. Clin Geriatr Med. 2001;1793:457-78.

Jones P, Lamdin R. Oral cyclo-oxygenase 2 inhibitors versus other oral analgesics for acute soft tissue injury: systematic review and meta-analysis. Clin Drug Investig. 2010;30:419.

Kamper SJ, Apeldoorn AT, Chiarotto A, Smeets RJ, Ostelo RW, Guzman J et al. Multidisciplinary biopsychosocial rehabilitation for chronic low back pain: Cochrane systematic review and meta-analysis. BMJ. 2015;350:h444.

Klawe C, Maschke M. Flupirtine: pharmacology and clinical applications of a nonopioid analgesic and potentially neuroprotective compound. Expert Opin Pharmacother. 2009;10(9):1495-500.

Launay-Vacher V, Karie S, Fau JB, Izzedine H, Deray G. Treatment of pain in patients with renal insufficiency: the World Health Organization three-step ladder adapted. J Pain. 2005;6:137.

Lorenzet IC, Santos FC, Souza PMR, Rodrigues MP, Gambarro RC, Coelho S et al. Avaliação da dor em idosos com demência: tradução e adaptação transcultural do instrumento PACSLAC para a língua portuguesa. RBM 2011;68(4):129-33.

Lunn MP, Hughes RA, Wiffen PJ. Duloxetine for treating painful neuropathy or chronic pain. 2009;7(4):550-68.

Melzack R. The McGill Pain Questionnaire: major properties and scoring methods. Pain. 1975;1:277-9.

Meng H, Johnston B, Englesakis M, Moulin DE, Bhatia A. Selective cannabinoids for chronic neuropathic pain: a systematic review and meta-analysis. Anesth Analg. 2017;125:1638.

Merskey H, Bogduk N. Part III: pain terms, a current list with definitions and notes on usage. In: Task force of taxonomy: classification of chronic pain. 2. ed. Seattle: International Association for the Study of Pain; 1994.

Minerbi A, Hauser W, Fitzcharles MA. Medical cannabis for older patients. Drugs & Aging. 2019;36(1):39-51.

Mishra S, Bhatnagar S, Goyal GN, Rana SP, Upadhya SP. A comparative efficacy of amitriptyline, gabapentin, and pregabalin in neuropathic cancer pain: a prospective randomized double-blind placebo-controlled study. Am J Hosp Palliat Care. 2012;29:177.

Moore RA, Straube S, Wiffen PJ, Derry S, McQuay HJ. Pregabalina for acute and chronic pain in adults. Cochrane Database Syst Rev. 2009.

Moroni M, Cavalli G, Lodola E. Viminol analgesic activity in elderly patients with chronic pain: a controlled evaluation, using self-rating questionnaires. Int J Clin Pharmacol Biopharm. 1978;16(11):513-5.

Motta TS, Gambaro RC, Santos FC. Pain measurement in the elderly: evaluation of psychometric properties of the Geriatric Pain Measure – Portuguese version. Rev Dor. São Paulo, 2015;16(2):136-41.

Nugent SM, Morasco BJ,O'Neil ME, Freeman M, Low A, Kondo K et al. The effects of cannabis among adults with chronic pain and an overview of general harms: a systematic review. Ann Intern Med. 2017;167:319.

Peppin JF, Pappagallo M. Capsaicinoids in the treatment of neuropathic pain: a review. Ther Adv Neurol Disord. 2014;7(1):22-32.

Pratt M, Stevens A, Thuku M, Butler C, Skidmore B, Wieland LS et al. Benefits and harms of medical cannabis: a scoping review of systematic reviews. SystRev. 2019;320.

Rodriguez RF, Castillo JM, Castillo MP, Montoya O, Daza P, Rodríguez MF et al. Hydrocodone/acetaminophen and tramadol chlorohydrate combination- tablets for the management of chronic cancer pain: a double-blind comparative trial. Clin J Pain. 2008;24:1.

Skljarevski V, Desaiah D, Liu-Seifert H, Zhang Q, Chappell AS, Detke MJ et al. Efficacy and safety of duloxetine in patients with chronic low back pain. Spine (Phila., Pa, 1976). 2010;35:E578.

Smith HS. Potential analgesic mechanisms of acetaminophen. Pain Physician. 2009;12:269.

Spallone V, Morganti R, D'Amato C, Greco C, Cacciotti L, Marfia GA. Validation of DN4 as a screening tool for neuropathic pain in painful diabetic polyneuropathy. Diabet Med. 2012;29(5):578-85.

Stuppy DJ. The faces pain scale: reliability and validity with mature adults. Appl Nurs Res. 1998;11(2):84-9.

Tassinari D, Sartori S, Tamburini E, Scarpi E, Tombesi P, Santelmo C *et al.* Transdermal fentanyl as a front-line approach to moderate-severe pain: a meta-analysis of randomized clinical trials. J Palliat Care. 2009;25:172.

Thé KB, Gazoni FM, Cherpak GL. Avaliação de dor em idosos dementados: validação da versão brasileira da escala PACSLAC. Einstein. 2016;14(2):152-7.

Turk DC, Wilson HD, Cahana A. Treatment of chronic non-cancer pain. Lancet. 2011;2226-35.

Vargas-Espinosa ML, Sanmartí-García G, Vásquez-Delgado E, Gay-Escoda C. Antiepileptic drugs for the treatment of neuropathic pain: a systematic review. Med Oral Patol Oral Cir Bucal. 2012;17(5):786-93.

Verdu B, Decosterd I, Buclin T, Stiefel F, Berney A. Antidepressants for the treatment of chronic pain. Drugs. 2008;68:2611.

Warden V, Hurley AC, Volicer L. Development and psychometric evaluation of the Pain Assesment in Advanced Dementia (PAINAD) Scale. J Am Dir Assoc. 2003;4-9.

Ware MA, Wang T, Shapiro S, Collet JP. Cannabis for the management of pain: assessment os safety study (COMPASS). J Pain 2015;16:1233.

Wiffen PJ, McQuay HJ, Edwards JE, Moore RA. Gabapentina for acute and chronic pain. Cochrane Database Syst Rev. 2005;CD005452.

World Health Organization. Cancer pain relief. Geneva: WHO; 1990.

Xiao L, Mackey S, Hui H, Xong D, Zhang Q, Zhang D. Subcutaneous injection of botulinum toxin is beneficial in postherpetic neuralgia. Pain Med. 2010;11:1827.

Yomiya K, Matsuo N, Tomiyasu S, Yoshimoto T, Tamaki T, Suzuki T *et al.* Baclofeno as an adjuvant analgesic for cancer pain. Am J Hosp Palliat Care. 2009;26:112.

20 Diagnóstico e Manejo da Depressão no Idoso

Juliana de Oliveira Gomes • Osvladir Custódio • Márcia A. Menon

INTRODUÇÃO

Depressão é a principal causa de incapacidade em todo o mundo. Do ponto de vista psicopatológico, as síndromes depressivas têm como elementos mais proeminentes o humor triste e o desânimo, e surgem com frequência após perdas significativas. As manifestações clínicas de depressão em idosos apresentam considerável diversidade, especialmente no início do transtorno, e isso comumente confunde o médico e atrasa o diagnóstico e o tratamento. A presença de uma doença física, por exemplo, pode ofuscar um problema psiquiátrico.

A detecção do transtorno é ainda mais complexa em pacientes com comorbidades que interferem na funcionalidade, tais como acidente vascular cerebral (AVC), infarto agudo do miocárdio (IAM), câncer, entre outras.

Epidemiologia

A depressão em pessoas com mais de 65 anos é um problema de saúde pública. Tem consequências graves, incluindo sofrimento dos pacientes e dos cuidadores, além de piora da incapacidade associada à doença física e aos transtornos cognitivos, aumento dos custos dos cuidados de saúde e aumento da mortalidade relacionada com suicídio e com a doença física.

No entanto, ela não é uma consequência normal do envelhecimento. Tem-se que tristeza e luto são respostas normais a eventos da vida que ocorrem com a adaptação às mudanças no *status* social, tais como aposentadoria e perda de rendimentos, transição de uma vida independente para uma condição de depender de cuidados assistidos e de perda da função física, social, cognitiva ou de doença. Apesar dessas perdas, nos EUA, idosos saudáveis e independentes residentes na comunidade têm uma taxa de prevalência menor de depressão clínica, comparados à população adulta em geral.

272 Geriatria | Guia Prático

Prevalência e incidência

A depressão é comum em idosos. Em uma metanálise recente de estudos comunitários realizados no Brasil, as taxas de prevalência estimada de depressão maior, sintomas depressivos clinicamente significativos e distimia foram, respectivamente: 7%, 26% e 3,3%.

Em idosos que estavam recebendo cuidados em unidades de longa permanência, ambulatórios ou hospitais, as taxas de prevalência de depressão maior variaram de 23,4 a 41,9%, e, em geral, foram mais altas do que as taxas observadas em estudos comunitários.

Em estudos prospectivos na comunidade, a taxa de incidência de depressão segundo critérios do DSM/CID variou de 0,2 a 2,3 a cada 100 pessoas ao ano, e a de sintomas depressivos com relevância clínica foi de 6,8 a cada 100 pessoas por ano. A variabilidade das taxas de incidência e prevalência de depressão é alta entre as pesquisas, e pode resultar do perfil da investigação, da estratégia de amostragem, da qualidade dos estudos e dos critérios diagnósticos aplicados.

Fatores de risco

Vários estudos longitudinais identificaram fatores de risco que aumentam a probabilidade de ocorrência de depressão em idosos. Eles podem ser agrupados em sociodemográficos, suporte social, eventos estressores psicossociais, morbidades psiquiátricas e condições de saúde (Tabela 20.1).

Apesar dos inúmeros estudos, o conhecimento desses fatores de risco não propiciou abordagens para a prevenção de depressão em idosos.

Ultimamente, são estudadas abordagens mais pragmáticas pelas quais pessoas com sintomas depressivos e que não preenchem critérios diagnósticos para transtornos são identificadas e tratadas. Uma revisão de estudos mostrou

Tabela 20.1 Fatores de risco de depressão em estudos longitudinais.

Grupos	Fatores de risco
Sociodemográficos	Sexo (feminino); idade avançada; situação conjugal; escolaridade; condição socioeconômica; condições de moradia
Suporte social	Pouco ou nenhum contato com amigos, vizinhos ou familiares; insatisfação com o suporte recebido; passar muito tempo só; sentir-se só; desavenças nos relacionamentos interpessoais
Eventos estressores psicossociais	Perda do cônjuge; surgimento de doenças e incapacidades; doença familiar; institucionalização
Morbidades psiquiátricas	História psiquiátrica prévia e familiar; comorbidade com outros transtornos psiquiátricos (ansiedade, demência ou somatoforme); traços de personalidade; uso abusivo ou dependência de álcool; distúrbios do sono; déficits cognitivos
Condições de saúde	Presença de doenças crônicas; número de doenças crônicas; dor; e limitação funcional

que psicoterapia é um método eficaz, seguro e custo-efetivo para prevenção de transtorno depressivo em pacientes idosos na comunidade que já apresentam sintomas depressivos.

Foi desenvolvida, então, uma tabela para calcular a probabilidade de aparecimento de depressão em idosos em até 8 anos, com quatro fatores de vida modificáveis: índice de massa corporal (IMC), atividade física, uso de álcool e tabagismo. No estudo, essa probabilidade é máxima (12%) em pessoas com IMC alterado, sedentárias, fumantes e com problemas de consumo de álcool; e mínima (1,6%) naquelas com IMC normal, ativas fisicamente, não fumantes e sem problemas de uso de álcool. Com base nessa tabela, o médico pode implementar estratégias preventivas para depressão no manejo de um idoso.

Outra matriz complexa, com mais fatores de risco, foi desenvolvida para calcular o risco de aparecimento de depressão em idosos em estudo observacional com 20 mil pessoas.

A participação em atividade física, social ou religiosa foi associada à diminuição do risco de depressão em idosos. Além disso, o risco de depressão foi muito inferior nos idosos que participaram das atividades mencionadas em comparação àqueles que não o fizeram.

MANIFESTAÇÕES CLÍNICAS

Um episódio depressivo apresenta várias manifestações clínicas, que envolvem sintomas afetivos, instintivos e neurovegetativos, alterações do pensamento, anormalidades da sensopercepção, déficits cognitivos, particularidades da expressão verbal, alterações volitivas e da psicomotricidade e marcadores biológicos (Tabela 20.2).

Em comparação a adultos jovens, os idosos com depressão maior queixam-se mais de inquietude, hipocondria e sintomas somáticos. Os adultos jovens queixam-se de sentimentos associados a culpa e perda da função sexual.

Em alguns casos, a depressão em idosos apresenta sintomas cognitivos muito intensos e, por isso, pode ser confundida com demência. A instalação rápida e a flutuação dos déficits cognitivos, a presença de humor depressivo, a tendência a enfatizar as dificuldades e o pouco engajamento na entrevista ou durante a aplicação de testes neuropsicológicos são mais comumente observados em pacientes deprimidos.

Em estudos de neuroimagem, são percebidas atrofia da substância cinzenta e anormalidades da substância branca em idosos com depressão. Na ressonância magnética, a hiperintensidade da substância branca é comum e mais grave em idosos com depressão do que no controle com uma amostra saudável da mesma faixa etária.

A hipótese de disfunção das vias frontoestriatais é implicada na fisiopatogenia da depressão em idosos e corroborada pelos estudos de neuroimagem – essas vias podem facilitar ou inibir respostas cognitivas, comportamentais ou afetivas.

274 Geriatria | Guia Prático

Tabela 20.2 Manifestações clínicas e marcadores biológicos de depressão.

Agrupamento	Sintomas
Afetivo	Tristeza; melancolia; apatia; sensação de falta de sentimento; tédio; aborrecimento crônico; irritabilidade aumentada; angústia ou ansiedade; desespero; desesperança; expressão facial de tristeza; reduzida mobilidade facial; sobrancelhas franzidas e juntas com aprofundamento do sulco vertical entre elas; choro fácil ou frequente
Instintivo e neurovegetativo	Anedonia (incapacidade de sentir prazer); fadiga; cansaço fácil e constante; desânimo; apetite reduzido ou aumentado (menos frequente); despertar precoce; insônia inicial; vários despertares e sonolência excessiva; redução da libido e da resposta sexual (retardo da ejaculação, disfunção erétil ou anorgasmia); obstipação; palidez; pele fria com diminuição do turgor; variabilidade diurna no humor, com tristeza mais grave pela manhã que se atenua à tarde ou à noite
Pensamento	Pessimismo; ideação, planos ou atos suicidas; ideias de arrependimento, de culpa e de morte; desejo de desaparecer ou de dormir para sempre; crença de que a vida é vazia, sem sentido e de que nada vale a pena; baixo autoconceito marcado por crenças de incapacidade, de inadequação e de não ser amado; autocrítica exagerada; delírios de ruína, miséria; delírio de culpa; delírio hipocondríaco e/ou de negação dos órgãos; delírio de inexistência (de si e/ou do mundo); delírios incongruentes com o humor (p. ex., ciúmes, persecutório)
Sensopercepção	Alucinações, geralmente auditivas, com teor depressivo – ilusões auditivas ou visuais
Cognição	Pobreza de associações; disfunção executiva (dificuldade para tomar decisão e déficit de atenção e concentração); prejuízo de tarefas visuoespaciais; déficit secundário de memória e pseudodemência depressiva
Expressão verbal	Latência para resposta verbal a perguntas; alentecimento do discurso; respostas verbais curtas; redução do volume verbal no curso da sentença; mutismo; pouca iniciação de conversas e disprosódia (falta de inflexão emocional na voz). O contato visual com o examinador é evitado
Volição	Reduzido interesse e dificuldade para iniciar novas atividades; tendência a permanecer na cama por todo o dia (com o quarto escuro, recusando visitas, entre outros); negativismo (recusa alimentação, interação pessoal, entre outros)
Psicomotricidade	Retardo psicomotor (ou períodos de agitação); estupor; catatonia; postura curvada e cabisbaixa; imobilidade corporal; movimentos lentos, incluindo a marcha
Marcadores biológicos	Falência para suprimir a secreção de cortisol endógeno com a administração de dexametasona exógena no teste de supressão de dexametasona; resposta alterada do TSH após estímulo com TRH; diminuição da latência para o primeiro sono REM. Depressões graves, por meio de SPECT ou PET, podem apresentar hipofrontalidade. Em idosos, nos exames de neuroimagem, podem ser observados sinais de alterações vascular

PET: tomografia computadorizada por emissão de pósitrons; REM: *rapid eye movement*; SPECT: tomografia computadorizada por emissão simples de fóton único; TRH: hormônio liberador de tireotrofina; TSH: hormônio estimulador da tireoide.

DIAGNÓSTICO

A depressão é pouco reconhecida e tratada. O diagnóstico é eminentemente clínico, baseado em anamnese pormenorizada com o idoso e um informante e na observação do comportamento do paciente. Assim, a contribuição dos familiares é essencial quando se trata de pacientes com déficit cognitivo, sintomas psicóticos ou em mutismo.

O diagnóstico desse transtorno em idosos é mais difícil, pois eles apresentam sinais e sintomas (humor deprimido, tristeza e anedonia) menos evidentes. A irritabilidade, a ansiedade, as dificuldades cognitivas e os sintomas somáticos são mais comuns. Ainda, doenças físicas e medicamentos podem causar sintomas afetivos; por essa razão, revisão da história clínica, exame físico e investigação laboratorial e de neuroimagem são fundamentais em qualquer tipo de depressão em idosos (Tabela 20.3).

Todos os idosos com depressão devem ser indagados sobre ideação suicida. Perguntas diretas sobre a intenção suicida não aumentam o risco de suicídio, e os pacientes frequentemente ficam aliviados com esse questionamento.

Tabela 20.3 Causas de depressão orgânica ou induzida por substâncias.

Grupos	Doenças específicas
Doenças neurológicas	Corpúsculos de Lewy; doença de Alzheimer; demência frontotemporal; doenças extrapiramidais (doença de Parkinson, doença de Huntington, paralisia supranuclear progressiva, doença de Fahr); doenças cerebrovasculares (acidente vascular cerebral, isquemia de substância branca, malformação arteriovenosa); neoplasias cerebrais; infecções do sistema nervoso central (encefalite viral); esclerose múltipla; epilepsia; narcolepsia; hidrocefalia
Infecções	Virais e bacterianas
Doenças metabólicas	Hipertireoidismo; hipotireoidismo; hiperparatireoidismo; hipoparatireoidismo; síndrome de Cushing; doença de Addison; hiperaldosteronismo; diabetes melito; prolactinoma; hipopituitarismo
Doenças reumatológicas	Lúpus eritematoso sistêmico; arterite temporal; síndrome de Sjögren
Carências	Deficiência de vitamina B_{12}; niacina; folato
Doenças sistêmicas	Doença cardiopulmonar; doença renal; uremia; neoplasias sistêmicas; porfirias
Drogas e medicamentos	Aciclovir; álcool; anticolinesterásico; anticonvulsivantes; antiparkinsonianos; benzodiazepínicos; betabloqueadores; bloqueadores dos canais de cálcio; bloqueadores dos receptores H_2 da histamina; bromocriptina; corticosteroides; dissulfiram; estatinas; estrógenos; fluoroquinolonas; inibidores da bomba de prótons; interferona; isotretinoína; neurolépticos; opioides

Diagnóstico diferencial

O diagnóstico diferencial da depressão envolve transtornos depressivos, reação de ajustamento com humor depressivo, luto, transtorno bipolar e transtorno de humor decorrente da condição clínica geral ou induzido por substâncias (medicamentos ou substâncias psicoativas).

Transtornos específicos

Depressão maior

É o transtorno mais bem estudado em qualquer faixa etária. Os mesmos critérios para o diagnóstico de depressão maior utilizados para o adulto jovem são adotados para o idoso. Em relação ao número de episódios, a depressão maior pode ser classificada como episódio único ou recorrente. O *Manual Diagnóstico e Estatístico de Transtornos Mentais*, em sua quinta edição, caracteriza a depressão maior pela presença de cinco (ou mais) dos sintomas listados a seguir, presentes no mesmo período de 2 semanas e que representam uma mudança do funcionamento prévio, e pelo menos um dos sintomas deve ser humor deprimido; ou perda de interesse ou do prazer:

- Humor deprimido na maior parte do dia quase todos os dias, indicado por relato subjetivo ou observação feita por outras pessoas
- Interesse ou prazer marcadamente diminuídos em todas ou quase todas as atividades na maior parte do dia e quase todos os dias
- Perda de peso significativa quando não se faz dieta, ganho de peso ou mudança de apetite na maior parte do tempo (aumento ou redução)
- Insônia ou hipersonia quase todos os dias
- Retardo ou agitação psicomotora quase todos os dias
- Fadiga ou pouca energia quase todos os dias
- Sentimentos associados a menos-valia, culpa excessiva ou inapropriada (pode ser delirante) na maior parte do dia
- Capacidade reduzida para pensar ou concentrar-se, ou indecisão na maior parte do tempo
- Pensamentos recorrentes de morte, ideação suicida recorrente sem plano específico, tentativa de suicídio ou plano específico para cometer suicídio.

Luto

É considerado uma reação normal à morte de uma pessoa amada. Como parte dessa reação, algumas pessoas podem apresentar uma síndrome semelhante à depressão maior, diagnóstico que só se aplica caso os sintomas se prolonguem. Alguns sintomas ou manifestações que não são esperados no luto e são comuns na depressão maior ajudam no diferencial. São eles:

- Antecedente familiar ou pessoal de depressão, ideação e humor constantemente negativos, baixa autoestima, ideação suicida, retardo psicomotor,

prejuízo funcional grave e persistente e sintomas psicóticos são mais característicos de depressão maior
- No luto, sentimentos dolorosos são como ondas, frequentemente misturados com lembranças positivas do falecido.

Transtorno depressivo persistente (distimia)

É um tipo de depressão mais persistente e representa uma consolidação da depressão maior crônica e do transtorno distímico. As principais características para o diagnóstico são:

- Humor deprimido na maior parte do tempo
- Presença, enquanto deprimido, de dois (ou mais) dos seguintes sintomas:
  - Redução do apetite ou comer em excesso
  - Insônia ou hipersonia
  - Baixa energia ou fadiga
  - Baixa autoestima
  - Baixa concentração ou dificuldade de tomar decisão
  - Sentimentos associados a pensamentos de desesperança.

Durante o período de 2 anos de transtorno, a pessoa nunca esteve por mais de 2 meses sem os sintomas descritos nos critérios. Os critérios para depressão maior podem estar continuadamente presentes por 2 anos.

Transtorno de ajustamento com humor deprimido

Trata-se de uma síndrome emocional e comportamental, cujas manifestações dominantes são humor deprimido, choro fácil e frequente e sentimentos de desesperança, e que se desenvolve dentro de 3 meses do início de um estressor identificável. Não deve preencher critério para outros transtornos mentais. Uma vez que o estressor ou sua consequência tenham terminado, os sintomas não persistem por mais de 6 meses.

Transtornos depressivos não especificados

São aqueles que não preenchem os critérios "número de sintomas", "apresentação" ou "duração" dos transtornos depressivos descritos anteriormente. Na literatura, são descritos como depressão menor, subliminar ou subsindrômica.

Transtorno bipolar

A caraterística essencial do transtorno bipolar é a mania, cujas principais manifestações são humor exaltado ou eufórico, atividade exagerada com necessidade reduzida de sono e otimismo exacerbado com prejuízo da capacidade de julgamento. A hipomania é uma forma atenuada de episódio maníaco, e não é acompanhada de disfunção social importante nem de sintomas claramente psicóticos; muitas vezes, passa despercebida e, por isso, habitualmente não recebe atenção médica.

Períodos de depressão podem ocorrer em pessoas com transtorno bipolar.

Depressão orgânica ou secundária

É uma síndrome depressiva causada – ou fortemente associada – por uma doença ou quadro clínico somático, seja basicamente cerebral ou sistêmico (ver Tabela 20.3). Por exemplo, cerca de um terço dos pacientes que tiveram um AVC apresentará sintomas depressivos. No DSM V, depressão orgânica é denominada "transtorno depressivo" devido a outra condição clínica e definida pela evidência, história, exame físico ou por resultado de investigação laboratorial que indique que os sintomas depressivos são consequência direta de outra condição clínica.

Esse diagnóstico, no entanto, é presunçoso, uma vez que não há como comprová-lo. Algumas observações o fortalecem:

- Associação temporal entre início, exacerbação ou remissão da condição clínica geral e os sintomas psiquiátricos
- Presença de déficits cognitivos significativos desproporcionais aos tipicamente encontrados no transtorno mental primário
- Idade de início inusual; curso atípico; presença de sintomas atípicos para o transtorno mental; ou manifestações clínicas desproporcionalmente mais graves do que as esperadas (p. ex., em depressão maior leve, a presença de alucinações visuais ou táteis e a perda de peso de 25 kg não são as manifestações esperadas).

O tratamento voltado para a condição clínica geral melhora tanto os sintomas da condição quanto os da perturbação mental. Essa resposta é uma das mais vigorosas evidências de relação etiológica.

Transtorno depressivo induzido por medicamentos ou substância psicoativa

Nesse tipo de transtorno, a perturbação do humor é proeminente e persistente no quadro clínico e há evidência, pela história, pelo exame físico ou por achados laboratoriais, de que os sintomas depressivos apareceram após intoxicação ou abstinência de substâncias psicoativas ou exposição a um medicamento, e que a substância psicoativa ou medicamento é capaz de provocar os sintomas depressivos (ver Tabela 20.3).

Subtipos de depressão

Há uma crescente insatisfação com a falta de especificidade do diagnóstico de depressão maior, e isso multiplicou as propostas de subtipos de depressão. Esses subtipos podem ser alocados em cinco categorias principais (Tabela 20.4), que não são absolutamente distintas umas das outras:

Capítulo 20 • Diagnóstico e Manejo da Depressão no Idoso

Tabela 20.4 Subtipos para caracterizar depressão maior ou distimia.

Subtipo	Critérios do DSM-5 (19)
Com sintomas ansiosos	Presença de dois ou mais dos seguintes sintomas: 1. Sentir-se tenso 2. Sentir-se inquieto 3. Dificuldade para concentrar-se em função de preocupação 4. Medo de que algo ruim possa acontecer 5. Sentir que pode perder o controle sobre si
Características melancólicas	A. Um dos seguintes sintomas está presente durante o período mais grave do episódio atual: 1. Perda do prazer na maioria das atividades 2. Falta de reatividade a estímulos, em geral, agradáveis B. E três (ou mais) dos seguintes: 1. Uma qualidade diferente do humor depressivo, caracterizado por prostração grave, desespero e/ou morosidade, ou por incapacidade de sentir prazer em qualquer coisa e falta de interesse por pessoas ou atividades 2. Depressão é regularmente pior pela manhã 3. Despertar precoce (pelo menos 2 h antes do normal) 4. Retardo ou agitação psicomotora marcada 5. Anorexia significativa ou perda de peso 6. Culpa inapropriada ou excessiva
Caraterísticas atípicas	A. Reatividade do humor (p. ex., o humor melhora em resposta a eventos positivos) B. Dois ou mais dos seguintes: 1. Ganho de peso significativo ou aumento de apetite 2. Hipersonia 3. Paralisia de chumbo (sentir-se pesado ou "de chumbo", geralmente nos braços ou nas pernas) 4. Um padrão de longa duração de sensibilidade à rejeição interpessoal, que resulta em prejuízo social ou ocupacional
Caraterísticas psicóticas	Delírios e/ou alucinações estão presentes Com sintomas psicóticos congruentes com o humor, o teor de todos os delírios ou alucinações é compatível com os temas depressivos de inadequação, culpa, doença, morte, niilismo ou punição merecida Com sintomas psicóticos incongruentes com o humor, o teor dos delírios e/ou alucinações não é compatível com os temas depressivos
Com catatonia	Presença de três (ou mais) dos seguintes sintomas: 1. Estupor (nenhuma atividade motora) 2. Catalepsia (acentuado exagero do tônus postural com redução da mobilidade passiva dos vários segmentos corporais e com hipertonia plástica) 3. Flexibilidade cerácea (paciente permanece na posição, mesmo que seja desconfortável, em que o examinador o coloca) 4. Mutismo (ausência de resposta verbal pelo paciente) 5. Negativismo (oposição do paciente às solicitações do ambiente) 6. Assumir e manter posturas inapropriadas ou bizarras

(continua)

280 Geriatria | Guia Prático

Tabela 20.4 Subtipos para caracterizar depressão maior ou distimia. *(continuação)*

Subtipo	Critérios do DSM-5 (19)
	7. Estereotipia (repetições automáticas e uniformes de determinado ato motor complexo, geralmente indicando marcante perda do controle voluntário sobre a esfera motora)
	8. Maneirismo (um tipo de estereotipia motora caracterizada por movimentos bizarros e repetitivos, geralmente complexos, que buscam certo objetivo, mesmo que esdrúxulo)
	9. Agitação não influenciada por estímulo externo
	10. Expressões faciais exageradas
	11. Ecolalia (repetição da última ou das últimas palavras que o entrevistador – ou alguém no ambiente – falou ou dirigiu ao paciente)
	12. Ecopraxia (repetição involuntária ou imitação dos movimentos de outras pessoas)

- Subtipos baseados em sintomas como melancolia, depressão psicótica, depressão atípica e depressão ansiosa
- Subtipos baseados na etiologia, que são exemplificados pelos transtornos de ajustamento, depressão de trauma precoce, depressão reprodutiva (pré-menstrual, pós-parto e do climatério), depressão orgânica e induzida por substâncias
- Subtipos baseados no tempo de início representados por depressão em idosos ou depressão sazonal
- Depressão baseada no sexo (p. ex., depressão feminina)
- Depressão resistente ao tratamento.

Instrumentos diagnósticos

Instrumentos de fácil aplicação para a identificação de casos podem ajudar o médico a identificar casos e iniciar o tratamento mais precocemente. Na literatura médica, há instrumentos (p. ex., escala de depressão em geriatria, inventário de depressão de Beck, CES-D) que podem servir para esse propósito e têm boas propriedades psicométricas. O instrumento mais frequentemente utilizado é a escala de depressão em geriatria (GDS, do inglês *geriatric depression scale*).

A GDS é um instrumento para avaliação de sintomas depressivos em idosos: é de fácil aplicação e implica respostas dicotômicas (sim/não). Apesar de suas perguntas serem simples, não se recomenda sua aplicação a pacientes com déficit cognitivo.

Entre os sintomas pesquisados, não há inclusão de sintomas somáticos, que poderiam ser confundidos com sintomas de doenças físicas. A versão original da escala foi desenvolvida com 30 itens e, posteriormente, surgiram as versões mais curtas. A Tabela 20.5 traz uma versão de 15 itens que apresenta boas propriedades psicométricas e ponto de corte para depressão igual ou superior a cinco pontos.

Capítulo 20 • Diagnóstico e Manejo da Depressão no Idoso 281

Tabela 20.5 Escala de depressão geriátrica (abreviada de Yesavage).

SIM	**NÃO**	Satisfeito com a vida?
SIM	NÃO	Interrompeu muitas de suas atividades?
SIM	NÃO	Sente que sua vida está vazia?
SIM	NÃO	Aborrece-se com frequência?
SIM	**NÃO**	Sente-se de bem com a vida, de bom humor a maior parte do tempo?
SIM	NÃO	Tem medo de que algo ruim lhe aconteça?
SIM	**NÃO**	Sente-se alegre a maior parte do tempo?
SIM	NÃO	Sente-se desamparado com frequência?
SIM	NÃO	Prefere ficar em casa a sair e fazer coisas novas?
SIM	NÃO	Acha que tem mais problemas de memória que as outras pessoas?
SIM	**NÃO**	Acha que é maravilhoso estar vivo?
SIM	**NÃO**	Vale a pena viver como vive agora?
SIM	**NÃO**	Sente-se cheio de energia?
SIM	**NÃO**	Acha que sua situação tem solução?
SIM	NÃO	Acha que a maioria das pessoas está em situação melhor que a sua?

Escore > 5: suspeita de depressão. As respostas que entram na pontuação do escore estão em negrito.

Uma metanálise de 16 ensaios clínicos demonstrou que o uso sistemático de instrumentos de triagem ou procedimentos para identificação de casos aumenta o reconhecimento de depressão, mas não tem efeitos na adoção do tratamento nem no desfecho clínico dos pacientes.

Em uma revisão de estudos, programas de triagem pouco melhoraram o desfecho clínico quando não havia uma equipe de cuidados para depressão dando suporte ao médico responsável pelo tratamento. A triagem é apenas um dos componentes em qualquer modelo para melhorar o manejo da depressão em idosos. Após a identificação do caso, o paciente deve ser encaminhado para tratamento efetivo.

Mesmo quando a depressão é tratada, se não houver um acompanhamento adequado, há possibilidade de remissão incompleta.

TRATAMENTO

Os objetivos do tratamento são a supressão dos sintomas depressivos, a redução do risco de recidiva e de recorrência e a melhora da qualidade de vida e da capacidade funcional. Os tratamentos disponíveis são as terapias psicossociais, as biológicas – especialmente psicofármacos, eletroconvulsoterapia (ECT) e estimulação magnética transcraniana (TMS) – e tratamentos alternativos ou mudanças no estilo de vida, os quais podem ser utilizados isoladamente ou em associação.

282   Geriatria | Guia Prático

Em diretrizes de tratamento internacionais, é fortemente recomendada a adoção de uma abordagem sistemática de equipe para tratar idosos com depressão, a qual deve incluir a identificação ativa de idosos com depressão por meio de instrumentos de triagem válidos.

Além disso, é necessária a utilização de tratamentos eficazes com avaliações repetidas, aplicação de escalas para se verificar a resposta e a presença de um profissional (p. ex., assistente social, enfermeira) cujo papel seria colaborar na educação do paciente sobre seus problemas, rastrear os desfechos clínicos e dar suporte quanto aos tratamentos prescritos na consulta com um psiquiatra.

O objetivo dessas medidas é maximizar as taxas de engajamento e de adesão ao tratamento de depressão, e melhorar o reconhecimento de pacientes deprimidos e daqueles que não respondem ao tratamento preconizado inicialmente.

Terapias psicossociais

Uma metanálise de estudos que incluíam várias abordagens psicoterápicas observou que a intervenção psicossocial é mais efetiva do que placebo ou nenhum tratamento. As terapias cognitivo-comportamental, comportamental, psicodinâmica breve, de reminiscência e a psicoterapia interpessoal são algumas das abordagens propostas para tratamento da depressão em idosos. Essas abordagens podem ser extremamente úteis e efetivas para idosos que enfrentam situações estressantes ou dificuldades interpessoais (p. ex., luto, estresse do cuidador), têm pouco suporte social ou não toleram medicação.

Atualmente, a terapia cognitivo-comportamental individual é a mais recomendada para tratamento de idosos deprimidos. Os componentes-chave dessa terapia são a reestruturação cognitiva, a ativação comportamental e a melhora das tarefas de solução de problemas. Ainda, intervenções psicológicas, tais como psicoterapia interpessoal, podem ser tão efetivas quanto os antidepressivos para prevenção de recidiva ou recorrência.

Tratamento farmacológico

Psicofármacos

Os psicofármacos denominados antidepressivos formam um grupo heterogêneo de medicamentos com diferentes mecanismos de ação e com alguns efeitos terapêuticos em comum, tais como melhora ou remissão de sintomas depressivos e prevenção de recorrência (Tabela 20.6). Também são medicamentos úteis no tratamento de outros transtornos mentais (p. ex., ansiedade, bulimia nervosa), dor crônica, tabagismo ou prevenção de crises de enxaqueca.

O tratamento medicamentoso da depressão em idosos é um desafio, em virtude das várias mudanças farmacodinâmicas e farmacocinéticas que ocorrem com o envelhecimento e da frequente comorbidade com doenças físicas. Com frequência, idosos utilizam muitos fármacos simultaneamente, o que aumenta o potencial de interações medicamentosas, com consequentes sofrimento indevido e aumento de hospitalizações ou visitas aos serviços de saúde.

Idosos de idade mais avançada e frágeis podem ser mais suscetíveis aos efeitos colaterais dos antidepressivos, especialmente cardiovasculares e anticolinérgicos, o que pode levar a comprometimento da adesão e da efetividade do tratamento.

Além disso, os inibidores seletivos da recaptação de serotonina (ISRS) são metabolizados no fígado e podem inibir as enzimas do citocromo P-450, responsáveis pela metabolização de muitos fármacos utilizados pelo idoso, o que pode provocar alterações nos níveis séricos dos fármacos ou interações medicamentosas complexas.

Eficácia

Há uma concordância geral quanto à efetividade dos antidepressivos para depressão em idosos. Metanálises não mostram diferenças significativas entre ISRS e antidepressivos tricíclicos, tanto em termos de eficácia quanto de taxas de abandono por efeitos colaterais. Outros antidepressivos (p. ex., bupropiona, duloxetina, mirtazapina e venlafaxina) são também considerados efetivos no tratamento de depressão em idosos.

Os idosos toleram melhor os ISRS do que os tricíclicos, o que decorre dos poucos efeitos anticolinérgicos dos agentes ISRS na cognição e no sistema cardiovascular nas doses recomendadas. Valendo-se da resposta de 50% ou mais de redução de sintomas depressivos em uma escala de avaliação, o número necessário para tratar (NNT) para antidepressivos tricíclicos, ISRS e todos os antidepressivos combinados foi, respectivamente, 5 (IC 95% 3 a 7), 8 (IC 95% 5 a 11) e 8 (IC 95% 5 a 11). Para fins de comparação, é válido lembrar que, para se prevenir que um paciente hipertenso grave tenha um AVC em 5 anos, é necessário que 29 sejam tratados com um anti-hipertensivo.

Terapia aguda

A introdução de um antidepressivo deve ser iniciada com a menor dose possível, que paulatinamente será aumentada com base na resposta terapêutica e na tolerância aos efeitos colaterais (Figura 20.1). Em geral, a resposta terapêutica à introdução ou ao aumento da dose de um antidepressivo é observada em 2 ou 3 semanas. Uma tentativa de tratamento com esse tipo de psicofármaco é considerada adequada após 4 a 6 semanas com a máxima dose tolerada.

Para tratamento de todos os tipos de depressão, os fármacos preferidos são os ISRS, especialmente escitalopram, citalopram, sertralina e paroxetina.

No tratamento da depressão maior, a combinação de ISRS (ou venlafaxina como alternativa) e psicoterapia (especialmente psicoterapia interpessoal e terapia cognitivo-comportamental) é preferida tanto na fase aguda como na fase de manutenção. Mirtazapina, duloxetina e bupropiona podem ser utilizadas

284 Geriatria | Guia Prático

Tabela 20.6 Antidepressivos utilizados na prática geriátrica.

Grupo/Mecanismo de ação	Nome	Dose (mg)	Efeitos colaterais	Observações
Inibidores não seletivos de recaptação de monoaminas (tricíclicos)	Nortriptilina	10 a 100	Obstipação; xerostomia; retenção urinária; hipotensão ortostática; déficit cognitivo; *delirium* e cardiotoxicidade	Contraindicados em casos de bloqueio atrioventricular e glaucoma agudo Usar com cautela em pacientes com hiperplasia prostática e déficit cognitivo É recomendada dosagem do nível sérico
Inibidores seletivos da recaptação de serotonina	Sertralina	12,5 a 150	Ansiedade; agitação; sudorese; perturbações do sono; tremor; diarreia; disfunção sexual e cefaleia	Paroxetina, fluoxetina e sertralina (em altas doses) são potentes inibidoras de CYP-450
	Paroxetina	5 a 20	Menos comuns: parkinsonismo; distonia; acatisia; hiponatremia por secreção inapropriada de hormônio antidiurético	
	Citalopram	10 a 40		
	Fluoxetina	5 a 40		
	Escitalopram	5 a 20		
Inibidores da recaptação de serotonina e norepinefrina	Venlafaxina	37,5 a 225	Náuseas; cefaleia; insônia; sonolência; secura na boca; tontura; obstipação; astenia; sudorese; nervosismo Em doses altas, hipertensão arterial	Em idosos hipertensos, especialmente os de difícil controle, deve ser evitada Cimetidina e eritromicina aumentam seu nível sérico
	Desvenlafaxina	50 a 200	Náuseas; cefaleia; ansiedade; insônia; sonolência; obstipação; astenia; secura na boca; sudorese; hipertensão arterial; hipercolesterolemia	Em idosos hipertensos, especialmente os de difícil controle, deve ser evitada
	Duloxetina	30 a 120	Náuseas; secura na boca; constipação intestinal; insônia; diarreia; cansaço; tontura; sonolência; aumento da sudorese; efeitos sexuais	Em idosos, melhora dor neuropática

Capítulo 20 • Diagnóstico e Manejo da Depressão no Idoso 285

Antagonistas de α₂-adrenorreceptores	Mirtazapina	15 a 45 (à noite)	Sonolência; síndrome de pernas inquietas; sedação excessiva; boca seca; aumento de apetite e de peso	Utilizar com cautela em obesos. Evitar em pacientes com risco de queda e confusão mental
Inibidores seletivos de recaptação de dopamina	Bupropiona	75 a 225	Agitação; insônia; secura na boca; náuseas; vômitos; inquietação. Em geral, em doses mais altas, pode provocar convulsões	Não toleram os efeitos serotoninérgicos ou não respondem ao aumento da dose dos ISRS e portadores de doença de Parkinson. Não interferem no desempenho sexual
Inibidores de recaptação de serotonina e antagonista α₂	Trazodona	25 a 150	Sonolência; secura na boca; gosto desagradável; náuseas; vômito; cefaleia. O efeito colateral mais temido é priapismo	Efeito limitado como antidepressivo pelo potente efeito sedativo
Inibidores da monoaminoxidase (IMAO)	Tranilcipromina	5 a 30	Hipotensão supina e ortostática; edema periférico; ganho de peso; disfunção sexual. Não é muito utilizada em idosos devido aos efeitos colaterais e à interação medicamentosa	Utilizada em casos de depressão refratária. Interage com alimentos ricos em tiramina e medicamentos (L-dopa, anfetaminas, tricíclicos), provocando reação hipertensiva potencialmente fatal
Agonista de receptores de melatonina MT1 e MT2	Agomelatina	25 a 50 (à noite)	Tontura; sonolência; insônia; enxaqueca; dor de cabeça; náuseas; diarreia; prisão de ventre; dor abdominal; hiperidrose; dor nas costas; cansaço; ansiedade; aumento dos níveis sanguíneos das enzimas do fígado	Níveis séricos de enzimas hepáticas devem ser monitorados. Se elevados, o uso do antidepressivo deve ser suspenso. É contraindicado a pacientes com insuficiência hepática. Há pouca experiência com esse antidepressivo em idosos de idade mais avançada. Estudo recente mostra que tem benefício no tratamento de depressão ou ansiedade em pacientes com diabetes tipo 2, comparado à paroxetina
Moduladores serotoninérgicos	Vortioxetina	5 a 20	Náuseas; vômito; diarreia; boca seca	Sem efeito, em comparação ao placebo, no peso, pulso e pressão arterial

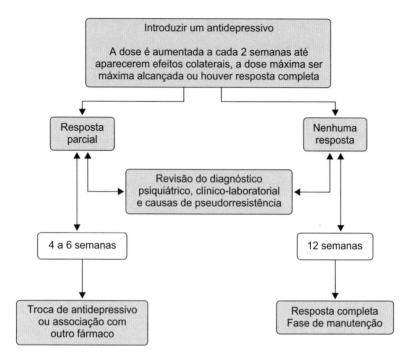

Figura 20.1 Fluxograma do tratamento da depressão geriátrica.

como fármacos de segunda linha. Nos casos mais graves, deve-se cogitar o uso de antidepressivos tricíclicos, especialmente nortriptilina.

No tratamento de distimia, o tratamento com antidepressivo é o mais recomendado; em caso de depressão menor ou não especificada, podem ser utilizados tanto os ISRS como as intervenções psicossociais.

Para pacientes com depressão psicótica, muitas vezes um antidepressivo é combinado com um antipsicótico, preferencialmente atípico (p. ex., quetiapina).

Falência do tratamento

Quando não se observa melhora dos sintomas depressivos com o uso de um antidepressivo, deve-se reavaliar o diagnóstico primário, considerando-se comorbidades clínicas e psiquiátricas como possíveis causas da falência do tratamento. No caso de falta de resposta ao tratamento, medidas importantes antes da mudança de medicamentos são: melhorar a adesão ao tratamento, assegurar que o paciente tome doses adequadas do antidepressivo e certificar-se de que a duração do tratamento é apropriada – essas são causas de pseudorresistência.

Quando o paciente não melhora após a monoterapia inicial, há duas opções farmacológicas: a troca por outro antidepressivo; ou a combinação de terapias antidepressivas (p. ex., ISRS ou inibidores da recaptação de serotonina e norepinefrina combinados com bupropiona, venlafaxina com mirtazapina).

A troca por outro antidepressivo traz vantagens, incluindo poucos efeitos colaterais, maior adesão ao tratamento e gastos reduzidos. Entretanto, se ocorrer uma resposta parcial a um antidepressivo nas primeiras 6 semanas, pode-se esperar remissão completa em até 12 semanas. Nesse caso, a troca de antidepressivo não seria uma boa alternativa. Por outro lado, se não ocorrer resposta em 12 semanas, a troca de antidepressivo é recomendada.

Se o médico e o paciente perseverarem em um tratamento vigoroso, até 90% dos idosos responderão ao tratamento farmacológico.

Fase de manutenção

O consenso do Instituto Nacional de Saúde recomenda manutenção do tratamento pelo tempo mínimo de 6 meses após a recuperação do primeiro episódio, e de 12 meses em casos de doença recorrente. Ele adverte, ainda, que pacientes idosos com depressão recorrente podem precisar de tratamento indefinidamente para se manterem em bom estado, sempre com o mesmo tipo e intensidade do tratamento que ocasionou a recuperação.

Uma metanálise confirma que tratamento com antidepressivo é um meio efetivo para se evitar recidiva e recorrência dos sintomas depressivos. O número necessário para tratar com antidepressivos a fim de evitar recidiva e recorrência foi 3,6 (IC 95% 2,8 a 4,8), sugerindo que o tratamento deve ser mantido após a melhora inicial e que se deve estar atento a recaídas.

Em 12 meses de acompanhamento, as evidências confirmam que antidepressivos reduzem a recorrência de depressão em comparação ao placebo. Contudo, benefícios de maior prazo do uso contínuo de antidepressivos para prevenção de recorrência em idosos não são claros.

Eletroconvulsoterapia e estimulação magnética transcraniana

A eletroconvulsoterapia (ECT) é efetiva e considerada tratamento de primeira linha para depressão maior em pacientes jovens. É indicada para pessoas com depressão grave, especialmente quando se precisa de resposta rápida, e para pacientes que não responderam ou não toleraram o tratamento medicamentoso. A ECT também é efetiva no tratamento agudo da depressão em idosos e geralmente segura.

Ainda há poucos estudos sobre o uso de ECT na fase de manutenção em idosos. Os dados disponíveis indicam que a ECT de manutenção é provavelmente tão efetiva em idosos quanto os medicamentos com depressão grave, depois do sucesso do tratamento agudo. Os efeitos colaterais mais comuns são dor de cabeça e perda de memória. Rigidez muscular, confusão temporária e enjoo também podem sobrevir.

288 Geriatria | Guia Prático

Nos EUA, a estimulação magnética transcraniana (TMS, do inglês *transcranial magnetic stimulation*) foi aprovada em 2008 para tratamento de depressão refratária e parece ser mais bem tolerada que a ECT.

Não há na literatura estudos suficientes que tenham avaliado firmemente a eficácia e a segurança da TMS como opção de tratamento na depressão em idosos.

Tratamentos alternativos ou mudanças no estilo de vida

Os achados de revisões sistemáticas recentes sugerem que atividade física pode reduzir a gravidade da depressão em idosos.

Exercícios aeróbicos (p. ex., caminhar, correr ou nadar) e treinamento de resistência (p. ex., musculação) podem ajudar a reduzir os sintomas depressivos, com os resultados do primeiro apontando maior consistência.

A falta de engajamento dos pacientes deprimidos nessas atividades, especialmente sem supervisão, é o principal obstáculo para implementação dessa recomendação.

CURSO E PROGNÓSTICO

A depressão em idosos na comunidade e em cuidados primários tem prognóstico ruim, podendo ser crônica e/ou recidivante e provavelmente é subtratada.

Uma meta-análise de desfechos clínicos de 24 meses estimou que 33% dos indivíduos estavam bem, 33% estavam deprimidos e 21% tinham morrido. Com o tratamento, as taxas de remissão de depressão em idosos são pouco diferentes das taxas dos adultos jovens, mas as de recidiva são mais altas.

No Canadá, entre pacientes internados por doenças físicas e que tinham depressão maior, após 12 meses de acompanhamento, 13% estavam em remissão, 14% recuperados em parte e 73% permaneciam deprimidos, com curso protraído estável ou flutuante. Nesse estudo, o prognóstico para depressão menor foi também ruim.

A depressão pode ser entendida como um fator de risco para declínio cognitivo e demência e é frequentemente associada ao comprometimento cognitivo leve (CCL) e à possibilidade de progressão de CCL para demência. Em idosos, a depressão é associada a risco aumentado para todas as causas somadas de demência, demência vascular e de Alzheimer.

SUICÍDIO

O suicídio é mais bem compreendido como um ato determinado por vários fatores, com destaque para transtornos mentais; fatores biológicos (subatividade do sistema serotoninérgico e colesterol sérico baixo); sociais; genéticos; e doenças físicas. Nos EUA, um quarto do total de suicídios é cometido por pessoas de mais de 60 anos. Homens com mais de 65 anos o praticam com frequência por métodos violentos (p. ex., arma de fogo, enforcamento, pular de altura e afogamento); já mulheres idosas, com superdosagem de medicamentos.

A maior letalidade observada em idosos pode ser consequência da existência de mais doenças físicas, menor poder de recuperação e, nos que vivem sós, demora da chegada do socorro. Ainda, transtorno de humor (especialmente depressão) é um forte preditor de suicídio, seguido pelos transtornos decorrentes do uso de substâncias psicoativas (especialmente uso abusivo e dependência de álcool), esquizofrenia e transtornos ansiosos.

Certos idosos podem apresentar comportamentos autoagressivos que, embora não sejam nitidamente suicidas, aumentam o risco de morte, tais como recusa de comida com objetivo de inanição, atropelamento, direção perigosa ou recusa em tomar a medicação prescrita. Por isso, mediante acidentes ou descompensações clínicas repetidas e inexplicáveis, o médico deve ficar atento à possibilidade de esses eventos terem relação com intenção de pôr fim à vida.

INTERCONSULTA

A avaliação por um psiquiatra é recomendada, quando há dúvida diagnóstica, para deprimidos que não responderam ao tratamento e para aqueles com risco de suicídio, auto ou heteroagressão, antecedente de mania ou hipomania, piora cognitiva grave e recente, e sintoma psicótico.

BIBLIOGRAFIA

Alexopoulos GS, Katz IR, Reynolds CF, Carpenter D, Docherty JP. The Expert Consensus Guideline series. Pharmacotherapy of depressive disorders in older patients. Postgrad Med, Spec No Pharmacotherapy. 2001;1-86.

Almeida OP, Alfonso H, Pirkis JJ, Kerse N, Sim M, Flicker L et al. A practical approach to assess depression risk and to guide risk reduction strategies in later life. Int Psychogeriatr. 2011;23(2):280-91.

Almeida OP, Hankey GJ, Yeap BB, Golledge J, McCaul K, Flicker L. A risk table to assist health practitioners assess and prevent the onset of depression in later life. Prev Med. 2013;57(6):878-82.

American Psychiatric Association. Diagnostic and Statistical Manual of Mental Disorder. 5. ed. DSM V. Washington: American Psychiatric Publishing, 2013.

Andreescu C, Butters MA, Begley A, Rajji T, Wu M, Meltzer CC et al. Gray matter changes in late life depression – a structural MRI analysis. Neuropsychopharmacology. 2008;33(11):2566-72.

Andreescu C, Reynolds CF. Late-life depression: evidence-based treatment and promising new directions for research and clinical practice. Psychiatr Clin North Am. 2011;34(2):335-55.

Ballmaier M, Toga AW, Blanton RE, Sowell ER, Lavretsky H, Peterson J et al. Anterior cingulate, gyrus rectus, and orbitofrontal abnormalities in elderly depressed patients: an MRI-based parcellation of the prefrontal cortex. Am J Psychiatry. 2004;161(1):99-108.

Barcelos-Ferreira R, Izbicki R, Steffens DC, Bottino CM. Depressive morbidity and gender in community-dwelling Brazilian elderly: systematic review and meta-analysis. Int Psychogeriatr. 2010;22(5):712-26.

Belmaker RH. Bipolar disorder. N Engl J Med. 2004;351(5):476-86.

Blake H, Mo P, Malik S, Thomas S. How effective are physical activity interventions for alleviating depressive symptoms in older people? A systematic review. Clin Rehabil. 2009;23(10):873-7.

Bottino CM, Barcelos-Ferreira R, Ribeiz SR. Treatment of depression in older adults. Curr Psychiatry Rep. 2012;14(4):289-97.

Bridle C, Spanjers K, Patel S, Atherton NM, Lamb SE. Effect of exercise on depression severity in older people: systematic review and meta-analysis of randomised controlled trials. Br J Psychiatry. 2012;201(3):180-5.

Buchtemann D, Luppa M, Bramesfeld A, Riedel-Heller S. Incidence of late-life depression: a systematic review. J Affect Disord. 2012;142(1-3):172-9.

Castro-de-Araújo LFS, Barcelos-Ferreira R, Martins CB, Bottino CMC. Depressive morbidity among elderly individuals who are hospitalized, reside at long-term care facilities, and are under outpatient in Brazil: a meta-analysis. Rev Bras Psiquiatr. 2013;35(2):201-7.

Cole MG, Bellavance F, Mansour A. Prognosis of depression in elderly community and primary care populations: a systematic review and meta-analysis. Am J Psychiatry. 1999;156(8):1182-9.

Cole MG, McCusker J, Ciampi A, Windholz S, Latimer E, Belzile E. The prognosis of major and minor depression in older medical inpatients. Am J Geriatr Psychiatry. 2006;14(11):966-75.

Conwell Y, Van Orden K, Caine ED. Suicide in older adults. Psychiatr Clin N Am. 2011;34(2):451-68.

Cummings JL, Mega MS. Neuropsychiatry and behavioral neuroscience. Oxford: Oxford University Press; 2003.

Dalgalarrondo P. Psicopatologia e semiologia dos transtornos mentais. 2. ed. Porto Alegre: Artmed; 2008.

Del Pino CC. Teoria de los sentimientos. Barcelona: Tusquets Editores; 2003.

Deleo D, Ormskerk S. Suicide in the elderly: general characteristics. Crisis. 1991;12(2):3-17.

Diniz BS, Butters MA, Albert SM, Dew MA, Reynolds CF. Late-life depression and risk of vascular dementia and Alzheimer's disease: systematic review and meta-analysis of community-based cohort studies. Br J Psychiatry. 2013;202(5):329-35.

Dolder C, Nelson M, Stumpf A. Pharmacological and clinical profile of newer antidepressants implications for the treatment of elderly patients. Drugs Aging. 2010;27(8):626-40.

Driscoll HC, Karp JF, Dew MA, Reynolds CF. Getting better, getting well: understanding and managing partial and non-response to pharmacological treatment of non-psychotic major depression in old age. Drugs Aging. 2007;24(10):801-14.

Espinoza RT, Unutzer J. Diagnosis and management of late-life unipolar depression. Uptodate Database. 2015.

Capítulo 20 • Diagnóstico e Manejo da Depressão no Idoso 291

Frazer CJ, Christensen H, Griffiths KM. Effectiveness of treatments for depression in older people. Med J Aust. 2005;182(12):627-32.

Gilbody S, Sheldon T, House A. Screening and case-finding instruments for depression: a meta-analysis. CMAJ. 2008;178(8):997-1003.

Hackett ML, Yapa C, Parag V, Anderson CS. Frequency of depression after stroke: a systematic review of observational studies. Stroke. 2005;36(6):1330-40.

Harald B, Gordon P. Meta-review of depressive subtyping models. J Affect Disord. 2012;139(2):126-40.

Hegeman JM, Kok RM, Van der Mast RC, Giltay EJ. Phenomenology of depression in older compared with younger adults: meta-analysis. Br J Psychiatry. 2012;200(4):275-81.

Heok KE, Ho R. The many faces of geriatric depression. Curr Opin Psychiatry. 2008;21(6):540-5.

Herrmann LL, Le Masurier M, Ebmeier KP. White matter hyperintensities in late life depression: a systematic review. J Neurol Neurosurg Psychiatry. 2008;79(6):619-24.

Kang R, He Y, Yan Y. Comparison of paroxetine and agomelatine in depressed type-2 diabetes melito patients: a double-blind, randomized, clinical trial. Neuropsychiatric Disease and Treatment. 2015;(11):1307-11.

Kok RM, Heeren TJ, Nolen WA. Continuing treatment of depression in the elderly: a systematic review and meta-analysis of double-blinded randomized controlled trials with antidepressants. Am J Geriatr Psychiatry. 2011;19(3):249-55.

Lebowitz BD, Pearson JL, Schneider LS, Gallo JJ, Spira AP, Lee HB. Diagnosis and treatment of depression in late life. Consensus statement update. JAMA. 1997;278(14):1186-90.

Lee SY, Franchetti MK, Imannayev A, Gallo JJ, Spira AP, Lee HB. Non-pharmacological prevention of major depression among community-dwelling older adults: a systematic review of the efficacy of psychotherapy interventions. Arch Gerontol Geriatr. 2012;55(3):522-9.

Luppa M, Sikorski C, Luck T, Ehreke L, Konnopka A, Wiese B et al. Age- and gender-specific prevalence of depression in latest-life: systematic review and meta-analysis. J Affect Disord. 2012;136(3):212-21.

Mitchell AJ, Subramaniam H. Prognosis of depression in old age compared to middle age: a systematic review of comparative studies. Am J Psychiatry. 2005;162(9):1588-601.

Mittmann N, Herrmann N, Einarson TR, Busto UE, Lanctôt KL, Liu BA et al. The efficacy, safety and tolerability of antidepressants in late life depression: a meta-analysis. J Affect Disord. 1997;46(3):191-217.

O'Connor EA, Whitlock EP, Gaynes B, Beil TL. Screening for depression in adults and older adults in primary care: an updated systematic review. Evidence syntheses. 2009;10-05143-EF-1.

Pepersack T, De Breucker S, Mekongo YP, Rogiers A. Correlates of unrecognized depression among hospitalized geriatric patients. J Psychiatr Pract. 2006;12(3):160-7.

Pinho MX, Custódio O, Makdisse M. Incidência de depressão e fatores associados em idosos residentes na comunidade: revisão de literatura. Rev Bras Geriatr Gerontol. 2009;12(1):123-40.

Reynolds CF, Frank E, Perel JM, Imber SD, Cornes C, Miller MD *et al*. Nortripty-line and interpersonal psychotherapy as maintenance therapies for recurrent major depression: a randomized controlled trial in patients older than 59 years. JAMA. 1999;281(1):39-45.

Reynolds CF3, Kupfer DJ. Depression and aging: a look to the future. Psychiatr Serv. 1999;50(9):1167-72.

Richard E, Reitz C, Honig LH, Schupf N, Tang MX, Manly JJ *et al*. Late-life depression, mild cognitive impairment, and dementia. JAMA Neurol. 2013;70(3):374-82.

Roh HW, Hong CH, Lee Y, Oh BH, Lee KS, Chang KJ *et al*. Participation in physical, social, and religious activity and risk of depression in the elderly: a community-based three-year longitudinal study in Korea. 2015;10(7):e0132838.

Salzman C, Wong E, Wright BC. Drug and ECT treatment of depression in the elderly, 1996-2001: a literature review. Biol Psychiatry. 2002;52(3):265-84.

Scogin F, McElreath L. Efficacy of psychosocial treatments for geriatric depression: a quantitative review. J Consult Clin Psychol. 1994;62(1):69-74.

Sobieraj DM, Baker WL, Martinez BK, Coleman CI, Ross JS, Berg KM *et al*. Adverse effects of pharmacologic treatments of major depression in older adults. J Am Geriatr Soc. 2019;67(8):1571-81.

Steinman LE, Frederick JT, Prohaska T, Satariano WA, Dornberg-Lee S, Fisher R *et al*. Recommendations for treating depression in community-based older adults. Am J Prev Med. 2007;33(3):175-81.

Taylor WD, Doraiswamy PM. A systematic review of antidepressant placebo-controlled trials for geriatric depression: limitations of current data and directions for the future. Neuropsychopharmacology. 2004;29(12):2285-99.

Van Schaik AM, Comijs HC, Sonnenberg CM, Beekman AT, Sienaert P, Stek ML. Efficacy and safety of continuation and maintenance electroconvulsive therapy in depressed elderly patients: a systematic review. Am J Geriatr Psychiatry. 2012;20(1):05-17.

Wilkinson P, Izmeth Z. Continuation and maintenance treatments for depression in older people. Cochrane Database Syst Rev. 2012;11:CD006727.

21 *Delirium*

Márcio Tomita da Rocha Lima • Rodrigo Flora

INTRODUÇÃO

Apesar de a primeira descrição de *delirium* ter ocorrido há mais de 2.500 anos e da sua alta prevalência em idosos que vivem na comunidade (1 a 2%) e hospitalizados (cerca de 50%), o fenômeno permanece, até os dias de hoje, frequentemente não reconhecido e mal compreendido. Estima-se que a taxa de *delirium* não detectado pode chegar a 60%.

Trata-se de uma manifestação neuropsiquiátrica de doença orgânica que se caracteriza pela presença simultânea de perturbações da consciência, atenção, percepção, pensamento, memória, comportamento psicomotor, emoções e ciclo sono-vigília. É a complicação mais comum que acomete pacientes hospitalizados com mais de 65 anos de idade, podendo ser uma condição potencialmente fatal, apesar de, muitas vezes, evitável. Por isso, é cada vez mais alvo de intervenções para reduzir suas complicações e custos associados – em até 30 a 40% dos casos.

Pacientes hospitalizados que desenvolvem *delirium* apresentam alto risco para declínio cognitivo e funcional a longo prazo. Tal fato, por sua vez, leva ao aumento dos custos de tratamento com a pós-hospitalização, incluindo: institucionalização, reabilitação e serviços de saúde domiciliar.

EPIDEMIOLOGIA

O *delirium*, muitas vezes, é o único sinal de uma condição médica grave que um paciente apresenta.

As maiores taxas de incidência são observadas em unidades de terapia intensiva (UTI) e unidades de cuidados paliativos. A prevalência de *delirium* na comunidade é relativamente baixa (1 a 2%), porque seu início geralmente leva o paciente a procurar o cuidado de emergência no pronto-socorro, onde tal quadro se faz presente em cerca de 8 a 17% dos idosos.

294 Geriatria | Guia Prático

Frequentemente, os casos de *delirium* estão associados a desfechos ruins, incluindo morte. Pacientes que o apresentam durante uma internação na enfermaria têm 1,5 vez mais risco de morrer nos próximos 12 meses. Se ele ocorrer já na emergência, o risco de morte nos próximos 6 meses atinge 70%. Já quando o *delirium* ocorre na UTI, o risco de mortalidade global aumenta de 2 a 4 vezes. Além disso, ele também está associado a comprometimento cognitivo e funcional a longo prazo.

ETIOLOGIA

O *delirium* é comumente multifatorial em idosos, embora seja possível que um único fator o precipite. Seu desenvolvimento envolve inter-relações complexas entre múltiplos fatores predisponentes (já presentes na admissão), que tornam um paciente mais vulnerável a insultos, e fatores precipitantes (fatores diversos que contribuem para o desenvolvimento do *delirium*).

Abordar apenas um único insulto nocivo é provavelmente insuficiente para prevenir ou melhorar o *delirium*. Em vez disso, abordagens de múltiplos componentes são recomendadas para prevenção e tratamento.

Fatores predisponentes

- Demográfico: ser do sexo masculino e ter idade igual ou maior que 65 anos
- Estado cognitivo: ter demência e/ou outras causas de declínio cognitivo, depressão ou história prévia de *delirium*
- Déficit sensorial: apresentar déficit visual ou auditivo
- Redução da ingesta oral: estar desidratado ou desnutrido
- Estado funcional: usar dispositivo de auxílio à marcha ou possuir imobilidade, além de história de quedas
- Medicamentos: fazer uso de fármacos psicoativos e/ou uso abusivo de álcool, além da polifarmácia
- Comorbidades: ser portador de doença grave ou terminal; apresentar múltiplas doenças, fratura ou trauma; ter doença hepática, renal crônica ou neurológica; possuir história prévia de acidente vascular cerebral (AVC) ou infecção pelo vírus da imunodeficiência humana (HIV).

Fatores precipitantes

- Medicamentos dos mais variados tipos estão associados ao *delirium*, a saber:
  - Sedativos ou hipnóticos: benzodiazepínicos, barbitúricos e indutores do sono (difenidramina)
  - Narcóticos: principalmente meperidina
  - Anticolinérgicos: anti-histamínicos, antiespasmódicos, antidepressivos tricíclicos e neurolépticos
  - Fármacos para incontinência: oxibutinina, tolterodina e darifenacina

- Fármacos para o sistema cardiovascular: digitálicos, antiarrítmicos (quinidina, procainamida, lidocaína) e anti-hipertensivos (betabloqueadores e metildopa)
- Fármacos para o trato gastrintestinal: antagonistas H_2, inibidores da bomba de prótons, metoclopramida e alguns fitoterápicos
- Síndrome de abstinência de álcool ou benzodiazepínicos
- Polifarmácia
- Doenças neurológicas: AVC, traumatismo cranioencefálico (TCE), encefalopatia hipertensiva, hemorragia subaracnóidea, meningite ou encefalite e epilepsia
- Condições e doenças associadas: infecções, doença aguda grave, infarto agudo do miocárdio (IAM), insuficiência cardíaca congestiva, hipoxemia, choque, febre ou hipotermia, anemia, desidratação, distúrbios metabólicos, doenças endócrinas (hipopituitarismo, hipo ou hipertireoidismo, hipo ou hiperparatireoidismo, crise addisoniana), insuficiência hepática ou renal, retenção urinária ou constipação intestinal, dor, deficiência vitamínica (B12, tiamina), desnutrição e hipoalbuminemia
- Cirurgias: ortopédicas e cardíacas com circulação extracorpórea – o tipo de anestesia parece não fazer diferença na precipitação do quadro de *delirium*
- Ambientais ou situacionais: admissão na unidade de terapia intensiva, restrição física no leito, uso de sonda vesical de longa permanência ou nasoenteral, múltiplos procedimentos, retenção urinária ou constipação intestinal, dor, privação de sono e estresse emocional.

APRESENTAÇÃO E QUADRO CLÍNICO

A apresentação do *delirium* pode se dar de formas variadas:

- *Delirium* hipoativo: representa 29% dos casos. É a forma mais comum entre os idosos; frequentemente, não é reconhecido; caracterizado por apatia, letargia, diminuição da atividade motora
- *Delirium* hiperativo: representa 21% dos casos. É o mais reconhecido; caracterizado por agitação, confusão
- *Delirium* misto: representa 43% dos casos. Possui características de ambos os anteriores (aumento e diminuição da atividade psicomotora)
- *Delirium* não classificado: representa 7% dos casos. Há atividade psicomotora normal.

Portanto, a história clínica é a pedra fundamental para um bom diagnóstico, incluindo a descrição de como era o estado cognitivo do paciente antes de apresentar a piora. E, mesmo com uma boa história, o diagnóstico não é alcançado em cerca de 20% dos pacientes.

O quadro clínico caracteriza-se por:

- Início agudo (horas a dias)
- Curso flutuante

296 Geriatria | Guia Prático

- Sintomas aparecem predominantemente no período noturno
- Pode ser precedido por manifestações prodrômicas, como diminuição da concentração; irritabilidade; insônia; alucinações transitórias
- Alteração da atenção e do estado de alerta
- Desorganização do pensamento
- Déficit cognitivo (desorientação, déficit de memória, alteração da linguagem)
- Distúrbios da percepção (alucinações ou ilusões em 30% dos pacientes)
- Labilidade emocional (ansiedade, medo, raiva, irritabilidade, depressão, euforia)
- Alteração do ciclo sono-vigília.

FISIOPATOLOGIA

A fisiopatologia do *delirium* ainda não é bem compreendida. Algumas evidências sugerem que efeito colateral de medicações, inflamação e resposta a um estresse agudo podem contribuir, por levarem a alterações de neurotransmissores.

O sistema colinérgico tem papel fundamental na cognição e atenção, e não são surpreendentes as evidências de que há uma deficiência colinérgica nos pacientes em *delirium*. Fármacos anticolinérgicos podem induzi-lo e contribuir sobremaneira para desenvolvimento do quadro em pacientes hospitalizados.

Aumento dos níveis de acetilcolina, como no uso de anticolinesterásicos, tem se mostrado eficaz em promover reversão do quadro causado por fármacos anticolinérgicos, mas são necessários mais estudos, já que os resultados atualmente disponíveis são controversos.

DIAGNÓSTICO

O *delirium*, segundo os critérios do *Manual Diagnóstico e Estatístico dos Transtornos Mentais V* (DSM-V), apresenta cinco características principais:

1. Desenvolve-se em curto período de tempo (geralmente de horas a dias), com mudança em relação ao basal e tendência a flutuar ao longo do dia
2. Consciência e atenção prejudicadas (redução da capacidade de direcionar, focalizar, sustentar e mudar a atenção)
3. Alteração adicional na cognição (déficit de memória, linguagem, habilidade visuoespacial ou percepção e desorientação)
4. Há evidências (história, exame físico ou exames laboratoriais) de que o distúrbio é causado por uma condição médica; intoxicação ou abstinência de alguma substância; ou efeito colateral de medicamento
5. O quadro não é mais bem explicado por outro distúrbio neurocognitivo preexistente – em evolução ou estabelecido –, e não ocorre no contexto de um nível severamente reduzido de excitação, tal como o coma

Capítulo 21 • *Delirium* 297

Instrumentos para diagnóstico

O *Confusion assessment method* (CAM), com sensibilidade de 94 a 100%, e especificidade de 90 a 95%, é um instrumento simples que pode ser usado para identificar situações em que o *delirium* é o diagnóstico mais provável (Tabela 21.1).

Já o CAM-ICU (Tabela 21.2) foi desenvolvido e validado para identificação de *delirium* na unidade de terapia intensiva (UTI).

Investigação etiológica

Estabelecido o diagnóstico, deve-se prosseguir com a investigação etiológica. A história clínica do paciente confuso e pouco colaborativo pode ser complementada pelas informações de parentes, por exemplo, sobre presença de febre, histórico de alcoolismo e medicamentos em uso. O exame físico deve ser direcionado, concentrando-se em sinais vitais, condição de hidratação e possíveis focos infecciosos.

Vários exames laboratoriais podem ser considerados para o paciente com *delirium*, como eletrólitos, creatinina, glicose, cálcio, hemograma completo, urina I e urocultura. Exames dirigidos, no entanto, são mais apropriados na maioria dos casos. Exames de função hepática, de níveis séricos de medicamentos,

Tabela 21.1 *Confusion assessment method* (CAM): versão em português para o diagnóstico de *delirium*.

Critérios	Avaliação
1. Início agudo	Há evidência de mudança aguda do estado mental de base do paciente?
2. Distúrbio da atenção	a) O paciente teve dificuldade em focar sua atenção – por exemplo, distraiu-se facilmente ou teve dificuldade em acompanhar o que estava sendo dito? b) Se presente ou anormal, esse comportamento variou durante a entrevista, isto é, teve tendência a surgir e desaparecer ou aumentar e diminuir de gravidade?
3. Pensamento desorganizado	O pensamento do paciente era desorganizado ou incoerente, com a conversação dispersiva ou irrelevante; fluxo de ideias pouco claro ou ilógico; ou mudança imprevisível do assunto?
4. Alteração do nível de consciência	Em geral, classificação do nível de consciência do paciente: ■ Alerta (normal) ■ Vigilante (hiperalerta, hipersensível a estímulos ambientais, assustando-se facilmente) ■ Letárgico (sonolento, acorda facilmente) ■ Estupor (dificuldade para despertar) ■ Coma ■ Incerto

298 Geriatria | Guia Prático

Tabela 21.2 *Confusion assessment method* (CAM) – UTI.

Característica 1: Início agudo ou curso flutuante	Ausente	Presente
■ Há evidência de uma alteração aguda no estado mental em relação ao estado basal? ou ■ Esse comportamento (anormal) flutuou nas últimas 24 h, isto é, teve tendência a ir e vir, ou aumentar ou diminuir na sua gravidade, tendo sido evidenciado por flutuações na escala de sedação (p. ex., *Richmond Agitation Sedation Scale* – RASS, *Glasgow Coma Scale*, ou avaliação de *delirium* prévio)?		

Característica 2: Falta de atenção	Ausente	Presente
O paciente teve dificuldades em focar a atenção, tal como evidenciado por índices inferiores a 8, quer no componente visual quer no componente auditivo do teste de atenção (*Attention Screening Examination* – ASE)?		

Característica 3: Pensamento desorganizado	Ausente	Presente
Existem sinais de pensamento desorganizado ou incoerente, tal como evidenciado por respostas incorretas a duas ou mais das 4 questões e/ou incapacidade de obedecer aos seguintes comandos: *Questões (alternar conjunto A e conjunto B)* ■ Conjunto A 　1. Uma pedra pode flutuar na água? 　2. Existem peixes no mar? 　3. Um quilo pesa mais do que dois quilos? 　4. Pode-se usar um martelo para pesar uma agulha? ■ Conjunto B 　1. Uma folha pode flutuar na água? 　2. Existem elefantes no mar? 　3. Dois quilos pesam mais do que um quilo? 　4. Pode-se usar um martelo para cortar madeira?		

Característica 4: Nível de consciência alterado	Ausente	Presente
O nível de consciência do paciente é outro qualquer que não o alerta*, tal como o vigil**, letárgico*** ou estuporoso**** (p. ex., RASS diferente de "0" na avaliação)?		

CAM-ICU Global (Características 1 e 2 e característica 3 ou 4)	Sim	Não
*Alerta: completamente ciente do ambiente, e interage apropriadamente de forma espontânea; ** vigilante: hiperalerta; ***letárgico: sonolento mas facilmente despertável, e não está ciente de alguns elementos do ambiente ou não interage de forma apropriada com o entrevistador. Torna-se completamente ciente do ambiente e interage apropriadamente quando estimulado minimamente; ****estuporoso: completamente alheado mesmo quando estimulado vigorosamente. Despertável somente com estímulos vigorosos e repetidos, e, assim que o estímulo cessa, o indivíduo estuporoso volta para o estado anterior de não despertável		

Adaptada de Ely *et al.* (2006).

toxicológicos, de neuroimagem, de punção lombar e eletroencefalograma (EEG) não são necessários na maioria dos indivíduos, embora sejam recomendados em situações específicas ou nos casos em que a causa permanece desconhecida após a investigação já realizada.

DIAGNÓSTICO DIFERENCIAL

Demência, depressão e psicoses funcionais estão entre os principais diagnósticos diferenciais de *delirium*. A Tabela 21.3 resume suas principais características e diferenças.

Tabela 21.3 Características diferenciais entre *delirium*, demência, depressão e psicoses funcionais.

Característica	*Delirium*	Demência	Depressão	Psicoses funcionais
Início	Súbito	Insidioso	Coincidência com fatos da vida, frequentemente recente	Súbito ou insidioso
Curso	Sintomas podem flutuar ao longo do dia	Habilidades de memória e pensamento em um nível razoavelmente constante durante o curso de 1 dia	Menos flutuações que o *delirium*, geralmente com piora pela manhã	Crônico, com exacerbações
Atenção	Prejudicada	Normal, exceto nos casos avançados	Minimamente prejudicada	Pode estar prejudicada
Consciência	Reduzida	Normal	Normal	Normal
Orientação	Geralmente prejudicada; flutua em gravidade	Geralmente prejudicada	Seletivamente prejudicada	Pode estar prejudicada
Cognição	Globalmente prejudicada	Globalmente prejudicada	Memória em parte prejudicada; pensamentos negativos	Pode estar seletivamente prejudicada
Linguagem	Geralmente incoerente, lenta ou rápida	Dificuldade para encontrar palavras e perseveração	Normal	Normal, lenta ou rápida
Alucinações	Predominantemente visuais ou visuais e auditivas	Raras, exceto nos casos avançados	Ausentes, exceto em casos graves	Predominantemente auditivas
Ideias delirantes	Fugazes; pobremente sistematizadas	Raras, exceto nos casos avançados	Ausentes, exceto nos casos graves	Sustentadas e sistematizadas

Adaptada de Fabbri (2017).

300 Geriatria | Guia Prático

Demência e *delirium* podem ser particularmente difíceis de serem distinguidos, e há possibilidade de estarem presentes concomitantemente no mesmo indivíduo. A demência por corpúsculos de Lewy (DLB) pode ser mais facilmente confundida com *delirium* do que a doença de Alzheimer, já que flutuações e alucinações visuais são comuns e proeminentes.

O *status* epiléptico não convulsivo é subdiagnosticado, principalmente em pacientes idosos, necessitando de um EEG para diagnóstico e manejo.

PREVENÇÃO

Conhecer os fatores de risco auxilia na prevenção do *delirium*. São formas de prevenção:

- Colaborar com o sono fisiológico: deve-se reduzir o ruído noturno e evitar procedimentos médicos ou de enfermagem, incluindo a administração de medicamentos, durante o horário de sono, quando possível. O estímulo cognitivo pode ser benéfico, mas a superestimulação sensorial deve ser evitada à noite
- Uso de relógio e calendário, janelas com vistas externas, orientação verbal dos pacientes, assim como óculos e aparelhos auditivos para pacientes que demandem tais ferramentas de auxílio
- Mobilização precoce, evitando restrições físicas para pacientes com mobilidade reduzida
- Evitar – e, quando não for possível, monitorar – o uso de medicamentos implicados na precipitação de *delirium* – analgésicos, antibióticos, antivirais, antidepressivos, medicamentos cardiovasculares e gastrintestinais, hipoglicemiantes, hipnóticos e sedativos, agonistas dopaminérgicos, relaxantes musculares, anticolinérgicos e anticonvulsivantes. A toxicidade corresponde a 30% de todas as causas de *delirium*, mesmo, por vezes, em níveis terapêuticos (p. ex., lítio, digoxina)
- Evitar e tratar complicações médicas
- Controle da dor: a dor pode ser um fator de risco significativo para *delirium*. Quando possível, deve-se dar preferência ao uso de analgésicos não opioides associado a medidas não farmacológicas, devido à probabilidade menor de agravar o quadro
- Medicamentos para prevenir o *delirium*: as evidências disponíveis em relação a anticolérgicos, antipsicóticos, dexmedetomidina e melatonina não suportam seu uso para prevenir o *delirium* em ambientes de alto risco, como terapia intensiva, cirurgia cardíaca ou outros cuidados pós-operatórios.

TRATAMENTO

A investigação e o tratamento da causa do *delirium* devem ser realizados simultaneamente com o controle do comportamento. O tratamento das condições subjacentes inclui:

Capítulo 21 • *Delirium*   301

- Distúrbios hidreletrolíticos (desidratação, hipo ou hipernatremia, hipo ou hipercalcemia)
- Infecções (sepse, sistema urinário, sistema respiratório, pele e tecidos moles)
- Insuficiência de órgãos (uremia, insuficiência hepática, hipoxemia/hipercarbia)
- Hipoglicemia
- Toxicidade medicamentosa
- Abstinência de álcool e sedativos.

A Figura 21.1 representa um algoritmo para o manejo do paciente com *delirium*.

Tratamento não farmacológico

A orientação verbal pode auxiliar no tratamento, bem como a presença de membros da família ou outras pessoas familiares. A observação constante por alguém familiar ao paciente pode ser mais eficaz que o uso de restrições, as quais devem ser utilizadas somente como último recurso. Ilusões e alucinações não devem ser endossadas ou contestadas.

Tratamento farmacológico

Geralmente, o tratamento sintomático não é utilizado no *delirium* hipoativo. Caso o *delirium* seja manifestado por agitação, o controle dos sintomas auxilia na prevenção de danos e permite a avaliação, bem como o tratamento. Embora as medidas não farmacológicas devam ser a base do tratamento, a medicação psicotrópica pode ser necessária nesse contexto.

O haloperidol continua sendo a medicação padrão. Os novos agentes antipsicóticos atípicos (quetiapina, risperidona, olanzapina e ziprasidona) têm menos efeitos colaterais em outros contextos clínicos e, em pequenos estudos, parecem ter eficácia semelhante ao haloperidol.

Os benzodiazepínicos (p. ex., lorazepam) têm um início de ação mais rápido que os antipsicóticos, mas podem piorar a confusão e a sedação. No cenário de grave sofrimento pré-terminal do paciente, a sedação paliativa usando benzodiazepínicos tituláveis e de ação curta, como o midazolam, é sugerida como uma alternativa.

Os inibidores da colinesterase não têm evidência no tratamento do *delirium*.

A suplementação de tiamina deve ser realizada em todos os pacientes hospitalizados com evidência de deficiência nutricional, devido ao custo baixo e riscos mínimos.

A Tabela 21.4 descreve os medicamentos utilizados para o tratamento do *delirium*, com a dosagem recomendada, os efeitos colaterais e algumas observações.

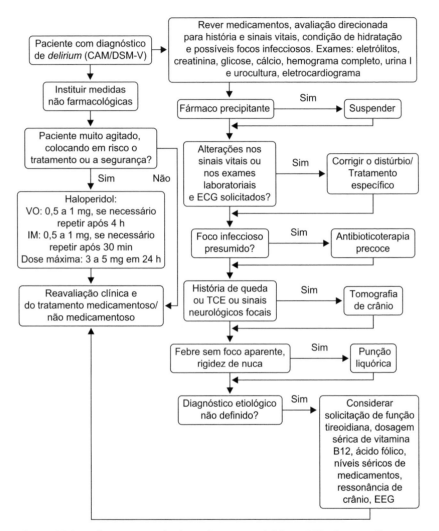

Figura 21.1 Avaliação e manejo do paciente com *delirium*. ECG: eletrocardiograma; EEG: eletroencefalograma; TCE: traumatismo cranioencefálico.

COMPLICAÇÕES E PROGNÓSTICO

O *delirium* tem um grande impacto sobre a saúde dos idosos, já que implica hospitalizações prolongadas, declínio funcional e cognitivo, maior risco de institucionalização e maior mortalidade, mesmo após o ajuste para idade, comorbidade ou demência.

Seus sinais podem persistir por 12 meses ou mais, principalmente naqueles indivíduos com demência subjacente.

Capítulo 21 • *Delirium*   303

Tabela 21.4 Tratamento farmacológico do *delirium*.

Medicamento	Doses	Efeitos colaterais	Observação
Antipsicótico			
Haloperidol	0,5 a 1 mg VO (pico em 4 a 6 h) com doses adicionais a cada 4 h, se necessário 0,5 a 1 mg IM (pico em 20 a 40 min) Repetir após 30 min, se necessário, até a dose máxima de 5 mg	Sintomas extrapiramidais (doses > 3 mg/dia), prolongamento do intervalo QT, constipação intestinal, diminuição do limiar convulsivo, hipotensão, hiponatremia	Medicamento de escolha, uso IM apresenta absorção errática, uso IV com maior risco de arritmias, evitar em pacientes com síndrome de abstinência, insuficiência hepática, síndrome neuroléptica maligna
Antipsicóticos atípicos			
Risperidona	0,5 mg, 1 a 2 vezes/dia	Efeitos extrapiramidais, prolongamento do intervalo QT	Eficácia comparada ao haloperidol; menor incidência de efeitos colaterais; associação com aumento da mortalidade em idosos demenciados
Quetiapina	25 mg, 1 a 2 vezes/dia		
Olanzapina	2,5 a 5 mg, 1 vez/dia		
Ziprazidona	20 a 40 mg divididos em 1 a 2 tomadas		
Benzodiazepínico			
Lorazepam	0,5 a 1 mg VO (pico em 2 h), com doses adicionais a cada 4 h (máx. 4 mg em 24 h)	Agitação paradoxal, depressão respiratória, confusão, sedação excessiva	Agente de segunda linha; pode piorar e prolongar os sintomas de *delirium*; uso reservado para pacientes com síndrome de abstinência alcoólica ou por benzodiazepínico, doença de Parkinson, síndrome neuroléptica maligna

VO: via oral; IV: via intravenosa; IM: via intramuscular.
Adaptada de Saxena *et al.* (2009); Inouye (2006).

BIBLIOGRAFIA

American Psychiatric Association, Diagnostic and Statistical Manual. 5. ed. Washington: APA Press, 2013.

Barr J, Fraser GL, Puntillo K, Ely EW, Gélinas C, Dasta JF *et al*. Clinical practice guidelines for the management of pain, agitation, and delirium in adult patients in the intensive care unit. Crit Care Med. 2013;41(1):263-306.

Breitbart W, Marotta R, Platt MM, Weisman H, Derevenco M, Grau C *et al.* A double-blind trial of haloperidol, chlorpromazine, and lorazepam in the treatment of delirium in hospitalized AIDS patients. Am J Psychiatry. 1996;153(2):231-7.

Bush SH, Tierney S, Lawlor PG. Clinical Assessment and Management of Delirium in the Palliative Care Setting. Drugs. 2017;77(15):1623-43.

Cruz M, Fan J, Yennu S, Tanco K, Shin S, Wu J *et al.* The frequency of missed delirium in patients referred to palliative care in comprehensive cancer center. Support Care Cancer. 2015;23(8): 2427-33.

Ely EW, Inouye SK, Bernard GR, Gordon S, Francis J, May L *et al.* Delirium in mechanically ventilated patients: validity and reliability of the confusion assessment method for the intensive care unit (CAM-ICU). JAMA. 2001;286(21):2703-10.

Fabbri RMA, Moreira MA, Garrido R, Almeida OP. Validity and reability of the Portuguese version of the confusion assessment method (CAM) for the detection of delirium in the elderly. Arq Neuropsiquiatr. 2001;59(2-A):175-9.

Fabbri RMA. Delirium. In: Freitas EV, Py L. Tratado de geriatria e gerontologia. 4. ed. Rio de Janeiro: Guanabara Koogan, 2017.

Flinn DR, Diehl KM, Seyfried LS, Malani PN. Prevention, diagnosis, and management of postoperative delirium in older adults. J Am Coll Surg. 2009;209(2):261-8.

Fong TG, Jones RN, Marcantonio ER, Tommet D, Gross AL, Habtemariam D *et al.* Adverse outcomes after hospitalization and delirium in persons with Alzheimer disease. Ann Intern Med. 2012;156(12):848-56.

Francis J, Young GB. Diagnosis of delirium and confusional states. UpToDate. [Acesso em 10 out. 2019]. Disponível em: http://www.uptodate.com.

Francis J. Delirium and acute confusional states: prevention, treatment, and prognosis. [Acesso em 10 out. 2019]. Disponível em: http://www.uptodate.com.

Francis J. Drug-induced delirium: diagnosis and treatment. CNS Drugs. 1996;5:103.

Gilchrist NA, Asoh I, Greenberg B. Atypical antipsychotics for the treatment of ICU delirium. J Intensive Care Med. 2012;27(6):354-61.

Girard TD, Jackson JC, Pandharipande PP, Hough CL, Rock P, Gong MN *et al.* Delirium as a predictor of long-term cognitive impairment in survivors of critical illness. Crit Care Med. 2010;38(7):1513-20.

Hawkins SB, Bucklin M, Muzyk AJ. Quetiapine for the treatment of delirium. J Hosp Med. 2013;8(4):215-20.

Hshieh T, Yue J, Oh E, Puelle M, Dowal S, Travison T *et al.* Effectiveness of multicomponent nonpharmacological delirium interventions: a meta-analysis. JAMA Intern Med. 2015;175(4):512-20.

Hshieh TT, Fong TG, Marcantonio ER, Inouye SK. Cholinergic deficiency hypothesis in delirium: a synthesis of current evidence. J Gerontol A Biol Sci Med Sci. 2008;63(7):764-72.

Inouye SK, Bogardus ST, Charpentier PA, Leo-Summers L, Acampora D, Holford TR *et al.* A multicomponent intervention to prevent delirium in hospitalized older patients. N Engl J Med. 1999;340:669-76.

Inouye SK, Charpentier PA. Precipitating factors for delirium in hospitalized elderly persons: predictive model and interrelationship with baseline vulnerability. JAMA. 1996;275(11):852-7.

Inouye SK, Rushing JT, Foreman MD, Palmer RM, Pompei P. Does delirium contribute to poor hospital outcomes? A three-site epidemiologic study. J Gen Intern Med. 1998;13(4):234-42.

Inouye SK, Westendrop R, Saczynski J. Delirium in elderly people. Lancet. 2014;383(9920):911-22.

Inouye SK. Delirium in older person. N Engl J Med. 2006;354(11):1157-65.

Marcantonio E, Ta T, Duthie E, Resnick NM. Delirium severity and psychomotor types: their relationship with outcomes after hip fracture repair. J Am Geriatr Soc. 2002;50(5):850-7.

Marcantonio ER, Flacker JM, Wright RJ, Resnick NM. Reducing delirium after hip fracture: a randomized trial. J Am Geriatr Soc. 2001;49:516-22.

McAvay GJ, Van Ness PH, Bogardus Jr ST, Zhang Y, Leslie DL, Leo-Summers L et al. Older adults discharged from the hospital with delirium: 1-year outcomes. J Am Geriatr Soc. 2006;54(8):1245-50.

McCusker J, Cole M, Dendukuri N, Han L, Belzile E. The course of delirium in older medical inpatients: a prospective study. J Gen Intern Med. 2003;18(9):696-704.

Mu JL, Lee A, Joynt GM. Pharmacologic agents for the prevention and treatment of delirium in patients undergoing cardiac surgery: systematic review and metaanalysis. Crit Care Med. 2015;43(1):194-204.

O'mahony R, Murthy L, Akunne A, Young J. Synopsis of the National Institute for Health and Clinical Excellence guideline for prevention of delirium. Ann Intern Med. 2011;154(11):746-51.

Parellada E, Baeza I, de Pablo J, Martínez G. Risperidone in the treatment of patients with delirium. J Clin Psychiatry. 2004;65(3):348-53.

Pessoa RF, Nácul FE. Delirium em pacientes críticos. RBTI. 2006;18(2):190-5.

Robinson TN, Raeburn CD, Tran ZV, Angles EM, Brenner LA, Moss M. Postoperative delirium in the elderly: risk factors and outcomes. Ann Surg. 2009;249(1):173-8.

Saxena S, Lawley D. Delirium in the elderly: a clinical review. Postgrad Med J. 2009;85(1006):405-13.

Skrobik YK, Bergeron N, Dumont M, Gottfried SB. Olanzapine vs haloperidol: treating delirium in a critical care setting. Intensive Care Med. 2004;30(3):444-9.

Steinmetz J, Siersma V, Kessing LV, Rasmussen LS. Is postoperative cognitive dysfunction a risk factor for dementia? A cohort follow-up study. Br J Anaesth. 2013; 110(Suppl.1):92-7.

Van Eijk MM, Roes KC, Honing ML, Kuiper MA, Karakus A, van der Jagt M et al. Effect of rivastigmine as an adjunct to usual care with haloperidol on duration of delirium and mortality in critically ill patients: a multicentre, double-blind, placebo-controlled randomised trial. Lancet. 2010;376(9755):1829-37.

Watt D, Budding D, Koziol L. Delirium and confusional states. Noggle C, Dean R, editor. Disordres in neuropsychiatry. New York: Springer, 2013. p. 425-40.

Witlox J, Eurelings LS, de Jonghe JF, Kalisvaart KJ, Eikelenboom P, van Gool WA et al. Delirium in elderly patients and the risk of postdischarge mortality, institutionalization, and dementia: a meta-analysis. JAMA. 2010;304(4):443-51.

22 Comprometimento Cognitivo Leve e Síndromes Demenciais

Katia Emi Nakaema • Cybelle Maria Diniz Azeredo Costa

INTRODUÇÃO

A queixa de memória aparece frequentemente na assistência ao idoso, podendo ser relatada pelo próprio paciente ou por seu acompanhante. Deve ser valorizada pelo geriatra e investigada para um correto diagnóstico e tratamento. Também é papel do geriatra acolher sentimentos no caso de uma doença degenerativa, e orientar cuidados atuais e futuros para paciente e cuidadores.

COMPROMETIMENTO COGNITIVO LEVE

O comprometimento cognitivo leve ou transtorno neurocognitivo leve, conforme classificação do *Diagnostic and Statistical Manual of Mental Disorders* (DSM-V), caracteriza-se por pequeno declínio cognitivo a partir de nível de desempenho prévio em um ou mais domínios cognitivos – isto é, pode ser amnéstico (quando há comprometimento apenas de memória) ou não amnéstico (quando envolve outros domínios cognitivos, como atenção e concentração).

Os déficits cognitivos não interferem na capacidade de os indivíduos atingidos serem independentes para realizar atividades cotidianas, mas pode haver a necessidade de mais esforço, estratégias compensatórias ou acomodação. A presença de comprometimento cognitivo leve está associada a maior risco de demência; porém, alguns casos podem evoluir para demência ao longo do tempo e outra parte permanece com comprometimento cognitivo leve.

Grupos que estudam a demência na doença de Alzheimer (DA) têm investigado os fatores de risco ou predisponentes para evolução desfavorável para demência, como a presença ou não de biomarcadores da DA, mas ainda não há conclusões que possam ser aplicadas na prática clínica.

Em relação ao tratamento, não existem medicamentos que demonstraram resultados conclusivos para evitar a progressão para a doença de Alzheimer. O

Capítulo 22 • Comprometimento Cognitivo Leve e Síndromes Demenciais

tratamento não farmacológico com mudança de estilo de vida, principalmente com atividade aeróbica, tem demonstrado benefícios.

SÍNDROMES DEMENCIAIS

As síndromes demenciais ou transtornos neurocognitivos maiores (DSM-V) são caracterizadas por declínio cognitivo persistente de um ou mais domínios cognitivos, a saber: atenção complexa, função executiva, aprendizagem e memória, linguagem, perceptomotor ou cognição social.

O comprometimento cognitivo é adquirido e representa um declínio em relação a nível prévio de funcionamento. Ele pode ou não estar acompanhado de alterações comportamentais, e interfere na independência em atividades de vida diária.

DIAGNÓSTICO

Para se estabelecer o diagnóstico, é fundamental um histórico clínico detalhado, com o objetivo de identificar a cronologia e a velocidade das perdas cognitiva e funcional do indivíduo, bem como possíveis diagnósticos diferenciais. Um exame neurológico completo é importante para desvendar possíveis causas do comprometimento cognitivo.

Os testes de rastreio cognitivo contribuem para avaliar qual função cognitiva está afetada e para acompanhar a evolução do quadro. Existem diversos testes de rastreio, mas recomenda-se a utilização de três deles em um primeiro momento: miniexame do estado mental (MEEM), teste de fluência verbal (FV) e teste do desenho do relógio (TDR). Para comprometimento cognitivo leve, recomenda-se, também, o *Montreal Cognitive Assessment* (MoCA).

Outras escalas de avaliação de funcionalidade são importantes para caracterizar a perda funcional ao longo da evolução da doença, como escala de atividades básicas da vida diária (escala de Katz); escala de atividades instrumentais da vida diária (escala de Lawton); escala de Pfeffer; *functional assessment short test* (escala FAST); entre outras. Os testes e as escalas citados encontram-se no Capítulo 1, que trata do assunto mais detalhadamente. Em alguns casos, pode ser necessária uma avaliação mais minuciosa, devendo ser realizado um teste neuropsicológico amplo.

Os exames de imagem podem ser a tomografia computadorizada (TC) ou a ressonância magnética (RM). A coleta de liquor e a realização de eletroencefalograma devem ser exceção, a depender da suspeita clínica.

Os exames imprescindíveis são os seguintes:

- Hemograma completo
- Ureia e creatinina

308 Geriatria | Guia Prático

- Proteínas totais e frações
- Enzimas hepáticas
- T4 livre e hormônio tireoestimulante (TSH)
- TC ou RM de crânio
- Glicemia
- Vitamina B12
- Cálcio sérico
- Sorologia para sífilis
- Sorologia para o vírus da imunodeficiência humana (HIV).

DIAGNÓSTICOS DIFERENCIAIS

Depressão (pseudodemência)

É frequente que a queixa cognitiva na depressão não seja confirmada pelo acompanhante, isto é, seja uma queixa subjetiva. No caso da pseudodemência, em geral, a queixa cognitiva coincide temporalmente com queixas de humor. Deve ser tratada com antidepressivos, e demanda acompanhamento do quadro cognitivo. Em alguns casos, pode ser um sintoma inicial de alguma síndrome demencial.

Delirium

Alteração comportamental, de cognição e de atenção. Tem início agudo e curso flutuante, origem multifatorial e potencialmente reversível. Devem ser tratadas as causas. Esse assunto será abordado no Capítulo 21 deste livro.

CLASSIFICAÇÃO

As síndromes demenciais manifestam-se na presença ou ausência de comprometimento estrutural do sistema nervoso central. Quando não há comprometimento estrutural do sistema nervoso central, ou seja, as causas são toxicometabólicas, observam-se:

- Hipotireoidismo
- Uso abusivo de medicamentos e drogas
- Insuficiências renal, hepática e cardíaca
- Deficiência de vitamina B12.

Na presença de comprometimento estrutural do sistema nervoso central, observam-se:

- Subtipos dos transtornos neurocognitivos maiores:
  - Doença de Alzheimer
  - Demência frontotemporal (DFT)

- Demência com corpos de Lewy
- Doença de Parkinson
- Doença de Huntington
- Paralisia supranuclear progressiva
- Doença cerebrovascular
- Tumores
- Hidrocefalia
- Infecções
- Lesão cerebral traumática.

CARACTERÍSTICAS

A Tabela 22.1 resume os principais subtipos dos transtornos neurocognitivos maiores, suas características preponderantes, as alterações observadas nos exames de imagem e o tratamento recomendado para cada um deles.

ESTADIAMENTO CLÍNICO

A depender do subtipo da demência e de características individuais do paciente, a doença pode apresentar cursos variados. O estadiamento clínico das demências (CDR, do inglês *clinical dementia rating*) é abordado na Tabela 22.2. Ele pode ser utilizado para acompanhamento do curso da doença, assim como para definição da gravidade do quadro.

TRATAMENTO

Tratamento farmacológico

Os medicamentos recomendados para o tratamento estão listados na Tabela 22.3.

Tratamento não farmacológico

Além do tratamento medicamentoso, os pacientes com demência se beneficiam de uma abordagem multiprofissional, com estimulação cognitiva, terapia ocupacional, acompanhamento fonoaudiológico e psicológico, fisioterapia e/ou de profissional de educação física.

É imprescindível uma abordagem social e familiar para estruturação de uma adequada rede de cuidados, acolhimento e orientação dos cuidadores e familiares.

Tabela 22.1 Principais características das síndromes demenciais.

Demência	Principais características	Neuroimagem	Tratamento
Doença de Alzheimer	Perda de memória com início insidioso, progressão gradual e perda de fluência das palavras; prejuízo no aprendizado e na retenção de informações recentes Causa mais frequente de demência	RM com atrofia hipocampal, atrofia desproporcionada nos lobos temporal medial, basal e lateral e córtex parietal medial PET com FD glicose com hipocaptação no córtex temporoparietal	Inibidores da acetilcolinesterase (leve a moderada) Antagonista NMDA (moderado a avançado) Estimulação cognitiva
Demência vascular	Início pode ser insidioso ou agudo, com progressão gradual ou em degraus Quadro clínico variável, conforme localização do evento vascular	Múltiplas imagens de isquemia e/ou lesões na substância branca subcortical	Controlar fatores de risco cardiovasculares Cogitar uso de inibidores da acetilcolinesterase
Demência frontotemporal (variante comportamental)	Início insidioso e progressão rápida (3 a 4,5 anos) e contínua Início precoce Alterações significativas no comportamento: apatia, desinibição, ausência de crítica, perda de empatia, compulsão, hiperfagia e hiperoralidade Disfunção executiva e reflexos primitivos podem estar presentes	Atrofia do lobo frontotemporal bilateral à RM aparece em fases mais avançadas da doença Áreas de hipoperfusão na região ventromedial frontal no SPECT podem ser vistas antes da atrofia à RM	Inibidores seletivos de recaptação de serotonina (primeira linha) Antagonista NMDA Agonista serotoninérgico (trazodona) Metilfenidato e antipsicóticos podem ser cogitados para controle de sintomas.
Afasia progressiva não fluente (variante da DFT)	Início insidioso e curso variável. Início tardio Memória preservada. Anomia, afasia, disartria com compreensão relativamente preservada Alterações de comportamento podem estar presentes em fases tardias	Acometimento frontoinsular esquerdo e gânglios da base	Terapia fonoaudiológica Cogitar uso de inibidores da acetilcolinesterase (galantamina)
Demência semântica ou DFT	Início insidioso, curso progressivo Compreensão prejudicada, anomia e agnosia visual estão presentes. Discurso fluente, com substituição de palavras Frieza emocional	Acometimento temporal médio e inferior	Inibidores seletivos da recaptação de serotonina Cogitar uso de inibidores da acetilcolinesterase (galantamina)

Demência	Principais características	Neuroimagem	Tratamento
Demência na doença de Parkinson	Início insidioso. Em geral, sintomas cognitivos aparecem anos após os sintomas motores Comprometimento motor decorrente da doença de Parkinson. Dificuldade de planejamento e fluência verbal Depressão é comum Cerca de um terço dos pacientes com doença de Parkinson evolui para quadro demencial	Exames de neuroimagem funcional (PET, SPECT, RM) mostram deficiência dopaminérgica no circuito frontoestriatal e degeneração das vias colinérgicas Acometimento subcortical	Inibidores da acetilcolinesterase Antagonista receptor NMDA
Demência com corpos de Lewy	Início insidioso, progressão gradual e contínua Moderada perda de memória recente, flutuações na atenção, perda das habilidades visuoespaciais e da fluência verbal. Alucinações e depressão são comuns. Sintomas motores parkinsonianos são frequentes. Histórico de quedas frequentes Distúrbio do sono REM presente em 85% dos pacientes Sintomas cognitivos precedem os sintomas motores em cerca de 12 meses	RM: moderada atrofia no hipocampo (menos intensa que na DA) SPECT e PET: hipocaptação de glicose nas regiões parietal e occipital Hipocaptação de F-fluorodopa no núcleo estriado tem alta sensibilidade e especificidade	Prevenção de quedas e hipotensão postural e correção de déficits sensoriais Inibidores da acetilcolinesterase (donepezila e rivastigmina) Levodopa + carbidopa/benserazida (30 a 50% melhoram os sintomas motores) Antipsicóticos atípicos em caso de alucinações e psicose graves (usar com cautela) Memantina – poucos benefícios
Paralisia supranuclear progressiva	Início insidioso, progressão gradual e contínua Moderada perda de memória, perda da atenção seletiva e da fluência verbal. Apatia e desinibição frequentes Instabilidade postural com quedas frequentes desde o início do quadro Paralisia do olhar supranuclear vertical é muito característica Disfagia é frequente	Atrofia do tronco cerebral (variável)	Exercícios; prevenção de quedas Tratar sintomas parkinsonianos

(continua)

Tabela 22.1 Principais características das síndromes demenciais. *(continuação)*

Demência	Principais características	Neuroimagem	Tratamento
Hidrocefalia de pressão normal	Início insidioso, curso variável e potencialmente reversível, se o tratamento for precoce. Memória pouco comprometida. Marcha com base alargada e desequilíbrios. Incontinência urinária. Alteração da marcha é o primeiro sinal	Alargamento dos ventrículos (lateral, terceiro e quarto) e edema periventricular. Dilatação ventricular desproporcional ao grau de atrofia cerebral. RM com estudo de fluxo liquórico	Punção lombar pode aliviar sintomas e auxiliar no diagnóstico. O tratamento definitivo é derivação ventricular
Síndrome de Wernicke-Korsakoff	Início agudo, progressão gradual. Memória recente declarativa e remota comprometidas. Atenção, abstração e crítica prejudicadas; confabulação, perda de habilidades visuoespaciais. Marcha comprometida. Alterações de personalidade e comportamento inapropriado. História de uso abusivo de álcool	Atrofia dos núcleos da base e do diencéfalo. Atrofia frontotemporal em estágios mais avançados	Abstinência alcoólica e controle do comportamento (ambiental e farmacológico)
Doença priônica (doença de Creutzfeldt-Jakob)	Início insidioso, progressão contínua e rápida. Apatia, labilidade emocional, perda de apetite e alterações de sono, de reflexos e coordenação; mioclonias, sintomas parkinsonianos. Memória geralmente preservada	RM: sinal do arco-íris cortical, hiperintensidade em gânglios da base. EEG: atividade periódica de alta frequência. LCR com proteína	Não existe tratamento específico. Tratamento de suporte
Demência decorrente do HIV	Normalmente tardia no curso da doença. Apatia, depressão e alucinações. Dificuldade na resolução de problemas, desatenção, alentecimento de processamento. Hiper-reflexia, movimentos oculares anormais, aumento do tônus motor, clônus, tremor e ataxia	Atrofia cerebral com significativa alteração da substância branca periventricular. PET com hipometabolismo cortical	Terapia antirretroviral. Antidepressivos. Tratamento e prevenção de doenças oportunistas

Capítulo 22 • Comprometimento Cognitivo Leve e Síndromes Demenciais 313

Demência	Principais características	Neuroimagem	Tratamento
Neurossífilis	Muitos anos após infecção; curso variável, potencialmente reversível. Sintomas cognitivos variáveis. Ataxia pode estar presente. Alucinações, alterações de personalidade e de humor	RM: áreas de infarto lacunar. TC: atenuação da substância branca, principalmente nos lobos frontais e nas regiões periventriculares, associada a alargamento de sulcos corticais e dilatação ventricular. Sorologia no liquor elevada	Penicilina G cristalina: 3 a 4 milhões de U IV, a cada 4 h, por 10 a 14 dias. Penicilina G procaína: 2,4 milhões de U IM 1 vez/dia + probenecida 500 mg 4 vezes/dia durante 10 a 14 dias. Previne a progressão da doença, mas não reverte lesões estruturais cerebrais já instaladas
Hipotireoidismo	Insidioso, potencialmente reversível. Humor depressivo, labilidade emocional, insônia, alentecimento da velocidade de pensamento, déficit de memória, atenção e alterações visuoespaciais	TC e RM normais. SPECT com hipometabolismo frontotemporoparietal	Hormônios tireoidianos
Deficiência de B12	Início insidioso, potencialmente reversível. Neuropatia periférica, alterações de humor, como depressão, psicose e mania. Alentecimento, perda de memória e dificuldade de concentração. Alterações da marcha, propriocepção e atrofia óptica estão presentes	RM com alterações na substância branca	Suplementação de vitamina B12, que pode ser associada à suplementação de ácido fólico e niacina. Reposição raramente leva à reversão completa do quadro cognitivo

RM: ressonância magnética; PET: tomografia por emissão de pósitrons; PET com FD: tomografia por emissão de pósitrons, utilizando fluordesoxiglicose; NMDA: N-metil-D-aspartato; DFT: demência frontotemporal; SPECT: tomografia computadorizada por emissão de fóton único (do inglês *single photon emission computed tomography*); EEG: eletroencefalograma; LCR: líquido cefalorraquidiano; TC: tomografia computadorizada.

Tabela 22.2 Estadiamento clínico das demências.

Dano	Nenhum (0)	Questionável (0,5)	Leve (1)	Moderado (2)	Grave (3)
Memória (M)	Sem perda de memória ou perda leve e inconstante	Esquecimento constante, recordação parcial de eventos	Perda de memória moderada, mais para eventos recentes; atrapalha as atividades da vida diária	Perda grave de memória, apenas assunto altamente aprendido é recordado	Perda de memória grave. Apenas fragmentos são recordados
Orientação	Completa orientação	Completamente orientado, com leve dificuldade em relação ao tempo	Dificuldade moderada em relação ao tempo, orientado em áreas familiares	Dificuldade grave em relação ao tempo, quase sempre desorientado no espaço	Orientado apenas em relação a pessoas
Julgamento e solução de problemas	Resolve problemas diários, como os financeiros; julgamento preservado	Dificuldade leve para solucionar problemas, similaridades e diferenças	Dificuldade moderada para lidar com problemas, similaridades e diferenças; julgamento social mantido	Dificuldade séria para lidar com problemas, similaridades e diferenças; julgamento social danificado	Incapaz de fazer julgamento ou resolver problemas
Relações comunitárias	Função independente em trabalho, compras e grupos sociais	Leve dificuldade nessas tarefas	Não é independente nessas atividades, parece normal a uma inspeção casual	Não há independência fora de casa, mas parece bem o bastante para ser levado para fora de casa	Não há independência fora de casa, parece doente o bastante para não ser levado para fora de casa
Lar e passatempos	Vida em casa, passatempos e interesses intelectuais bem mantidos	Vida em casa, passatempos, interesses intelectuais levemente prejudicados	Prejuízo suave em tarefas em casa, tarefas mais difíceis, passatempos e interesses abandonados	Apenas tarefas simples são preservadas, interesses muito restritos e pouco mantidos	Sem função significativa em casa
Cuidados pessoais	Completamente capaz de cuidar de si	Completamente capaz de cuidar de si	Necessita de ajuda	Requer assistência para se vestir e para higiene	Muita ajuda para cuidados pessoais; incontinências frequentes

Cada uma das seis categorias deve ser classificada como: 0 (nenhuma alteração); 0,5 (questionável); 1 (demência leve); 2 (demência moderada); 3 (demência grave). A categoria "Memória" é considerada principal, ou seja, com maior significado, e as demais categorias são secundárias. CDR = M se outras três categorias secundárias forem iguais a M. Se três ou mais categorias estiverem abaixo ou acima de M, CDR = escore da maioria das categorias.
Adaptado da Morris (1993); Montaño e Ramos (2005).

Tabela 22.3 Principais medicamentos para tratamento das síndromes demenciais.

Classe	Medicamento	Características	Posologia	Efeitos adversos
Inibidores da acetilcolinesterase* – aprovados para tratamento da DA leve a moderada	Rivastigmina Comprimidos de 1,5 mg; 3 mg; 4,5 mg e 6 mg. Solução oral e adesivo transdérmico	Inibidor da acetilcolinesterase e da butirilcolinesterase	Iniciar com 1,5 mg, de 12 em 12 h; aumentar gradualmente até 6 mg de 12 em 12 h. Adesivo 4,6 mg; 9,5 e 13,3 mg a cada 24 h	Náuseas e vômitos, bradicardia. Atenção a pacientes com insuficiência renal e hepática
	Donepezila – Comprimidos de 5 e 10 mg	Inibidor específico e reversível da acetilcolinesterase	Iniciar com 5 mg à noite e aumentar para 10 mg após 4 semanas	Náuseas, vômitos, diarreia, alterações de sono, fraqueza, bradicardia e incontinência urinária
	Galantamina – Comprimidos de liberação prolongada de 8 mg, 16 mg e 24 mg	Inibidor reversível da acetilcolinesterase	Iniciar com 8 mg e aumentar gradualmente. Dose recomendada: 16 e 24 mg	Náuseas, diarreia, dor abdominal, bradicardia e sonolência
Moduladores da NMDA: aprovados para tratamento da DA moderada a avançada	Memantina – Comprimidos de 10 mg	Antagonista dependente da voltagem, não competitivo de receptor NMDA	Iniciar com 5 a 10 mg e aumentar progressivamente até 10 mg de 12 em 12 h	Sonolência, confusão, cefaleia e incontinência. Atenção a pacientes com insuficiência renal e epilepsia

*Deve-se tentar alcançar a dose máxima e iniciar o mais precocemente possível.

NMDA: N-metil-D-aspartato; DA: doença de Alzheimer.

CONSIDERAÇÕES FINAIS

Cada síndrome demencial apresenta quadro clínico, evolução e fisiopatologia diferentes e, portanto, exige tratamento e abordagens distintos. É fundamental considerar os diagnósticos diferenciais para melhor compreensão do quadro e do cuidado com o paciente.

Em geral, as demências são progressivas e levam a quadros limitantes na maior parte dos casos. Desse modo, é importante dar apoio aos cuidadores e orientação quanto à progressão da enfermidade. Avaliar o benefício de cada intervenção em relação a possíveis desconfortos e riscos em cada fase da doença se faz estritamente necessário.

Deve-se, em qualquer fase, priorizar a qualidade de vida e respeitar os valores de vida de cada indivíduo, mesmo que o paciente não consiga mais expressar-se devido à progressão da doença.

BIBLIOGRAFIA

Albert MS, DeKosky ST, Dickson D, Dubois B, Feldman HH, Fox NC et al. The diagnosis of mild cognitive impairment due to Alzheimer's disease: Recommendations from the National Institute on Aging-Alzheimer's Association workgroups on diagnostic guidelines for Alzheimer's disease. Alzheimer's & Dementia. 2011;7:270-9.

Almada Filho CM, Cruz EC, Braga ILS, Di Tommaso ABG, Moraes NS. Manual do residente da Universidade Federal de São Paulo – Geriatria. São Paulo: Roca; 2012.

American Psychiatric Association. Diagnostic and Statistical Manual of Mental Disorders, Fifth Edition (DSM-5). Arlington: American Psychiatric Association; 2013.

Barros AM, Cunha AC, Lisboa C, Sá MJ, Resende C. Neurossífilis – revisão clínica e laboratorial. ArquiMed. 2005;19(3):121-9.

De Freitas IV, Py L. Tratado de geriatria e gerontologia. 3. ed. Rio de Janeiro: Guanabara Koogan; 2011.

Ghezzi L, Scarpini E, Galimberti D. Disease modifying drugs in Alzheimer's disease. Drug Design, Development and Therapy. 2013;7:1471-9.

Halter JB, Ouslander JG, Tinetti ME, Studenski S, High KP, Asthana S. Hazzard's geriatric medicine and gerontology. 6. ed. New York: McGraw-Hill; 2009.

Hanagasi HA, Bilgiç B, Emre M. Neuroimaging, biomarkers, and management of dementia with Lewy bodies. Frontiers in Neurology. 2013;4:1-4.

Kaye ED, Petrovic-Poljak A, Verhoeff NP, Freedman M. Frontotemporal dementia and pharmacologic interventions. J Neuropsychiatry Clin Neurosci. 2010;22(1):19-29.

Lima-Silva TB, Bahia VS, Nitrini R, Yassuda MS. Functional status in behavioral variant frontotemporal dementia: a systematic review. Bio Med Research International. 2013;1-7.

McKhann GM, Knopman DS, Chertkow H, Hyman BT, Jack Jr CR, Kawas CH et al. The diagnosis of dementia due to Alzheimer's disease: Recommendations from the National Institute on Aging Alzheimer's Association workgroups on diagnostic guidelines for Alzheimer's disease. Alzheimer's & Dementia. 2011;7:263-9.

Montaño MBMM, Ramos LR. Validade da versão em português da Clinical Dementia Rating. Rev. Saúde Pública. 2005;39(6):912-7.

Morris JC. The Clinical Dementia Rating (CDR): current vision and scoring rules neurology. 1993;43:2412-4.

Nitrini R, Bacheschi LA. A neurologia que todo médico deve saber. 2. ed. São Paulo: Atheneu; 2003.

Petersen RC. Mild cognitive impairment. Continuum Journal. 2016;404-18.

Piguet O, Hornberger M, Mioshi E, Hodges JR. Behavioural-variant frontotemporal dementia: diagnosis, clinical staging, and management. Lancet Neurol. 2011;10:162-72.

Ray JN, Strafella AP. The neurobiology and neural circuitry of cognitive changes in parkinson's disease revealed by functional neuroimaging. Movement disorders. 2012;27(12):1484-92.

Small G, Bullock R. Defining optimal treatment with cholinesterase inhibitors in Alzheimer's disease. Alzheimer's & Dementia. 2011;7:177-84.

Stinton C, Lafortune L, Mioshi E, Mak E. Pharmacological management of lewy body dementia: a systematic review and meta-analysis. Am J Psychiatric. 2015; 172(8):731-42.

Tsoi KK, Chan JY, Hirai HW, Wong SY, Kwok TC. Cognitive tests to detect dementia: a systematic review and meta-analysis. JAMA Intern Med. 2015;175:1450.

Weder ND, Aziz R, Wilkins K, Tampi RR. Frontotemporal dementias: a review. Annals of General Psychiatry. 2007;6:15.

Workowski KA, Bolan GA. Centers for Disease Control and Prevention. Sexually transmited diseases treatment guidelines – 2015. MMWR Recomm Rep. 2015;64:1.

23 Doença de Parkinson

Niele Silva de Moraes • Fernanda El Ghoz Leme •
Maisa Carla Kairalla

INTRODUÇÃO

A doença de Parkinson (DP) é neurodegenerativa, crônica e progressiva e afeta especialmente o sistema motor. Atinge, por ano, 120 a cada 100.000 indivíduos de 70 a 80 anos e tem incidência 6 vezes maior nessa faixa etária em comparação à população geral.

Manifestações não motoras também compõem o quadro clínico, tais como: distúrbios cognitivos, psiquiátricos e autonômicos, distúrbio comportamental do sono REM, hiposmia, fadiga; e dor.

FISIOPATOLOGIA

A DP caracteriza-se por degeneração irreversível dos neurônios da parte compacta da substância negra, o que resulta em redução da concentração de dopamina na via nigroestriatal e presença de corpos de Lewi nos neurônios sobreviventes. Os sintomas pré-motores decorrem do acometimento de estruturas do bulbo e da ponte no tronco cerebral, além do sistema olfatório.

A degeneração avança em sentido caudocranial: tronco cerebral baixo (sintomas pré-motores), evoluindo de forma ascendente para o mesencéfalo (estádio motor), até atingir estruturas corticais que integram funções cognitivas (estádio avançado). Além da redução da dopamina, na DP ocorrem também alterações nos circuitos serotoninérgicos, noradrenérgicos e colinérgicos, causando uma variedade de sintomas não motores.

Alterações da alfassinucleína, proteínas tau e amiloide, comprometimento de diferentes sistemas neurotransmissores, alterações sinápticas precoces, inflamação e disfunção mitocondrial contribuem para o declínio cognitivo.

MANIFESTAÇÕES CLÍNICAS

O início dos sintomas motores ocorre em torno dos 60 anos, em ambos os sexos, e em indivíduos de diferentes etnias. Na DP de início precoce, porém, os sintomas manifestam-se antes dos 40 anos. O diagnóstico é estabelecido essencialmente com base na apresentação clínica.

Estádio pré-motor

O estádio pré-motor da DP passou a ser mais bem investigado após se ter demonstrado que grande parte da substância negra já está degenerada quando se manifestam os sintomas motores clássicos. Os pacientes de alto risco apresentam ausência de sinais, sintomas ou alterações estruturais, mas há mutação de genes envolvidos no surgimento de parkinsonismo. Esse estádio pode ser dividido em:

- Pré-clínico: paciente totalmente assintomático, tanto no que diz respeito aos sintomas motores quanto aos não motores, já com degeneração da substância negra
- Pré-diagnóstico: paciente apresenta um dos sinais cardinais da síndrome parkinsoniana, mas insuficiente para se estabelecer o diagnóstico
- Pré-motor: parte do período entre o início do processo degenerativo e o desenvolvimento de DP com sintomas motores clássicos. Alguns endofenótipos conhecidos são a hiposmia, a constipação intestinal e o distúrbio comportamental do sono REM.

Estudos mostram que, para os sintomas se manifestarem, deve haver redução de pelo menos 80% da dopamina estriatal e 60% de perda neuronal. O controle de pacientes idosos demonstra perda de 4,7% dos neurônios dopaminérgicos a cada 10 anos, e pacientes com DP têm perda de 45% no mesmo período. A perda de neurônios dopaminérgicos ocorre de forma exponencial, mais intensa nos estádios iniciais.

Estima-se que o tempo entre o início da degeneração e a manifestação dos sintomas motores da DP seja de 5 anos, com outros estudos extrapolando para 30 anos.

Sintomas e sinais pré-motores

A fisiopatologia é conhecida somente em parte, mas parece ter relação com o acometimento de regiões mais caudais do tronco encefálico, bulbo olfatório e sistema nervoso autônomo – todos descritos como alvos precoces no desenvolvimento de DP.

Apesar de alguns sinais serem muito sugestivos, como hiposmia e distúrbio comportamental do sono REM (DCSR), o restante deles é inespecífico e pode estar presente na população geral sem que haja qualquer correlação com a DP (Tabela 23.1).

A aplicabilidade na prática clínica, portanto, é muito baixa, visto que não é possível o diagnóstico de DP na ausência de síndrome parkinsoniana. A identificação precoce dos sintomas pré-motores ou mesmo dos marcadores

320 Geriatria | Guia Prático

Tabela 23.1 Sinais e sintomas pré-motores.

Déficit olfatório	Corpúsculos de Lewy no bulbo olfatório ocorrem em 100% dos pacientes quando examinados pós-morte O tempo entre o surgimento de hiposmia e sintomas motores do Parkinson é incerto Pacientes com hiposmia parecem ter maior risco de desenvolver Parkinson durante o acompanhamento clínico
Distúrbio comportamental do sono REM	Perda da atonia muscular normal do sono REM Movimentos associados a teores de sonhos, com interpretação destes, às vezes com comportamento agressivo. Provavelmente envolve o tegumento (parte dorsal) da ponte e os núcleos mediais do bulbo Pacientes com distúrbio comportamental do sono REM têm piores escores motores da marcha, maior frequência de instabilidade postural, maior frequência de hipotensão postural, pior resposta à levodopa e pior percepção visual de cores Quando presente, é um sinal de alerta para ocorrência de déficits cognitivos específicos, incluindo memória verbal episódica, funções executivas, processamento visuoespacial e visuoperceptual Ocorre em até 50% dos pacientes com DP e precede os sintomas de parkinsonismo em vários anos, podendo variar de 1 a 20 anos. Em contrapartida, pacientes com distúrbio comportamental do sono REM (DCSR) idiopático têm risco aumentado de desenvolver doenças degenerativas após 12 anos de seguimento, como DP, doença de Alzheimer, déficit cognitivo leve e atrofia de vários sistemas
Alterações comportamentais	Depressão é comum e ocorre em mais de 25% dos pacientes com diagnóstico recente Pacientes com DP têm chance 2 a 3 vezes maior de desenvolver depressão do que controles de pacientes saudáveis Podem preceder os sintomas motores em até 20 anos, com pico entre 3 e 6 anos. Entretanto, pacientes com depressão têm chance 3,13 vezes maior de desenvolver DP. Outras personalidades pré-mórbidas comuns na população em geral e pouco específicas para DP são: introversão, inflexibilidade de comportamento, pensamento com menos abstração, confiabilidade, responsabilidade, lealdade, subordinação, menor tendência à liderança, atitude conservadora e autoprotetora com intenso autocontrole e dificuldade de expressar agressividade
Constipação intestinal	É uma forma de disautonomia, redução dos movimentos peristálticos por presença de corpos de Lewy e redução da contagem de neurônios dopaminérgicos no plexo mioentérico Varia de 2 a 24 anos, média de 12 anos, antes dos sintomas motores Pacientes com constipação intestinal têm chance 2,7 vezes maior de desenvolver DP
Perda de peso	Etiologia multifatorial: discinesias, mudança de hábitos alimentares, efeito de medicações, maior tempo de ingestão alimentar (os sintomas motores parkinsonianos aumentam o tempo de refeição do paciente, podendo comprometer a quantidade de alimento ingerida), saciedade precoce e alterações fisiológicas intrínsecas do processo degenerativo Estudo retrospectivo avaliou que a perda de peso antecedeu os sintomas motores da DP em até 4 anos

biológicos não altera a conduta clínica, visto que ainda não existem terapias neuroprotetoras disponíveis.

Outros sintomas não motores da doença de Parkinson, mas que, em geral, se manifestam 5 anos após o diagnóstico são ansiedade, urgência urinária, disfunção sexual, sialorreia e tontura.

Acatisia é uma sensação de inquietação interior que é aliviada quando o indivíduo se locomove e que leva à incapacidade de ficar parado. É relatada em até 46% dos pacientes com DP e está associada a ansiedade e suicídio em várias doenças. Pode causar atividade motora despropositada contínua, como o constante cruzamento e descruzamento das pernas, e a incapacidade de permanecer sentado, marchando no lugar quando em pé ou andando constantemente pelo ambiente. Embora pareça ser bastante comum na DP, esse distúrbio não tem sido estudado de forma sistemática.

A acatisia pode, ainda, tornar problemático o diagnóstico, pois há possibilidade de ser confundida com sintomas parkinsonianos (tremores ou acinesia), efeitos colaterais dos medicamentos utilizados no tratamento da DP ou problemas associados à ansiedade. O tratamento pode incluir benzodiazepínicos, betabloqueador adrenérgico (p. ex., propranolol), alfabloqueador adrenérgico (clonidina), amantadina e anticolinérgicos.

DIAGNÓSTICO

Os critérios propostos pela United Kingdom Parkinson's Disease Society Brain Bank para o diagnóstico consistem em três passos, a seguir elucidados.

Passo 1

Caracterização de síndrome parkinsoniana ou parkinsonismo:

- Pelo menos dois dos componentes da Tabela 23.2; normalmente tem início em um hemicorpo – geralmente em um membro superior –, e, após meses ou anos, atinge o lado contralateral
- Início simultâneo em ambos os lados sugere outras causas de parkinsonismo que não DP, tais como paralisia supranuclear progressiva e degeneração corticobasal (parkinsonismo atípico ou *plus*)
- Casos que se iniciam com tremor são mais facilmente e precocemente diagnosticados
- Em caso de abertura do quadro com rigidez e bradicinesia (síndrome rígido-acinética), a identificação é mais difícil, pois pode ser confundido com hemiparesia. É mais frequente na DP de início precoce, às vezes associada a sintomas distônicos
- Sintomas não motores frequentemente já estão presentes no diagnóstico de síndrome parkinsoniana e podem facilitar o diagnóstico de DP.

322 Geriatria | Guia Prático

Tabela 23.2 Componentes básicos da síndrome parkinsoniana.

Bradicinesia	Pobreza dos movimentos e lentidão na iniciação e execução de atos motores voluntários e automáticos Incapacidade de sustentar movimentos repetitivos, fadigabilidade anormal e dificuldade de realizar movimentos simultâneos Repercussões clínicas: ■ Marcha: passos mais curtos, diminuição dos movimentos passivos dos membros superiores, *freezing* ou bloqueio ■ Escrita: micrografia ■ Fala: volume baixo e sem entonações ■ Hipomimia facial
Rigidez ou hipertonia plástica	Acometimento preferencial da musculatura flexora, resistência à movimentação do membro contínua ou intermitente, configurando o fenômeno de "roda dentada" Repercussão clínica: ■ Postura simiesca: anteflexão do tronco e semiflexão dos membros
Tremor de repouso	Tipicamente de repouso, exacerba-se durante a marcha, ao esforço mental e em situações de tensão emocional, diminuindo com a movimentação voluntária do membro afetado e desaparecendo com o sono. A frequência varia de 4 a 6 ciclos/s Costuma envolver preferencialmente as mãos, configurando a alternância entre pronação e supinação ou flexão e extensão dos dedos. Pode haver associação com tremor postural. Está presente em 70 a 80% dos pacientes na fase inicial. Começa de forma unilateral assimétrica, podendo progredir bilateralmente em todas as extremidades
Instabilidade postural	Decorrente da perda de reflexos de readaptação É incomum nas fases iniciais da doença, evidenciando-se apenas em mudanças bruscas de direção durante a marcha. Pode agravar-se com a evolução e causar quedas frequentes Instabilidade postural nas fases iniciais da doença depõe contra o diagnóstico de DP, sugerindo outras causas de parkinsonismo atípico

Passo 2

Aborda a identificação da etiologia do parkinsonismo, isto é, reconhecer causas específicas de parkinsonismo secundário (Tabela 23.3) ou formas atípicas de parkinsonismo degenerativo (Tabelas 23.4 a 23.6 e Figura 23.1).

Capítulo 23 • Doença de Parkinson   323

Tabela 23.3 Causas de parkinsonismo secundário.

Fármacos: causa mais comum. Atuam bloqueando receptores D1 e D2 presentes no corpo estriado. Pode persistir por semanas ou meses após a suspensão do uso do fármaco	Neurolépticos (principalmente os típicos: haldol e clorpromazina. Exceção: clozapina, pois atua em receptor D4; não atua no corpo estriado) Antieméticos (metoclopramida e bromoprida) Bloqueadores de canal de cálcio antivertiginosos (cinarizina, flunarizina) Amiodarona Lítio Imunossupressores: ciclosporina e tacrolimo Antidepressivos: inibidores da recaptação de serotonina e duais Anticonvulsivantes: fenitoína e valproato
Parkinsonismo vascular	Critérios de Zijlmans *et al.* (2004): ■ Presença de parkinsonismo ■ Evidência clínica ou neuroimagem de doença cerebrovascular relevante ■ Relação consistente entre o aparecimento do parkinsonismo e a doença cerebrovascular, evidenciada por uma das seguintes características: • Instalação aguda ou retardada do parkinsonismo e infartos em regiões que podem aumentar o *output* dos núcleos da base (globo pálido interno e *pars* compacta da substância negra) ou diminuir a ativação talamocortical (núcleo ventral do tálamo ou infarto extenso em região frontal) • Síndrome rígido-acinética contralateral dentro de 1 ano após o infarto • Parkinsonismo de instalação insidiosa, bilateral, com extensas áreas de lesões na substância branca subcortical e presença de hesitação da marcha ou disfunção cognitiva precoce Excluir: traumatismo cranioencefálico (TCE) repetido, encefalite definida, tratamento com neuroléptico na instalação do quadro clínico, tumor cerebral, hidrocefalia comunicante em neuroimagem ou outra explicação para o parkinsonismo
Intoxicações exógenas	Manganês, monóxido de carbono, dissulfeto de carbono, metil-fenil-tetra-hidroperidina, metanol, organofosforados, herbicidas (paraquat, glifosato)
Afecções autoimunes ou paraneoplásicas do SNC	–
Traumatismo cranioencefálico	–
Processos expansivos no SNC	–
Distúrbios metabólicos	Hipoparatireoidismo

SNC: sistema nervoso central.

324 Geriatria | Guia Prático

Tabela 23.4 Parkinsonismo atípico ou parkinsonismo *plus*.

Características gerais	Quadros neurológicos degenerativos em que uma síndrome parkinsoniana, em geral rigidez e acinesia, sem tremor, está associada a distúrbios autônomos, cerebelares e piramidais do neurônio motor inferior ou movimentação ocular extrínseca Tipicamente simétrico e com resposta inadequada aos agentes antiparkinsonianos Difícil diagnóstico diferencial com DP, pois também atinge pacientes de meia-idade
Paralisia supranuclear progressiva	Instabilidade postural importante já no início da doença Posteriormente, após 2 a 3 anos, define-se o quadro clínico com o aparecimento de oftalmoparesia supranuclear vertical
Atrofia de vários sistemas	Manifesta-se de duas formas: ■ Rígido-acinética ou estriatonigral: 80% dos casos, predomínio de parkinsonismo, denominada síndrome de Shy-Drager ■ Atrofia olivopontocerebelar: predomínio de alterações cerebelares ■ Ambas são associadas a distúrbios autônomos graves (hipotensão postural, impotência sexual e disfunção de esfíncter vesical)
Degeneração corticobasal	Síndrome rígido-acinética (às vezes com posturas distônicas) com acentuada e persistente assimetria, associada a uma ou mais das seguintes manifestações de disfunção cortical: apraxia ideomotora, síndrome da mão alienígena, alterações sensoriais corticais (p. ex., fenômeno de extinção, agrafoestesia, estereoagnosia) ou mioclonias corticais
Demência por corpúsculos de Lewy	Características clínicas predominantes são parkinsonismo e demência, frequentemente associados a quadro alucinatório visual

Tabela 23.5 Parkinsonismo primário de início precoce.

Diagnóstico mais complexo, envolve maior número de afecções
Representa 10 a 15% dos casos
Instalação na meia-idade, afecções degenerativas e alterações metabólicas listadas a seguir, geralmente de causa genética
Investigar sempre as causas listadas abaixo: ■ Doença de Wilson (acúmulo de cobre): parkinsonismo presente em até 66%, associado a quadro distônico ou tremor postural. Anéis de Kaiser-Fleischer ■ Formas genéticas de parkinsonismo relacionado com a distonia ■ Neurodegenerações associadas ao acúmulo de ferro ■ Calcificação estriato-pálido-dentada (síndrome de Fahr) ■ Degeneração palidal ■ Neuroacantocitose ■ Atrofias espinocerebelares (tipos 2, 3 e 17) ■ Demência frontotemporal com parkinsonismo (cromossomo 17) ■ Forma rígida da doença de Huntington (variante de Westphal) ■ Pré-mutação do gene X frágil ■ Complexo composto de parkinsonismo, demência e esclerose lateral amiotrófica, da ilha de Guam ■ Parkinsonismo atípico das Antilhas (Guadalupe)

Capítulo 23 • Doença de Parkinson **325**

Tabela 23.6 Formas genéticas da doença de Parkinson.

Locus PARK1 – cromossomo 4(4q21-23)	Gene que codifica a alfassinucleína, proteína específica de neurônio da membrana pré-sináptica que é um componente dos corpos de Lewy, além de inclusões citoplasmáticas encontradas em neurônios dopaminérgicos da substância negra em pacientes com forma clássica da DP Herança autossômica dominante rara e restrita a famílias ítalo-gregas
Gene *PARK2* – cromossomo 6 (6 p15.2 a 27)	Decodifica a proteína chamada Parkin. Causa 10 a 20% de DP de início precoce, geralmente antes dos 30 anos. Rara em idosos
Gene PARK9	Forma juvenil, de instalação antes dos 20 anos. Síndrome de Kufor-Rakeb: cursa com comprometimento cognitivo, distúrbio psiquiátrico, síndrome piramidal e mioclonias faciais
Gene *PARK8*	Autossômica dominante com penetrância relacionada com a idade, geralmente após os 40 anos
Genes *PARK 5, 6 e 7*	DP de início precoce, mais raras

Passo 3

Confirmação do diagnóstico clínico com base na resposta terapêutica à levodopa e na evolução da doença. É importante observar:

- Se há boa resposta aos fármacos de ação dopaminérgica, especialmente à levodopa, pois é critério obrigatório para diagnóstico de DP. É necessário, no entanto, ter atenção, pois tal cenário pode ocorrer de forma parcial em algumas outras doenças que se manifestam com parkinsonismo, assim como paralisia supranuclear progressiva (20% de resposta) e atrofia de vários sistemas (50% de resposta)
- O aparecimento de discinesias tardias induzidas pela levodopa deve ser visto como confirmatório de DP.

Exames complementares

Exames complementares são solicitados para descartar outras condições que fazem diagnóstico diferencial. São eles:

- Tomografia computadorizada (TC) e ressonância magnética (RM) são úteis para o diagnóstico diferencial de outras doenças que cursam com parkinsonismo. Não há anormalidades estruturais que sejam características da DP
- Exames de neuroimagem funcional com marcadores de transportador de dopamina ou levodopa podem facilitar a diferenciação, mas não estão disponíveis na prática clínica
- Ultrassonografia de substância negra poderá ser útil futuramente, uma vez que têm sido descritas anormalidades na ecogenicidade

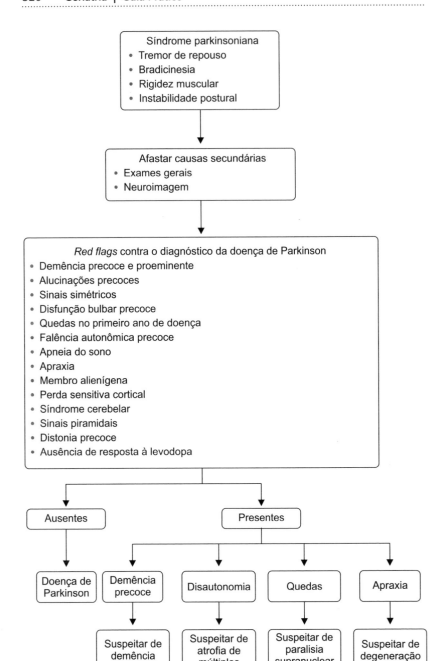

Figura 23.1 Algoritmo para diagnóstico das síndromes parkinsonianas.

Capítulo 23 • Doença de Parkinson

- Exame do olfato: por ocasião do início das manifestações motoras, já existe um grande déficit olfatório, o que não ocorre no parkinsonismo atípico e no tremor essencial
- Marcadores biológicos (p. ex., alfassinucleína): perspectiva futura.

Evidências de parkinsonismo atípico (*red flags*) que se diferenciam da doença de Parkinson

O parkinsonismo atípico, ao contrário do que ocorre na DP, geralmente se instala de forma simétrica e responde mal a fármacos de efeito antiparkinsoniano. Os sinais de alerta que sugerem parkinsonismo atípico são:

- Anamnese sugestiva de parkinsonismo secundário
- Instalação bilateral e simétrica
- Ausência de tremor em repouso
- Instabilidade postural, demência ou distúrbios autônomos graves em estádio inicial da doença
- Presença de déficit de olhar vertical para baixo, sinais piramidais, sinais cerebelares, mioclonia, acometimento do neurônio motor inferior, sinais parietais ou síndrome da mão estrangeira em qualquer estádio da doença
- Parkinsonismo afetando exclusivamente a marcha
- Presença de alterações relevantes detectadas por meio de exames de neuroimagem estrutural
- Resposta precária ou ausência de resposta à levodopa.

Sintomas não motores

Depressão

A DP se associa frequentemente com sintomas depressivos. Os mecanismos subjacentes da depressão na DP não são conhecidos em detalhes; porém, alterações na estrutura cerebral, níveis de neurotransmissores, inflamação e alteração da sinalização celular estão implicados. Alterações nos sistemas dopaminérgicos, noradrenérgicos e serotoninérgicos parecem contribuir para a depressão na DP. Fatores psicossociais e dor também podem estar associados.

A depressão ocorre em torno de 35% dos pacientes e, frequentemente, é um quadro persistente, com impacto importante na capacidade funcional e na qualidade de vida do paciente e de seus cuidadores. A etiologia da depressão associada à DP ainda é desconhecida; no entanto, seu aparecimento antes dos sintomas motores, sua associação com formas hereditárias da DP, assim como a falta de relação com a gravidade dos sintomas motores sugerem um componente biológico significativo. Estudos mostram que a depressão em uma fase mais precoce pode ser fator de risco para DP.

328   Geriatria | Guia Prático

Ansiedade

É o segundo distúrbio psiquiátrico mais frequente, após a depressão. Todos os tipos de transtornos de ansiedade foram relatados na DP, sendo os mais comuns o transtorno de ansiedade generalizada e a fobia social.

Apatia

É a perda da motivação caracterizada por redução do discurso, da atividade motora e da expressão emocional. Frequentemente, acompanha o quadro de depressão, mas pode ocorrer em pacientes com DP sem quadro depressivo.

Distúrbios cognitivos

O comprometimento cognitivo é um dos sintomas não motores mais comuns e mais importantes da DP. Estudos mostram que, quando comparadas a grupos da mesma idade, pessoas com DP apresentam declínio mais rápido de domínios cognitivos, principalmente de função executiva, atenção, habilidade visuoespacial e memória.

Declínio cognitivo subjetivo, que é o declínio notado pelo paciente, familiares ou profissional da saúde, mas com performance normal nos testes cognitivos, é relatado em 25 a 30% dos pacientes com DP. Alguns desses casos estabilizam, retornando para a cognição normal, e outros evoluem para demência. Estudos identificaram alucinações visuais e ilusões como fatores de risco para declínio cognitivo e demência na DP.

Demência

É uma das manifestações mais graves da DP. Estudos longitudinais indicam que, após 10 anos de diagnóstico de DP, a maioria dos pacientes irá desenvolver demência. A prevalência varia de 20 a 40%, podendo chegar a 80% nos pacientes com DP acima dos 70 anos. O desenvolvimento de demência piora a qualidade de vida e aumenta o risco de mortalidade nesses indivíduos.

A demência na DP apresenta como principais fatores de risco o comprometimento motor mais grave, forma rígido-acinética, alucinações induzidas por drogas, disfunção cognitiva preexistente, baixo nível de instrução e idade avançada.

Manifesta-se como apatia, alentecimento do processo cognitivo, comprometimento da memória e das funções executivas frontais – características de demência frontal-subcortical, em que há predomínio de atrofia em regiões subcorticais dos lobos frontais, fazendo com que os sintomas motores precedam o comprometimento cognitivo. A perda de memória é secundária e o paciente preserva relativa capacidade de armazenamento de novas informações, recordando-se de fatos ao serem dadas pistas.

"Demência associada à DP" refere-se à demência que se desenvolve pelo menos 12 meses após a instalação das alterações motoras. Quando ela se desenvolve nos primeiros 12 meses de evolução da doença, preenche-se o critério para o diagnóstico de demência de corpos de Lewy.

Os diagnósticos diferenciais de demência associada à DP são: efeito colateral de medicações, deficiência de vitamina B12 e ácido fólico, hematoma subdural, depressão, neurossífilis, infartos cerebrais, disfunção da tireoide, hidrocefalia e outras demências.

Sintomas autonômicos

Transtornos secundários à disfunção do sistema nervoso autônomo são frequentes na DP, ocorrendo em 14 a 80% dos pacientes. Incluem: hipotensão ortostática, hipotensão pós-prandial, constipação intestinal, disfagia, diaforese, problemas urinários e disfunção sexual.

Hipotensão ortostática

Caracteriza-se pela diminuição maior ou igual a 20 mmHg na pressão arterial sistólica (PAS) e/ou 10 mmHg na pressão arterial diastólica (PAD) após 3 min de mudança de posição deitada para em pé. Ocorre em 30 a 60% de pacientes com DP, e é mais frequente em pessoas com idades mais avançadas e com DP de maior duração e gravidade.

Hipotensão pós-prandial

Caracteriza-se por redução da PAS em mais de 20 mmHg nas 2 h posteriores à ingestão de alimentos. Suspeita-se desse quadro quando ocorre piora dos sintomas parkinsonianos logo após a alimentação, similar a períodos *off*. Pode-se manifestar também como síncope, pré-síncope ou astenia.

Hipertensão supina

Os pacientes com DP e hipotensão ortostática apresentam PA mais elevada em decúbito supino, com episódios de hipertensão arterial causados por alteração no barorreflexo cardiovagal.

Sintomas gastrintestinais

A deterioração da atividade vagal é responsável pela maioria das complicações gastrintestinais.

Sialorreia

É produzida pela hipocinesia secundária a alterações na deglutição. Pode prejudicar bastante a qualidade de vida do paciente, favorecendo o isolamento social.

330   Geriatria | Guia Prático

Disfagia

Em fases avançadas, observa-se comprometimento da deglutição em mais de 50% dos casos. A rigidez e a bradicinesia da musculatura orolingual geram dificuldade na mastigação e diminuição do peristaltismo esofágico. A disfagia precoce deve levantar a suspeita de outras doenças neurodegenerativas, como a paralisia supranuclear progressiva.

Retardo do esvaziamento gástrico

Afeta de 70 a 100% dos pacientes e, em muitos casos, é assintomático. Manifesta-se como saciedade precoce, anorexia, dor abdominal, náuseas, vômitos; e flutuações motoras por diminuição da biodisponibilidade da levodopa. A levodopa diminui o esvaziamento gástrico e a motilidade intestinal, e induz náuseas e vômitos. Comidas ricas em gorduras e carboidratos também retardam o esvaziamento gástrico.

Constipação intestinal

Caracteriza-se por menos de três evacuações em 1 semana e afeta de 54 a 90% dos pacientes com DP.

Disfunção urinária

A disfunção urinária pode manifestar-se como noctúria, urgência e incontinência urinária por hiper-reflexia no músculo detrusor. A disfunção vesical e o volume residual pós-miccional pioram com a gravidade da DP.

Disfunção sexual

Caracteriza-se pela incapacidade de alcançar e manter a ereção durante tempo suficiente para ter uma relação sexual. As alterações na ereção costumam ser precedidas por um período de hipersexualidade, que pode associar-se à ejaculação precoce.

Transtorno da termorregulação e hiperidrose

Caracterizam-se por episódios paroxísticos de sudorese desencadeados pelos períodos *off* e períodos *on*, com discinesias.

Distúrbios do sono

Os distúrbios do sono incluem insônia, sonolência diurna excessiva com ataques de sono (tendência indesejável de cochilar em horas inapropriadas, o que interfere na vida diária familiar, social ou profissional), síndrome das pernas inquietas, distúrbio comportamental do sono REM e as parassonias. Afetam entre 55 e 80% dos pacientes com DP e suas causas são multifatoriais, incluindo aspectos específicos ligados à própria doença e à medicação em uso, às comorbidades e aos tratamentos concomitantes. As parassonias consistem em terror noturno, sonambulismo, pesadelos e sonilóquios, entre outros.

Os distúrbios do sono mais comuns são a fragmentação do sono e o despertar precoce. São causas de fragmentação do sono na DP: noctúria, dificuldade para virar-se na cama, cãibras, tremor, sonhos vívidos ou pesadelos e dor.

Sintomas da síndrome das pernas inquietas (SPI) são com frequência relatados na DP. A SPI é um distúrbio do movimento que se caracteriza pelo desejo urgente de mover as pernas, associado à sensação de desconforto que ocorre principalmente ou exclusivamente à noite, aparecendo ou piorando com o repouso e melhorando com o movimento, em especial ao andar.

Movimentos periódicos dos membros no sono manifestam-se como estereotipados e repetitivos, principalmente dos membros inferiores.

Distúrbios comportamentais do sono REM ocorrem, comumente, em pessoas com DP e caracterizam-se por movimentos relacionados ao aumento do tônus muscular durante a fase REM do sono. Essa alteração leva o doente a se movimentar, muitas vezes de forma violenta, durante a noite e apresentar vocalizações, como gritos.

A síndrome da apneia obstrutiva do sono – doença respiratória provocada por colapsos intermitentes e repetidos da via respiratória superior que provocam pausas respiratórias – também pode estar associada à DP.

Fadiga

É um problema comum na DP. Pode estar associada à sonolência diurna excessiva, à depressão ou ser um sintoma isolado.

Disfunção olfatória

É muito comum em pacientes com DP e pode apresentar-se como comprometimento da identificação, discriminação e detecção de odores. Com frequência, não é percebida pelos pacientes. Pode preceder os sintomas motores ou ocorrer na fase inicial da doença.

Dor

Pode ser lancinante, em queimação ou *tingling*; ainda, localizada ou generalizada.

EVOLUÇÃO E PROGNÓSTICO

A DP é uma doença bastante heterogênea entre os pacientes em relação à apresentação clínica, resposta ao tratamento e ocorrência de complicações motoras, apresentando progressão muito variável. Assim, utiliza-se a escala de Hoehn & Yahr para estadiamento da DP (Tabela 23.7).

332 Geriatria | Guia Prático

Tabela 23.7 Estadiamento da doença de Parkinson de acordo com a escala de Hoehn & Yahr.

Estádio	Características clínicas
1	Doença unilateral
1,5	Doença unilateral e axial
2	Doença bilateral sem instabilidade postural
2,5	Doença bilateral; instabilidade postural discreta; com recuperação no teste de retropulsão
3	Dificuldade significativa da marcha e estabilidade postural, mas ainda capaz de deambular sem ajuda
4	Dificuldade significativa da marcha e estabilidade postural, mas ainda capaz de deambular sem ajuda
5	Incapaz de deambular sem ajuda; confinado à cadeira de rodas ou cama

Costuma-se classificar a DP nas seguintes formas: tremor dominante; rígido-acinética; e instabilidade postural. Ao longo da doença, o paciente pode passar de uma forma para outra.

O tremor é o sintoma cardinal com progressão mais lenta e melhor resposta à terapêutica farmacológica. Os pacientes com instabilidade postural e alterações da marcha têm maior risco de complicações, como depressão e demência, e apresentam pior resposta à medicação.

Pessoas com início da DP em idades mais avançadas apresentam progressão mais rápida da doença e maior risco de desenvolverem demência. Pessoas com DP de início precoce (antes dos 40 anos de idade) apresentam progressão mais lenta; no entanto, desenvolvem mais precocemente e com maior gravidade o aparecimento de complicações motoras, como as flutuações.

A DP não aumenta o risco de mortalidade em comparação com indivíduos que não têm a doença. No entanto, alterações posturais, de marcha, demência e disfagia aumentam indiretamente a mortalidade. As principais causas de morte são infecções respiratórias, tromboembolismo pulmonar, infecções urinárias e complicações resultantes de quedas e fraturas.

BIBLIOGRAFIA

Aarsland D, Hutchinson M, Larsen JP. Cognitive, psychiatric and motor response to galantamine in Parkinson's disease with dementia. Int J Geriatr Psychiatry. 2003;18(10):937-41.

Aarsland D, Ballard C, Walker Z, Bostrom F, Alves G, Kossakowski K et al. Memantine in patients with Parkinson's disease dementia or dementia with Lewy bodies: a double-blind, placebo-controlled, multicentre trial. Lancet Neurol. 2009;8:613-8.

Aarsland D, Creese B, Politis M, Chaudhuri KR, Ffytche DH, Weintraub D et al. Cognitive decline in Parkinson disease. Nat Rev Neurol. 2017;13(4):217-31.

Andrade LAF, Barbosa ER, Cardoso F, Teive HAG. Doença de Parkinson: estratégias atuais no tratamento. São Paulo: OmniFarma Editora & Eventos; 2010.

Aykaç Ö, Akbostanci CM, Mercan NF, Karan O. Akathisia in Parkinson's disease: frequency and clinical implications [abstract]. Movement Disorders. 2013;28(1):388.

Barbosa ER, Ferraz HE, Tumas V. Transtornos do movimento – diagnóstico e tratamento. v. 1. São Paulo: OmniFarma Editora & Eventos; 2013.

Barbosa ER, Sallem FAZ. Doença de Parkinson – diagnóstico. Rev Neurociências. 2005;13(3):158-65.

Comella CL, Goetz CG. Akathisia in Parkinson's disease. Mov Disord. 1994;9:545-9.

Comité de Movimientos Anormales de la Asociación Colombiana de Neurología. Medicamentos utilizados en la enfermedad de Parkinson: guía práctica. Consenso de la Asociación Colombiana de Neurología sobre Enfermedad de Parkinson. Acta Neurol Colomb. 2019;35(3);1:75-9.

Dias-Tosta E, Rieder CRM, Borges V, Neto YC. Doença de Parkinson – recomendações. 2. ed. São Paulo: OmniFarma Editora & Eventos; 2012.

Dubois B, Tolosa E, Katzenschlager R, Emre M, Lees AJ, Schumann G et al. Donepezila in Parkinson's disease dementia: a randomized, double-blind efficacy and safety study. Mov Disord. 2012;27:1230-8.

Ebadi M, Pfeiffer R. Parkinson's disease. Flórida: CRC Press; 2005.

Emre M, Aarsland D, Brown R, Burn DJ, Duyckaerts C, Mizuno Y et al. Clinical diagnostic criteria for dementia associated with Parkinson's disease. Mov Disord. 2007;22(12):1689-707.

Emre M, Tsolaki M, Bonuccelli U, Destée A, Tolosa E, Kutzelnigg A et al. Memantine for patients with Parkinson's disease dementia or dementia with Lewy bodies: a randomised, double-blind, placebo-controlled trial. Lancet Neurol. 2010;9:969-77.

Ferraz HB. Dopamine agonists on Parkinson's disease treatment. Rev Neurociências. 2004;12(4).

Freitag F, Brucki SMD, Barbosa AF, Chen J, Souza CO, Valente DF et al. Is virtual reality beneficial for dual-task gait training in patients with Parkinson's disease? A systematic review. Dement Neuropsychol. 2019;13(3):259-67.

Leung IH, Walton CC, Hallock H, Lewis SJ, Valenzuela M, Lampit A. Cognitive training in Parkinson disease: a systematic review and meta-analysis. Neurology. 2015;85:1843-51.

Litvinenko IV, Odinak MM, Mogil'naya VI, Emelin AY. Efficacy and safety of galantamine (reminyl) for dementia in patients with Parkinson's disease (an open controlled trial). Neurosci Behav Physiol. 2008;38(9):937-45.

McKeith IG, Dickson DW, Lowe J, Emre M, O'Brien JT, Feldman H et al. Diagnosis and management of dementia with Lewy bodies: third report of the DLB Consortium. Neurology. 2005;65:1863-72.

Oertel WH, Berardelli A, Bloem R, Bonuccelli U, Burn D, Deuschl G et al. Late (complicated) Parkinson's disease. In: Gilhus NE, Barnes MP, Brainin M. European handbook of neurological management. v. 1. 2. ed. Chichester: Blackwell Publishing; 2011.

Olanow CW, Stern MB, Sethi K. The scientific and clinical basis for the treatment of Parkinson disease. Neurology. 2009;72(4).

Palma JA, Kaufmann H. Treatment of autonomic dysfunction in Parkinson disease and other synucleinopathies. Mov Disord. Mar/2018;33(3):372-90.

Patel T, Chang F. Practice recommendations for Parkinson's disease: Assessment and management by community pharmacists. Can Pharm J (Ott). 2015;148(3):142-9.

Reynolds GO, Otto MW, Ellis TD, Cronin-Golomb A. The therapeutic potential of exercise to improve mood, cognition, and sleep in Parkinson's disease. Mov Disord. 2016;31:23-38.

Rodrigues-Carrilo JC, Ibarra M. Depresión y otros trastornos afectivos en la enfermedad de Parkinson. Consenso de la Asociación Colombiana de Neurología sobre enfermedad de Parkinson. Acta Neurol Colomb. 2019;35(3);1:53-62.

Rueda-Acevedo M, Fuquen FC. Disfunción autonómica en la enfermedad de Parkinson: enfoque práctico. Acta Neurol Colomb. 2019;35(3);1:69-74.

Ryan M, Eatmon CV, Slevin JT. Drug treatment strategies for depression in Parkinson disease. Expert Opin Pharmacother. 2019;20(11):1351-63.

Tosta ED, Rieder CRM, Borges V. Doença de Parkinson: recomendações. São Paulo: Omini Farma Editora & Eventos; 2010.

Van Laar T, De Deyn PP, Aarsland D, Barone P, Galvin JE. Effects of cholinesterase inhibitors in Parkinson's disease dementia: a review of clinical data. CNS Neurosci Ther. 2011;17(5):428-41.

Wang HF, Yu JT, Tang SW, Jiang T, Tan CC, Meng XF et al. Efficacy and safety of cholinesterase inhibitors and memantine in cognitive impairment in Parkinson's disease, Parkinson's disease dementia, and dementia with Lewybodies: systematic review with meta-analysis and trial sequential analysis. J. Neurol. Neurosurg. Psychiatry. 2015;86:135-43.

Zijlmans JC, Daniel SE, Hughes AJ, Révész T, Lees AJ. Clinicopathological investigation of vascular Parkinsonism, including clinical criteria for diagnosis (2004). Mov Disord. 2004;19:630-40.

Zhuo C, Xue R, Luo L, Ji F, Tian H, Qu H et al. Efficacy of antidepressive medication for depression in Parkinson disease: a network meta-analysis. Medicine. 2017;96:22.

24 Tratamento dos Sintomas Motores e não Motores na Doença de Parkinson

Niele Silva de Moraes • Fernanda El Ghoz Leme •
Maisa Carla Kairalla • Rondinei Silva Lima •
Geovanna Lemos Lopes • Mariângela M. Domingues

INTRODUÇÃO

A doença de Parkinson (DP) é a segunda doença neurodegenerativa mais comum, após a doença de Alzheimer. Desenvolve-se tipicamente na quinta ou sexta década de vida, com caráter evolutivo e incapacitante, sendo de grande importância o diagnóstico precoce e o tratamento adequado para maior qualidade de vida dos pacientes. Este capítulo abordará o tratamento dos sintomas motores e não motores na DP.

O objetivo do tratamento na DP é promover controle de sintomas e melhora da capacidade funcional e da qualidade de vida dos indivíduos acometidos pela doença. Para o manejo adequado da doença, é fundamental o acompanhamento de uma equipe multiprofissional de saúde que atue de forma integrada.

TRATAMENTO

Tratamento não farmacológico

Educação em saúde

A primeira parte do tratamento consiste na educação em saúde. Para melhor resposta e adesão a ele, é essencial informar ao paciente e sua família sobre a doença e as estratégias de intervenção.

Acompanhamento psicológico

Deve-se avaliar o humor e as necessidades emocionais para fornecer suporte psicológico ao paciente e sua família, visando à melhora da qualidade de vida e do controle dos sintomas. O estado emocional piora de forma relevante os sintomas motores e não motores da doença, prejudicando bastante o bem-estar físico e emocional.

Entre as abordagens terapêuticas, destaca-se a terapia cognitivo-fundamental. Grupos de apoio ao cuidador e grupos de pessoas com DP são importantes

336 Geriatria | Guia Prático

para fornecer orientações para o cuidado, esclarecer dúvidas, dar suporte ao paciente e ao familiar e estimular a integração social.

Acompanhamento de fonoaudiologia

A American Academy of Neurology recomenda terapia fonoaudiológica para os pacientes com DP e a estimulação de exercícios vocais em casa em função de manter a melhora alcançada com tal abordagem. A terapia, além da melhora da voz e da disfagia, pode melhorar a sialorreia.

Terapia ocupacional

Estudos mostram que o treinamento cognitivo personalizado e padrão pode melhorar a memória, a função executiva e a atenção em pessoas com doença de DP. Além disso, a terapia ocupacional pode orientar adaptação para segurança ambiental e terapias assistivas, quando indicado.

Mindfulness e meditação

Os benefícios da meditação têm se destacado. Estudo randomizado com 184 pacientes com DP leve a moderada em programa de *mindfulness* e ioga por 8 semanas levaram à melhora na função motora e na incapacidade similar à melhora observada com treino de resistência, apresentando resultados superiores nos escores de depressão, ansiedade, sensação de bem-estar e qualidade de vida.

Nutrição

Pacientes com DP apresentam alto risco nutricional devido ao aumento da demanda metabólica, hiposmia, hipogeusia, disfagia e constipação intestinal. Dessa forma, é importante realizar a avaliação nutricional e acompanhamento desses indivíduos.

São recomendações importantes:

- Dieta rica em fibras e hidratação adequada
- Evitar refeições volumosas e gordurosas
- Tomar a levodopa longe das refeições (preferencialmente, 1 h antes ou 2 h após)
- Não é necessária restrição proteica, exceto em casos específicos, com doença avançada e flutuações motoras, quando a competição com aminoácidos interfere na absorção da levodopa.

Intervenção fisioterapêutica

A intervenção fisioterapêutica é clinicamente útil e tem potencial coadjuvante ao tratamento medicamentoso na DP, visando, principalmente, a maximizar a

Capítulo 24 • Tratamento dos Sintomas Motores e não Motores... 337

capacidade funcional e a reduzir complicações secundárias da doença por meio da reabilitação das disfunções do movimento em um contexto de apoio e orientação ao indivíduo com DP, à sua família e aos cuidadores.

A efetividade do tratamento fisioterapêutico está condicionada à habilidade do profissional em conduzir uma avaliação criteriosa e, nela, identificar fatores que interferem diretamente na definição dos objetivos específicos e estabelecimento da conduta fisioterapêutica.

Alguns principais fatores investigados pelo fisioterapeuta são: o reconhecimento do estágio de evolução da doença e o comprometimento clínico e funcional do indivíduo. A Tabela 24.1 sintetiza os objetivos da abordagem fisioterapêutica de acordo com cada estágio da DP, classificados segundo a escala de Hoehn e Yahr (HY). Vale ressaltar que os objetivos são cumulativos, quando for possível, à medida que a doença progride.

O fisioterapeuta deve reconhecer que as deficiências motoras e o comprometimento clínico-funcional na DP são variados e complexos, ainda que no mesmo estágio e, portanto, deve compreender a extensão e gravidade delas. Da mesma forma, identificar as potencialidades ainda preservadas requer uma abordagem centrada no indivíduo para reconhecimento de demandas individuais e prioridades terapêuticas.

Nessa perspectiva, a Classificação Internacional de Funcionalidade, Incapacidade e Saúde (CIF) pode auxiliar o fisioterapeuta a descrever a funcionalidade e incapacidade dos indivíduos com DP sob uma abordagem biopsicossocial do estado de saúde, levando em consideração estruturas e funções corporais, atividade, participação social e fatores contextuais (ambientais e pessoais).

Após compreensão do estado de saúde e impacto funcional da DP no dia a dia do indivíduo, a conduta fisioterapêutica será elaborada. A Diretriz Europeia

Tabela 24.1 Objetivos da abordagem fisioterapêutica segundo estágios da DP, classificados pela escala HY.

Estágios da DP	Inicial	Moderado	Avançado
Classificação HY	1 a 2	3 a 4	5
Objetivos	■ Manter ou melhorar capacidade física ■ Estimular atividade física ■ Prevenir o medo de queda ■ Orientações ao indivíduo com DP, família e cuidadores	■ Reduzir limitações funcionais ■ Manter ou melhorar funções e atividades, como: mobilidade, marcha, transferências, destreza ■ Prevenção de quedas	■ Manter funções vitais ■ Prevenir úlceras de decúbito ■ Prevenir ou reduzir complicações musculoesqueléticas ■ Prevenir ou reduzir complicações respiratórias

Adaptada de Perracini e Fló (2011).

338 Geriatria | Guia Prático

de Fisioterapia para Doença de Parkinson aponta cinco áreas centrais direcionadas à abordagem fisioterapêutica:

- Capacidade física, incluindo mobilidade, força e resistência muscular, tônus, coordenação motora e capacidade aeróbica
- Transferências
- Atividades manuais
- Equilíbrio
- Marcha.

Ainda, a Diretriz inclui três áreas adicionais:

- Postura, intimamente relacionada à área central de capacidade física
- Função respiratória
- Manejo da dor.

A Diretriz Canadense recomenda priorizar capacidades semelhantes: mobilidade geral, transferências, equilíbrio, força muscular e marcha, com ênfase em estratégias para facilitar o início dos movimentos.

Em todo caso, a conduta fisioterapêutica abordará os sintomas motores apresentados no estágio atual e se anteciparó às perdas físico-funcionais mais ou menos previsíveis à evolução da doença, a fim de manter o máximo possível a integridade de funções físicas e motoras.

As evidências científicas têm apontado que a principal intervenção fisioterapêutica para o indivíduo com DP é o exercício terapêutico, com efeitos positivos para vários desfechos, sendo os mais comumente relatados: marcha, equilíbrio, fortalecimento muscular e capacidade funcional. O exercício físico deve ser encorajado desde estágios iniciais da doença ou assim que realizado o diagnóstico, seja para estimular o estilo de vida ativo, seja com ênfase na reabilitação diante de deficiências motoras instaladas.

A seguir, serão apresentados os principais benefícios do exercício terapêutico na reabilitação de indivíduos com DP, de acordo com evidências científicas:

Funções relacionadas ao movimento e postura

Para melhorar e/ou manter a função física, exercícios para ganho de mobilidade funcional, fortalecimento muscular, alongamentos, treino de potência muscular e aumento de resistência muscular podem ser incluídos na conduta fisioterapêutica, com prioridades dependendo das demandas identificadas na avaliação. Como o comprometimento na DP é global, há plausibilidade para abordagem de membros superiores, inferiores e tronco na conduta fisioterapêutica.

No entanto, a literatura ainda é limitada quanto às possibilidades de intervenções relacionadas à melhora da função de membros superiores. Tecnologias de realidade virtual (RV) têm se mostrado como ferramenta alternativa à

Capítulo 24 • Tratamento dos Sintomas Motores e não Motores... **339**

fisioterapia convencional para melhora da destreza em indivíduos até o estágio moderado da doença.

Em relação à função do tronco e postura, exercícios de autocorreção ativos com *feedback* visual (através de espelho) ou proprioceptivo e exercícios de estabilização, com foco nos músculos paravertebrais e abdominais – progressivamente associados a tarefas funcionais –, são recomendados para melhorar o controle postural e a flexão anterior do tronco comumente observada na DP.

A avaliação e a reabilitação física da função de membros inferiores são indispensáveis na DP, sobretudo pelo impacto nas atividades funcionais e associação da doença com o risco de queda. Treino de mobilidade, força e potência de músculos dos membros inferiores, em especial extensores do quadril e joelho, e flexores plantares são recomendados.

É importante a prescrição de exercícios uniarticulares e específicos, quando indicados para ganho de amplitude de movimento e força muscular, mas deve-se priorizar exercícios multiarticulares de grande amplitude e preferencialmente com foco em atividades funcionais, como transferências (sentar e levantar de uma cadeira, deitar e levantar da cama, rolar na cama) e marcha. Quando possível e seguro, indica-se progredir com aumento de carga, repetições ou velocidade para realização dos movimentos e/ou utilização de estratégias de dupla tarefa, quando apropriado.

Equilíbrio

O treino de equilíbrio é utilizado no tratamento fisioterapêutico para indivíduos com DP, sobretudo no estágio moderado da doença, quando há instabilidade postural mais evidente e maior risco de queda. Para a American Geriatrics Society e a British Geriatric Society, um protocolo com fortalecimento de músculos dos membros inferiores, treino de equilíbrio e marcha pode prevenir quedas em idosos.

Atividades desafiadoras e perturbações externas podem ser abordadas no plano terapêutico. Complementar à fisioterapia convencional, exercícios baseados em tecnologias de RV têm apresentado efeito positivo sobre equilíbrio, controle postural, velocidade de movimento e marcha em indivíduos com DP. Os jogos lúdicos da RV e o *feedback* visual e auditivo proporcionado pelo recurso parecem ser o promissor potencial da intervenção para adesão do paciente e, consequentemente, desfechos clínicos favoráveis.

Marcha

É possível ocorrer alteração do padrão de marcha desde estágios iniciais da DP, com implicações físico-funcionais relevantes e aumento do risco de queda, sobretudo no paciente idoso. Por isso, o treino de marcha é amplamente recomendado pelas principais Diretrizes. Evidências científicas apontam benefícios, principalmente, na atuação na velocidade da marcha.

340 Geriatria | Guia Prático

Exercícios de marcha livre ou com obstáculos, uso de pistas externas, estímulo de passos compridos, balanceio de membros superiores, progressão de velocidades, mudança de direção (dar a volta e continuar a marcha) e treino de marcha com dupla tarefa são considerados para o plano terapêutico, conforme comprometimento clínico e funcional, com o cuidado de não subestimar a condição de saúde do indivíduo para realização do planejamento de exercícios.

Abordagens recentes para reabilitação da marcha, como a caminhada nórdica e em esteira, têm sido propostas na DP. A marcha nórdica consiste na caminhada com uso de bastões adaptados para ativar músculos superiores do corpo que não seriam usados na marcha normal. Apesar de cada vez mais popular e considerada promissora para melhora dos sintomas motores e não motores na DP, as evidências científicas ainda são limitadas para recomendação desta para indivíduos parkinsonianos. O treino de marcha em esteira, por sua vez, tem sido considerado eficaz para o condicionamento cardiovascular e variáveis relacionadas ao padrão de marcha, em especial ao aumento da velocidade e comprimento do passo.

Capacidade aeróbica

Exercícios aeróbicos de alta intensidade – caminhada em esteira ou não – são descritos na literatura para indivíduos com DP, com resultados positivos para atenuar os sintomas motores, melhorar/manter capacidade funcional e aptidão física. Estudo de alta qualidade apontou benefícios de exercícios aeróbicos (bicicleta fixa e adaptada, associada a jogos) sobre a capacidade física, realizados no domicílio, com supervisão remota do fisioterapeuta em estágio inicial da doença.

Intervenção da educação física

A educação física, mais especificamente a prática de exercício físico e os níveis recomendáveis de atividade física, tem ganhado importância como mecanismo de prevenção e manejo de doenças crônicas não transmissíveis (DCNT), inclusive em condições de disfunção neurológica como a DP.

No que diz respeito ao exercício físico como tratamento não farmacológico, existem evidências que sustentam sua utilização para manutenção da força e da capacidade cardiorrespiratória – condições de aptidão física importantes para pessoas em condições normais de saúde ou patológicas, como as neurodegenerativas. No entanto, evidências mais recentes dão conta de que, além da necessidade de promover o exercício físico como prevenção e tratamento, têm sido muito importantes a intensidade empregada e a diversidade de estímulos em um programa de exercícios voltados para pessoas com DP.

Evidências científicas também têm mostrado que exercícios intensos parecem oferecer maiores benefícios para pessoas com DP. Durante a investigação de Kelly *et al.*, foram observados efeitos agudos do exercício físico de alta intensidade na atividade cerebral no estado de repouso em 18 indivíduos com DP, com média de idade de aproximadamente 66 anos, e treinados em treinamento resistido. O sistema nervoso central mostrou atividade aumentada após a sessão do exercício físico, descrita na Tabela 24.2, com aumento da atividade dos neurônios dopaminérgicos, sugerindo influência das atividades físicas na função motora dos pacientes, o que pode explicar as melhoras na escala do exame motor da Unified Parkinson's Disease Rating Scale (UPDRS-III), advinda do exercício físico intenso. Os autores evidenciaram, ainda, aumento de atividades neurais em regiões responsáveis por funções executivas, podendo contribuir para a melhora de quadro emocionais desses pacientes.

Programas de exercícios físicos também têm apresentado benefícios na melhora de sintomas não motores na DP. Vários sistemas parecem ser beneficiados com a prática de exercícios físicos, a exemplo de disfunções autonômicas (cardiovascular, urinária, gastrintestinal), cognição e distúrbios do sono, colocando o exercício físico como importante ferramenta no manejo não farmacológico da DP.

Para que se compreendam os potenciais benefícios dos exercícios moderados e vigorosos, é importante conhecer os parâmetros de intensidade de treinamento físico. Nesse sentido, o American College of Sports Medicine (ACSM) apresenta variáveis que podem ser manipuladas no intuito de possibilitar o controle e prescrição da atividade física de maneira geral, de acordo com a Tabela 24.3.

A partir do entendimento da importância da intensidade dos exercícios – mas principalmente das possibilidades –, serão abordados os principais

Tabela 24.2 Programa de exercícios físicos de alta intensidade para pessoas com doença de Parkinson.

Perfil do Programa	Variáveis de treino	Exercícios	Intensidade
Atividades multicomponentes: ■ Força ■ Potência ■ Resistência aeróbica ■ Equilíbrio ■ Mobilidade	■ Duração de 16 semanas ■ 3 sessões/semana ■ 2-3 vezes 12 repetições máximas, com 45 a 60 s de intervalo	■ Força: • *Leg press* • Cadeira extensora • Supino • Desenvolvimento • Puxada tração • *Abdominal crunch*	≥ 70% FCR
		■ De intervalo: • Agachamento • Equilíbrio • Avanços frontais e laterais • Mergulhos	Acima de 50% FCR

Adaptada de Kelly *et al.* (2017).

Tabela 24.3 Intensidades relativas de exercício físico.

	Cardiorrespiratório							Força
	Intensidade relativa			MET	MET por idade (anos)			Relativa
Intensidade	%FC máx.	%VO$_2$ máx.	PSE (6 a 20)	Absoluto	20 a 30	40 a 64	≥ 65	%1RM
Muito leve	Até 56	Até 37	Até 9	Até 2	Até 2,4	Até 2,0	Até 1,6	Até 30
Leve	57 a 63	37 a 45	9 a 11	2 a 3	Até 4,8	Até 4,0	Até 3,2	30 a 50
Moderada	64 a 76	46 a 64	12 a 13	3 a 6	4,8 a 7,2	4 a 6	3,2 a 4,8	50 a 70
Vigorosa	76 a 95	64 a 91	14 a 17	6 a 8,8	7,2 a 10,2	6 a 8,5	4,8 a 6,8	70 a 85
Máxima	Acima de 95	Acima de 91	Acima de 18	Acima de 8,8	Acima de 10,2	Acima de 8,5	Acima de 6,8	Acima de 85

Capítulo 24 • Tratamento dos Sintomas Motores e não Motores... 343

programas de exercícios e as evidências que os habilitam como recursos não farmacológicos no manejo da DP, dentro da perspectiva de possibilidades de atuação do profissional de educação física.

Exercício aeróbico

Os exercícios de baixa intensidade e longa duração, caracterizados pelo uso dos ergômetros, como a esteira ou bicicletas estacionárias, ou ainda a realização de caminhadas sistematizadas no que tange à intensidade e volume, são chamados exercícios aeróbicos. Esse tipo de treinamento tem melhorado diversos aspectos gerais de saúde e específicos na DP, como marcha, equilíbrio e subdomínio motor em escalas específicas, além da cognição, humor e desempenho motor, oferecendo importantes possibilidades de manejo não farmacológico no tratamento da DP.

Em uma investigação comparando alta e moderada intensidade, em exercícios aeróbicos em esteiras, Schenkman *et al.* randomizaram 128 pacientes com diagnóstico recente da DP, a fim de observar os efeitos das intensidades do exercício aeróbico nos sintomas motores daqueles. Os pesquisadores evidenciaram que o exercício em alta intensidade foi capaz de atenuar a piora dos sintomas motores em pacientes em estágios iniciais da DP, se comparados aos indivíduos que realizaram os exercícios em intensidade moderada, além de melhorar o condicionamento cardiovascular – importante capacidade para pessoas acometidas com essa doença. A Tabela 24.4 descreve o protocolo utilizado pelos grupos estudados.

Outra intervenção com randomização com os sujeitos da pesquisa, realizada em esteira com pessoas com DP, evidenciou melhorias significativas nos desempenhos cognitivos e motores, além da melhora do humor dos participantes do estudo, ao longo da intervenção. Esses pacientes melhoraram seu desempenho no teste de caminhada de 6 e 10 m, no teste de cognição *Montreal Cognitive Assessment* (MoCA), na escala UPDRS e em outros testes cognitivos. Os autores abordam o potencial efeito do treinamento aeróbico nas projeções

Tabela 24.4 Diferentes intensidades em protocolo de exercícios em esteira ergométrica.

Características dos programas	Intensidade dos exercícios
■ 4 sessões/semana ■ Duração de 26 semanas ■ Aquecimento (5 min) ■ Treino principal (30 min) ■ Desaquecimento (5 a 10 min) ■ Progressão semanal de cargas para manter a porcentagem de frequência cardíaca dentro da intensidade-alvo, aumentando a velocidade da esteira	■ Exercício de alta intensidade (frequência cardíaca máxima de 80 a 85%) ■ Exercício de intensidade moderada (frequência cardíaca máxima de 60 a 65%)

Adaptada de Schenkman *et al.* (2018).

344 Geriatria | Guia Prático

dopaminérgicas dos gânglios da base, evidenciando a relação da cognição com a motricidade. O programa de exercícios físicos é descrito na Tabela 24.5.

O exercício aeróbico intervalado também foi utilizado na intervenção em pessoas idosas com DP. Nessa investigação, foram analisados o efeito do programa de exercícios em sintomas motores, especificamente o desempenho na tarefa de coordenação motora bimanual antifásica, por esta ser fortemente condicionada pela função dopaminérgica, e a função executiva, como aspecto cognitivo.

A descrição do programa de exercícios consta na Tabela 24.6. Foram randomizados 20 pacientes em grupos de intervenção e de controle, ambos com sintomas moderados na escala HY. Após o período, o grupo de intervenção evidenciou comportamentos psicomotores aprimorados mediante melhora no controle motor bimanual, além de melhoras nas funções executivas e sintomas neurológicos da DP, considerados efeitos positivos generalizados. Os efeitos neurológicos encontrados nessa intervenção estão relacionados a melhoras da bradicinesia em membros superiores, além de melhoras das funções intelectuais e de humor, evidenciando o grande potencial desse tipo de interferência.

Os benefícios do treinamento intervalado na cognição parecem estar ligados ao aumento da produção nos níveis séricos dos fatores neurotróficos derivados do cérebro (FNDC). O aumento na produção de FNDC no protocolo semelhante ao descrito no quadro anterior, inclusive pelo mesmo grupo de pesquisa, foi cerca de 34%, com significância estatística, além de diminuir as concentrações de fatores ligados às condições inflamatórias como moléculas de adesão vascular celular solúvel no soro basal 1 e de fator de necrose tumoral-alfa (FNT-α) em

Tabela 24.5 Programa de exercício aeróbico em esteira para pessoas com DP.

Características dos programas	Características da sessão
■ 4 semanas de duração ■ 45 min de estímulo ■ 3 sessões/semana	■ Treino dividido em três partes (parte principal): • 10 min com velocidade de 1,0 km/h • 10 min com velocidade de 1,5 km/h • 10 min com velocidade de 2,0 km/h

Adaptada de Picelli *et al.* (2016).

Tabela 24.6 Programa de exercício aeróbico intervalado em pessoas com DP.

Variáveis de treino	Progressão
Frequência: 3 sessões/semana (8 semanas) Intensidade: moderada Tempo: 60 min Tipo: exercício aeróbico intervalado em cicloergômetro	■ 8 séries de 3 min a 80 a 90 RPM ■ 8 intervalos ativos de 2 min a < 60 RPM ■ Progressão de 60 a 75% da FC máxima predita

Adaptada de Marusiak *et al.* (2019).

pesquisa realizada com 12 pacientes idosos com DP. O protocolo promoveu, ainda, melhoras significativas na escala unificada de classificação de DP.

Exercícios aeróbicos com características de caminhada livre, sem ergômetros ou cicloergômetros, serão mais bem abordados adiante, no tópico acerca da caminhada nórdica.

Exercício resistido

O exercício resistido, no qual o indivíduo move uma carga ou exerce uma força isométrica contra uma resistência externa, gera melhora de aptidão física funcional em pessoas idosas com DP, como melhora no pico de consumo de oxigênio, pico de força e potência muscular, e melhora em testes de caminhadas. Existem, entretanto, achados interessantes no que tange a aspectos específicos ou associados à DP, quando se fala do efeito do treinamento resistido aplicado a esses pacientes.

A bradicinesia – que envolve o comprometimento da ativação muscular, incluindo a magnitude e duração da ativação do músculo agonista antes, durante e na aceleração do movimento, causando a redução da velocidade deste – é um sintoma cardinal que pode ser influenciado pelo treinamento resistido. Vinte e quatro meses de treinamento resistido foram capazes de restaurar algumas propriedades do padrão de ativação muscular, melhorando força flexora e extensora de cotovelos, sendo significativamente associados à melhora do quadro clínico de bradicinesia. O programa utilizado pelos investigadores foi o mesmo utilizado por Corcos *et al.*

Em relação a tal programa, Corcos *et al.* compararam dois regimes de exercícios durante 2 anos, em que um era progressivo e o outro adaptado, em termos de sistematização dos estímulos (Tabela 24.7). Os dois grupos seguiram programas idênticos no que se refere a duração dos exercícios, número de sessões e tempo de acompanhamento individual por profissional do exercício físico.

Durante os primeiros 6 meses, cada paciente foi acompanhado por um *personal trainer* em duas sessões semanais. Depois desse período, cada paciente foi acompanhado apenas uma vez até o final dos 24 meses de intervenção. Os indivíduos foram pareados por sexo, escores UPDRS-III e pacientes que não estavam em uso de medicamento para a doença. Os resultados mostraram melhorias semelhantes nos dois grupos dentro dos 6 primeiros meses (período de acompanhamento em 100% das sessões). No entanto, apenas o grupo com treinamento resistido sistematizado manteve as melhoras no período do sexto ao vigésimo quarto mês (com acompanhamento em 50% das sessões). Após 24 meses, o grupo de treinamento resistido apresentou uma diferença de 7,3 pontos na UPDRS-III em relação ao grupo de treino modificado, força muscular e velocidade do movimento. Os resultados dessa investigação evidenciaram a importância do acompanhamento de profissionais capacitados para manutenção dos resultados.

346 Geriatria | Guia Prático

Tabela 24.7 Diferentes programas de exercícios para pacientes com DP.

Programa de exercícios modificado	Programa de exercícios resistidos progressivos
■ 1 série de 10 a 15 repetições	■ 1 série de 10 a 15 repetições
■ 8-10 exercícios	■ 8-10 exercícios
■ 2 sessões/semana	■ 2 sessões/semana
Exercícios diversos:	**Exercícios:**
1. Alongamento	1. Supino reto
2. Equilíbrio	2. Tração pela frente
3. Respiração	3. Crucifixo inverso
4. Resistência sem progressão	4. *Leg press*
5. Exercícios para o *core*	5. Extensão de quadril
6. Exercícios para coxas	6. Flexão plantar
7. Exercícios para lombar	7. Extensão dos cotovelos
8. Exercícios para glúteos	8. Cadeira extensora
9. Exercícios para costas	9. Extensão lombar

Fonte: Corcos *et al.* (2013).

Comparação interessante foi realizada durante o estudo de Carvalho *et al.* em brasileiros de meia-idade e idosos, quando foram comparados o treinamento resistido, o treinamento aeróbico e a fisioterapia como intervenções na DP. As intervenções duraram 12 meses, sendo equiparadas em tempo, duração e frequência. Os exercícios foram realizados 2 vezes/semana, com o treinamento resistido contando com três exercícios para membros inferiores, dois exercícios para membros superiores, em duas séries de 8 a 12 repetições, a 70 a 80% de 1RM; já o treinamento aeróbico foi realizado em esteira, com 70% da FC máxima [208 − (0,7 × idade)]. A intervenção da fisioterapia foi realizada mediante exercícios calistênicos, alongamentos e marcha.

Os resultados demonstraram melhoras significativas nos grupos de treinamento resistido e treinamento aeróbico nos escores UPDRS-III, no teste de sentar e levantar da cadeira e no teste de marcha estacionária de 2 min. Vale ressaltar que a intervenção da fisioterapia privilegiou exercícios não progressivos, sinalizando a necessidade de sistematização dos estímulos para treinamento físico em pessoas com DP.

O exercício resistido também foi efetivo para melhorar sintomas de ansiedade e a qualidade de vida em um grupo randomizado. A ansiedade foi avaliada por meio de instrumento que evidencia sinais somáticos, afetivos e cognitivos. Já a qualidade de vida foi levantada por meio do Parkinson's Disease Questionnaire (PDQ-39), bastante referido em estudo com pessoas com DP. O programa de exercícios durou 6 meses, com sessões que duravam de 30 a 40 min, em 2 dias não consecutivos, com duas séries de 8 a 12 repetições e quatro exercícios (supino reto, levantamento reto, remada baixa e abdominal).

Embora as recentes evidências científicas apontem para os benefícios mais consistentes dos exercícios intensos, os exercícios resistidos de intensidade leve

Capítulo 24 • Tratamento dos Sintomas Motores e não Motores... 347

também parecem ser benéficos para pacientes com DP com subtipos clínicos, como a acinesia e a rigidez.

Santos *et al.* randomizaram 28 pacientes em grupo experimental e grupo controle e avaliaram na base 8 semanas após o início e 4 semanas após o final do treino – esta última avaliação para verificar os efeitos residuais do treinamento resistido. O grupo experimental realizou 16 sessões de treinamento resistido, durante 8 semanas, com duração de 60 a 70 min. Os movimentos foram realizados com cadência lenta (4060 – 4 s de concêntrica e 6 s de excêntrica).

Em relação à intensidade dos exercícios, em percentuais de 1 repetição máxima (1RM), o treino foi considerado intenso apenas nas duas últimas semanas, com carga acima de 75% de 1RM. O número de repetições foi prescrito para que os pacientes conseguissem realizar no máximo oito delas para cada série de exercício. Após 8 semanas de treinamento físico, os pacientes do grupo experimental melhoraram o comprimento e a velocidade rápida de marcha, a porção motora da *MDS-Unified Parkinson's Disease Rating Scale* (MDS-UPDRS), além da qualidade de vida, através da escala PDQ39. Os resultados físicos sugerem um aumento no controle postural dos pacientes mediante o treinamento resistido, por meio dos exercícios de extensão e flexão dos joelhos, flexão dos joelhos, supino reto sentado, puxada pela frente na polia, remada e flexão dos cotovelos.

Outras formas de abordagem do treinamento resistido têm mostrado importância no manejo não farmacológico. O treinamento resistido em bases instáveis (TRBI) tem apresentado significativas melhoras nos sintomas motores, de mobilidade, cognição, força muscular e qualidade de vida em pacientes com DP. A inibição pré-sináptica (IS) e a inibição recíproca dissináptica (IRD) são moduladores da coordenação muscular e mobilidade na DP, além de estarem associadas a bradicinesia e rigidez, respectivamente. O treinamento resistido em bases instáveis promove incremento de maior complexidade motora e maior demanda postural, em comparação com treinamento resistido com bases estáveis, exigindo, por conseguinte, maior modulação fina do *feedback* sensorial que envolve a IS e a IRD. Há indicativos de que o TRBI pode influenciar nesses mecanismos.

Silva-Batista *et al.* randomizaram três grupos (treinamento resistido, treinamento resistido com bases instáveis e controle) de pessoas com DP, com média de 65 anos, e analisaram os efeitos dos diferentes tipos de treino resistido na IS e IRD, durante 3 meses. A IS e a IRD foram mensuradas pelo teste de reflexo sóleo H, por meio de eletrodos de disco de superfície autoadesiva. O TRBI é descrito na Tabela 24.8, sendo diferenciado apenas pela presença de bases instáveis entre os dois grupos de treinamento resistido.

Os resultados da investigação mostraram que o TRBI promoveu maiores respostas no aumento dos níveis de inibição em IS e IRD de membros inferiores dos pacientes quando comparado ao treino estável, inclusive superando os valores de base do grupo controle saudável. O método também mostrou associação com

348 Geriatria | Guia Prático

Tabela 24.8 Programa de treinamento resistido com bases instáveis para pacientes com DP.

Variáveis	Progressões e exercícios
Frequência: 2 sessões/semana (24 sessões ao total) **Intensidade:** progressão linear (aumentando intensidade e diminuindo volume) – 2 × 12 RM → 4 × 8 RM (2 min de intervalo entre séries e exercícios) **Tempo:** 50 min/sessão **Tipo:** treinamento resistido	Aquecimento ■ Cicloergômetros (10 min) Principal ■ *Leg press* ■ Flexão dos joelhos ■ Flexão plantar ■ Agachamento ■ Supino ■ Desaquecimento (10 min) **Bases instáveis utilizadas e progredidas por complexidade** (sempre abaixo da parte do corpo que sustenta o peso e permite a transferência de movimento ou a extremidade de sustentação): ■ Discos de equilíbrios ■ Prancha de equilíbrio ■ Discos dinâmicos ■ Bosu ■ Bola suíça

Adaptada de Silva-Batista *et al.* (2017).

melhoras na qualidade de vida e na instabilidade postural do grupo que treinou com bases instáveis.

É importante mencionar a importância do exercício resistido, assim como também do aeróbico, tanto na prevenção e manejo da DP – em relação aos sintomas motores e não motores – quanto na promoção de saúde e qualidade de vida geral nesses pacientes. Força e potência muscular, assim como capacidade cardiopulmonar, são capacidades físicas funcionais importantes para saúde e devem ser preconizadas em todos os programas de exercícios físicos, em condições patológicas ou não.

Entretanto, em condições de disfunção neurológicas é importante haver abordagens mais globais e diversificadas, a fim de atender a complexidade de demanda que doenças como a DP exigem. Nesse sentido, conhecer os potenciais de outros programas de exercícios é fundamental.

Exercícios de equilíbrio

Programas de exercícios de equilíbrio têm sido eficientes para reduzir quedas e melhorar o equilíbrio estático e dinâmico em pacientes com DP; a proposta precisa ser desafiadora e volumosa, levando-se em consideração tempo e número de sessões, além da exigência da dificuldade elevada para as tarefas. As atividades desafiadoras ajudam, inclusive, na compreensão das assimetrias posturais em tarefas complexas em pacientes com DP e possíveis mecanismos de queda, auxiliando no entendimento do efeito destas.

Capítulo 24 • Tratamento dos Sintomas Motores e não Motores... 349

Para evidenciar o potencial do exercício e seus benefícios para pessoas com DP, foi realizada uma metanálise objetivando averiguar os efeitos do exercício de equilíbrio no desfecho de quedas, em curto e longo prazo, e o próprio equilíbrio, dinâmico ou estático, em mais de 25 ensaios controlados e randomizados, com qualidade metodológica moderada a alta na ferramenta de risco de viés da iniciativa *Cochrane*. A associação do tamanho do efeito com programas de exercícios físicos com ênfase em treino de equilíbrio foi significativamente importante, evidenciando-se a potencialidade da metodologia e apontando possibilidades de intervenções nessa população.

A Tabela 24.9 apresenta as características do programa de treinamento de equilíbrio em pessoas com DP, que podem favorecer a melhora do equilíbrio e prevenir quedas em uma população na qual essas ocorrências são bastante prevalentes. Os efeitos do treinamento de equilíbrio parecem agir diretamente na instabilidade postural dos pacientes, importante sintoma motor da DP.

A sistematização apresentada sinaliza a necessidade de os estímulos serem longos, quando o objetivo é melhorar o equilíbrio em pessoas com DP.

Pensando no efeito do exercício de equilíbrio na marcha de pacientes com DP, Giardini *et al.* buscaram comparar os efeitos de dois protocolos de exercícios de equilíbrio, um em plataforma instável móvel e o outro de maneira estática, na marcha de 38 pacientes com DP, em estágios leve e moderado na escala HY, em que ambos os grupos mantiveram sua terapia farmacológica com dopaminérgicos.

Os protocolos realizados nos dois grupos pareados por idade e gravidade da doença são descritos na Tabela 24.10. Após as 10 sessões de treino para cada grupo, foram evidenciados: melhoras significativas nas oscilações periódicas de cabeças e quadris, demonstrando aumento no controle do centro de massa corporal; ambos os grupos melhoraram equilíbrio dinâmico mensurado pelo Mini-BESTest, ainda que os efeitos tenham sido considerados modestos pelos autores da pesquisa. Em relação à marcha, ambos os grupos apresentaram aumento na velocidade de marcha e no comprimento dos passos. Os pesquisadores evidenciaram que exercícios de equilíbrios de forma isolada, e não específicos de marcha, podem melhorar aspectos importantes em relação à mobilidade de pacientes com DP.

A importância do exercício de equilíbrio, abordado de maneira específica e de forma isolada, para a melhora da estabilidade postural e a própria capacidade

Tabela 24.9 Programa de exercícios físicos para melhora do equilíbrio e prevenção de quedas em pessoas com DP.

Característica do treino	Características dos estímulos
Treinamento exclusivamente de equilíbrio	■ As intervenções duraram de 4 a 48 semanas ■ As intervenções duraram de 4 a 96 h no total ■ A duração dos treinos semanais durou de 1 a 3 h semanais

Adaptado de Shen *et al.* (2016).

350 Geriatria | Guia Prático

Tabela 24.10 Protocolo de exercícios de equilíbrio para melhora na marcha de pessoas com DP.

Variáveis de treino	Equilíbrio dinâmico	Equilíbrio estático

■ 10 sessões (2 a 3 vezes/semana)
■ 4 semanas de duração
■ 45 min de estímulo
■ 15 min de alongamentos finais
	■ 6-8 padrões de perturbações
	■ Movimento da plataforma na direção anteroposterior, laterolateral e diagonal (45º) em relação ao corpo
	■ Olhos abertos e fechados, pés juntos e separados
		■ Programa OTAGO
		■ Pacientes descalços
		■ Pacientes assumiam a técnica de acordo com suas dificuldades:
		  • Mesa inclinada (com antepé sobre o início de rampa)
		  • Tandem (pé na frente do outro, invertendo depois de 30 s)
		  • Em pé (em posição unipodal)
		  • Etapa compensatória (com apoio das mãos, andar após retirar o apoio)
		  • OLS (pés juntos)

Adaptada de Giardini *et al.* (2018).

funcional de equilibrar, foi demonstrada em uma investigação que comparou o método com o de treinamento de força. Santos *et al.* realizaram um estudo clínico randomizado, no qual alocaram os participantes em dois grupos (treino de equilíbrio e treinamento resistido).

O programa de exercícios no protocolo de treino de equilíbrio está descrito na Tabela 24.11, já considerando as progressões dos estímulos. Os desfechos clínicos foram mensurados por meio de plataforma de força em sete condições de tarefas utilizando os pés (equilíbrio postural), que envolveram posições de Berg, Tandem e unipodal, com olhos abertos e fechados, descalços e com os braços juntos ao corpo; o desfecho secundário foi mensurado em *The Balance Evaluation Systems Test* (BESTest), por meio de porcentagem da pontuação total da bateria. A média de idade dos participantes foi de 67,5 anos. Os resultados mostraram que o treinamento de equilíbrio foi em torno de 30% superior ao treinamento resistido, quando comparado às oscilações das diversas condições de equilíbrio avaliadas na plataforma de força, assim como na bateria BESTest.

Vale ressaltar, acerca do estudo e das intervenções demonstradas, que o programa de exercícios resistidos não apresentou um controle adequado do percentual da intensidade, evoluindo apenas o peso em si, sem relacionar com a intensidade relativa e individual dos sujeitos da pesquisa, mesmo que tal programa previsse estímulos para os principais grupos musculares, com ênfase para exercícios de membros inferiores (MMII) e tronco, o que pode ter contribuído para os resultados ineficientes do treinamento resistido na pesquisa mencionada.

Programas de equilíbrio, associado com mobilidade e marcha, parecem melhorar não somente essas duas habilidades, como também a rotação de tronco de pacientes com DP, efeito importante para mobilidade e instabilidade da coluna vertebral. Foi esse o achado de Stozek *et al.*, ao randomizarem pacientes

Tabela 24.11 Progressão de um programa de exercícios no equilíbrio de pessoas com DP.

Sessões 1 a 8	Sessões 9 a 16	Sessões 17 a 24
Treinamento de equilíbrio e integração sensorial Bases de espuma 1. Base larga/estreita de olhos abertos/fechados Romberg 2. Romberg associado a membros superiores e inferiores com foco na velocidade do movimento de membros superiores/inferiores, amplitude e transições posturais 3. Romberg com exercícios variando turnos de peso com degrau lateral, associando membros superiores e inferiores **Treinamento de equilíbrio, agilidade e coordenação motora** Banco de degraus 1. Subir no banco de degraus alterando as sequências de movimento para estimular a coordenação, os limites de estabilidade e os ajustes posturais **Treinamento de equilíbrio, limites de estabilidade, ajustes antecipados e reativos**	**Treinamento de equilíbrio e integração sensorial** Bases de espuma 1. Tandem bilateral de olhos abertos/fechados 2. Tandem associado a exercícios de membros superiores e inferiores, com foco na velocidade do movimento, amplitude e transições posturais 3. Tandem associado a exercícios de tronco com foco na velocidade do movimento, amplitude e transições posturais 4. Em conjunto com exercícios que variam a transferência de peso, com um passo à frente, lateral e traseira, associando o movimento dos membros superiores e inferiores **Treinamento de equilíbrio, agilidade e coordenação motora** Banco de degraus 1. Subir no banco de degraus alterando as sequências de movimento para estimular a coordenação motora (mais complexa), estimular a estabilidade e os ajustes posturais. Sequência de exercícios com apoio de uma perna e sequência de exercícios associados ao movimento dos membros superiores **Treinamento de equilíbrio, limites de estabilidade, ajustes antecipados e reativos**	**Treinamento de equilíbrio e integração sensorial** Base de espuma 1. Posição de perna única, olhos abertos, bilateral 2. Postura de uma perna associada a exercícios de membros superiores e inferiores, com foco na velocidade do movimento, amplitude e transições posturais 3. Postura de uma perna associada a exercícios de tronco com foco na velocidade do movimento, amplitude e transições posturais 4. Perna única: deslize um membro inferior para a frente e para trás e faça um movimento circular bilateralmente **Treinamento de equilíbrio, agilidade e coordenação motora** Banco de degraus 1. Subir no banco de degraus alterando as sequências de movimento para estimular a coordenação motora (ainda mais complexa), estimulando limites de estabilidade e ajustes posturais. Sequência de exercícios com apoio de uma perna, manutenção do apoio de perna única nas sequências e sequência de exercícios associados ao movimento dos membros superiores (mais complexo) **Treinamento de equilíbrio, limites de estabilidade, ajustes antecipados e reativos**

(continua)

Tabela 24.11 Progressão de um programa de exercícios no equilíbrio de pessoas com DP. (*continuação*)

Sessões 1 a 8	Sessões 9 a 16	Sessões 17 a 24
Trampolim	Trampolim	Trampolim
1. Exercício na posição de Romberg, estimulando mudanças de peso de um lado para o outro	1. Exercício em posição Tandem, estimulando mudanças de peso anteroposterior	1. Exercício em posição de perna única, alterando a posição do centro de gravidade corporal
2. Exercícios na posição de Romberg avançando, lateral e traseira bilateralmente	2. Exercício em posições de Romberg e Tandem associando flexão, extensão e rotação do tronco e membros superiores associados ao movimento	2. Exercícios na postura unipodal, associando movimento dos membros superiores
3. Exercício em Romberg realizando flexão e extensão conhecidas para alterar o centro de gravidade corporal	3. Introdução de pulo curto em Romberg	3. Introdução de pulo curto em Romberg
Treinamento de equilíbrio, estímulo às transições de postura e independência funcional	**Treinamento de equilíbrio, estímulo às transições de postura e independência funcional**	**Treinamento de equilíbrio, estímulo às transições de postura e independência funcional**
Bola	Bola	Bola
1. Facilitar a transição da postura de sentar nos calcanhares para ajoelhar e de ajoelhar para semiajoelhar, com e sem rotação do tronco segurando uma bola de Bobath	O mesmo que antes, mais:	Igual ao anterior, somado a:
2. Na posição semiajoelhada, facilitando o deslocamento anterior do tronco, empurrando uma bola de Bobath para a frente	1. Na posição semiajoelhada, associando a rotação do tronco e o movimento dos membros superiores	1. Exercitar com o paciente sentado em uma bola com o apoio de uma perna, elevando o outro membro inferior, mantendo a posição por 10 s
	2. Na posição semiajoelhada, facilitando a transição do semiajoelhado para o permanente	

Adaptada de Santos *et al.* (2017).

Capítulo 24 • Tratamento dos Sintomas Motores e não Motores... 353

com DP nos estágios de 1,5 a 3,0 da escala HY em grupos de intervenção e controle. A peculiaridade do programa é que, na primeira semana, os pacientes realizavam duas sessões diárias com 2 h de duração, o que torna praticamente inviável a reprodução em serviços de saúde. No entanto, o programa é descrito a fim de subsidiar entendimentos e possibilidades de abordagens, visto os efeitos positivos da prática poderem ser manejados dentro de uma progressão. O programa é descrito na Tabela 24.12.

O exercício de marcha é de importante relevância no manejo da DP e merece atenção específica, além de se caracterizar também como possibilidade de atividade com caráter aeróbico. Essa peculiaridade faz surgir algumas possibilidades de abordagens tal qual a caminhada nórdica.

Marcha na doença de Parkinson e caminhada nórdica

Treinamentos físicos com componentes aeróbicos têm mostrado benefícios importantes para pessoas com DP, como demonstrado em sessão anterior sobre

Tabela 24.12 Programa de exercícios de equilíbrio, marcha e mobilidade para pacientes com DP.

Grupo de exercícios	Exemplos de exercícios
Relaxamento	Deitado em decúbito dorsal, ouvindo música, rotação dos membros inferiores, rolando com a cabeça em um tapete de um lado para o outro
Respiração	Realizado com movimento de braços e tronco, geralmente nos intervalos dos exercícios
Alongamento	Exercícios em diversas posições e planos, para aumentar e manter a amplitude de movimento e comprimento muscular
Exercícios de mobilidade e treinamento funcional	Mobilidade de tronco, rotação de tronco, mudança de posição do corpo: levantar da posição sentada, mobilidade na cama e estratégias cognitivas
Reeducação postural	Correção da postura corporal antes de qualquer exercício Aprendizagem: corrigir a postura, manter conscientemente a postura ereta e "sentir" a postura
Equilíbrio	Mudanças de peso em várias superfícies, com diferentes posições de pés e reeducação do reflexo corporal
Treinamento de marcha	Caminhada a distância (controle e movimento de passos, postura ereta, balanço do braço, olhar direcionado), caminhada funcional, deslocamento anteroposterior e laterolateral, giros, mudanças de direção, "pare e vá" e pistas de obstáculos
Exercícios baseados em dança	Caminhando por vários tipos de músicas, passos simples de dança aeróbica, samba, valsa, valsa lenta e tango
Exercícios de fala e expressão facial	Poder de voz, expressão e articulação facial
Educação	Formas de superar o *freezing* e prevenção de quedas

Adaptada de Stozek *et al.* (2016).

354 Geriatria | Guia Prático

treinamento aeróbico; dentre eles, está a promissora abordagem da caminhada nórdica. Tal método foi criado na Escandinávia e tem promovido diversos efeitos positivos tanto em pessoas saudáveis quanto naquelas com diferentes condições crônicas, inclusive a DP, mostrando benefícios no consumo médio de oxigênio, maior gasto energético quando comparado com a caminhada habitual, maior lactato sanguíneo arterial e melhoras em parâmetros antropométricos e metabólicos, no IMC e na marcha. Esse método se caracteriza pelo uso ativo do tronco e dos membros superiores, resultando em um treino de corpo inteiro, simples e com importantes efeitos no condicionamento físico e funcional.

Em pacientes com DP, a caminhada nórdica parece gerar benefícios nos sintomas motores e não motores, além de outros aspectos relacionados à saúde. Durante 12 semanas, 20 pacientes de meia-idade e idosos com DP idiopática, com gravidade dos sintomas motores variando de leve a moderada, foram randomizados em dois grupos (caminhada nórdica × controle). O grupo intervenção realizou duas sessões por semana, com duração de 1 h e com intensidade de 60 a 80% da frequência cardíaca de reserva. O treinamento foi realizado em campo aberto. Após as 12 semanas de intervenção, o grupo apresentou melhoras estatisticamente significativas, como mostra a Tabela 24.13.

Tabela 24.13 Médias de ganhos em diversos parâmetros após treino da caminhada nórdica em pessoas com DP.

Programa de caminhada nórdica	Melhoras com significância estatística nos parâmetros analisados (valores das médias)
Frequência: 2 sessões durante 12 semanas **Intensidade**: 60 a 80% da FC de reserva **Tipo**: caminhada nórdica	**Sintomas motores e *performance* funcional** ■ Diminuição de 6,5 pontos nos sintomas motores (UPDRS)-III ■ Diminuição de 0,2 ponto na escala HY ■ Diminuição de 9 bpm na FC de repouso ■ Aumento de 64,7 m no teste de caminhada de 6 min ■ Diminuição de 3 s no teste de levantar cinco vezes da cadeira ■ Aumento de 5,6 pontos na escala de equilíbrio de Berg ■ Diminuição de 0,7 s no *Timed Up and Go Test*. **Antropometria e composição corporal** ■ Diminuição de 5,8 cm na circunferência da cintura ■ Diminuição de 4,7 cm na circunferência de quadril ■ Aumento de 4 kg de massa muscular ■ Diminuição de 2,4 kg de massa de gordura **Sintomas não motores** ■ Diminuição de 11,7 pontos na Escala de Fadiga na DP ■ Diminuição de 5,2 pontos no Inventário de Depressão de Back ■ Diminuição de 4,3 pontos na Escala de Apatia de Starkstein ■ Diminuição de 23,2 pontos na Escala de Sintomas Não Motores

Adaptada de Cugusi *et al.* (2015).

Capítulo 24 • Tratamento dos Sintomas Motores e não Motores... **355**

A influência da caminhada nórdica na marcha de pessoas com DP apresentando sintomas motores de leves a moderados, especificamente a variabilidade da marcha e as variáveis espaço-temporais, foi investigada, comparando-a à abordagem da CN com a caminhada habitual e com pessoas saudáveis, utilizando o acelerômetro para análise da marcha. Os grupos foram pareados por idade e altura.

Os resultados da investigação evidenciaram que a utilização dos bastões na caminhada nórdica favoreceu ganhos na organização temporal da variabilidade da marcha, bem como nas variáveis espaço-temporais, além da melhora do comprimento dos passos, sem alteração na velocidade da marcha. A utilização dos bastões estabelece movimentos rítmicos nos membros superiores, melhorando significativamente a autocorrelação de longo alcance, considerada um marcador para a aleatoriedade da marcha. Os autores ressaltam a importância do balanço dos braços na estabilização e na melhora da marcha em pessoas idosas com DP.

O equilíbrio funcional, por meio da escala de Berg, e o equilíbrio estático, através da estabilometria corporal – esta última analisada por meio do centro de pressão –, apresentaram melhoras significativas após 2 meses de treinamento com caminhada nórdica, além da qualidade de vida e índice de reabilitação motora, que apresentaram melhoras significativas junto à caminhada habitual. Autores de ambos os estudos apontaram para a necessidade de maior tempo de intervenção para possibilitar o aprendizado cognitivo dos pacientes e refleti-lo no aprendizado motor, a fim de oferecer maiores benefícios pela técnica da caminhada nórdica.

A progressão da técnica da caminhada nórdica é importante para a familiarização do paciente e o desenvolvimento da técnica correta, para que a metodologia possa oferecer os maiores benefícios aos praticantes da atividade. Esse processo de progressão da técnica é descrito na Tabela 24.14, a partir das orientações de um dos principais grupos de pesquisa do Brasil sobre caminhada nórdica na DP, do Rio Grande do Sul.

Um aspecto importante na abordagem sobre a marcha na DP é o fenômeno do *Freezing of Gait* (FOG), caracterizado pela incapacidade momentânea

Tabela 24.14 Progressão dos exercícios de caminhada nórdica para o aprendizado e desenvolvimento da técnica.

Sessões	Exercícios das sessões
Sessão 1: Postura, fortalecimento do abdome e equilíbrio	■ Contrair rápida e lentamente o abdome ■ Apoiar-se em um pé com olhos abertos e fechados ■ Estender e flexionar joelhos (estático) ■ Projetar o peitoral para a frente ■ Manter a postura ereta ■ Colocar bastões e arrastar

(continua)

356 Geriatria | Guia Prático

Tabela 24.14 Progressão dos exercícios de caminhada nórdica para o aprendizado e desenvolvimento da técnica. (*continuação*)

Sessões	Exercícios das sessões
Sessão 2: Correção dos padrões da marcha	■ Colocar os pés em diferentes ângulos ■ Caminhar em diferentes direções: para a frente, para trás, para o lado e na diagonal ■ Balançar apoiando-se ora no calcanhar, ora na ponta dos pés ■ Colocar primeiro o calcanhar no chão ao pisar ■ Impulsionar o corpo para a frente, apoiando-se na ponta do pé ■ Estender os joelhos para impulsionar o corpo ■ Flexionar os joelhos para dar passo à frente ■ Caminhar alternando braço direito com perna esquerda e vice-versa
Sessão 3: Dissociação das cinturas pélvica e escapular	■ Balançar os braços e rotacionar o tronco com e sem bastões (estático) ■ Caminhar com e sem bastões, focando no balanço de braços e na rotação de tronco ■ Posicionar-se em dupla, um atrás do outro: uma pessoa segura o bastão pelo agarre e a outra pela ponta. Deve-se rotacionar o tronco e balançar os braços simultaneamente
Sessão 4: Coordenação entre braços e pernas	■ Caminhar com os braços em movimentos simultâneos para a frente e para trás, pressionando o bastão no chão a fim de impulsionar o corpo para a frente ■ Realizar o mesmo exercício anterior focando na semiflexão de cotovelo ■ Caminhar com o auxílio de bastões, procurando pressioná-los no chão, alternando braço direito com perna esquerda e vice-versa ■ Caminhar com o apoio de bastões. Estender o cotovelo e inclinar os bastões para trás ■ Formar dupla, um atrás do outro: uma pessoa segura o bastão pelo agarre e a outra pela ponta, e caminhar movimentando os bastões
Sessão 5: Trabalhar a amplitude de movimento e aumentar a velocidade da marcha	■ Caminhar com os bastões com a atenção no comprimento do passo (passo longo) ■ Caminhar com os bastões e abrir as mãos quando os bastões forem movimentados para trás, e fechá-las quando estes forem impulsionados para a frente

Sessão 6:
Técnica completa
	■ Caminhar tendo em conta todos os aspectos técnicos da marcha:
	  • Dar passo longo
	  • Fazer contato inicial do calcanhar no chão ao caminhar
	■ Alongar verticalmente. Manter a postura ereta, olhar para o horizonte
	■ Coordenar braços e pernas e na caminhada nórdica:
	  • Realizar semiflexão de cotovelo
	  • Inclinar os bastões para trás
	  • Fazer descarga de peso nos bastões para impulsionar o corpo para a frente
	  • Abrir e fechar as mãos

Adaptada de Marques *et al.* (2017).

Capítulo 24 • Tratamento dos Sintomas Motores e não Motores... **357**

de os membros inferiores realizarem os passos da marcha, tanto para iniciar a marcha quanto para mudanças de direções, sendo um dos principais fatores de risco para quedas. Para os profissionais de saúde, incluindo os profissionais de educação física, existem algumas estratégias que podem ser utilizadas como manobra para vencer o congelamento, no dia a dia do paciente, ou durante suas atividades físicas:

- Movimento consciente para aumentar a amplitude do passo
- Manter o ritmo do passo, fazendo mudanças laterais do peso (movimento tipo pêndulo ou como se fosse se equilibrar sobre uma das pernas)
- Direcionando a atenção para a marcha, fazendo arcos largos ao girar.

Outras abordagens da atividade física na doença de Parkinson

Outras possibilidades de abordagens de manejo da DP por meio da atividade física envolvem atividades de origens orientais, tais como o Qigong e o Tai Chi, permeadas por movimentos contínuos, suaves, fluidos e com a abordagem mente e corpo. O Tai Chi promoveu melhoras na percepção relatada sobre benefícios à saúde em pacientes que realizaram protocolo de pesquisa, os quais também foram associados a maiores probabilidades de adesão ao exercício, após pesquisa, evidenciando a atividade como ótima opção para aderência ao exercício físico.

Atividades rítmicas também têm sido utilizadas na intenção de melhorar sintomas motores e não motores na DP. A dança, por meio do tango adaptado, tem sido uma alternativa. Efeitos do tango adaptado têm sido observados na melhoria de aspectos como a cognição espacial e na gravidade da doença (UPDRS-III), além de melhoras na marcha, no equilíbrio e na mobilidade funcional. O programa de tango adaptado pode ser encontrado na publicação *Recommendations for implementing Tango class for persons with Parkinson Disease*, importante produção de uma das principais pesquisadoras sobre o tema.

Rock Stead Boxing

Vive-se uma fase animadora para os profissionais da saúde e familiares no que concerne a alternativas não farmacológicas no manejo da DP. A literatura científica tem apresentado diversas possibilidades, das mais simples às que demandam maior custo financeiro e de material. São práticas que possibilitam estimular as mais variadas capacidades físicas e cognitivas e manejar os principais sintomas motores e não motores dos pacientes, possibilitando, assim, uma melhor qualidade de vida. Iniciativas cada vez mais inovadoras e eficientes têm sido propostas pautadas nesses achados.

Um exemplo é a proposição que visa reunir as diversas evidências, com as mais diferentes possibilidades de estímulos, focando na alta intensidade do exercício físico, por intermédio do esporte boxe de não contato. Essa iniciativa

358 Geriatria | Guia Prático

é chamada de *rock steady boxing* (RSB), modalidade desenvolvida nos EUA e que ganhou países da Europa, Ásia e a Austrália, além do Brasil, seu único representante na América Latina, em sua filial em Belém do Pará, o *Rock Steady Boxing Cynthia Charone Brazil*.

O RSB é o primeiro programa de certificação de prática de boxe voltado especificamente para pessoas com DP. Fundado em 2005, em Indianápolis, EUA, a modalidade reúne em uma única sessão estímulos para agilidade, velocidade e resistência muscular, sempre com alta intensidade. Os resultados são acompanhados e levantados em parceria com a Universidade de Indianápolis.

A primeira investigação do efeito do programa RSB sobre pacientes com DP acompanhou os efeitos do programa em paciente com DP leve e moderada. Foram acompanhados seis indivíduos que treinaram durante 12 semanas, e todos apresentaram melhoras significativas em pelo menos cinco das 12 variáveis investigadas.

Em cinco pacientes, equilíbrio, marcha, níveis de incapacidade e qualidade de vida melhoraram significativamente. Nesse estudo, os indivíduos com sintomas mais leves obtiveram resultados mais significativos, o que levou os autores a inferirem que pacientes com sintomas mais avançados precisam de um estímulo com maior tempo de duração. Após 36 semanas de treinamento, os resultados apresentaram melhoras maiores do que as observadas em 12 semanas, demonstrando um papel importante do tempo de trabalho com a modalidade. O programa utilizado no estudo é descrito na Tabela 24.15.

Doze participantes do programa em Chicago, EUA, foram acompanhados durante 24 semanas, com reavaliações a cada 12 semanas após a avaliação de linha de base. A média de idade dos participantes foi de 71 anos, e os dados foram levantados dentro da própria metodologia, sem controle de vieses, objetivando observar os efeitos da modalidade na funcionalidade e nos sintomas motores. Os pacientes apresentaram melhorias em teste de força de MMII, de mobilidade dinâmica, e nas escalas motoras específicas para paciente com DP, evidenciando os resultados positivos de metodologia.

Tabela 24.15 Programa de exercícios RSB para pacientes com DP.

Blocos (tempos)	Exercícios

Aquecimento (20 min)
Parte principal (45 a 60 min)
Desaquecimento (15 a 20 min)
	■ Respiração
	■ Alongamento (tronco e MMII)
	■ *Rounds circuit* (3 min/1 min)
	  • Treino funcional
	  • Calistenia
	  • Exercícios de boxe
	  • Atividades aeróbicas
	■ Fortalecimento do *core*
	■ Alongamento
	■ Respiração

Adaptada de Combs *et al.* (2011).

Capítulo 24 • Tratamento dos Sintomas Motores e não Motores... **359**

Na filial brasileira do programa RSB, a atividade é desenvolvida de forma interdisciplinar, mas seguindo os direcionamentos da matriz em Indianápolis. O local é reconhecido, inclusive com premiações internacionais para iniciativas que promovem o envelhecimento saudável, como espaço de referência em Geriatria e Gerontologia na região Norte do Brasil. A composição da equipe segue o objetivo de oferecer uma ampla possibilidade de intervenções, incluídas ou auxiliares para os participantes do programa na unidade de Medicina de Estilo de Vida. A Tabela 24.16 apresenta a composição da equipe e o papel de cada um no programa *Rock Steady Boxing Cynthia Charone Brazil*.

Tabela 24.16 Composição e atividades desenvolvidas por equipe interdisciplinar na filial brasileira do programa *Rock Steady Boxing*.

Profissionais	Atividades Desenvolvidas
Geriatria	Avaliação multidimensional e seguimento dos pacientes; coordenação da equipe multiprofissional e das discussões clínicas e reuniões interdisciplinares; reuniões familiares
Educação física	*Coaches* certificados pelo programa em Indianápolis (EUA), com o papel de elaborar e realizar os treinos
Terapia ocupacional	Avaliação cognitiva, funcional e do risco ambiental Participam do planejamento dos treinos semanais das atividades voltadas para atividades de vida diária e estímulo cognitivo Auxiliam pacientes com maior dependência funcional durante os treinos Desenvolvem atividades específicas de reabilitação
Fisioterapia	Participam do planejamento dos treinos semanaisAcompanham os treinos no auxílio de pacientes com maior dependência funcional e desenvolvem atividades específicas de reabilitação físico funcional
Psicologia	Promovem sessões em grupo para suporte psicológico tanto para pacientes quanto para cuidadores/familiares. Psicoterapia individual para pacientes com demandas específicas. Acolhimento no programa e reuniões com a família
Fonoaudiologia	Participam do planejamento dos treinos semanais das atividades de ativação da voz e promovem sessões terapêuticas para melhorar aspectos de fala, deglutição, fortalecimento de musculatura do pescoço e da cabeça, em grupo ou individual
Enfermagem	Auxilio dos pacientes com maior dependência funcional durante os treinos, controle pressórico e acompanhamento e evoluções dos pacientes. Atividades de educação em saúde dentro do programa e reuniões familiares
Nutrição	Avaliação nutricional, da composição corporal, orientação e acompanhamento nas mudanças de hábitos alimentares e ajustes para evitar interação fármaco-nutrientes
Arte em saúde	Participam do planejamento dos treinos semanais e conduzem as atividades de dança e música
Serviço social	Acolhimento dos pacientes e familiares/cuidadores no programa. Reuniões com a família. Promoção de orientações sobre os direitos das pessoas com DP e acompanhamento de demandas específicas

360 Geriatria | Guia Prático

Na filial brasileira, assim como preconizado pela metodologia, os pacientes são avaliados ao entrarem no programa, sendo direcionados para níveis diferentes de acordo com o seu grau de doença, realizando atividades 3 vezes/semana, sendo reavaliados de forma protocolar a cada 3 meses. Atualmente, os dados de acompanhamento desses pacientes estão em levantamento para futuras publicações.

Tratamento farmacológico

Tratamento farmacológico dos sintomas motores

O início do tratamento farmacológico é guiado pelo paciente, quando os sintomas têm impacto na funcionalidade e na qualidade de vida ou causam situações de constrangimento social.

Existem duas modalidades-chave no tratamento da DP: substituição ou aumento na concentração de dopamina intracraniana e atividade agonista de receptores dopaminérgicos.

O tratamento da DP deve ser individualizado de acordo com o perfil do paciente. Deve-se considerar: o modo de apresentação clínica da doença, a idade, o grau de atividade, a tolerância do paciente aos medicamentos e interações medicamentosas, a condição econômica do paciente e a presença de sintomas não motores.

Nos pacientes mais jovens (abaixo dos 50 anos), evita-se iniciar precocemente a levodopa, devido aos seus efeitos colaterais a longo prazo, visto ser uma doença progressiva. Há várias alternativas para o tratamento inicial, tendo como objetivo a melhora clínica dos sintomas motores, com o mínimo de efeitos colaterais possíveis. A Tabela 24.17 mostra as opções terapêuticas existentes.

Em pacientes com 50 a 65 anos com avaliação cognitiva sem alterações, pode-se iniciar também com as outras opções que não a levodopa, dependendo da gravidade dos sintomas motores. Nos pacientes com sintomas motores mais importantes, como quedas e dificuldade na execução das atividades de vida diária, recomenda-se o início com a levodopa. Deve-se evitar o uso de anticolinérgicos devido ao prejuízo cognitivo. Para pacientes acima de 65 anos, recomenda-se iniciar terapia dopaminérgica com agonista dopaminérgico ou levodopa. Em pacientes acima de 80 anos, recomenda-se iniciar o tratamento com levodopa, especialmente se houver distúrbios cognitivos.

Além dos conhecidos efeitos colaterais do tratamento antiparkinsoniano, leva-se em conta que os pacientes idosos têm maior suscetibilidade a esses efeitos e maiores problemas relacionados com a polifarmácia, culminando nos efeitos das interações medicamentosas.

Em pacientes com DP, devem ser evitados fármacos que têm ação antidopaminérgica, a exemplo de ácido valproico, alfametildopa, anlodipino, amiodarona, captopril, clorpromazina, cinarizina, cimetidina, diltiazém, flunarizina, haloperidol, levomepromazina, lítio, meperidina, metoclopramida, nicardipino, nifedipino, nitrendipino, periciazina, reserpina, sulpirida, veraliprida, verapamil, entre outros.

Capítulo 24 • Tratamento dos Sintomas Motores e não Motores... 361

Tabela 24.17 Opções terapêuticas para o tratamento inicial da doença de Parkinson.

Medicação	Mecanismo	Dose inicial	Dose de manutenção	Efeitos colaterais
Pramipexol	Agonista dopaminérgico	0,125 mg 2 a 3 vezes/dia	0,5 a 1,5 mg 2 a 3 vezes/dia	Náuseas, alucinações, desordem do controle do impulso, hipotensão ortostática
Rotigotina	Agonista dopaminérgico	2 mg/dia	6 mg/dia	Idem acima e reações locais ao *patch*
Rasagilina	Inibidor da MAO-B	0,5 a 1 mg/dia	1 mg/dia	Tontura, artralgia
Selegilina	Inibidor da MAO-B	5 mg 1 a 2 vezes/dia	5 mg 2 vezes/dia	Confusão, alucinação, hipotensão ortostática, insônia
Biperideno ou triexifenidil	Anticolinérgico	2 mg/dia	2 mg 2 a 3 vezes/dia	Boca seca, deterioração cognitiva, retenção urinária, alucinações, constipação intestinal
Levodopa /carbidopa	Precursor da dopamina	25/100 mg 2 vezes/dia	Variável	Náuseas, hipotensão ortostática, confusão, alucinações, tontura

Geriatria | Guia Prático

Opções terapêuticas farmacológicas

Levodopa

É sempre associada a um inibidor da dopa-descarboxilase (carbidopa ou benserazida), o qual não penetra no sistema nervoso central (SNC) e, assim, reduz a conversão periférica, diminuindo os efeitos colaterais e aumentando a disponibilidade do fármaco para o SNC. Pode ser transformada em dopamina em vários tecidos corporais antes de chegar ao SNC, o que reduz sua disponibilidade e eficácia, causando efeitos colaterais como hipotensão, náuseas e vômitos, entre outros.

A levodopa melhora a qualidade de vida, mas não impede a progressão da doença. Ela provoca efeitos evidentes sobre a bradicinesia e a rigidez, menos previsíveis no tremor. Costuma ser eficaz para pacientes com doença em estádio inicial a intermediário, nos quais os efeitos terapêuticos nos sintomas motores são eficazes por bastante tempo.

Deve-se iniciar com 50 a 125 mg pelo menos 3 vezes/dia, nos períodos de maior atividade do paciente (cedo, meio do dia e à tarde). Doses noturnas só são necessárias para indivíduos em estádio avançado da doença que apresentem sintomas de forma acentuada no período noturno e durante o sono.

Não há dose máxima; os efeitos colaterais são os limitadores da prescrição. A maioria dos pacientes usa de 450 a 800 mg/dia, podendo chegar a 1.600 mg nos estádios mais avançados da doença.

De maneira geral, a levodopa deverá ser prescrita quando outros antiparkinsonianos não tiverem controlado de forma eficiente os sintomas nem melhorado a capacidade funcional dos pacientes. Em indivíduos mais jovens, com doença em estádio inicial, deve-se tentar inicialmente outras medicações antes da levodopa, a fim de postergar as complicações motoras. Outros fármacos antiparkinsonianos menos potentes que a levodopa são úteis para monoterapia em estádios iniciais da doença ou como adjuvantes no tratamento com levodopa, especialmente quando os efeitos colaterais desta se tornam importantes e implicam necessidade de diminuir a dose.

No período de deterioração de fim da dose (*wearing-off*), a eficácia e a duração do efeito da levodopa diminuem conforme evolui a doença, e, em casos avançados, pode durar apenas a meia-vida do fármaco, de 30 a 90 min. Aumentar as tomadas diárias é uma maneira de combater esse fenômeno.

Alguns efeitos colaterais crônicos são discinesias e movimentos coreicos ou distônicos, normalmente no pico de ação da levodopa (discinesia em pico de dose). Muitas vezes, é necessário reduzir a dose de cada tomada para controlar as discinesias. Para conter esses efeitos, foi desenvolvida a levodopa de liberação prolongada; todavia, na prática não se demonstrou a eficiência esperada. Outra opção, porém com custo elevado, é a formulação especial para infusão enteral contínua. Outros efeitos colaterais do uso crônico de levodopa são: hipotensão

Capítulo 24 • Tratamento dos Sintomas Motores e não Motores... 363

ortostática, sintomas neuropsiquiátricos (p. ex., alucinações, confusão mental), impulsividade (hipersexualidade e jogos) e sonolência. Complicações motoras ocorrem após 5 anos de uso da medicação em 50% dos pacientes.

As formulações de levodopa de liberação prolongada disponíveis no Brasil são: Prolopa HBS® (levodopa e benserazida) ou Sinemet® (levodopa e carbidopa), que são úteis para os pacientes com a doença em estádio mais avançado, em uso de doses comumente mais altas, evoluindo com efeitos colaterais crônicos, tais como *wearing-off* e distonias de período *off*. O período de deterioração de fim da dose caracteriza-se por perda cada vez mais precoce do efeito do fármaco, ocorrendo piora dos sintomas motores antes que se atinja a dose seguinte da medicação. O efeito mais duradouro do comprimido de liberação prolongada pode contribuir para o controle.

Por sua vez, a distonia de período *off*, comumente presente logo pela manhã, quando os níveis de levodopa no plasma estão mais baixos, pode também ser mais bem controlada pelo uso das formulações de liberação prolongada.

Agonistas dopaminérgicos

Estimulam diretamente os receptores dopaminérgicos na membrana pós-sináptica e têm eficácia semelhante à da levodopa no estádio inicial da doença. Podem ser utilizados por pacientes em estádio inicial da DP e reduzem o aparecimento de discinesias, postergando a introdução de levodopa ou possibilitando uma dosagem menor.

Os possíveis efeitos colaterais são: náuseas, vômitos, hipotensão postural, ganho de peso e edema dos membros inferiores, sonolência excessiva (ataques súbitos de sono), jogo patológico, hipersexualidade e compulsão por compras. O início gradual diminui os efeitos colaterais.

Agonistas ergolínicos

Bromocriptina

Há evidência de que a bromocriptina, em combinação com a levodopa em estádios precoces da doença, diminui as complicações motoras. Deve-se iniciar com 1,25 mg à noite, ao deitar, e fazer incrementos semanais de 1,25 mg até se conseguir atingir a dose mínima efetiva, que é de cerca de 7,5 mg/dia. Normalmente, são necessárias de 6 a 8 semanas para que se consiga atingir essa dose.

Deve-se fracionar a dose em três tomadas diárias, e a maioria dos pacientes responde bem com doses entre 10 e 30 mg/dia, podendo-se chegar a 60 mg/dia. No estádio inicial de adaptação à bromocriptina, é necessário administrar o antagonista dopaminérgico periférico domperidona para inibir os efeitos adversos.

Pergolida

A dose inicial é de 0,05 mg/dia, com aumentos a cada 2 a 5 dias, de 0,05 a 0,1 mg até se atingir a dose mínima de 0,25 mg 3 vezes/dia. A partir dessa dose,

364 Geriatria | Guia Prático

fazem-se incrementos semanais de 0,25 mg/dia até que se obtenha o efeito desejado. Em média, obtém-se um efeito antiparkinsoniano satisfatório com doses de 1 a 3 mg/dia, podendo-se chegar a 6 mg/dia.

Cabergolina

Um bom efeito antiparkinsoniano é obtido com doses de cerca de 2 mg/dia. Os efeitos colaterais mais graves da cabergolina são fibrose retroperitoneal e pulmonar, além de lesão de válvulas cardíacas.

Agonistas não ergolínicos – pramipexol, ropirinol e apomorfina

Pramipexol

Deve-se iniciar com 0,125 mg, 3 vezes/dia, até se chegar a 0,5 mg 3 vezes/dia. A dose máxima é de 4,5 mg/dia. Existe formulação de liberação lenta que pode ser usada 1 vez/dia.

Ropirinol

Tem perfil farmacológico semelhante ao do pramipexol, e a dose efetiva é de 8 a 18 mg/dia. Como no caso do pramipexol, é necessário iniciar com doses baixas, aumentadas semanalmente, até que se atinja o objetivo.

Apomorfina

A melhor ação antiparkinsoniana ocorre com aplicação subcutânea, na dose de 1 a 3 mg por aplicação. O efeito antiparkinsoniano ocorre 10 a 15 min após a injeção e persiste por 40 a 60 min. Comprovaram-se bons efeitos com a infusão contínua. Até o momento, não está disponível no Brasil.

Inibidores da monoaminoxidase (MAO-B)

Selegelina e rasagilina diminuem a degradação da dopamina, aumentando sua concentração na fenda sináptica. A selegelina é o único desses agentes disponível no Brasil e, por ter metabólitos anfetamínicos, tem um efeito colateral comum, que é a insônia. A dose máxima é de 10 mg de manhã ou fracionados para duas tomadas. É necessário ter cautela em pacientes cardiopatas, pois alguns estudos mostraram aumento do risco cardiovascular e de morte súbita. A rasagelina não está disponível no Brasil. Sua dose é de 1 mg/dia, e esse agente não apresenta efeitos colaterais relacionados com produção de metabólitos anfetamínicos.

Em geral, selegelina e rasagilina são utilizadas como monoterapia por pacientes que apresentam os sintomas iniciais da doença. Em comparação com os agonistas dopaminérgicos, elas têm efeito antiparkinsoniano menos evidente e variável. Doses altas podem causar síndrome serotoninérgica.

Os efeitos colaterais mais comuns são ansiedade, insônia, tontura, hipotensão postural, dor abdominal, cefaleia e náuseas. Recomenda-se que tanto uma

Capítulo 24 • Tratamento dos Sintomas Motores e não Motores... **365**

como a outra sejam usadas em estádios iniciais da doença, quando os sintomas são menos importantes, já que a eficácia antiparkinsoniana não é tão evidente. Seu uso posterga o uso de levodopa.

Inibidores da catecol-orto-metiltransferase (COMT)

Entacapona e tolcapona inibem a metabolização da levodopa, aumentando sua meia-vida e a área sobre a curva, o que eleva a biodisponibilidade no sistema nervoso central. São especialmente indicadas para ajudar a controlar a deterioração de fim de dose nos estádios mais avançados da doença.

O uso isolado não traz nenhum benefício, e não há evidência de benefício com o uso nos estádios iniciais da doença. A entacapona só atua perifericamente, enquanto a tolcapona atua periférica e centralmente, sendo, portanto, mais eficaz. A dose de tolcapona deve ser de 100 mg, 3 vezes/dia; e a de entacapona, de 200 mg a cada dose de levodopa, até o máximo de 1.600 mg/dia.

Amantadina

Tem efeito anticolinérgico e antiglutamatérgico, além de aumentar a liberação de dopamina na fenda sináptica. O efeito antiparkinsoniano é discreto.

Nos estágios avançados da doença, é utilizada para controle das discinesias induzidas pela levodopa. A dose deve ser de 100 a 200 mg, de 2 a 3 vezes/dia.

Os principais efeitos colaterais são: insônia, livedo reticular e sintomas anticolinérgicos, tais como retenção urinária e constipação intestinal.

Existem poucos estudos que comprovam sua eficácia; não é considerada fármaco de primeira escolha devido ao seu efeito limitado e de curta duração.

Anticolinérgicos

Mesmo sendo os fármacos mais antigos utilizados, o mecanismo de ação é pouco esclarecido. Deve-se administrar biperideno e tri-hexifenidila, na dose de 3 a 12 mg/dia, fracionados para 2 a 4 tomadas. O principal efeito clínico é sobre os tremores, mas são pouco eficazes em atenuar a rigidez e a bradicinesia. Os possíveis efeitos colaterais são secura na boca, constipação intestinal, retenção urinária, piora da memória, alucinações e borramento visual.

Podem ser usados no tratamento sintomático da DP como monoterapia ou de forma combinada, mas não são os fármacos de primeira escolha devido ao perfil de efeitos colaterais.

O uso é limitado a pacientes jovens, idealmente com menos de 60 anos, que apresentem tremor como sintoma predominante.

Tratamento farmacológico das complicações motoras

Estima-se que 50% dos pacientes desenvolvem complicações motoras relacionadas à levodopa após 5 a 10 anos de uso. O risco de complicações motoras aumenta com a idade mais jovem de início.

366   Geriatria | Guia Prático

A Tabela 24.18 resume as principais opções terapêuticas para as complicações motores da doença de Parkinson.

O *wearing-off* consiste na diminuição do efeito da levodopa no final da dose. Nesse caso, pode-se fazer estratégias de tratamento: reduzir o intervalo entre as doses de levodopa; ou adicionar um inibidor da COMT (entacapona) ou um agonista dopaminérgico, ou um inibidor da MAO-B.

As discinesias são movimentos involuntários anormais induzidos pela levodopa, que podem ocorrer no pico da dose (1 ou 2 h após a ingesta da levodopa) com movimentos coreicos e distônicos do pescoço, membros ou tronco; ou, mais raramente, ocorrer no final da dose da levodopa, predominantemente distônicos afetando pernas ou pés. A estratégia de tratamento consiste em reduzir a dose da levodopa para um nível que não comprometa o controle motor; ou reduzir o inibidor da COMT ou MAO-B, se estiverem prescritos; ou pode-se adicionar amantadina.

Flutuação motora consiste na alternância de períodos *on* com períodos *off*, muito incapacitantes para o paciente, pois são imprevisíveis. Ocorrem em pacientes na fase avançada da doença e geralmente são refratários às terapias orais. Como alternativa de tratamento, recomenda-se a neurocirurgia funcional com estimulação (DBS) no globo pálido interno.

Manejo do período *off*

Período *off* é aquele em que o paciente está sem o efeito da medicação, com sua mobilidade e funcionalidade comprometidas em decorrência dos sintomas parkinsonianos. Em contrapartida, o período *on* é aquele em que o paciente está em sua capacidade funcional máxima, com mínimos sintomas parkinsonianos, ou seja, sob o efeito das medicações dopaminérgicas. Flutuações motoras são caracterizadas por alternância entre os períodos *on* e *off*.

Para manejo do período *off*, recomenda-se fracionamento da dose, diminuindo o intervalo, e orientação dietética, com redistribuição do componente proteico para o final do dia, devido à competição do fármaco com aminoácidos.

Tabela 24.18 Opções terapêuticas para as complicações motoras à levodopa.

Complicação	Classe	Medicação
Wearing off	■ Agonista dopaminérgico ■ Inibidor da COMT ■ Inibidor da MAO-B ■ Preparações de uso prolongado da levodopa	■ Pramipexol, rotigotina *patch* ■ Entacapona ■ Rasagilina, selegilina ■ Levodopa/carbidopa de liberação prolongada
Discinesia de pico de dose	Antagonista NMDA	Amantadina
Flutuações motoras (*on/off*) refratárias à terapia oral	Neurocirurgia funcional	DBS (globo pálido interno)

Não há diferença entre os variados tipos de agonistas dopaminérgicos, e eles podem reduzir o período *off* em 1 a 2 h em pacientes com *wearing-off*. Nos pacientes com sintomas noturnos, podem ser utilizadas formulações de liberação prolongada. O pramipexol tem sido eficaz para diminuir as flutuações motoras.

Inibidores da COMT são utilizados para diminuir a flutuação motora, aumentando o período *on* em 1 a 2 h, no estádio avançado da doença, sempre em associação com a levodopa.

Medidas para manejo de bloqueio motor (*freezing*)

Freezing é o bloqueio motor que ocorre quando o paciente subitamente não consegue mover as pernas, interrompendo a marcha. Classifica-se em:

- *Freezing* de período *off*: adotam-se as mesmas medidas adotadas para o período *off*
- *Freezing* de período *on*: estratégias visuais e treinamento da marcha podem ajudar.

Manejo das discinesias causadas pela levodopa

Discinesia de pico de dose

A primeira medida é, se possível, redução da dose de levodopa, pois esta se associa à piora do período *off*. A associação de agonistas dopaminérgicos pode propiciar redução da dose de levodopa. Amantadina mostrou-se eficaz em melhorar as discinesias. Clozapina e quetiapina foram descritas como redutoras das discinesias em alguns estudos, mas podem piorar o parkinsonismo, especialmente com o uso da quetiapina. Portanto, deve-se cogitar o uso de clozapina apenas se não houver resposta ao uso de amantadina.

Discinesia bifásica

Pode responder a aumento da dose e redução do intervalo entre as doses. Não há estudos que tenham comparado medidas para esse tipo de discinesia.

Distonia de período off

Ocorre principalmente pela manhã. Não há estudos que tenham comparado medidas, mas pode-se tentar o uso de levodopa ou de agonistas dopaminérgicos com formulações de liberação lenta ao deitar, ou dose de levodopa antes de o paciente se levantar da cama.

Tratamento dos sintomas não motores

Disfunção gástrica

Metoclopramida, bromoprida e cisaprida são contraindicadas, devido ao risco de piora do parkinsonismo. A domperidona pode ser utilizada; no entanto, após uma revisão europeia, observou-se risco ligeiramente aumentado de efeitos

368 Geriatria | Guia Prático

cardíacos com potencial risco de vida, levando a *Medicines and Healthcare Products Regulatory Agency* e a *European Medicines Agency* a publicarem recomendações sobre seu uso na mínima dose eficaz pela menor duração possível, e a duração máxima do tratamento geralmente não deve ultrapassar 1 semana. A nova dose máxima recomendada para adultos é 30 mg/dia.

A domperidona é contraindicada em pacientes com comprometimento hepático grave ou doença cardíaca subjacente. Ela não deve ser administrada com outros medicamentos que prolongam o intervalo QT ou que inibem a CYP3A4.

Constipação intestinal

Deve-se recomendar atividade física regular e ingestão adequada de líquidos e de fibras. De modo geral, podem ser seguidas recomendações para constipação intestinal, tais como ingestão de fibras e laxantes estimulantes, como o polietilenoglicol.

Depressão

A escolha do antidepressivo deve considerar as vantagens e potenciais efeitos adversos. De modo geral, recomenda-se iniciar com inibidor seletivo da recaptação de serotonina e norepinefrina ou inibidor seletivo da recaptação de serotonina, devido ao seu melhor perfil em relação aos efeitos colaterais, principalmente em idosos.

Deve-se evitar antidepressivos tricíclicos pelos efeitos adversos, que incluem comprometimento cognitivo e hipotensão ortostática com aumento do risco de quedas. Recomenda-se associação com psicoterapia, com destaque para a terapia cognitivo-comportamental (TCC).

Ansiedade

Existem poucos estudos que avaliam o tratamento da ansiedade em pacientes com DP, não havendo uma recomendação específica para utilização de determinada classe de ansiolítico nestes. Podem ser considerados inibidores seletivos da recaptação de serotonina, inibidores da recaptação de serontonina e norepinefrina ou agentes seletivos da serotonina, como a buspirona. As dosagens e as considerações sobre a segurança do tratamento são as mesmas para o tratamento da depressão. Benzodiazepínicos podem ser usados de maneira temporária, sempre com atenção aos efeitos adversos, como risco de quedas e piora cognitiva.

Terapias não farmacológicas, como o *mindfulness*, podem ser úteis.

Psicose

O manejo deve ser iniciado com a pesquisa e tratamento da causa de base e de fatores contribuintes. A psicose pode ser desencadeada por condições sistêmicas, como infecções, drogas anticolinérgicas e medicações psicoativas.

Deve-se retirar os fármacos que sabidamente causam tais sintomas, como agonistas dopaminérgicos, selegilina, biperideno e amantadina. As drogas antiparkinsonianas podem ser reduzidas ou suspensas. A levodopa deve ser a última medicação a ser reduzida, por ser a mais efetiva para DP e com menor probabilidade de causar psicose.

Para pacientes que persistem com alucinações e delírios apesar do ajuste das drogas antiparkinsonianas, tratamento sintomático com antipsicóticos pode ser necessário; porém, estudos sugerem que o uso de antipsicóticos é associado a um aumento do risco de mortalidade na DP. Deve-se iniciar com doses baixas com aumento gradual, mantendo-se a dose mínima necessária para o alcance da resposta clínica.

Neurolépticos de primeira geração (haldol e clorpromazina) são contraindicados, devido ao forte bloqueio dos receptores D2. Os antipsicóticos neurolépticos de segunda geração (risperidona; olanzapina; quetiapina; aripriprazol; e clozapina) têm menor ação em termos de bloqueio sobre o receptor D2 e oferecem menor risco de efeitos extrapiramidais. No entanto, estudos mostram baixa eficácia da quetiapina e piora motora com o uso de risperidona nos pacientes com psicose e DP.

A clozapina é o fármaco que melhor teve resultados nos estudos, em doses de até 50 mg/dia; no entanto, é necessário controle hematológico rigoroso para detecção precoce de agranulocitose e, caso esta ocorra, suspensão imediata do uso do fármaco.

Recomenda-se como primeira medida para controle dos sintomas psicóticos retirar os fármacos que sabidamente causam tais sintomas, como agonistas dopaminérgicos, selegilina, biperideno e amantadina.

Apenas quetiapina e clozapina não causam parkinsonismo. Pela maior facilidade do uso na prática clínica, apesar de não haver estudos que comprovem seu benefício, especialistas iniciam com quetiapina e, posteriormente, fazem a troca para clozapina, caso não haja resposta.

Síndrome de desregulação dopaminérgica

Estudos ainda são escassos sobre o manejo dessa síndrome. A prática clínica baseia-se na redução ou retirada dos fármacos dopaminérgicos. Outras opções são amantadina e eletroestimulação cerebral.

Demência

Deve-se evitar fármacos de ação anticolinérgica nos pacientes idosos e naqueles com comprometimento cognitivo. Estudos têm mostrado resultados favoráveis com o uso de anticolinesterásicos e de memantina, sem piora do quadro motor, embora seja possível o aumento do tremor. Recomenda-se o acompanhamento com a terapia ocupacional para reabilitação cognitiva.

Distúrbios de controle de impulso

Podem variar de comportamentos compulsivos de limpeza a compulsão para jogos e hipersexualidade. Podem ocorrer em qualquer paciente em terapia dopaminérgica em qualquer estágio da DP, mas são mais comuns com agonistas dopaminérgicos.

Estudos limitados mostram que esses distúrbios melhoram com a suspensão gradual dos agonistas dopaminérgicos na maioria, mas não em todos os pacientes. A suspensão abrupta de agonistas dopaminérgicos pode resultar em síndrome de abstinência; por isso, a retirada deve ser gradual.

Insônia

Evidências são insuficientes para suportar ou refutar o uso de melatonina para tratamento de pobre qualidade do sono na DP.

Distúrbio comportamental do sono REM

Até o momento, há evidência insuficiente que suporte ou refute o tratamento de distúrbio comportamental do sono REM. Especialistas recomendam o uso do clonazepam, exceto se houver concomitância de apneia obstrutiva do sono. Nesses casos, deve-se optar pelo pramipexol.

Sonolência diurna excessiva

Modafinila pode ser usada na DP com sonolência diurna excessiva; no entanto, pacientes tratados com modafinila podem experimentar melhora na percepção do sono sem melhora objetiva na mensuração deste.

Parassonias

Os estudos são insuficientes; porém, o uso de benzodiazepínico é cogitado na prática clínica, em especial o clonazepam. Deve-se ter cautela com os efeitos adversos.

Síndrome das pernas inquietas

Os fármacos de escolha para pacientes com síndrome das pernas inquietas (SPI) associada à DP são levodopa e pramipexol. Não há estudo que recomende o uso de ferro, opioides, gabapentina e clonazepam.

Hipofonia

O acompanhamento com fonoaudiologia mostra-se efetivo na melhora do volume da fala em pacientes com DP. Destacam-se as *speech therapies* e o tratamento de voz Lee Silverman. Não há evidência suficiente para determinar se alguma terapia de fala específica é superior às demais.

Sialorreia

Em casos leves, pode-se indicar o uso de goma de mascar para reduzir a sialorreia em situações sociais. Em casos mais graves, o tratamento com injeção de toxina botulínica pode ser efetivo, mas ainda não há estudos randomizados e controlados com essa terapia.

Glicopirrolato mostrou-se efetivo em alguns estudos (1 mg, 3 vezes/dia).

Rinorreia

Geralmente desencadeada por comer determinados alimentos na DP (rinorreia gustatória). Não há tratamento definido. Alguns estudos mostram benefício do uso de *spray* nasal de ipratrópio. Deve-se ter atenção aos efeitos colaterais anticolinérgicos.

Disfagia

Deve-se promover reabilitação fonoaudiológica. Uma das técnicas mais estudadas é a técnica de Lee Silverman de deglutição e voz.

Hipotensão ortostática

Medidas não farmacológicas devem ser orientadas: evitar mudanças rápidas de posição; dormir com a cabeceira elevada a 20 a 30°; caso os sintomas se iniciem, sentar-se até que haja melhora; usar meias elásticas; evitar exposição a altas temperaturas; exercício físico vigoroso; ingestão de 2 a 2,5 ℓ de líquidos por dia; ingestão diária de 8 g de sal, se não houver contraindicação. Sempre que possível, deve-se retirar medicações hipotensoras.

A fludrocortisona pode ser efetiva no tratamento. Estudos feitos com outras medicações, tais como domperidona, desmopressina ou octreotida, são insuficientes.

Pacientes com história de hipertensão podem requerer redução ou até descontinuação da terapia anti-hipertensiva. Se a ortostase persiste apesar do uso de dose mínima de levodopa em monoterapia, medicações sintomáticas para hipotensão ortostática podem ser necessárias.

Disfunção sexual

Em alguns pacientes, a melhora da função motora pode melhorar a função sexual. Citrato de sildenafila pode ser considerado em pacientes com DP com disfunção erétil. Mulheres podem ser beneficiar de lubrificantes vaginais.

Disfunção urinária

Não há estudos suficientes, mas os anticolinérgicos são amplamente utilizados para controle dos sintomas irritativos.

372 Geriatria | Guia Prático

Incontinência urinária

Até o momento, não há evidências suficientes que suportem ou refutem o tratamento na DP.

Tratamento cirúrgico

Estimulação cerebral profunda

Consiste no implante, em geral bilateral, de um eletrodo quadripolar que fica em contato com o alvo cerebral profundo através do orifício de trepanação. Com o paciente acordado, realiza-se o controle fisiológico e o monitoramento para efeitos de estimulação.

O implante é feito por meio de técnica estereotáxica, com a utilização de TC e RM, ambas em fusão, para localização precisa das coordenadas do alvo.

Após a estimulação do local do implante (núcleo subtalâmico – preferência de grandes centros e globo pálido interno) e averiguação da resposta clínica, os eletrodos são deixados na localização, e, sob anestesia geral, são implantados sob a pele do paciente cabos extensores que ligam os eletrodos ao neuroestimulador, que, em geral, fica localizado na área subclavicular, semelhante a um marca-passo cardíaco.

O risco do procedimento é considerado baixo. A principal vantagem dele é a diminuição da dose de antiparkinsonianos e, consequentemente, seus efeitos colaterais.

Escolha dos pacientes para o procedimento

Aplicar teste de resposta à levodopa com a escala de UPDRS. Deve ser alcançada uma melhora de pelo menos 25 a 50% nesse escore para que o paciente seja candidato à cirurgia.

Em pacientes com DP idiopática, é necessário considerar: flutuação motora com períodos *off* ou discinesias importantes; tremor incapacitante de difícil controle farmacológico; considerável resposta motora após teste de desafio com levodopa; melhora de mais de 30% no UPDRS, exceto nos casos de tremor.

Não se deve cogitar cirurgia se o paciente apresentar sinais atípicos, comorbidades clínicas graves, distúrbio psiquiátrico não compensado, declínio cognitivo significativo, incapacidade proveniente de sintomas não responsivos à estimulação cerebral profunda, RM de crânio com lesão intracraniana ou extensa atrofia cortical; e lesão de substância branca.

Sintomas axiais, instabilidade postural, quedas, distúrbio da fala, disfagia, disautonomia, distúrbios cognitivos e comportamentais não costumam melhorar com o tratamento. Já os sintomas motores, como tremor, rigidez, bradicinesia, flutuação motora e discinesias, que respondem bem à levodopa, costumam responder bem à cirurgia.

Outras opções cirúrgicas

Palidotomia unilateral

Mostrou-se eficaz em estudo que a comparou a tratamento clínico otimizado e com estimulação cerebral profunda; entretanto, após 1 ano do tratamento, a estimulação cerebral profunda mostrou-se mais eficaz.

Há melhora de 50 a 80% nas discinesias.

Deve-se considerar o risco do tratamento: hemorragias, acidentes vasculares com repercussão clínica (3,9% de AVC sintomático), paralisia facial (8,4%), disartria (11%) e taxa de mortalidade de 1,2%.

Talamotomia

Técnica não mais adotada devido à alta morbidade e à possibilidade de opção terapêutica menos mórbida e com boa eficácia, como a estimulação cerebral profunda.

A talidotomia melhorava tremor e bradicinesia em 70% dos pacientes, mas com morbidade variável de 4 a 47%. Dos pacientes submetidos à talidotomia bilateral, 30% estão sob risco de disartria grave.

BIBLIOGRAFIA

Aarsland D, Hutchinson M, Larsen JP. Cognitive, psychiatric and motor response to galantamine in Parkinson's disease with dementia. Int J Geriatr Psychiatry. 2003;18(10):937-41.

Aarsland D, Ballard C, Walker Z, Bostrom F, Alves G, Kossakowski K *et al.* Memantine in patients with Parkinson's disease dementia or dementia with Lewy bodies: a double-blind, placebo-controlled, multicentre trial. Lancet Neurol. 2009; 8:613-8.

Amara AW, Memon AA. Effects of exercise on non-motor symptoms in Parkinson's disease. Clin Ther. 2018;40(1):8-15.

American College of Sports Medicine. Diretrizes do ACSM para os testes de esforço e suas prescrições. 9. ed. Rio de Janeiro: Guanabara Koogan; 2014.

American Geriatrics Society and British Geriatric Society. Clinical practice guideline: prevention of falls in older persons. J Am Geriatr Soc. 2011;59(1):148-57.

Andrade LAF, Barbosa ER, Cardoso F, Teive HAG. Doença de Parkinson: estratégias atuais no tratamento. São Paulo: OmniFarma Editora & Eventos; 2010.

Aquino CC, Fox SH. Clinical spectrum of levodopa-induced complications. Mov Disord. 2015;30(1):80-9.

Arsland D, Creese B, Politis M, Chaudhuri KR, Ffytche DH, Weintraub D *et al.* Cognitive decline in Parkinson disease. Nat Rev Neurol. 2017;13(4):217-31.

Barbosa ER, Ferraz HE, Tumas V. Transtornos do movimento – diagnóstico e tratamento. v.1. São Paulo: OmniFarma Editora & Eventos; 2013.

Barbosa ER, Sallem FAZ. Doença de Parkinson – diagnóstico. Rev Neurociências. 2005;13(3):158-65.

Beretta VS, Gobbi LT, Lirani-Silva E, Simielli L, Orcioli-Silva D. Challenging postural task increase asymmetry in patients with Parkinson's disease. PLoS ONE. 2015;10(9):e0137722.

Bombieri F, Schena F, Pellegrini B, Barone P, Tinazzi M, Erro R. Walking on four limbs: a systematic review of Nordic walking in Parkinson disease. Parkinsonism Relat Disord. 2017;38:8-12.

Capato TTC, Domingos JMM, Almeida LRS. Versão em português da Diretriz Europeia de Fisioterapia para Doença de Parkinson. São Paulo: OmniFarma Editora & Eventos; 2015.

Carvalho A, Barbirato D, Araujo N, Martins JV, Cavalcanti JLS, Santos TM et al. Comparison of strength training, aerobic training, and additional physical therapy as supplementary treatments for Parkinson's disease: pilot study. Clin Interv Aging. 2015;10:183-91.

Combs SA, Diehl MD, Staples WH, Conn L, Davis K, Lewis N et al. Boxing training for patients with Parkinson disease: a case series. Phys Ther. 2011;91:132-42.

Comité de Movimientos Anormales de la Asociación Colombiana de Neurología. Medicamentos utilizados en la enfermedad de Parkinson: guía práctica. Consenso de la asociación Colombiana de neurología sobre enfermedad de Parkinson. Acta Neurol Colomb. 2019;35(3)Supl.1:75-9.

Corcos DM, Robichaud JA, David FJ, Leurgans SE, Vaillancourt DE, Poon C et al. A two year randomized controlled trial of progressive resistance exercise for Parkinson's disease. Mov Disord. 2013;28(9):123-40.

Cugusi L, Solla P, Serpe R, Carzedda T, Piras L, Oggianu M et al. Effects of a Nordic walking program on motor and non-motor symptoms, functional performance and body composition in patients with Parkinson's disease. Neuro Rehabilitation. 2015;37(2):245-54.

David FJ, Robchaud JA, Vaillancourt DE, Poon C, Kohrt WM, Comella CL et al. Progrissive resistance exercise restore some properties of the triphasis EMG pattern and improves bradykinesia: the PRD-PD randomized clinical trial. J Neurophysiol. 2016; 116(5):2298-311.

Deonceau M, Maquet D, Jidovtseff B, Donneau AF, Bury T, Croisier JL et al. Effects of twelve weeks of aerobic or strength training in addition to standard care in Parkinson's disease: a controlled study. Eur J Phys Rehabil Med. 2017;53(2):184-200.

Dias-Tosta E, Rieder CRM, Borges V. Doença de Parkinson – recomendações. 2. ed. rev. São Paulo: OmniFarma Editora & Eventos, 2012.

Dubois B, Tolosa E, Katzenschlager R, Emre M, Lees AJ, Schumann G et al. Donepezila in Parkinson's disease dementia: a randomized, double-blind efficacy and safety study. Mov. Disord. 2012; 27:1230-8.

Emre M, Tsolaki M, Bonuccelli U, Destée A, Tolosa E, Kutzelnigg A et al. Memantine for patients with Parkinson's disease dementia or dementia with Lewy bodies: a randomised, double-blind, placebo-controlled trial. Lancet Neurol. 2010;9:969-77.

Li F, Harmer P, Liu Y, Eckstrom E, Fitzgerald K, Stock R et al. Randomized controlled trial of patient-reported outcomes with Tai Chi exercise in Parkinson's disease. Mov Disord. 2014;29(4):539-45.

Marques PA, Monteiro EP, Fagundes AO, Costa RR, Martinez FG, Pagnussat AS et al. Efeitos da caminhada nórdica no perfil antropométrico e composição corporal de pessoas com doença de Parkinson: ensaio clínico randomizado. ConScientia e Saúde. 2019;18(1):105-15.

Nonnekes J, Snijders AH, Nutt JG, Deuschl G, Giladi N, Bloem BR. Freezing of gait: a practical approach to management. Lancet Neurol. 2015;14:768-78.

Fan X, Han D, Cheng Q, Zhang P, Zhao C, Min J. Association of levels of physical activity with risk of Parkinson disease: a systematic review and meta-analysis. JAMA Netw Open. 2018;1(5):1-11.

Feng H, Li C, Liu J, Wang L, Ma J, Li G. Virtual reality rehabilitation versus conventional physical therapy for improving balance and gait in Parkinson's disease patients: a randomized controlled trial. Med Sci Monit. 2019;25:4186-92.

Ferraz HB. Dopamine agonists on Parkinson´s disease treatment. Rev Neurociências. 2004;12(4).

Ferraz DD, Trippo KV, Duarte GP, Neto MG, Bernardes Santos KO, Filho JO. The effects of functional training, bicycle exercise, and exergaming on walking capacity of elderly patients with Parkinson disease: a pilot randomized controlled single-blinded trial. Arch Phys Med Rehab. 2018;99:826-33.

Ferreira RM, Alves WMGC, Lima TA, Alves TGG, Filho PAMA, Pimentel CP et al. The effect of resistance training on the anxiety symptoms and quality of life in elderly people with Parkinson's disease: a randomized controlled trial. Arq Neuropsiquiatr. 2018;76(8):499-506.

Fox SH, Katzenschlager R, Lim SY, Barton B, de Bie RMA, Seppi K. International Parkinson and movement disorder society evidence-based medicine review: Update on treatments for the motor symptoms of Parkison's disease. Movement Disorders. 2018;33(8):1248-66.

Franzoni LT, Monteiro EP, Oliveira HB, Rosa RG, Costa RR, Rieder C et al. A 9-week Nordic and free walking improve postural balance in Parkinson's disease. Sports Med Int Open. 2018;2(2):28-34.

Gandolfi M, Tinazzi M, Magrinelli F, Busselli G, Dimitrova E, Polo N et al. Four-week trunk-specific exercise program decreases forward trunk flexion in Parkinson's disease: a single-blinded, randomized controlled trial. Parkinsonism & Related Disorders. 2019;64: 268-74.

Giardini M, Nardone A, Godi M, Guglielmetti S, Arcollin I, Pisano F et al. Instrumental or physical-exercise rehabilitation of balance improves both balance and gait in Parkinson's disease. Neural Plast. 2018;2018:5614242.

Gomeñuca NA, Oliveira HB, Silva ES, Costa RR, Kanitz AC, Liedtke GV et al. Effects of Nordic walking training on quality of life, balance and functional mobility in elderly: a randomized clinical trial. PLoS One. 2019;14(1):e0211472.

Grimes D, Fitzpatrick M, Gordon J, Miyasaki J, Fon EA, Schlossmacher M et al. Canadian guideline for Parkinson disease. CMAJ. 2019;9:989-1004.

Hackney ME, Earhart GM. Recommendations for implementing tango class for persons with Parkinson disease. Am J Dance Ther. 2010;32:41-52.

Hart RG, Pearce LA, Ravina BM, Yaltho TC, Marler JR. Neuroprotection trials in Parkinson's disease: systematic review. Mov Disord. 2009;24(5):647-54.

Hass CJ, Buckley TA, Pitsikoulis C, Barthelemy EJ. Progressive resistance training improves gait initiation in individuals with Parkinson's disease. Gait Posture. 2012;35(4):669-67.

Holden MK, Dyar T. Virtual environment training: a new tool for rehabilitation. Neurology Report. 2002;26:62-7.

Kelly NA, Wood KH, Allendorfer JB, Ford MP, Bickel CS, Marstrander J et al. High-intensity exercise acutely increases substantia nigra and prefrontal brain activity in Parkinson's disease. Med Sci Monit. 2017;23:6064-71.

Kerr GK, Worringham CJ, Cole MH, Lacherez PF, Wood JM, Silburn PA. Preditors of fallsin Parkinson disease. Neurology. 2010; 75(2): 116-24.

Larson D, Vega D, Johnson E, Slowey L. Effects of rock steady boxing on activities of daily living and motor symptoms of Parkinson's disease. Poster presented at: 70th Annual Meeting of the American Academy of Neurology. Los Angeles, CA. [Acesso em 12 dez. 2020]. Disponível em: https://www.mdsabstracts.org/abstract/effects-of-rock-steady-boxing-on-activities-of-daily-living-and-motor-symptoms-of-parkinsons-disease/.

Leung IH, Walton CC, Hallock H, Lewis SJ, Valenzuela M, Lampit A. Cognitive training in Parkinson disease: a systematic review and meta-analysis. Neurology. 2015;85:1843-51.

Marusiak J, Fisher BE, Jaskólska A, Słotwi'nski K, Budrewicz S, Koszewicz M et al. Eight weeks of aerobic interval training improves psychomotor function in patients with Parkinson's disease: randomized controlled trial. Int J Environ Res Public Health. 2019;16(5):1-17.

McKee KE, Hackney ME. The effects of adapted tango on spatial cognition and disease severity in Parkinson's disease. J Mot Behav. 2013;45(6):519-29.

Hackney ME, Earhart GM. Effects of dance on gait and balance in Parkinson disease: a comparison of partnered and non-partnered dance movement. Neuroheabil Neural Repair. 2010;24(4):384-92.

Mhatre PV, Vilares I, Stibb SM, Albert MV, Pickering L, Marciniak CM et al. Wii fit balance board playing improves balance and gait in Parkinson disease. PMR. 2013; 5:769-77.

Miyasaki JM, Martin W, Suchowersky O, Weiner WJ, Lang AE. Initiation of treatment for Parkinson's disease: an evidence-based review: report of the Quality Standards Subcommittee of the American Academy of Neurology. Neurology. Jan/2002;8;58(1):11-7.

Monticone M, Ambrosini E, Laurini A, Rocca B, Foti C. Inpatient multidisciplinary rehabilitation for Parkinson's disease: a randomized controlled trial. Mov Disord. 2015;30:1050-8.

National Institute for Health and Care Excellence. Parkinson's disease in adults: diagnosis and management. London (UK): Royal College of Physicians; 2017.

Olanow CW, Stern MB, Sethi K. The scientific and clinical basis for the treatment of Parkinson disease. Neurology. 2009;72(Suppl. 4).

Organização Mundial da Saúde/Organização Pan-Americana de Saúde (OPAS). Classificação Internacional de Funcionalidade, Incapacidade e Saúde (CIF). São Paulo: Universidade São Paulo, 2003.

Palma JA, Kaufmann H. Treatment of autonomic dysfunction in Parkinson disease and other synucleinopathies. Mov Disord. Mar/2018;33(3):372-90.

Patel T, Chang F. Practice recommendations for Parkinson's disease: assessment and management by community pharmacists. Can Pharm J (Ott). 2015;148(3):142-9.

PD Med Collaborative Group, Gray R, Ives N, Rick C, Patel S, Gray A *et al*. Long-term effectiveness of dopamine agonists and monoamine oxidase B inhibitors compared with levodopa as initial treatment for Parkinson's disease (PD MED): a large open-label, pragmatic randomised trial. Lancet. 2014;384(9949):1196-205.

Perracini MR, Fló CM. Funcionalidade e envelhecimento: teoria e prática clínica. Rio de Janeiro: Guanabara Koogan; 2011.

Picelli A, Varalta V, Melotti C, Zatezalo V, Fonte C, Amato S *et al*. Effects of treadmill training on cognitive and motor features of patients with mild to moderate Parkinson's disease: a pilot, single-blind, randomized controlled trial. Funct Neurol. 2016;31(1):25-31.

Reuter I, Mehnert S, Leone P, Kaps M, Oechsner M, Engelhardt M. Effects of a flexibility and relaxation programme, walking and Nordic walking on Parkinson's disease. J Aging Res. 2011:232-43.

Rodrigues-Carrilo JC, Ibarra M. Depresión y otros trastornos afectivos en la enfermedad de Parkinson. Consenso de la Asociación Colombiana de Neurología sobre enfermedad de Parkinson. Acta Neurol Colomb. 2019;35(3)Supl.1:53-62.

Rueda-Acevedo M, Fuquen FC. Disfunción autonómica en la enfermedad de Parkinson: enfoque práctico. Acta Neurol Colomb. 2019;35(3)Supl.1:69-74.

Ryan M, Eatmon CV, Slevin JT. Drug treatment strategies for depression in Parkinson disease. Expert Opin Pharmacother. 2019;20(11):1351-63.

Santos SM, da Silva RA, Terra MB, Almeida IA, de Melo LB, Ferraz HB. Balance versus resistance training on postural control in patients with Parkinson's disease: a randomized controlled trial. Eur J Phys Rehabil Med. 2017;53(2):173-83.

Santos M, Fernandez-Rio J, Winge K, Barragan-Perez B, Gonzales-Gomes L, Rodrigues-Perez V *et al*. Effects of progressive resistance exercise in akinetic-rigid Parkinson's disease patients: a randomized controlled trial. Eur J Phys Rehabil Med. 2017;53(5):651-63.

Schenkman M, Moore CG, Kohrt WM, Hal DA, Delitto A, Comella CL *et al*. Effect of high-intensity treadmill exercise on motor symptoms in patients with de novo Parkinson disease: a phase 2 randomized clinical trial. JAMA Neurol. 2018;75(2):219-26.

Shen X, Wong-You ISK, Mak MKYM. Effects of exercise on falls, balance, and gait ability in Parkinson's disease: a meta-analysis. Neurorehabil Neural Repair. 2016;30(6):512-27.

Shu HF, Yang T, Yu SX, Huang HT, Jiang LL, Gu JW *et al*. Aerobic exercise for Parkinson's disease: a systematic review an meta-analysis of randomized controlled trial. PLoS ONE. 2014;9(7):1-10.

Shulman LM, Katzel LI, Ivey FM, Sorkin JD, Favors K, Anderson KE *et al*. Randomized clinical trial of 3 types of physical exercise for patients with Parkinson disease. JAMA Neurol. 2013;70:183-90.

Silva-Batista C, Corcos DM, Roschel H, Kanegusuku H, Gobbi LT, Piemonte ME *et al*. Resistance training with instability for patients with Parkinson's disease. Med Sci Sports Exerc. 2016;48(9):1678-87.

Silva-Batista C, Mattos ECT, Corcos DM, Wilson JM, Heckman CJ, Kanegusuku H *et al*. Resistance training with instability is more effective than resistance training in improving spinal inhibitory mechanism in Parkinson's disease. J Appl Physiol. 2017;122(1):1-10.

Smania N, Corato E, Tinazzi M, Stanzani C, Fiaschi A, Girardi P *et al.* Effect of balance training on postural instability in patients with idiopathic Parkinson's disease. Neurorehabil Neural Repair. 2010;24(9):826-34.

Sparrow D, DeAngelis TR, Hendron K, Thomas CA, Saint-Hilaire H, Ellis T. Highly challenging balance program reduces fall rate in Parkinson disease. J Neurol Phys Ther. 2016;40(1):24-30.

Stozek J, Rundzinska M, Pustulka-Piwnik U, Szczudlik A. The effect of the rehabilitation program on balance, gait, physical performance and trunk rotation in Parkinson's disease. Aging Clin Exp Res. 2016;28(6):1169-77.

Stowe R, Ives N, Clarke CE, Deane K, van Hilten, Wheatley K *et al.* Evaluation of the efficacy and safety of adjuvant treatment to levodopa therapy in Parkinson's disease patients with motor complications. Cochrane Database Syst Rev. 2010;(7):CD007166.

Suchowersky O, Gronseth G, Perlmutter J. Practice parameter: treatment of nonmotor symptoms of Parkinson disease. Report of the quality standards subcommittee of the American Academy of Neurology. Neurology. 2010;16;74(11):924-31.

Tomlinson CL, Patel S, Meek C, Clarke CE, Stowe R, Shah L *et al.* Physiotherapy versus placebo or no intervention in Parkinson's disease. Cochrane Database Syst Rev. 2012;11;7:CD002817.

Tosta ED, Rieder CRM, Borges V. Doença de Parkinson: recomendações. São Paulo: OminiFarma Editora & Eventos; 2010.

Tschentscher M, Niederseer D, Niebauer J. Health benefits of Nordic walking: a systematic review. Am J Prev Med.2013;44(1):76-84.

Van der Kolk N, Vries NM, Kessels RP, Josten H, Zwinderman AH, Post B. Effectiveness of home-based and remotely supervised aerobic exercise in Parkinson's disease: a double-blind, randomised controlled Trial. 2019;18(11):998-1008.

Vieira GP, Souza MN, Orsini M, Leite MAA, Corrêa CL. Virtual reality for upper limbs in patients with Parkinson's disease: protocol study. EC Neurology. 2017;6(5): 204-15.

Warlop T, Detrembleur C, Lopez MB, Storquat G, Lejeune T, Jeanjean A. O Nordic walking restaura a organização temporal da variabilidade da marcha na doença de Parkinson?. J Neuroeng Rehabil. 2017;14:17.

Williams A, Gill S, Varma T, Jenkinson C, Quinn N, Mitchell R *et al.* Deep brain stimulation plus best medical therapy versus best medical therapy alone for advanced Parkinson´s disease (PD SURG trial): a randomised open-label trial. Lancet Neurol. 2010;9(6):581-91.

Wilson TL. Rock steady boxing: fighting parkinson's disease one counter punch at a time! reprinted with permission of ma success. Palestra. 2018;32(1):46-51.

Yang Y, Hao YL, Tian WJ, Gong L, Zhang K, Shi QG *et al.* The effectiveness of Tai Chi for patients with Parkinson's disease: study protocol for a randomized controlled trial. Trials. 2015;16:111.

Zhuo C, Xue R, Luo L, Ji F, Tian H, Qu H *et al.* Efficacy of antidepressive medication for depression in Parkinson disease: a network meta-analysis. Medicine. 2017;96:22.

Zigmond MJ, Smeyne RJ. Exercise: is it a neuroprotective and if so, how does it work? Parkinsonism Relat Disord. 2014;20:S123-7.

Zoladz JA, Majerczak J, Zeligowska E, Mencel J, Jaskolski A, Jaskolska A *et al.* Moderate-intensity interval training increases serum brain-derived neurotrophic factor level and decreases inflammation in Parkinson's disease patients. J Physiol Pharmacol. 2014;65(3):441-8.

25 Incontinência Urinária

Erika Chaul Ferreira • Claudia Cristina Takano Novoa

INTRODUÇÃO

A incontinência urinária (IU) é responsável por elevada morbidade (candidíase perineal, celulite, dermatite de fraldas, lesões por pressão, infecções urinárias, quedas e fraturas, prejuízo do sono, estigmatização, disfunção sexual, isolamento social e depressão). É uma grande responsável por sobrecarga de trabalho nos cuidadores e fator de risco importante para institucionalização.

É resultante da interação de inúmeros fatores: os próprios do envelhecimento, os derivados de lesões no sistema nervoso ou urinário, os que derivam das comorbidades ou dos medicamentos ingeridos e os que promovem declínio cognitivo-funcional.

Define-se aumento da frequência urinária normal quando há necessidade de realizar a micção pelo menos 8 vezes em um período de 24 h, incluindo-se aí duas ou mais vezes à noite.

Já a noctúria é definida como o ato de acordar mais de uma vez, à noite, para urinar. É comum que idosos apresentem noctúria, seja pela perda do pico noturno de secreção do ADH característica do envelhecimento, seja por patologias comuns da idade, como o aumento prostático ou a apneia do sono. A noctúria associada à incontinência urinária é importante fator de risco para quedas.

NEUROFISIOLOGIA

A contração da bexiga ocorre por ativação de neurônios parassimpáticos (receptores colinérgicos muscarínicos) localizados no segmento S2-S4, que dá origem ao nervo pélvico e hipogástrico.

A inervação simpática da bexiga origina-se do segmento medular T12, L1, L2. No corpo vesical, onde os receptores beta 2 são abundantes, o simpático provoca relaxamento muscular. Na base, onde predominam os receptores alfa 1, é provocada a contração do colo vesical e da uretra.

380 Geriatria | Guia Prático

As funções de armazenamento e eliminação de urina são coordenadas pela ponte (centro pontino da micção; e cento pontino esfincteriano) e pelo córtex (face lateral do giro pré-central). Os núcleos da base, o hipotálamo e o cerebelo também exercem influência sobre a micção.

A capacidade vesical normal é de 300 a 400 mℓ. O primeiro desejo em um adulto normal ocorre por volta dos 200 mℓ.

IMPACTO DO ENVELHECIMENTO SOBRE A MICÇÃO

O envelhecimento por si não causa incontinência, mas induz mudanças funcionais e estruturais no trato urinário que tornam o idoso suscetível a esse problema. A bexiga reduz sua capacidade, há aumento do volume residual e uma certa hiperatividade do detrusor. A uretra tem redução da pressão de fechamento uretral. Nos homens, há aumento do volume prostático e na mulher existe uma redução na produção de estrógenos.

FATORES DE RISCO PARA INCONTINÊNCIA

Alguns fatores de risco são bem estabelecidos como: obesidade, paridade (sendo o parto normal um fator de risco adicional), história familiar, idade avançada e presença de comorbidades – como demência, diabetes, acidente vascular cerebral (AVC) prévio e a atrofia genital.

A incontinência urinária é mais comum em brancos, e o tabagismo é associado a aumento do risco, assim como passado de radioterapia local.

TIPOS DE INCONTINÊNCIA URINÁRIA

Transitória

Surge em situações especiais, nas quais a associação de fatores contribui para a perda urinária, sem existir de fato uma disfunção permanente do trato urinário. São exemplos: as perdas durante infecções urinárias, a uretrite e a vaginite atróficas, o *delirium*, a restrição de mobilidade, a impactação fecal e o uso de alguns medicamentos. Em geral, a incontinência desaparece quando o fator causador é retirado.

São medicamentos que podem gerar incontinência: antagonistas alfa-adrenérgicos, diuréticos, inibidores da colinesterase e sedativos.

Por urgência miccional

Principal causa de IU (60% dos pacientes); geralmente, é decorrente de hiperatividade detrusora, manifestando-se por desejo súbito, imperioso e, por vezes, incontrolável de urinar. Tem como aspectos:

- É desencadeada por contrações não inibidas do detrusor
- É muito associada ao envelhecimento e a comorbidades
- A bexiga hiperativa é uma síndrome caracterizada por urgência urinária com ou sem incontinência.

Capítulo 25 • Incontinência Urinária   381

IU neurogênica

Pode ocorrer em doenças neurológicas como esclerose múltipla, doença de Parkinson, AVC ou demência. A forma neurogênica de bexiga hiperativa decorre de qualquer afecção neurológica que envolva vias ou estruturas ligada à micção (cérebro, ponte, cerebelo, medula, gânglios periféricos).

O córtex cerebral, especialmente o lobo frontal, exerce controle inibitório sobre o sistema nervoso parassimpático durante o enchimento vesical. A inibição cortical deficiente – como pode ocorrer em AVC, tumores e traumatismos cranianos, doença de Alzheimer e outros estados demenciais, doença de Parkinson – é causa de bexiga hiperativa.

De esforço

Corresponde a 30% dos casos de IU em mulheres. Conta com perda de urina desencadeada por situações que cursam com aumento da pressão intra-abdominal, como tosse, espirros e agachamento.

É causada na mulher por deslocamento da uretra de sua posição anatômica durante o esforço (hipermobilidade uretral) ou por deficiência esfincteriana intrínseca, normalmente decorrente de trauma cirúrgico. No homem, ocorre por deficiência esfincteriana, normalmente consequência de lesão causada por prostatectomia radical.

Na hipermobilidade uretral, ocorre um aumento na pressão intra-abdominal, que supera a pressão de fechamento esfincteriano, na ausência de contrações vesicais. Ocorre frequentemente porque a musculatura do assoalho pélvico e do tecido conjuntivo vaginal não oferecem suporte suficiente para a uretra. Isso faz com que a uretra e o colo da bexiga percam a capacidade de se fechar completamente contra a parede vaginal anterior.

A deficiência esfincteriana intrínseca (DSI) é uma forma de incontinência urinária de esforço que resulta de uma perda do tônus uretral intrínseco que, normalmente, mantém a uretra fechada. Em geral, a DSI resulta de dano neuromuscular e resulta em grande vazamento urinário, mesmo com aumentos mínimos de pressão abdominal. É um verdadeiro desafio terapêutico e apresenta os piores resultados cirúrgicos.

Em homens, é mais comum observar DSI pós-cirurgia da próstata, radiação ou trauma uretral. Muitos homens com DSI relatam que ficam secos quando estão deitados, porque não há um efeito gravitacional causando vazamento.

Por transbordamento

Tipo de incontinência urinária no qual há gotejamento ou perda contínua de urina associada a esvaziamento vesical incompleto, jato urinário fraco, esforço miccional, intermitência, hesitação, frequência e noctúria.

382 Geriatria | Guia Prático

Ela é provocada por dois mecanismos distintos:

- Hipocontratilidade do detrusor, com vários potenciais causadores: dano muscular, fibrose, neuropatia periférica (devido a diabetes melito, deficiência de vitamina B12, alcoolismo) ou lesão das vias eferentes do detrusor
- Obstrução de saída, que ocorre no homem por aumento da próstata ou estenose uretral e, nas mulheres, devido a lesões que geram compressão externa na uretra como fibrose uretral, prolapso vesical ou uterino e massas tumorais.

Funcional

Atinge pacientes sem comprometimento dos mecanismos controladores de micção. Deve-se à incapacidade desses pacientes de chegar ao banheiro a tempo de evitar a perda de urina, seja por limitações físicas, transtornos psíquicos, déficit cognitivo, hostilidade ou limitações ambientais (iluminação inadequada, banheiros de difícil acesso).

Pacientes idosos hospitalizados não prontamente atendidos pelo corpo de enfermagem ou por cuidador durante o desejo de urinar podem tornar-se, com o tempo, funcionalmente incontinentes.

IU mista

Associação dos sintomas da urge-incontinência com os da IU de esforço. Bastante frequente em mulheres.

Outros

Algumas etiologias menos comuns devem ser lembradas no contexto de incontinência urinária, como fístulas (vesicais, ureterais e uretrais), ureter ectópico e epispadias.

DIAGNÓSTICO

Em todos os idosos incontinentes, deve-se averiguar história clínica e exame físico, procurando fatores reversíveis. Um exame pélvico/ginecológico detalhado é necessário. Deve-se avaliar integridade da musculatura pélvica, atrofia vaginal, massas tumorais e prolapso uterino. Um exame neurológico sumário também deve ser realizado, com atenção para força de membros inferiores, reflexos e preservação de sensibilidade perianal.

Vários estudos já demonstraram que o diagnóstico e a escolha do tratamento baseados na história clínica e no exame físico têm eficácia semelhante ao tratamento realizado após um diagnóstico urodinâmico. Por esse motivo, o estudo urodinâmico não é realizado rotineiramente.

Em pacientes específicos, devem ser observadas glicemia, creatinina, eletrólitos, cálcio, citologia urinária, PSA, avaliação ginecológica, urológica,

Capítulo 25 • Incontinência Urinária 383

ultrassonografia (USG) de rins e vias urinárias, estudo urodinâmico e uretro-cistografia miccional.

Testes

Teste do estresse

Este teste é realizado com o paciente em pé com uma bexiga confortavelmente cheia. Ele se levanta e tosse vigorosamente uma única vez ou realiza a manobra de Valsalva. O clínico observa diretamente se há ou não vazamento da uretra. Deve-se observar se há perda instantânea ou retardada de urina pela uretra.

A perda instantânea sugere IU de esforço, e a perda retardada, especialmente se volumosa e difícil de ser controlada, sugere hiperatividade detrusora induzida pela tosse.

Teste do cotonete

Avalia hipermobilidade uretral. Após lubrificação e analgesia intrauretral com lidocaína, o cotonete é inserido na bexiga através da uretra. A paciente é solicitada a fazer a manobra de Valsalva. Uma mudança no ângulo do cotonete maior que $30°$ é considerada positiva, indicando hipermobilidade uretral.

Medida do volume residual pós-miccional

Pode ser obtida por cateterização ou USG. A avaliação da medida do volume residual pós-miccional (VRP) é particularmente útil quando o diagnóstico é incerto, quando a terapia inicial é ineficaz ou em pacientes nos quais há preocupação com retenção urinária e/ou incontinência por transbordamento.

Esses casos incluem pacientes com doença neurológica; infecções recorrentes do trato urinário; histórico de subatividade do detrusor; suspeita de obstrução do trato urinário de saída; histórico de retenção urinária; constipação intestinal grave ou prolapso de órgãos pélvicos.

Em geral, um VRP com menos de um terço do volume total vazio é considerado um esvaziamento adequado. Suspeita-se de disfunção miccional quando do RVP > 150 mℓ ou > 1/3 do volume total.

As indicações são: homens com urgência urinária antes de se iniciar medicação anticolinérgica, mulheres submetidas a cirurgia anti-incontinência que apresentam recorrência, pacientes que não respondem a tratamento empírico com anticolinérgicos, pacientes com infecções urinárias de repetição, pacientes com hipoatividade do detrusor ou obstrução do fluxo urinário, história de retenção urinária e pacientes com neuropatia periférica.

Teste urodinâmico

O objetivo do teste urodinâmico é auxiliar no entendimento dos mecanismos que geram a disfunção do trato urinário inferior. Não deve ser indicado como

384 Geriatria | Guia Prático

rotina: não é essencial para o diagnóstico, é invasivo e dispendioso. A avaliação urodinâmica é útil principalmente em mulheres com incontinência urinária de esforço complicada ou incontinência mista. O teste urodinâmico também pode ajudar a esclarecer os mecanismos da incontinência por transbordamento. A incontinência de urgência raramente requer testes urodinâmicos, exceto nos casos em que o paciente não responde ao tratamento conservador.

São fatores de confusão: a situação artificial do laboratório urodinâmico pode produzir resultados não fisiológicos em alguns pacientes devido a ansiedade, constrangimento e/ou dor. A falta de padronização de detalhes técnicos, como posição do paciente, tipo de sensor de pressão e taxa de enchimento afeta significativamente o resultado do exame.

É composto por:

- Cistometria: mede pressão e volume de líquidos na bexiga durante a fase de enchimento, armazenamento e micção
- Urofluxometria: mede a taxa de fluxo de urina
- Avaliação da função uretral
- Eletromiografia: estuda atividade neuromuscular, principalmente dos músculos pélvicos e esfíncter uretral durante a micção. Seu principal papel é a detecção de coordenação (ou falta dela) entre a contração do músculo detrusor e o relaxamento do esfíncter uretral.

TRATAMENTO

As opções de tratamento para incontinência urinária variam desde o conservador a cirúrgico, a depender do tipo de incontinência. O ideal é que, inicialmente, as opções conservadoras sejam sempre tentadas, o que inclui: exercícios musculares do assoalho pélvico; perda de peso; ingestão líquida adequada (não excessiva); evitar café, tabaco e álcool; evitar obstipação intestinal; e fazer fisioterapia pélvica.

Deve-se procurar fatores reversíveis, quais sejam: *delirium*, infecção urinária, atrofia vaginal, medicamentos (principalmente diuréticos e alfabloqueadores), condições psicológicas, poliúria, restrição à mobilidade e impactação fecal.

Tratamento comportamental

Treinamento vesical

Estabelecer intervalo fixo entre as micções, idealmente de acordo com o diário miccional do paciente ou de forma empírica, a cada 2 h. Esse intervalo inicial é, então, gradualmente aumentado (15 min/vez), de tal forma que a paciente alcance um intervalo confortável de 3 a 4 h entre as micções.

Na supressão da urgência, o paciente é instruído a manter-se quieto, fazer uma inspiração profunda e expirar lentamente, contrair a musculatura pélvica e visualizar a sensação de urgência como uma onda que chega a um pico e decresce a seguir. Após controlar a "onda" de desejo, o paciente se dirige ao banheiro para urinar.

Exercícios de Kegel

Fortalecimento da musculatura perineal para otimizar mecanismos de fechamento da pressão uretral. Esses exercícios são efetivos tanto para incontinência de estresse quanto para a urge de incontinência. Os pacientes devem realizar esses exercícios diariamente todos os dias por pelo menos 15 a 20 semanas.

Contrações musculares isométricas devem ser realizadas em três séries de 8 a 12 contrações com duração de 6 a 8 s cada.

A contração voluntária da musculatura do assoalho pélvico inibe reflexamente a excitação parassimpática sobre o detrusor. Isso resulta na melhora da urgência miccional e a paciente ganha tempo para caminhar até o toalete, prevenindo a urge-incontinência.

Cones vaginais

Introdução de cones de pesos variados no canal vaginal com a paciente em posição ortostática. O cone tende a deslizar, o que provoca contração reflexa da musculatura. Pode ser um método complementar para os exercícios de Kegel.

Biofeedback

Trata-se do monitoramento por aparelhos de eventos fisiológicos que a paciente é incapaz de distinguir por si só. Os aparelhos amplificam as respostas fisiológicas e as convertem em informação auditiva ou visual. Ensina o paciente a contrair adequadamente o períneo.

Eletroestimulação

Sua aplicação objetiva provocar contrações da musculatura pélvica e modular as contrações do músculo detrusor. É indicada para incontinência urinária refratária. Inclui: estimulação intravaginal e intra-anal não invasiva, estimulação sacral, estimulação percutânea do nervo tibial e estimulação intravesical.

Laser íntimo

Existem, basicamente, dois tipos de *laser* usados para terapia intravaginal: de CO_2 pulsado e YAG. O aquecimento fototérmico resulta em desnaturação do colágeno e diminui ao longo do eixo longitudinal, resultando em sua remodelação e neogênese. A parede vaginal anterior constituída de colágeno com mais sustentação pode explicar seu efeito terapêutico, e vários estudos estão sendo realizados a fim de provarem sua eficácia. Existe evidência de melhora em sintomas de vulvovaginite atrófica e disfunção sexual.

386 Geriatria | Guia Prático

Tratamento medicamentoso

Urge-incontinência

Utilizam-se antimuscarínicos, agonistas alfa-adrenérgicos e antidepressivos. Os agentes antimuscarínicos são os medicamentos mais usados nesse tipo de incontinência, porém a escolha da medicação depende da tolerância do paciente ao perfil dos efeitos colaterais.

No Brasil, os antimuscarínicos atualmente disponíveis para o tratamento da bexiga hiperativa são: oxibutinina; tolterodina; solifenacina; e darifenacina. A eficácia dos diversos antimuscarínicos é semelhante, mas os agentes antimuscarínicos seletivos (darifenacina e a solifenacina) são preferidos aos agentes não seletivos (oxibutinina, tolterodina) por possuírem menos efeitos adversos.

É importante lembrar que todos os antimuscarínicos são contraindicados em glaucoma de ângulo agudo, miastenia *gravis*, taquicardia supraventricular ou paresia gástrica. Seu uso na síndrome demencial é restrito.

Anticolinérgicos/antimuscarínicos

Têm ação em receptores muscarínicos (são conhecidos cinco tipos de receptores muscarínicos: M1 a M5). Apresentam efeitos sistêmicos desagradáveis, já que o bloqueio dos receptores muscarínicos não ocorre apenas na bexiga, onde predominam receptores M2 (65%) e M3 (35%).

Entre as principais queixas das pacientes destacam-se boca seca, tontura, taquicardia, redução da função cognitiva, constipação intestinal, sonolência e borramento visual. O excesso de antimuscarínicos pode levar à retenção urinária.

Sua eficácia aumenta progressivamente até a quarta semana de tratamento, portanto não devem ser suspensos precocemente. Deve-se iniciar sempre com dose mais baixa e titular a cada 2 semanas; e dar preferência às formulações de liberação prolongada para minimizar efeitos colaterais.

Cloridrato de oxibutinina (Retemic®, Incontinol®)

Possui metabolismo hepático (através do citocromo P450), gerando o metabólito ativo N-desetil-oxibutinina, principal responsável pelos efeitos colaterais.

Tem eficácia amplamente comprovada, mas com difícil aceitação decorrente dos efeitos colaterais, sendo o principal a boca seca.

A formulação de liberação imediata é apresentada com comprimidos de 2,5 mg e 5 mg para uso inicial em três tomadas diárias. Pode-se aumentar essa dose até 30 mg/dia se bem tolerado; porém, a dose diária recomendada é de até 15 mg. A oxibutinina em doses ≥ 10 mg/dia normalmente cursa com algum grau de efeitos colaterais.

Sua formulação de liberação lenta no Brasil é o Retemic® UD 10 mg para tomada única diária. Evita-se uma grande flutuação nos níveis séricos. A via transdérmica é associada a baixos índices de efeitos colaterais (boca seca em 10% e constipação intestinal em 3% dos pacientes); porém, não está disponível no país.

Tartarato de tolterodina (Detrusitol®)

Trata-se de um antimuscarínico não seletivo, com maior afinidade pelos receptores vesicais do que pelos receptores das glândulas salivares e intestinais; portanto, gera menor sensação de boca seca e constipação intestinal em relação à oxibutinina (oito vezes menor afinidade por receptores muscarínicos de glândulas salivares do que a oxibutinina).

Possui formas de liberação imediata (com 1 mg ou 2 mg, 2 vezes/dia) e liberação lenta (Detrusitol LA®, com 2 mg ou 4 mg, 1 vez/dia).

Por ser menos lipofílico, atravessa a barreira hematencefálica em pequena quantidade, com menores efeitos sobre o sistema nervoso central. Sua principal desvantagem, ainda hoje, é o custo elevado.

A diferença da oxibutinina e da tolterudina não se encontra na eficácia, e sim na incidência dos efeitos colaterais.

É necessária a redução de dose em caso de insuficiência renal ou hepática.

Cloridrato de trospium (Sanctura®)

Não ultrapassa a barreira hematencefálica, o que reduz significativamente os efeitos colaterais sobre o sistema nervoso central e a capacidade cognitiva. A dose utilizada é de 20 mg, 2 vezes/dia, 1 h antes das refeições.

Pacientes com função renal severamente prejudicada ou idosos devem utilizar apenas uma tomada diária de 20 mg. Deve ser ingerido de estômago vazio e é necessária redução de dose, se constatada insuficiência renal.

Quando comparado com tolterodina, evidenciaram-se eficácia e efeitos colaterais semelhantes.

Darifenacina (Enablex®)

Aprovado pela Food and Drug Administration (FDA) em dezembro de 2004, possui seletividade pelos receptores M3 e pouca afinidade pelos receptores M1 e M2. A darifenacina está disponível em comprimidos de liberação lenta de 7,5 e 15 mg.

Se o paciente possuir qualquer dano hepático, deve-se reduzir a dose. Não é recomendado para cirróticos.

Solifenacina (Vesicare®)

Antimuscarínico M3 seletivo com baixa incidência de boca seca. A solifenacina está disponível em comprimidos de liberação lenta de 5 e 10 mg. A dose diária recomendada é de até 10 mg, de acordo com a tolerância e a resposta ao tratamento.

É necessária a redução da dose, se insuficiência renal ou dano hepático. Pode prolongar o intervalo QT.

388 Geriatria | Guia Prático

Agonista receptor beta 3 adrenérgico (mirabegrona: Myrbetric®, Betmiga®)

Os agonistas dos receptores adrenérgicos beta-3 (β3-AR) melhoram o enchimento vesical ao atuar no relaxamento da musculatura lisa da bexiga. Encontram-se disponíveis na forma de comprimidos de libertação prolongada (25 e 50 mg).

Os principais efeitos colaterais são taquicardia e hipertensão arterial sistêmica (HAS). Geralmente, quando a mirabegrona é associada à solifenacina (5 ou 10 mg), a associação apresenta melhores resultados de eficácia, porém também maior índice de retenção urinária e efeitos colaterais.

A mirabegrona não é recomendada em pacientes com insuficiência hepática moderada ou grave e não foi estudada em pacientes com doença renal em estágio terminal. Também não é recomendada para hipertensos graves não controlados ou com histórico de prolongamento do intervalo QT.

Antagonistas alfa-adrenérgicos

São indicados para homens com bexiga hiperativa associada a hiperplasia prostática benigna e podem beneficiar pacientes portadores de obstrução vesical neurogênica decorrente de lesão medular suprassacral. São menos eficazes na mulher.

Terazosina, doxazosina, tansulosina, alfuzosina e sulodosina possuem eficácia terapêutica semelhante, mas diferem quanto aos efeitos colaterais de hipotensão postural e tontura – que são maiores com a doxazosina e a terazosina.

Estrógenos

De uso tópico vaginal. O uso via oral não é indicado para tratamento da incontinência urinária. Nas mulheres na pós-menopausa, baixos níveis de estrogênio resultam em atrofia das camadas superficial e intermediária do epitélio da mucosa uretral. A atrofia resulta em uretrite, diminuição do selamento da mucosa uretral, perda de complacência e possível irritação, os quais podem contribuir para a incontinência.

O estrogênio tópico gera efeito trófico sobre o tecido epitelial, vascular e conectivo do trato urinário inferior, com melhora do fluxo sanguíneo nos tecidos urogenitais e aumento da transudação e da secreção glandular.

Estimulação sacral

Para portadores de hipoatividade detrusora de origem idiopática ou neurogênica são indicados estimulação sacral, redução ou supressão de medicamentos anticolinérgicos e de beta-agonistas, tratamento da impactação fecal e cateterização vesical intermitente.

Toxina botulínica

Deve ser injetada diretamente no músculo detrusor por via cistoscópica. Seu real valor ainda não está estabelecido.

Incontinência por esforço ou estresse

Além do tratamento conservador, que sempre deve ser tentado, a incontinência urinária por esforço normalmente tem tratamento cirúrgico. Em geral, a cirurgia é indicada quando a incontinência por esforço se mantém após mais de 6 meses de tratamento com os exercícios de Kegel e fisioterapia. As opções de tratamento cirúrgico variam de acordo com o sexo.

Na mulher, as técnicas mais utilizadas no tratamento são: colpofixações retropúbicas (Burch ou Marshall-Marchetti-Krantz); e os *slings*, sendo estes últimos os mais utilizados. O *sling* é feito sob anestesia local ou epidural e tem altas taxas de sucesso.

Em 1996, Ulmsten *et al.* desenvolveram um novo procedimento: a faixa uretral livre de tensão, também chamada de TVT (do inglês *tension-free vaginal tape*). O TVT nada mais é que um *sling* composto por uma faixa específica de polipropileno, passível de realização ambulatorial, que necessita de mínima dissecção de parede vaginal. A ausência de tensão ao redor da uretra média, a não fixação da faixa e a possibilidade de ser realizada sob anestesia local permitem, em grande parte das vezes, que a paciente deixe o hospital no mesmo dia da cirurgia.

Já a cirurgia para incontinência urinária no homem pode ser feita com a injeção de substâncias na região do esfíncter ou colocação de um esfíncter artificial para ajudar no fechamento da uretra, evitando a passagem involuntária da urina. Em casos mais raros, a incontinência urinária masculina também pode ser tratar com a colocação de *sling*.

Complicações pós-operatórias imediatas incluem lesão cirúrgica direta do trato urinário inferior, hemorragia, lesão intestinal, infecção na ferida operatória, retenção urinária e infecção do trato urinário.

Terapia medicamentosa pouco utilizada

Imipramina

Atividade alfa-agonista e anticolinérgica. Seus efeitos anticolinérgicos e sobre a pressão arterial (hipotensão ortostática) limitam seu uso em idosos. Não há evidências suficientes na literatura para assegurar a eficácia da imipramina na incontinência de esforço.

Duloxetina

Antidepressivo inibidor da receptação de serotonina e norepinefrina. Estimula o nervo pudendo (motoneurônio alfa-adrenérgico) e, com isso, aumenta a atividade neural do esfíncter estriado uretral (esfíncter externo) durante a estocagem de urina. Não é usada rotineiramente pela alta incidência de efeitos adversos (que incluem náuseas, boca seca e constipação intestinal) e alta taxa de descontinuação, além do benefício muito modesto em estudos. É razoável discutir a opção da duloxetina em pacientes que possuem depressão e incontinência urinária.

Agonistas alfa-adrenérgicos (pseudoefedrina, fenilefrina)

No passado foram prescritos como terapia adjuvante por sua ação sobre os receptores na uretra proximal e no colo da bexiga. Esse tratamento foi abandonado pelos riscos e efeitos adversos significativos (hipertensão, palpitações e cefaleia).

BIBLIOGRAFIA

Bandukwala NQ, Gousse AE. Mixed urinary incontinence: what first? Current Urology Reports. Fev/2015;16(3).

Bardsley A. An overview of urinary incontinence. British Journal of Nursing, 2016;25(18):S14.

Braillon A. Duloxetine: urinary incontinence and marketing authorization incontinence. Canadian Medical Association Journal. 2017;189(9):E373.

Conté C, Jauffret T, Vieillefosse S, Hermieu JF, Deffieux X. Laser procedure for female urinary stress incontinence: A review of the literature. Progrès En Urologie. 2017;27(17):1076.

Culligan PJ, Heit M. Urinary incontinence in women: evaluation and management. Am Fam Physician. 2000;62(11):2433-44,2447,2452.

Freitas EV, Py L. Tratado de geriatria e gerontologia. 3. ed. Rio de Janeiro: Guanabara Koogan; 2011.

Goforth J, Langaker M. Urinary incontinence in women. North Carolina Medical Journal. 2016;77(6):423-5.

Holroyd-Leduc JM, Straus SE. Management of urinary incontinence in women: scientific review. JAMA. 2004;291(8):986-95.

Malallah MA, Al-Shaiji TF. Pharmacological treatment of pure stress urinary incontinence: a narrative review. International Urogynecology Journal. 2015;26(4):477-85.

Maund E, Guski L S, Gøtzsche PC. Considering benefits and harms of duloxetine for treatment of stress urinary incontinence: a meta-analysis of clinical study reports. Canadian Medical Association Journal. 2016;189(5):E194-203.

Ortiz V, Nesrallah LJ, Srougi M, DallOglio M. Guia de medicina ambulatorial e hospitalar de Urologia – Unifesp. Barueri: Manole; 2007.

Practice Bulletin n.155. Obstetrics & Gynecology. 2015;126(5):e66-81.

Ramos LR, Cendoroglo MS. Guia de medicina ambulatorial e hospitalar de Geriatria e Gerontologia – Unifesp. 2. ed. Barueri: Manole; 2011.

Shamliyan TA, Kane RL, Wyman J, Wilt TJ. Systematic review: randomized, controlled trials of nonsurgical treatments for urinary incontinence in women. Ann Intern Med. 2008; 148(6):459-73.

Walter, JE, Larochelle A. Intravaginal laser for genitourinary syndrome of menopause and stress urinary incontinence. Journal of Obstetrics and Gynaecology. Canadá. 2018;40(4):503-11.

26 Sexualidade na Terceira Idade, Infecções Sexualmente Transmissíveis e Velhice LGBTQIA+

Tatiana Alves de Moraes Aquino

INTRODUÇÃO

A atividade sexual representa um dos quatro marcadores de qualidade de vida. Além disso, os indivíduos que mantêm atividade sexual 1 ou 2 vezes/semana têm até 30% de aumento da produção de imunoglobulina A, que estimula o sistema imunológico e colabora para o combate de infecções, como resfriados e gripes, sem contar os benefícios para o sistema cardiovascular e para a qualidade do sono.

A sexualidade vem sofrendo mudanças ao longo dos anos; algumas das mais significativas ocorreram a partir da década de 1960. Com o descobrimento da pílula anticoncepcional, as mulheres passaram a ter relativa ingerência sobre quando engravidar e, desde então, o sexo passou a não ter mais a conotação somente para fins procriativos, mas também para o prazer.

Na década de 1980, com o aparecimento do vírus da imunodeficiência humana (HIV), a sociedade começou a tratar mais abertamente sobre as infecções sexualmente transmissíveis (IST), aumentando, com isso, as discussões sobre sexualidade e o uso de preservativos. Na década seguinte, passou a reconhecer a cultura dos indivíduos homoafetivos e bissexuais. Em meados dos anos 2000, a cirurgia da transgenitalização tornou-se mais difundida, juntamente com o uso de medicamentos para disfunção sexual, que trouxe, para alguns idosos, novamente a possibilidade de uma relação sexual com penetração.

Cabe, aqui, uma reflexão a respeito desse momento. Segundo o Caderno de Atenção Básica n. 19 – Envelhecimento e Saúde da Pessoa Idosa, estudos mostram que 74% dos homens e 56% das mulheres casadas mantêm a vida sexual ativa após os 60 anos. Por isso, deve-se mudar imediatamente a forma de pensar a sexualidade dos idosos, abolindo-se a ideia de impossibilidade de um indivíduo acima dos 65 anos ter uma vida sexual ativa, deixando o preconceito de lado e entendendo que a vida sexual é para todos, independentemente da idade. Portanto, deve-se desmistificar o termo *velhice assexuada*.

392 Geriatria | Guia Prático

A Organização Mundial da Saúde (OMS) define sexualidade como

uma energia que nos motiva para encontrar o amor, contato, ternura e intimidade; ela se integra no modo como sentimos, movemos, tocamos e somos
tocados, sendo sensual e ao mesmo tempo sexual. A sexualidade influencia
pensamentos, sentimentos, ações e interações e, por isso, influencia também a
nossa saúde física e mental.

SEXUALIDADE NA TERCEIRA IDADE

Entendendo a sexualidade como algo abrangente, pode-se fazer valer desse conceito para abordá-la da mesma forma, sem obviamente apagar o fato de que a sexualidade do idoso tem suas peculiaridades. Para entendê-las melhor, é preciso se desprover dos estereótipos de que o idoso não tem desejo, não é sensual, é assexuado e de que a velhice é um processo de deterioração.

A concepção de sexualidade da terceira idade pode ser mais bem ajustada quando se atenta para as alterações femininas e masculinas que ocorrem após o envelhecimento. Entre elas, citam-se aquelas que mais apresentam influência na vida sexual:

- Alterações femininas:
  - Diminuição da lubrificação vaginal, decorrente da interrupção abrupta da produção de estrógeno
  - Diminuição da elasticidade da parede vaginal, predispondo à incontinência urinária
  - Perda ou diminuição da libido
  - Dispareunia
  - Anorgasmia
  - Diminuição da capacidade de resposta aos estímulos
- Alterações masculinas:
  - Decorrentes do distúrbio androgênico do envelhecimento masculino (DAEM)
  - Dificuldade de conseguir ereção imediata
  - Maior necessidade de estímulo tátil
  - Ereções menos firmes durante a atividade sexual
  - Diminuição da quantidade de sêmen
  - Diminuição da intensidade das ejaculações
  - Maior facilidade de controlar as ejaculações
  - 1% ao ano a menos de testosterona após os 40 anos.

Devido a algumas dificuldades que as mulheres apresentam após a menopausa e o envelhecimento, alguns sentimentos negativos relacionados às mulheres idosas são descritos, tais como: perda da feminilidade, medo de expor-se

Capítulo 26 • Sexualidade na Terceira Idade... 393

ao ridículo por ter uma relação sexual e dificuldade em externar sentimentos e vergonha do corpo envelhecido. Já os homens idosos temem o desempenho sexual, sentem-se responsáveis pelo orgasmo da parceira, não sabem viver a vida sexual sem penetração e apresentam falta de comunicação com a parceira sobre as mudanças ocorridas na função sexual.

Para entender melhor o impacto dos fatores negativos e das alterações do envelhecimento, precisa-se conhecer a resposta sexual humana. Esta é composta de quatro fases: primeiramente, o desejo, que nada mais é do que a sensação que leva a pessoa a buscar e a se tornar receptiva à experiência sexual. Ele não depende de nenhum hormônio e está presente em todas as fases da vida.

A segunda fase corresponde à excitação, na qual ocorrem modificações no corpo que preparam o homem e a mulher para o ato sexual; na mulher, essa fase é representada pela lubrificação vaginal e pelo intumescimento da vulva, e pode ser mais lenta após a menopausa devido à diminuição do hormônio feminino. Nos homens, a fase de excitação é representada pela ereção.

A terceira fase corresponde ao orgasmo, que nada mais é do que o prazer mais intenso do ato sexual, com duração de 5 a 15 s, em média. É representado no homem pela ejaculação e, na mulher, pela contração da musculatura em torno da vagina.

A quarta e última fase constitui-se na resolução, representada pelo retorno involuntário e gradual do corpo à condição de repouso, seguido de relaxamento total. No homem, ocorre o período refratário, e há um aumento desse período com o DAEM, podendo chegar a 7 dias, segundo descrições. Já a mulher não apresenta período refratário.

A resposta sexual humana vem sendo estudada ao longo dos anos. Alguns pesquisadores buscaram aprimorar os modelos de resposta sexual, como pode ser visto a seguir.

Kapplan, em 1977, propôs o modelo apresentado na Figura 26.1. A seguir, em 1979, adaptou o modelo linear de Masters e Johnson, de 1966, como mostra a Figura 26.2. Em 2001, Basson adaptou o modelo circular de resposta sexual feminina, ilustrado na Figura 26.3.

Todas as fases da resposta sexual humana podem ser afetadas pelo uso de medicamentos, tais como antidepressivos, anti-hipertensivos e ansiolíticos. Eles interferem reduzindo o desejo, a excitação e o orgasmo. Assim também ocorre com algumas doenças que podem ter impacto na sexualidade, sendo exemplos: as doenças cardiovasculares, que alteram o sistema circulatório; diabetes, que pode diminuir a ereção; a neoplasia de próstata, que pode cursar com alteração da ereção e da ejaculação; a neoplasia de mama, que cursa com a vergonha do corpo e da perda de uma parte do corpo muito relacionada à feminilidade, interferindo diretamente na resposta sexual; além de outras.

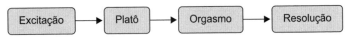

Figura 26.1 Modelo de resposta sexual.

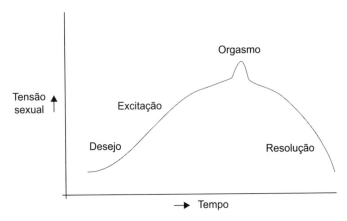

Figura 26.2 Modelo linear de resposta sexual.

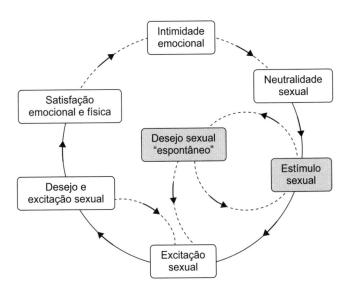

Figura 26.3 Modelo circular de resposta sexual feminina.

Pesquisas mostram que os motivos citados por alguns idosos que pararam de ter relação sexual são o medo de adoecer, o medo do ridículo e a falta de parceiros. Por outro lado, pessoas da terceira idade apresentam maior maturidade sexual, maior intimidade com seu próprio corpo e mais tempo para aproveitar os momentos a dois, e valorizam mais a qualidade da atividade sexual, o que as leva a uma vida sexual saudável e ativa.

Além disso, levam a melhorias da vida sexual: aceitar as mudanças que ocorrem com a idade, assim como nas outras fases da vida, e procurar se adaptar, não deixando de praticar atividade sexual – pois é uma necessidade vital, sendo de suma importância para a vida em todas as fases; conversar com o parceiro sobre as necessidade e dificuldades; abandonar os preconceitos; praticar todos os estímulos sexuais, seja a dois ou a sós; maior paciência com o parceiro; autoconhecimento do corpo; tirar dúvidas; e falar a respeito do assunto com o médico, inclusive acerca dos medicamentos disponíveis no mercado.

INFECÇÕES SEXUALMENTE TRANSMISSÍVEIS

Para que o idoso se sinta à vontade em falar a respeito de dificuldades na sexualidade, precisa-se romper a barreira do estigma e constrangimento. A pessoa idosa deve sentir confiança em tratar abertamente da sexualidade com seu médico e com os profissionais da área da saúde e, para que isso aconteça, deve-se entender que o preconceito deve ser deixado de lado. Mais do que isso, deve-se questionar os idosos ativamente, de forma tranquila e natural, fazendo com que eles sintam que o acolhimento e o respeito por eles existe e, assim, é possível livrar-se do tabu e orientá-los da melhor maneira.

Além disso, 4 a 5% da população acima dos 65 anos são portadores do vírus HIV, segundo dados do Ministério da Saúde. Isso representa um aumento de 103% nessa faixa etária. Muitos dos motivos relacionados a esse aumento estão atrelados ao fato de que, nessa faixa etária, não se tem o hábito do uso de preservativos; não há a necessidade de contracepção; ocorre uma submissão das mulheres ao parceiro, e muitos deles pensam, erroneamente, que nessa faixa etária não há como contrair uma IST.

O diagnóstico das IST normalmente não é informado, ou ocorre com relativo atraso, em função de os profissionais da área da saúde não considerarem essa população de risco, ignorando queixas sexuais.

Devido aos motivos citados anteriormente, os profissionais da área da saúde devem ser estimulados a inserir essa faixa etária nas campanhas e a solicitar exames e sorologias, lembrando que eles correm os mesmos riscos que os pacientes jovens no que diz respeito a contrair IST. Para que essas ações ocorram, o preconceito deve ser eliminado, dando espaço à informação.

VELHICE LGBTQIA+

A população está envelhecendo e, com isso, também há um aumento da população idosa composta por lésbicas, gays, bissexuais, transexuais, travestis ou transgêneros, *queers*, intersexos, assexuais + outros grupos e variações de sexualidade e gênero (LGBTQIA+). Em 2010, segundo o IBGE, foram identificados 58 mil casais homoafetivos no Brasil. A velhice tende a ser considerada hétero-cis-normativa, ou seja, segue as normas sociais estabelecidas por ideais heterossexuais e cisgênero. Ocorre que esse fato dificulta a visibilidade da diversidade e a complexidade existente nas diferentes realidades da população idosa, generalizando-se essa população.

Contudo, a ausência de conhecimento sobre os idosos LGBTQIA+ põe em risco o envelhecimento saudável dessas pessoas, cujas necessidades e experiências específicas permanecem, em grande parte, desconhecidas. Como consequência das disparidades, estigmatização, discriminação e experiências prévias negativas, ocorre um menor acesso ao sistema de saúde, taxas maiores de vícios, maior incidência de IST, maior taxa de câncer genital, maior risco de câncer retal e maior risco de depressão e suicídio.

Pesquisas evidenciam que 80% dos idosos LGBTQIA+ estão sem parceiros e sem rede de apoio, ocorrendo uma prevalência 5 vezes maior de depressão quando comparados aos idosos heterossexuais. Os idosos LGBTQIA+ não compartilham sua sexualidade, por medo de rejeição e perseguição, com receio de admitir sua orientação para si mesmos, pois internalizam os estereótipos negativos que a sociedade impunha e impõe sobre a população LGBTQIA+.

A homofobia internalizada é motivada por diferentes fatores, como crenças religiosas, normatizações de corpo e gênero, saúde mental e preconceito social. Com isso, ocorre um favorecimento à negação da orientação sexual. Atualmente, houve uma mudança relativa de posicionamento público; porém, grande parte da população idosa LGBTQIA+ ainda não consegue se assumir para a sociedade e, portanto, o caminho para a visibilidade ainda está evoluindo lentamente e dependente do autoconhecimento e da transgressão e superação, de forma a romper os padrões impostos pela sociedade.

Além da homofobia internalizada, a violência de caráter LGBTQIA+-fóbico favorece também a invisibilidade da velhice LGBTQIA+ e o isolamento social. Para combater essa invisibilidade, são necessários mais pesquisas e ambientes inclusivos, capazes de exercer o cuidado geriátrico individualizado e especializado.

O Brasil vem avançando consideravelmente em políticas públicas voltadas para a população LGBTQIA+, mas há, ainda, um trabalho longo a se trilhar. Pensando em ações para a visibilidade LGBTQIA+, foi criado em São Paulo o coletivo EternamenteSOU que, posteriormente, assumiu a identidade de organização não governamental (ONG). Esse coletivo tem como objetivo atividades socioeducativas para favorecer o autoconhecimento, a autonomia, a independência e o empoderamento das pessoas idosas LGBTQIA+.

Henning, baseando-se em dois modelos de abordagens de serviços para essa população, conceituou-os da seguinte forma: o Modelo separado-mas-igual; e o Modelo junto-mas-diferente.

O Modelo separado-mas-igual parte da ideia de que, para atuar de forma apropriada com a população LGBTQIA+, os serviços precisam ser desenvolvidos e executados preferencial ou exclusivamente por e para os membros da comunidade LGBTQIA+. Já o Modelo junto-mas-diferente propõe a atuação e intervenção nos serviços existentes, com capacitações que sensibilizem e qualifiquem os profissionais para atuarem com a diversidade, respeitando a orientação sexual e a identidade de gênero de todas as pessoas idosas.

A ONG EternamenteSOU fundamenta sua atuação nesses dois modelos citados.

Os indivíduos LGBTQIA+ constituem um grupo heterogêneo que merece abordagem integrada de sistemas de saúde. É preciso dar-lhes um atendimento adequado para que os cuidados sejam prestados de forma eficaz, reduzindo os fatores de risco e, com isso, não torná-los invisíveis à assistência médica especializada e à sociedade.

Segundo o que foi discutido neste capítulo, destaca-se que a sexualidade na terceira idade constitui um tema abrangente que depende, ainda, de muitos esclarecimentos e pesquisas, para que se dê a devida atenção a um grupo de faixa etária que vem aumentando mundialmente.

BIBLIOGRAFIA

Araújo ACF. Rompendo o silêncio: desvelando a sexualidade em idosos. UNILUS Ensino e Pesquisa. 2016;12(29):34-41.

Biasus F, Demantova A, Camargo BV. Representações sociais do envelhecimento e da sexualidade para pessoas com mais de 50 anos. Temas Psicol. 2011;19(1):319-36.

Brasil. Ministério da Saúde. Envelhecimento e saúde da pessoa idosa. Cadernos de Atenção Básica. n. 19 – Série A. Normas e Manuais Técnicos. Brasília: Ministério da Saúde; 2006.

Crenitte MRF, Miguel DF, Filho WJ. Abordagem das particularidades da velhice de lésbicas, gays, bissexuais e transgêneros. Geriatr Gerontol Aging. 2019;13(1):50-6.

Fernández RN, Sánchez FL, González RJC. Transexualidad y vejez: una realidad por conocer. Kairós Gerontologia. Revista da Faculdade de Ciências Humanas e Saúde. 2012;15(3):15-25.

Fredriksen-Goldsen KI, Hoy-Ellis CP, Muraco A, Goldsen J, Kim HJ. The health and well-being of lgbt older adults: disparities, risks, and resilience across the life course. In: Orel NA, Fruhauf CA (orgs.). The lives of LGBT older adults: understanding challenges and resilience. American Psychological Association. 2015:25-53.

Henning CE. Gerontologia LGBT: velhice, gênero, sexualidade e a constituição dos "idosos LGBT". Horiz Antropol. 2017;23(47):283-323.

398   Geriatria | Guia Prático

Henning CE. Paizões, tiozões, tias e cacuras: envelhecimento, meia-idade, velhice e homoerotismo na cidade de São Paulo [tese]. Campinas: Unicamp; 2014.

Maschio MBM, Balbino AP, Souza PFR. Sexualidade na terceira idade: medidas de prevenção para doenças sexualmente transmissíveis e AIDS. Revista Gaúcha de Enfermagem. 2011;32(3):583.

Salgado AGAT, Araújo LF, Santos JVDO, Jesus LAD, Fonseca LKS, Sampaio DS. Velhice LGBT: uma análise das representações sociais entre idosos brasileiros. Ciências Psicológicas. 2017; 11(2):155-63.

Scherrer KS, Fedor JP. Family issues for LGBT older adults. In: Orel NA, Fruhauf CA, editors. The lives of LGBT older adults: understanding challenges and resilience. Washington, DC: American Psychological Association. 2015:171-92.

27 Manejo das Lesões por Pressão*

Leila Blanes • Márcio Tomita da Rocha Lima

INTRODUÇÃO

Lesão por pressão (LP) é um dano localizado na pele e/ou em tecidos moles subjacentes, geralmente sobre uma proeminência óssea ou relacionada ao uso de dispositivo médico ou a outro artefato (Figura 27.1).

A lesão pode se apresentar em pele íntegra ou como úlcera aberta e ser dolorosa. Ocorre como resultado da pressão intensa e/ou prolongada em combinação com o cisalhamento. Deve-se distinguir as LP de úlceras que resultam de neuropatia diabética ou insuficiência arterial ou venosa.

O desenvolvimento de uma LP requer a aplicação de forças externas sobre a pele. Entretanto, tais forças não são, por si sós, suficientes para causar uma úlcera, havendo necessidade de interação com fatores intrínsecos ao indivíduo (Figura 27.2).

Os principais fatores extrínsecos e intrínsecos ao indivíduo são:

- Fatores extrínsecos
  - Pressão acima da pressão arteriolar (32 mmHg) aplicada sobre a pele
  - Cisalhamento, que ocorre quando o paciente é colocado sobre um plano inclinado
  - Atrito ao arrastar o paciente sobre uma superfície externa
  - Microclima (temperatura e umidade, em forma de suor, fezes ou urina)
- Fatores intrínsecos
  - Imobilidade (fator mais importante)
  - Incontinência urinária ou fecal
  - Comprometimento nutricional

---

*O conceito, a nomenclatura e a descrição dos estágios da lesão por pressão foram modificados pelo *National Pressure Ulcer Advisory Panel* em 2016 e validados para o português com aval das sociedades de especialistas da Associação Brasileira de Estomaterapia (SOBEST) e da Sociedade Brasileira de Enfermagem em Dermatologia (SOBENDE), atualizados no presente capítulo.

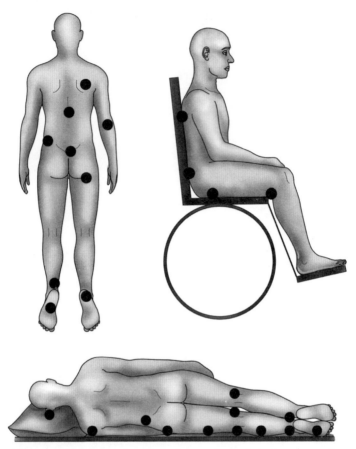

Figura 27.1 Pontos mais comuns de ocorrência de lesão por pressão.

- Má perfusão da pele
- Doenças neurológicas (p. ex., demência, *delirium*, neuropatia ou lesão da medula espinal).

CLASSIFICAÇÃO

As LP são classificadas em estágios atualizados no National Pressure Ulcer Advisory Panel (NPUAP), de 2016, além de duas definições adicionais (Figura 27.3):

Lesão por pressão | Estágio 1

Caracteriza-se por hiperemia em pele íntegra que não embranquece após toque digital. Na pele negra, a visualização da hiperemia pode ser um pouco mais

Capítulo 27 • Manejo das Lesões por Pressão   401

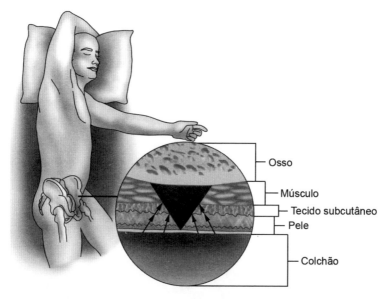

Figura 27.2 Patogênese das lesões por pressão (cone invertido).

dificultada; no entanto, é possível a avaliação das outras características, como endurecimento local e alteração de temperatura local.

Neste estágio, a alteração de coloração não inclui manchas arroxeadas ou acastanhadas, as quais são indicativas de lesão profunda.

Lesão por pressão | Estágio 2

Neste estágio, há perda parcial das camadas superiores da pele com exposição da derme. Há presença de erosão úmida de coloração rosácea ou avermelhada.

Também pode apresentar-se como uma bolha intacta ou rompida, com exsudato seroso em seu interior. Não há visualização de tecido adiposo e/ou profundo, granulação, esfacelo e escara.

Não deve ser usado para descrever as lesões de pele associadas à umidade, incluindo a dermatite associada à incontinência (DAI), a dermatite intertriginosa e a lesão de pele associada a adesivos médicos ou as feridas traumáticas (lesões por fricção, queimaduras, abrasões).

Lesão por pressão | Estágio 3

A lesão apresenta perda da pele em sua espessura total, na qual o tecido adiposo é visível, assim como tecido de granulação, esfacelo, escara e epíbole (margens da lesão invertidas).

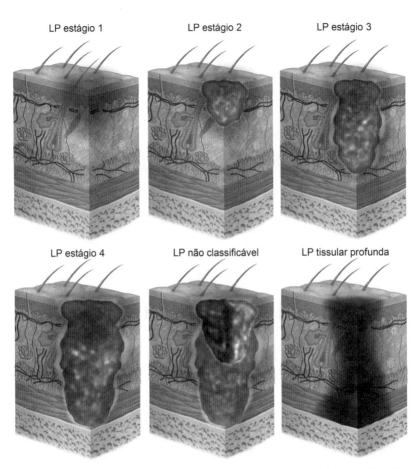

Figura 27.3 Classificação das lesões por pressão conforme critérios do NPUAP.

Neste estágio, não há visualização de fáscia muscular, ligamentos, cartilagens e/ou tecido ósseo. A profundidade da ferida depende da região anatômica e, em áreas com significativo tecido subcutâneo, podem-se desenvolver lesões profundas. Quando o tecido desvitalizado recobre toda a lesão de forma a não se saber sua profundidade, a ferida é classificada como LP não classificável.

Lesão por pressão | Estágio 4

A lesão apresenta perda total da pele e exposição de tecidos profundos, como fáscia muscular e músculo, podendo também serem visíveis ligamentos, cartilagens e/ou ossos. Frequentemente, há presença de esfacelo, necrose, escara, epíbole (margens invertidas), descolamentos e túneis.

Semelhantemente ao estágio 3, a profundidade varia com a região anatômica. Se o tecido desvitalizado dificulta a visualização, a lesão deve ser classificada como LP não classificável.

Lesão por pressão não classificável

Aqui, há a perda total da pele, na qual não é possível confirmar o grau do dano aos tecidos, pois a lesão apresenta-se toda recoberta por tecido desvitalizado (esfacelo ou necrose). A classificação real da lesão é feita após a remoção do tecido desvitalizado, em estágio 3 ou 4.

Se há presença de necrose seca (escara), aderente, sem eritema e/ou flutuação em membro isquêmico ou no calcâneo, não é recomendada a remoção deste tecido, já que funciona como cobertura biológica.

Lesão por pressão tissular profunda

Caracteriza-se por áreas com manchas de cor vermelho-escura, marrom ou roxa que não embranquece, podendo a pele estar intacta ou não. Também pode apresentar-se como bolha com exsudato sanguinolento. Frequentemente há presença de dor e mudança na temperatura da pele. Essa ferida ocorre por pressão intensa e/ou prolongada e cisalhamento na interface entre o osso e o músculo.

A evolução da lesão pode ser rápida e revelar sua extensão ou resolver-se sem perda de tecidos. Quando há presença de tecido desvitalizado, subcutâneo, granulação, fáscia, músculo ou outras estruturas, considera-se LP com perda total de tecido, podendo ser classificada nos estágios 3, 4 ou não classificável.

Definições adicionais

Lesão por pressão relacionada a dispositivo médico

Esta lesão ocorre por pressão excessiva causada por dispositivos médicos rígidos, desenvolvidos e utilizados para fins diagnósticos e terapêuticos. A lesão por pressão resultante geralmente apresenta o padrão ou forma do dispositivo. Deve ser categorizada usando o sistema de classificação de lesões por pressão.

Lesão por pressão em membranas mucosas

A lesão por pressão em membranas mucosas é encontrada quando há histórico de uso de dispositivos médicos no local do dano. Devido à anatomia do tecido, essas lesões não podem ser categorizadas.

PREVENÇÃO

Alívio de pressão

O alívio da pressão é o fator mais importante para prevenção. Pode ser realizado por meio de posicionamento correto do paciente e uso adequado de superfícies e dispositivos de redução de pressão.

Com base na opinião de especialistas, recomenda-se o reposicionamento dos pacientes acamados a cada 2 h. Quando deitado de lado, o paciente deve ser colocado a um ângulo de 30° para evitar pressão direta sobre o trocânter maior ou outras proeminências ósseas (Figura 27.4).

Almofadas ou coxins de espuma devem ser colocados entre os tornozelos e os joelhos, para evitar pressão nesses locais, quando os pacientes não têm mobilidade para essas áreas. Travesseiros podem ser colocados sob as pernas para elevar os calcanhares. A cabeceira da cama não deve ser elevada mais de 30°, a fim de evitar deslizamento e lesões por atrito (Figura 27.5).

Cadeirantes devem ser reposicionados pelo menos a cada hora.

Recomenda-se o uso de superfícies de apoio ou produtos redutores de pressão para pacientes com risco aumentado de desenvolvimento de lesões por pressão. A escolha do produto (sobreposições, espuma, gel, suportes ou dispositivos dinâmicos) depende dos fatores de risco do paciente e da disponibilidade de recursos.

Intervenções de apoio

Outras intervenções para prevenir LP são indicadas com base na avaliação individual do paciente.

Indivíduos acamados podem se beneficiar de fisioterapia. Deve ser avaliada, ainda, a possibilidade de suspensão do uso de medicamentos que contribuam para a imobilidade, como sedativos.

Quanto à avaliação e suplementação nutricional, a menos que haja contraindicação, os indivíduos em risco de desenvolvimento de LP devem ter um consumo diário de proteína de cerca de 1,2 a 1,5 g/kg de peso corporal.

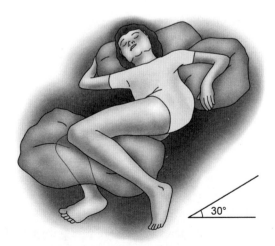

Figura 27.4 Decúbito lateral a 30°.

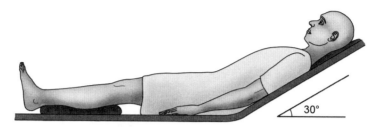

Figura 27.5 Decúbito elevado a 30°.

No que diz respeito aos cuidados com a pele, o principal objetivo é mantê-la limpa e seca, evitando-se o excesso de ressecamento e descamação. Deve-se evitar água quente, bem como massagem vigorosa sobre proeminências ósseas. Pele seca é fator de risco para o desenvolvimento de LP; portanto, cremes hidratantes, cremes barreira ou protetores cutâneos podem proteger contra atrito e umidade.

Deve-se promover a educação do corpo clínico, dos pacientes e familiares, junto com a abordagem da equipe e políticas de apoio, para reduzir o desenvolvimento de LP.

TRATAMENTO

Para uma cicatrização adequada, o leito da ferida deve ser bem vascularizado, livre de tecido desvitalizado ou de infecção. As coberturas devem preencher o espaço morto, controlar o exsudato, manter o meio úmido, evitar a proliferação de bactérias, garantir o adequado equilíbrio de fluidos e serem rentáveis e viáveis para o paciente e/ou para a equipe de enfermagem.

Princípios gerais

Avaliação e otimização do estado nutricional

Os pacientes com LP apresentam-se em um estado catabólico crônico. A otimização da ingestão calórica e proteica é fundamental, principalmente para pacientes com lesões nos estágios 3 e 4. A avaliação nutricional deve abordar ingestão calórica e proteica e estado de hidratação, podendo incluir a mensuração dos níveis séricos de albumina e/ou pré-albumina e a contagem total de linfócitos.

Deficiências nutricionais devem ser corrigidas. Se a ingestão oral não for adequada para garantir suficiente aporte calórico, proteico, de vitaminas e minerais, deve-se cogitar a suplementação nutricional com nutrição enteral. Em geral, a meta de consumo proteico é de 1,5 g/kg/dia, mas alguns autores advogam por níveis mais elevados.

406 Geriatria | Guia Prático

Os dados disponíveis não sustentam a suplementação nutricional para os pacientes que não têm deficiências nutricionais. A eficácia da vitamina C e da suplementação de zinco não foi demonstrada de maneira conclusiva.

Controle dos níveis glicêmicos

Embora não haja forte evidência clínica em apoio ao controle glicêmico a curto prazo afetando diretamente o potencial de cura da ferida ou prevenção de infecção, recomenda-se o controle glicêmico no tratamento de feridas e infecções.

Controle da dor

A avaliação inicial e em curso da dor deve ser documentada por meio de uma escala de dor. Podem ser utilizados analgésicos não opioides para dor leve a moderada, e opioides para dor moderada a intensa. O controle adequado da dor deve ser realizado para troca de curativos e desbridamento.

Antibioticoterapia

Deve ser reservada para pacientes que apresentem feridas clinicamente infectadas. Não há evidência para que se recomende antibioticoterapia como profilaxia para pacientes com feridas crônicas não infectadas, nem para melhora do potencial de cura de feridas sem evidência clínica de infecção.

Desbridamento da ferida

Desbridamento é o processo de remoção de corpos estranhos e tecidos desvitalizados ou necróticos, com o objetivo de promover limpeza da ferida para que a cicatrização ocorra de maneira adequada. Existem diversos métodos de desbridamento, cujas indicações, contraindicações, vantagens e desvantagens devem ser conhecidas para que se possa tomar a decisão mais adequada às necessidades do paciente:

- Desbridamento autolítico: processo que utiliza os próprios leucócitos e enzimas para promover a degradação do tecido necrótico; é confortável e seletivo, porém lento, sendo necessário manter o meio úmido
- Desbridamento enzimático ou químico: processo que envolve a utilização de enzimas proteolíticas que estimulam a degradação do tecido desvitalizado; é pouco agressivo, seletivo e implica necessidade de manutenção do meio úmido
- Desbridamento mecânico: consiste na remoção dos tecidos desvitalizados com o uso de força física, como fricção com gaze ou esponja, ou por remoção de gazes secas previamente aderidas à lesão
- Desbridamento cirúrgico ou instrumental: realizado com tesoura ou lâmina de bisturi, pode ser feito à beira do leito, em ambulatório ou centro cirúrgico,

Capítulo 27 • Manejo das Lesões por Pressão   **407**

dependendo da lesão e das condições do paciente. Considerado o método mais eficaz por remover extensas áreas em curto tempo, pode ter complicações como dor ou sangramento.

Terapia tópica

Antissépticos e antimicrobianos

A maioria dos produtos antissépticos e antimicrobianos aplicados topicamente é irritante, parcialmente citotóxica e leva a atraso na cicatrização. No entanto, podem ser utilizadas coberturas com prata em feridas infectadas ou criticamente colonizadas, por um tempo limitado, ou seja, até que a ferida esteja limpa e se consiga reduzir a inflamação do tecido perilesional.

Coberturas

As coberturas podem ser classificadas como primárias (permanecem em contato direto com a lesão) e secundárias (ficam sobre a cobertura primária, podendo ser gazes ou chumaços, entre outros).

Alguns dos produtos disponíveis são descritos a seguir:

- Película de poliuretano: cobertura estéril, semipermeável, que apresenta permeabilidade a gases como O_2, CO_2 e vapor d'água, e impermeabilidade a líquidos e bactérias. Pode ser utilizada como cobertura primária ou secundária. É indicada para tratamento de feridas superficiais minimamente exsudativas, não infectadas, e prevenção de lesões de pele por umidade excessiva ou atrito
- Hidrocoloide: cobertura estéril, composta por espuma externa ou película de poliuretano (permeável ao vapor) unida a um material interno (comumente carboximetilcelulose, gelatina e pectina). Em contato com a ferida, o hidrocoloide interage com o exsudato para formar um gel, que cria um meio úmido na superfície da ferida. Isso estimula a síntese do colágeno e acelera o crescimento e a migração das células epiteliais. Os hidrocoloides têm diferentes apresentações: em placa, pasta ou pó. Devem ser indicados para quaisquer feridas não infectadas, com volume pequeno de exsudação ou na prevenção de LP, como protetor cutâneo. A cobertura pode permanecer por até 7 dias, dependendo da avaliação diária, e deve ser trocada quando houver extravasamento do gel ou descolamento das margens
- Hidrogel: gel transparente, formado por redes tridimensionais de polímeros e copolímeros hidrofílicos compostos de água (78 a 96%), uretanos, polivinilpirrolidona (PVP) e polietilenoglicol. Está disponível em forma de placa ou gel e requer a utilização de cobertura secundária. Reduz significativamente a dor. É indicado em casos de feridas não exsudativas, com perda tecidual parcial ou profunda, e feridas com tecido de granulação ou tecido necrótico (desbridamento autolítico). As trocas devem ser realizadas a cada 1 a 3 dias

408 Geriatria | Guia Prático

- Papaína: enzima proteolítica de origem vegetal extraída da *Carica papaya*. Após o seu preparo, surge um pó de cor leitosa, de odor forte e característico. É adquirida por meio de manipulação, sendo utilizada em pó para fazer solução, creme ou gel. A papaína a 2% é utilizada para promover granulação e epitelização da ferida; e a 10% é utilizada para desbridamento de tecido desvitalizado
- Carvão ativado: cobertura estéril, composta de tecido de carvão ativado impregnado com prata. O tecido tem um sistema de poros capaz de reter bactérias, que são inativadas por ação da prata. É uma cobertura primária e requer cobertura secundária, em geral com gazes, que devem ser trocadas diariamente ou mais de 1 vez/dia, mas o carvão deve ser trocado assim que atinge o ponto de saturação. É indicado para feridas infectadas ou não, aquelas com drenagem de exsudato moderado ou abundante. Em lesões com pouco exsudato, o carvão ativado pode aderir e causar sangramento durante sua remoção. Não deve ser cortado, pois há risco de dispersão de partículas de carbono no leito da ferida, as quais funcionarão como corpos estranhos
- Alginato: polissacarídio derivado do ácido algínico que, por sua vez, é obtido principalmente de algas marinhas da espécie *Laminaria*. Tem custo elevado e duas apresentações, em placa ou fita, podendo ser repartido para se moldar ao tamanho da ferida. É classificado como cobertura primária, sendo necessária uma cobertura secundária. Apresenta propriedades hemostáticas e é indicado para feridas exsudativas. O alginato precisa ser trocado em até 72 h e o alginato com prata em até 7 dias
- Espuma: possui camadas, podendo ser uma hidrofílica à base de poliuretano ou silicone, que fica em contato com a superfície da ferida; e outra hidrofóbica, para evitar contaminação por bactérias. Essa cobertura tem capacidade de absorção de exsudato e mantém o meio úmido no leito da ferida
- Hidrofibra: cobertura absorvente composta de carboximetilcelulose sódica, indicado para ferida exsudativa, cavitária ou plana. Há apresentações com ou sem prata, sendo a versão com prata indicada para feridas infectadas ou criticamente colonizadas.

Terapias adjuvantes

Muitas outras terapias têm sido utilizadas com o objetivo de melhorar a cicatrização de feridas: oxigenoterapia hiperbárica, terapia por pressão negativa, *laser* e eletroestimulação. Algumas delas mostraram um benefício marginal em estudos randomizados e podem ser úteis como adjuvantes na cicatrização de feridas.

COMPLICAÇÕES

As principais complicações de LP são:

- Consequências psicossociais: as mudanças no estilo de vida levam a isolamento social, depressão e prejuízo da qualidade de vida

Capítulo 27 • Manejo das Lesões por Pressão

- Infecção: apesar de todas as LP serem colonizadas por bactérias, apenas as infecções clinicamente evidentes devem ser abordadas com cultura e tratamento com antibióticos
- Carcinoma de células escamosas: eventualmente, desenvolve-se em uma LP. Deve ser sempre cogitado em pacientes com feridas que não cicatrizam.

BIBLIOGRAFIA

Advisory Panel, European Pressure Ulcer Advisory Panel. Pressure ulcer treatment recommendations. In: Prevention and treatment of pressure ulcers: clinical practice guideline. Washington: National Pressure Ulcer Advisory Panel; 2009.

Armstrong DG, Meyr AJ. Basic principles of wound management. [Acesso em 10 nov. 2020]. Disponível em: https://www.uptodate.com/contents/basic-principles-of-wound-management.

Associação Brasileira de Estomaterapia – Sobest; Associação Brasileira de Enfermagem em Dermatologia – Sobende. Classificação das lesões por pressão – Consenso NPUAP 2016. Adaptada culturalmente para o Brasil. São Paulo, 2016. [Acesso em 10 nov. 2020]. Disponível em: http://www.sobest.org.br/textod/35.

Bauer J, Phillips LG. MOC-PSSM CME article: pressure sores. Plast Reconstr Surg. 2008;121(Supl.1):1-10.

Berlowitz D. Clinical staging and management of pressure-induced skin and soft tissue injury. [Acesso em 10 nov. 2020]. Disponível em: https://www.uptodate.com/contents/clinical-staging-and-management-of-pressure-induced-skin-and-soft-tissue-injury.

Berlowitz D. Epidemiology, pathogenesis, and risk assessment of pressure-induced skin and soft tissue injury. [Acesso em 10 nov. 2020]. Disponível em: https://www.uptodate.com/contents/epidemiology-pathogenesis-and-risk-assessment-of-pressure-induced-skin-and-soft-tissue-injury.

Berlowitz D. Prevention of pressure-induced skin and soft tissue injury. [Acesso em 10 nov. 2020]. Disponível em: https://www.uptodate.com/contents/prevention-of-pressure-induced-skin-and-soft-tissue-injury.

Blanes L, Ferreira LM. Prevenção e tratamento de úlcera por pressão. São Paulo: Atheneu; 2014.

Casamada N, Ibañez N, Rueda J, Torra JE. Guia práctica de la utilización de antisépticos en el cui-dado de heridas. ¿Dónde?, ¿cuándo? y ¿por qué? Barcelona: Laboratorios SALVAT; 2002.

Elkhoury EB. Úlceras por pressão. In: Manual de geriatria. São Paulo: Roca; 2011.

Grey JE, Harding KG, Enoch S. Pressure ulcers. BMJ. 2006;332(7539):472-5.

Langer G, Fink A. Nutritional interventions for pre-venting and treating pressure ulcers. Cochrane Database Syst Rev. 2014;(6):CD003216.

Lyder CH. Pressure ulcer prevention and man-agement. JAMA. 2003;289(2):223-6.

Marini MFV, Pires SL. Úlceras por pressão. In: Tratado de geriatria e gerontologia, 3. ed. Rio de Janeiro: Guanabara Koogan; 2011.

National Pressure Ulcer Advisory Panel (NPUAP). NPUAP announces a change in terminology from pressure ulcer to pressure injury and updates the stages of pressure injury. Washington DC. 2016. [Acesso em 10 nov. 2020]. Disponível em: https://npuap.org/page/PressureInjuryStages.

28 Síndrome da Imobilidade

Vanessa Akemi Moromizato Hashimoto •
Anna Maria Zaragoza Gagliardi

INTRODUÇÃO

A imobilidade é definida como a supressão de todos os movimentos de uma ou mais articulações devido à diminuição das funções motoras, impedindo a mudança de posição corporal.

Síndrome da imobilidade (SI) é definida como o conjunto de sinais e sintomas resultantes da supressão de todos os movimentos articulares, prejudicando a mudança postural, comprometendo a independência e, por fim, levando à incapacidade, fragilidade e morte. É de grande importância o reconhecimento de fatores de risco para o surgimento da SI a fim de preveni-la, já que, uma vez instalada, é irreversível.

Os principais fatores de risco são: idade avançada, iatrogenia, síndrome da fragilidade, internações frequentes, múltiplas comorbidades, institucionalização e repouso prolongado no leito.

Por ser um quadro irreversível que acarreta profundo sofrimento para o paciente e seus familiares, é fundamental priorizar medidas que promovam conforto físico, psíquico, espiritual e social, objetivando melhorar o máximo possível a qualidade de vida desses pacientes.

DIAGNÓSTICO

Os critérios para o diagnóstico de SI dividem-se em maiores e menores. A presença de dois critérios maiores e dois menores confirmam o diagnóstico (Tabela 28.1).

PRINCIPAIS CAUSAS

Diversas patologias podem levar à imobilidade e, por consequência, à SI. É importante reconhecê-las para promover o tratamento de base e a prevenção de suas complicações (Tabela 28.2).

Capítulo 28 • Síndrome da Imobilidade   411

Tabela 28.1 Critérios diagnósticos para síndrome da imobilidade.

Critérios maiores	Critérios menores
■ Déficit cognitivo (moderado a grave) ■ Múltiplas contraturas	■ Afasia ■ Disfasia ■ Incontinência urinária e fecal ■ Sinais de sofrimento cutâneo ou lesão por pressão

Tabela 28.2 Causas da síndrome da imobilidade.

Doenças osteoarticulares	■ Osteoporose ■ Sequela de fraturas ■ Doenças reumáticas ■ Osteoartrose ■ Deformidade plantar ■ Metástase
Doenças cardiopulmonares	■ DPOC ■ ICC ■ Cardiopatia isquêmica
Doenças vasculares	■ Sequela de trombose venosa ■ Insuficiência arterial
Doenças neurológicas	■ Neuropatia periférica ■ AVC ■ Hidrocefalia ■ Doença de Parkinson ■ Demência ■ ELA
Doenças psíquicas	■ Depressão ■ Demência ■ Isolamento social
Doenças musculares	■ Fibrosite ■ Polimialgia ■ Sarcopenia ■ Desnutrição proteico-calórica
Doenças dos pés	■ Calosidade ■ Onicogrifose ■ Úlcera plantar
Iatrogenia medicamentosa	■ Neurolépticos ■ Ansiolíticos ■ Hipnóticos ■ Anti-hipertensivos
Déficits neurossensoriais	■ Déficit visual ■ Déficit auditivo
Fatores ambientais	■ Má iluminação ■ Degraus ■ Piso escorregadio ■ Inadequação do espaço físico

DPOC: doença pulmonar obstrutiva crônica; ICC: insuficiência cardíaca congestiva; AVC: acidente vascular cerebral; ELA: esclerose lateral amiotrófica.
Adaptada de Leduc (2011).

CONSEQUÊNCIAS

A imobilidade prolongada acarreta uma série de alterações nos diversos sistemas. Tais alterações levam à deterioração funcional progressiva, muito além da senescência normal, culminando mais tarde em SI.

Na Tabela 28.3, estão todas as consequências da imobilidade, listadas de acordo com os diferentes sistemas.

COMPLICAÇÕES

Musculoesqueléticas

O principal efeito da imobilização prolongada é a perda de força e resistência musculares. Um paciente em imobilização completa pode perder de 10 a 15% da sua força muscular em 1 semana, e até 50% da força em 3 a 5 semanas. Além dessa perda da força e da resistência da musculatura, observa-se, também, perda de massa muscular, ou seja, ocorre atrofia.

Os principais músculos que se atrofiam e perdem força são os dos membros inferiores e do tronco. Em repouso, eles diminuem o *turnover* proteico, ocorrendo, assim, inibição da síntese.

Outra complicação frequente é a contratura, definida como limitação da amplitude do movimento articular a ponto de impedir o desempenho normal de sua função, levando a deformidades fixas das articulações. Com a falta de mobilidade, perde-se o efeito de bomba na cartilagem intra-articular, que é responsável pela difusão dos nutrientes e do líquido sinovial dentro da cartilagem, resultando em proliferação de tecido fibrogorduroso e, consequentemente, em aderência intra-articular.

Após 2 semanas de imobilização, ocorrem reabsorção óssea e cartilaginosa e formação de cistos ósseos subcondrais, principalmente devido à falta de sobrecarga articular. As fibras de colágeno cruzam-se, fundem-se e encurtam-se, perdendo sua propriedade elástica – o que, por sua vez, encurta o músculo e o tendão, resultando em contratura das articulações.

Além disso, a imobilidade leva à perda de massa óssea, associada à hipercalciúria, e ao balanço negativo de cálcio. Ocorre, ainda, perda dos ossos cortical e trabecular, mas principalmente deste, que se encontra na coluna, no fêmur e nos punhos, tornando essas áreas mais suscetíveis a fraturas. Essa perda é de cerca de 0,9% da massa óssea total por semana, com pico máximo entre o quarto e o sexto mês, quando ela se estabiliza. Além de reabsorção óssea, que corresponde a 30% da perda óssea em caso de osteoporose associada à imobilidade, ocorre, também, diminuição da formação óssea (cerca de 70%).

Essa osteoporose é proporcionada pela pouca ingestão de cálcio, falta de exposição aos raios solares e baixa atividade muscular e de sustentação do peso corporal do paciente acamado. Este último fator reduz o estresse ósseo, que é essencial para o *turnover* desse tecido.

Capítulo 28 • Síndrome da Imobilidade   413

Tabela 28.3 Complicações da síndrome da imobilidade.

Sistema tegumentar	■ Atrofia da pele ■ Úlcera por pressão ■ Escoriações ■ Equimose ■ Dermatite amoniacal ■ Micoses ■ Xerose
Sistema esquelético	■ Osteoporose ■ Artrose e anquilose ■ Fraturas
Sistema muscular	■ Atrofia ■ Encurtamento de tendões ■ Hipertonia ■ Contraturas
Sistema cardiovascular	■ Trombose venosa profunda ■ Embolia pulmonar ■ Isquemia arterial ■ Hipotensão postural
Sistema urinário	■ Incontinência urinária ■ Infecção do trato urinário ■ Retenção urinária ■ Litíase renal
Sistema digestório	■ Desnutrição ■ Fecaloma ■ Disfagia ■ Gastroparesia
Sistema nervoso	■ Depressão ■ Piora do déficit cognitivo (demência) ■ Inversão do ritmo do sono ■ *Delirium*
Sistema respiratório	■ Pneumonia ■ Insuficiência respiratória
Sistemas endócrino e metabólico	■ Resposta diminuída à insulina ■ Resposta diminuída à suprarrenal ■ Diminuição da excreção de sódio ■ Potássio e fosfato ■ Retenção de líquidos ■ Capacidade aeróbica reduzida ■ Eritropoese diminuída ■ Consumo máximo de oxigênio diminuído ■ Síntese de vitamina D diminuída

Adaptada de Leduc (2011).

414 Geriatria | Guia Prático

Tegumentares

Em pacientes acamados, a umidade presente na superfície corpórea por acúmulo de suor, urina e restos alimentares pode provocar micoses e dermatites. Assim, a prevenção dessa umidade é essencial, com manutenção de um bom estado nutricional, higiene adequada, temperatura ambiente agradável, uso de roupa de material poroso e uso de colchão com superfície forrada com tecido de algodão, e não de plástico.

Outras alterações de pele frequentes em pacientes com SI são as equimoses, decorrentes da falta de tecido de sustentação e da fragilidade capilar, e a xerose, causada pela diminuição das glândulas sudoríparas, levando a prurido e descamação.

A lesão por pressão é uma das principais complicações cutâneas na SI, e a imobilidade é o principal fator de risco. Os indivíduos que apresentam tal quadro geralmente apresentam também outros fatores de risco, como idade avançada; desnutrição com níveis reduzidos de albumina; baixa ingestão alimentar; e alterações da sensibilidade tátil, de pressão e propriocepção. Pressões sobre a pele maiores que 32 mmHg podem causar isquemia dos tecidos, tendo como principais locais afetados proeminências ósseas como sacro, calcâneo, tuberosidade isquiática e região trocantérica.

As lesões por pressão surgem de dentro para fora, ou seja, iniciam-se nos tecidos adjacentes às proeminências ósseas e estendem-se para a superfície até a epiderme.

As principais complicações das lesões por pressão são dor e infecções, como osteomielite, periostite, artrite infecciosa e septicemia.

Cardiovasculares

Uma das principais complicações cardiovasculares da imobilidade é a trombose venosa profunda (TVP). Estase venosa e hipercoagulabilidade são os principais fatores desencadeantes dessa complicação. Em 60 a 80% dos casos, a trombose passa despercebida, não aparentando nenhum sinal clínico, o que requer atenção para se estabelecer o diagnóstico.

A consequência mais grave da TVP é embolia pulmonar (EP). A manifestação clínica varia, podendo ser assintomática ou apresentar sintomas como dispneia, taquipneia, tosse, taquicardia, cianose, hipotensão, sudorese e febre.

A hipotensão postural (HP) é outro sintoma frequente na SI. É definida como queda da pressão arterial sistólica (PAS) > 20 mmHg ou pressão arterial diastólica (PAD) > 10 mmHg em posição ortostática. A etiologia é multifatorial – alguns fatores associados são: perda de sensibilidade dos barorreceptores após posição supina prolongada, acúmulo de sangue nos membros inferiores e redução do volume sanguíneo circulante, alterações fisiológicas do envelhecimento, como rigidez arterial, e baixa resposta dos receptores adrenérgicos.

Assim, respostas como aumento da frequência cardíaca e constrição dos vasos de capacitância para aumentar o débito cardíaco não ocorrem, causando má perfusão cerebral e síncope. Outros fatores relacionados com a hipotensão postural são: uso de medicamentos como anti-hipertensivos e antipsicóticos, desidratação, insuficiência cardíaca, doença de Parkinson e diabetes melito.

Com a imobilização, ocorre também um aumento da frequência cardíaca (geralmente mais de 80 bpm) devido ao aumento de atividade do sistema nervoso simpático. Uma vez que isso ocorre, observam-se menor tempo de enchimento diastólico e menor tempo de ejeção sistólica; em consequência, o coração fica menos capaz de responder às demandas metabólicas acima do nível basal, reduzindo-se a reserva cardíaca.

Na SI é comum a presença de contraturas de quadril e de joelho, o que promove um estreitamento do lúmen arterial, facilitando a formação de trombos e isquemia do membro. Além disso, a isquemia arterial aguda pode ser causada por placa ateromatosa proveniente de doenças crônicas (como diabetes melito, dislipidemia, hipertensão arterial) e por êmbolos causados por fibrilação atrial, aneurisma de aorta e infarto agudo do miocárdio (IAM).

Respiratórias

Pacientes acamados apresentam alteração da dinâmica respiratória, com importante diminuição do movimento diafragmático, menor expansibilidade torácica e, consequentemente, redução da ventilação e da capacidade pulmonares em até 25 a 50%. Isso ocorre devido à fraqueza da musculatura intercostal e abdominal.

Há, também, acúmulo de secreção nos pulmões, já que a função ciliar e a capacidade de tossir se encontram alteradas. Dessa maneira, é frequente a ocorrência de pneumonia – a principal causa de morte de idosos acamados.

Urinárias

A incontinência urinária está presente em praticamente todos os pacientes com SI. Essa complicação pode desencadear lesões dermatológicas como micoses, úlceras, dermatite amoniacal e infecções de pele, e contribui para a ocorrência de infecção urinária, muito prevalente nesses indivíduos. Assim, é importante o uso de coletor urinário para os homens e fralda geriátrica para as mulheres, a fim de evitar lesões dermatológicas.

Observa-se, também, com frequência, a formação de litíase renal e vesical. Isso decorre da tríade comumente presente nos pacientes com SI: estase urinária; hipercalciúria; e infecção do trato urinário (ITU).

Gastrintestinais

A desnutrição acomete cerca de 90% dos idosos com SI, levando a um estado de caquexia que resulta em alta mortalidade e morbidade. Além da desnutrição

416 Geriatria | Guia Prático

proteico-calórica, ocorre uma desidratação crônica devido à pouca oferta e aceitação de líquidos.

Alguns parâmetros adotados para avaliação são: medidas antropométricas (pregas cutâneas, circunferência de panturrilha, cintura, quadril e braço), albumina, transferrina, colesterol total e contagem de linfócitos inferior a 1.500 células por milímetro cúbico (mm^3).

Outra complicação frequente é constipação intestinal, com formação de fecaloma. A constipação intestinal e o fecaloma decorrem de vários fatores, como: redução do peristaltismo (deixando o trânsito intestinal mais lento), baixa ingestão de líquidos, dieta pobre em fibras, disfunção anorretal, menor sensação de plenitude retal ou de desejo de evacuar, fraqueza da musculatura abdominal, uso de fármacos anticolinérgicos, manutenção do paciente no leito no momento de evacuar e constrangimento social.

As consequências da constipação intestinal podem ser náuseas, anorexia, agitação psicomotora, volvo do sigmoide, obstrução intestinal e compressão do colo da bexiga (retenção urinária e bexigoma).

A disfagia é outra complicação da SI, fazendo parte dos critérios diagnósticos. Assim, a maioria dos pacientes acometidos por essa síndrome apresenta dificuldade com os alimentos na cavidade oral e perde a capacidade de impulsioná-los para a orofaringe e produzir o reflexo voluntário de deglutição. Com isso, aumenta-se o risco de pneumonia por aspiração.

Metabólicas

A inatividade leva à perda de nitrogênio pela urina, podendo chegar a 2 g/dia. Essa perda decorre do aumento do catabolismo proteico e redução da síntese proteica, podendo ser acentuada em situações de infecção, traumatismo e inflamação. Ocorre, também, perda acentuada de cálcio na urina de pacientes imobilizados.

A hipercalciúria pode ser diminuída se o paciente ficar em ortostatismo por pelo menos 3 h diárias. Essa posição causa estresse ósseo, o que contribui para o *turnover* desse tecido e a melhora da osteoporose.

Na posição supina, a secreção de hormônio antidiurético (ADH) fica diminuída. Assim, há aumento na diurese e, consequentemente, da natriurese para manter osmolaridade normal. Todos esses fatos aumentam o risco de desidratação e perda de peso.

Neuropsicológicas

Algumas complicações neuropsicológicas frequentes são depressão, *delirium* e isolamento social. Isso é decorrente da situação em que se encontram: privação sensorial; falta de estímulos que promovam orientação; e baixa interação com outras pessoas.

Capítulo 28 • Síndrome da Imobilidade   417

MANEJO DAS COMPLICAÇÕES

Estão listadas, a seguir, as principais medidas a serem adotadas no sentido de minimizar complicações.

Sistema tegumentar

- Micoses: promover boa higiene, secar bem todo o corpo, exposição ao sol, uso de roupa de material poroso (evitar tecido sintético e fralda), temperatura ambiente agradável, controle glicêmico e uso de colchão coberto com tecido que não seja de plástico
- Xerose: evitar banhos quentes e demorados, usar hidratante para pele e ingerir líquidos
- Escoriação, laceração ou fricção: cuidado ao manipular o paciente, evitar contê-lo com faixas de crepe diretamente nos punhos
- Úlceras por pressão: proteção de proeminências ósseas; posicionamento no leito; mudança de posição de 2 em 2 h; uso de colchão pneumático com insuflação intermitente (colchão com superfície "caixa de ovo" é pouco eficaz); nutrição adequada; manter a pele seca, limpa, bem hidratada e aquecida; correção dos efeitos agravantes: monitoramento de desidratação, desnutrição, anemia, sedação excessiva; se a úlcera estiver infectada, antibioticoterapia
- Equimoses: manipulação cautelosa e uso de bandagens para proteção dos membros.

Sistema musculoesquelético

- Atrofia muscular e contraturas: movimentos ativos e passivos da articulação (cinesioterapia); posicionamento no leito com coxins, almofadas, pranchas ou órteses para alongamento; nutrição com aporte proteico adequado; uso de eletroestimulação neuromuscular; manter articulação alinhada e em posição neutra (evitar flexão)
- Osteoporose: oferecer suplemento de vitamina D, aumentar a ingesta de cálcio, maior exposição ao sol, utilizar a prancha de ortostatismo para reduzir a hipercalciúria.

Sistema cardiovascular

- Trombose venosa profunda (TVP)/tromboembolismo pulmonar (TEP): movimentação frequente dos membros inferiores, com elevação destes e exercícios fisioterápicos; uso de meia elástica; compressão pneumática; uso de heparinas ou outros anticoagulantes
- Hipotensão postural: hidratação adequada; evitar medicamentos como antipsicóticos, anti-hipertensivos e antidepressivos tricíclicos; mobilização dos membros inferiores; mudar para a posição de ortostatismo lentamente

418 Geriatria | Guia Prático

- Isquemia arterial aguda: evitar que o paciente fique no leito com quadril e joelho fletidos em ângulo menor que 20°, pois isso prejudica a circulação arterial.

Sistema pulmonar

- Atelectasias/pneumonia: fisioterapia respiratória com intuito de expansão pulmonar e mobilização das secreções; antibioticoterapia.

Sistema urinário

- Infecção do trato urinário: evitar sondagem vesical de longa permanência, antibioticoterapia.

Sistema gastrintestinal

- Desnutrição: garantir aporte proteico (devido ao intenso catabolismo), de vitaminas e minerais; cálculo do gasto energético basal; avaliar necessidade do uso de sonda nasoentérica (até 2 semanas) e de gastrostomia (perspectiva de sobrevida longa, mais de 3 meses)
- Disfagia: fonoterapia
- Constipação intestinal: hidratação via oral; uso de dieta rica em fibras associado ao uso de laxativos; posicionamento do paciente na cadeira higiênica ou no vaso sanitário, respeitando sua privacidade
- Fecaloma: uso de clister glicerinado; e toque retal para quebrar o fecaloma.

Sistema neuropsicológico

- Depressão, *delirium* e isolamento social: medidas para orientação temporal, como uso de relógio e calendário; estimular o paciente a assistir à televisão e ouvir rádio, ler revistas e jornais; participar de atividades recreativas; estimulação sensorimotora com o uso de óculos, prótese auditiva e iluminação adequada.

CONSIDERAÇÕES FINAIS

A SI consiste em um quadro irreversível que implica alta morbidade e mortalidade. Assim, deve-se focar especial atenção nos pacientes com grande risco de desenvolver tal síndrome, quais sejam: indivíduos mais frágeis, com várias comorbidades e perda de funcionalidade.

A abordagem da SI é multidisciplinar, demandando atenção de toda a equipe – médico, enfermeiro, fisioterapeuta, nutricionista, fonoaudiólogo, terapeuta ocupacional – para serem obtidos bons resultados. As medidas preventivas são essenciais para evitar a instalação de SI.

Capítulo 28 • Síndrome da Imobilidade 419

Diante desse quadro irreversível, é importante avaliar até que ponto se deve promover medidas que prolonguem o sofrimento dos pacientes em detrimento de sua qualidade de vida. Nesse sentido, o termo ortotanásia, ou seja, morte natural, com dignidade, se aplica bem a tal quadro.

Buscam-se, então, medidas que priorizem o conforto físico, psíquico, espiritual e social do paciente e de sua família, prezando-se pela dignidade da vida.

BIBLIOGRAFIA

Bates-Jensen BM. Pressure ulcers. In: Halter JB, Ouslander JG, Tinetti ME. Hazzard's geriatric medicine and gerontology. 6. ed. Nova York: McGraw-Hill; 2009.

Burlá C, Azevedo DL. Paliação: cuidados do fim da vida. In: Freitas IV, Py L. Tratado de geriatria e gerontologia. Rio de Janeiro: Guanabara Koogan; 2011. p. 1226-41.

Cazeiro APM, Peres PT. A terapia ocupacional na prevenção e no tratamento de complicações decorrentes da imobilização no leito. Cadernos de Terapia Ocupacional da UFSCar. 2010;18(2):149-67.

Chaimowicks F. Saúde do idoso. Belo Horizonte: Coopmed; 2009.

Dittmer DK, Teasell R. Complications of immobilization and bed rest. Part I: Musculoskeletal and cardiovascular complications. Can Fam Physician. 1993;39:1428-37.

Leduc MMS. Síndrome da imobilidade. In: Freitas IV, Py L. Tratado de geriatria e gerontologia. 3. ed. Rio de Janeiro: Guanabara Koogan; 2011.

Lindgren M, Unosson M, Fredrikson M, Ek AC. Immobility – a major risk factor for development of pressure ulcers among adult hospitalized patients: a prospective study. Scand J Caring Sci. 2004;18:57-64.

Matsumoto DY. Cuidados paliativos: conceito, fundamentos e princípios. In: Academia Nacional de Cuidados Paliativos (ANCP). Manual de cuidados paliativos. São Paulo: ANCP; 2012. p. 14-9.

Ribeiro CA, Silva DAM, Rizzo LA, Ventura MM. Frequência da síndrome da imobilidade em uma enfermaria geriátrica. Geriatria & Gerontologia. 2011;5(3):136-9.

Teasell R, Dittmer DK. Complications of immobilization and bed rest. Part 2: Other complications. Can Fam Physician. 1993;39:1440-6.

29 Oncogeriatria

Juliana Marília Berretta • Lucíola de Barros Pontes • Polianna Mara Rodrigues de Souza

INTRODUÇÃO

O envelhecimento da população é um fenômeno mundial. Segundo a Organização das Nações Unidas (ONU), a parcela da população com mais de 60 anos é a que mais cresce. Em 2000, havia cerca de 400 milhões de idosos no mundo; estimativas indicam que, em 2050, esse número alcançará mais de 1,5 bilhão, representando cerca de 20% da população mundial.

No Brasil, segundo o Instituto Brasileiro de Geografia e Estatística (IBGE), existem hoje aproximadamente 30 milhões de idosos, e as estimativas atuais apontam que, em 2050, eles representarão 28% da população brasileira, o que corresponderá a mais de 65 milhões de pessoas, colocando o país no *ranking* mundial entre os de nações com maior número de idosos.

Esse novo cenário epidemiológico traz modificações no perfil de adoecimento populacional. À medida que a população envelhece, maior é a prevalência de doenças crônicas degenerativas – entre elas, as neoplasias malignas. De fato, segundo a Organização Mundial da Saúde (OMS), mais de 60% dos diagnósticos e 70% das mortes por câncer ocorrem em indivíduos com mais de 65 anos.

A oncogeriatria surge, então, como uma área de interesse voltada para o cuidado multidisciplinar do idoso com câncer. Seus principais objetivos incluem estudar o comportamento das neoplasias na população idosa, integrar a avaliação geriátrica à rotina dos profissionais envolvidos na tomada de decisões diagnósticas e terapêuticas e monitorar ou minimizar possíveis efeitos secundários ao tratamento oncológico, garantindo a todo idoso que tem câncer um plano de cuidados baseado em sua funcionalidade, não apenas em sua idade cronológica.

ABORDAGEM INICIAL

Um dos principais desafios da medicina diante do envelhecimento é conseguir agregar qualidade aos anos adicionais de vida por meio de medidas que

Capítulo 29 • Oncogeriatria   421

permitam a manutenção da funcionalidade e da autonomia do indivíduo. O processo de envelhecimento ocorre de forma bastante heterogênea, dependendo de fatores genéticos, exposição ambiental, capacidade física, capacidade mental, hábitos e presença de comorbidades pregressas ou atuais. Assim, a idade cronológica por si só não reflete de maneira adequada a reserva funcional nem a expectativa de vida de um indivíduo específico – daí a importância de uma avaliação minuciosa da saúde do idoso portador de câncer.

A avaliação geriátrica ampla (AGA) é, atualmente, o instrumento que oferece maior potencial de aferição adequada do paciente idoso com diagnóstico de câncer, dando informações sobre a capacidade funcional, comorbidades e expectativa de vida. Os achados da AGA estão diretamente relacionados com a capacidade para receber o tratamento oncológico planejado, a toxicidade à quimioterapia e/ou terapia-alvo e sobrevida do paciente.

Foram propostos vários instrumentos de triagem para tentar identificar subgrupos de idosos com maior risco de fragilidade ou vulnerabilidade, com o propósito de reduzir o tempo despendido na AGA, mas nenhum se mostrou equivalente ou superior a essa avaliação. A recomendação atual da Sociedade Internacional de Oncogeriatria (SIOG) é que seja realizada uma AGA completa, a qual não deve ser substituída por instrumentos de triagem.

Fazer um prognóstico para o idoso em relação ao seu contexto clínico antes de submetê-lo a tratamento oncológico é fundamental para evitar planos terapêuticos não condizentes com a realidade clínica do indivíduo. Em muitos casos, a evolução das comorbidades presentes e dos quadros demenciais e a irreversibilidade de uma síndrome de fragilidade já instalada trazem uma expectativa de vida menor do que a neoplasia diagnosticada, e tal contexto deve sempre ser ponderado.

Avaliação geriátrica ampla em oncologia

A AGA consiste em um método multidimensional de avaliação do idoso, que se baseia na aplicação de instrumentos padronizados que analisam os seguintes domínios (Tabela 29.1):

- Físico: capacidade física, equilíbrio e mobilidade, presença de deficiências sensoriais, uso de medicamentos, estado nutricional e funcionalidade
- Cognitivo: capacidade cognitiva e autonomia
- Psicológico: condição emocional
- Social: condições de suporte familiar e social e condições ambientais
- Comorbidades.

Entre os objetivos da AGA, incluem-se: determinar a presença de deficiências ou incapacidades, estabelecer as necessidades e os cuidados e planejar o acompanhamento a longo prazo, com a instituição de medidas que promovam bem-estar, independência e autonomia.

422 Geriatria | Guia Prático

Tabela 29.1 Principais instrumentos padronizados para AGA.

Domínio físico	■ Atividades básicas da vida diária
	■ Atividades instrumentais da vida diária
	■ Equilíbrio, marcha, mobilidade e força muscular (*hand griptest*)
	■ Avaliação nutricional
	■ Escalas de Katz ou Barthel
	■ Escala de Lawton
	■ Teste *Get up and go*, força de preensão palmar (*handgrip*)
	■ Miniavaliação nutricional
Domínio cognitivo	■ Miniexame do estado mental
	■ Teste do desenho do relógio
	■ Fluência verbal
Domínio psicológico	■ Escala de depressão geriátrica de Yesavage
Domínio social	■ Questionário social
Comorbidades	■ Índice de Charlson
	■ *Cumulative Illness Rating Scale – Geriatric*

Em todo paciente idoso, mas principalmente naqueles que têm câncer, torna-se fundamental a detecção de problemas ocultos ou subdiagnosticados que possam interferir na segurança e na eficácia dos tratamentos oncológicos específicos. Avaliar globalmente o idoso permite ao profissional de saúde conhecer condições potencialmente reversíveis e estabelecer intervenções que melhorem seu *status performance*, para dar início ao tratamento oncológico mais apropriado.

Ao final da AGA, é possível estratificar os pacientes em três grupos: o dos idosos saudáveis, que engloba aqueles funcionalmente independentes e sem comorbidades importantes; o dos idosos vulneráveis, que abrange indivíduos com algum grau de dependência e/ou algumas comorbidades; e o dos idosos frágeis, que engloba pacientes com dependência e comorbidades importantes. Essa divisão implica tolerância diferente e necessidades individualizadas.

Avaliação de comorbidades

O envelhecimento está associado à maior prevalência de doenças crônicas degenerativas, como diabetes e suas complicações, doenças cardiovasculares, doenças pulmonares crônicas, doenças vasculares periféricas, doenças musculoesqueléticas, doenças renais crônicas, depressão, doenças neurodegenerativas e as próprias neoplasias, não sendo incomum a presença de várias comorbidades em um mesmo indivíduo.

A existência de tais comprometimentos é um importante indicador prognóstico e tem grande influência nas decisões terapêuticas. Idosos com elevada taxa de comorbidades, seja pelo número ou pela gravidade, têm prognóstico de

Capítulo 29 • Oncogeriatria **423**

menor sobrevida, assim como de maior risco de declínio funcional e de piora na qualidade de vida. Os principais instrumentos utilizados para avaliação das comorbidades encontram-se na Tabela 29.1.

RASTREIO DAS PRINCIPAIS NEOPLASIAS

O princípio de um teste de rastreamento consiste em reduzir a mortalidade a partir da detecção precoce e do tratamento de estádios iniciais de determinados tipos de câncer.

Na população geral, as doenças oncológicas para as quais o rastreamento é recomendado são câncer de mama, de colo uterino, colorretal e de próstata. O impacto do rastreamento sobre a mortalidade por câncer em indivíduos com mais de 70 anos é incerto, pois a maioria dos estudos randomizados não incluiu pacientes idosos.

Enquanto muitos aspectos do envelhecimento favorecem a realização de rastreamento, como o aumento da incidência de câncer, outros apontam para sua menor necessidade, a depender da expectativa de vida individual e do acúmulo de comorbidades. É aceito, portanto, o conceito de se individualizar a decisão de rastreamento oncológico na população idosa, considerando-se o conjunto da saúde do indivíduo como um todo, contando com o direcionamento da AGA. Por meio dessa avaliação, é possível identificar indivíduos com 65 anos ou mais funcionalmente dependentes com várias comorbidades e baixa expectativa de vida que não se beneficiariam com a realização de rastreamento, ou indivíduos com 80 anos ou mais totalmente independentes sem comorbidades que se beneficiariam em ser submetidos a rastreamento para algumas neoplasias. Além disso, variáveis da história natural da doença, como o tempo prolongado para evolução do câncer de próstata, também devem ser determinantes para a decisão sobre rastrear ou não.

Adicionalmente, pacientes fumantes e ex-fumantes podem se beneficiar de rastreamento com tomografia de tórax de baixa dosagem, como demonstrou o *National Lung Screening Trial*. Embora, de acordo com o estudo, tal estratégia possa reduzir a mortalidade por câncer de pulmão em até 20%, no Brasil provavelmente haverá um grande número de achados tomográficos falso-positivos (infecciosos ou cicatriciais). Como a investigação diagnóstica de um nódulo pulmonar é associada a morbidade significativa, será necessário ter cautela antes de se recomendar tal rastreamento para a população idosa.

A Tabela 29.2 reúne recomendações das principais sociedades sobre o rastreamento populacional em oncologia.

QUIMIOTERAPIA

Grande parte dos idosos com diagnóstico de câncer precisará receber quimioterapia, seja com intuito curativo ou paliativo. Ainda, a senescência implica mudanças na fisiologia do indivíduo que alteram a farmacodinâmica e a

Tabela 29.2 Rastreamento de câncer no idoso.

Região	Exame	Frequência	Recomendações		
			USPSTF	ACS	AGS
Colorretal	1. Sigmoidoscopia 2. Colonoscopia	1. A cada 5 anos 2. A cada 10 anos	Rastreamento: ≥ 50 anos Parar: > 85 anos, várias comorbidades e/ou baixa expectativa de vida	Rastreamento: ≥ 50 anos Parar: várias comorbidades e/ou baixa expectativa de vida	Rastreamento: ≥ 50 anos Parar: idosos frágeis com baixa expectativa de vida
Mama	Mamografia Exame clínico das mamas	Anualmente Anualmente	Rastreamento: ≥ 40 anos Parar: várias comorbidades, baixa expectativa de vida	Rastreamento: ≥ 40 anos Continuar enquanto boa *performance* e/ou candidata ao tratamento	Manter para todas as mulheres com expectativa de vida ≥ 4 anos
Colo do útero	Citologia oncótica	A cada 1 a 3 anos	Parar: ≥ 65 anos sem alto risco e rastreamento prévio adequado; histerectomizadas	Parar: > 70 anos com últimos três exames citológicos normais, sem exame alterado nos últimos 10 anos; histerectomizadas; várias comorbidades	Parar: > 70 anos com dois exames normais nos últimos 10 anos. Com baixa expectativa de vida e que não toleraria o tratamento
Próstata	PSA	Anual	Pouco benefício se expectativa de vida inferior a 10 anos	Homens ≥ 50 anos com expectativa de vida ≥ 10 anos: discutir riscos e benefícios com o paciente	Sem recomendação

USPSTF: *U.S. Preventive Services Task Force*; ACS: American Cancer Society; AGS: American Geriatrics Society; PSA: antígeno prostático específico. Adaptada de Karnakis e Karliks (2012).

Capítulo 29 • Oncogeriatria   425

farmacocinética dos quimioterápicos (Tabela 29.3), sendo o grande desafio da equipe multiprofissional avaliar o risco de cada paciente em relação ao tratamento oncológico. Essas mudanças compreendem:

- Alteração da distribuição
  - Diminuição da água corpórea
  - Diminuição da albumina
  - Anemia
- Diminuição da taxa de filtração glomerular
- Maior suscetibilidade à mielotoxicidade
- Maior risco de hepatotoxicidade associada à polifarmácia
- Maior suscetibilidade dos tecidos à toxicidade.

O *National Comprehensive Cancer Network* (NCCN), em suas recomendações de tratamento para diversas neoplasias na população idosa, e a SIOG orientam que a AGA seja empregada como ferramenta antes do início do tratamento oncológico, a fim de se identificarem vulnerabilidades passíveis de intervenção e orientar o planejamento terapêutico mais adequado a cada caso.

Além disso, estudos descrevem perda funcional durante o curso da quimioterapia, incluindo declínio cognitivo; desnutrição; e perda de autonomia, sendo necessário seguimento conjunto por equipe multiprofissional durante todo o tratamento e não apenas na avaliação inicial.

Após a AGA, caso o idoso seja considerado saudável, as recomendações de quimioterapia devem seguir aquelas indicadas pelos consensos para cada tipo específico de neoplasia, voltadas para a população geral. A mesma regra é válida para idosos vulneráveis, desde que os itens identificados sob alerta sejam passíveis de intervenção.

O idoso frágil requer uma adaptação em seu plano terapêutico, incluindo redução de doses e eventualmente não indicação de quimioterapia. Atualmente, uma das prioridades da SIOG é garantir a inclusão de idosos com várias comorbidades e declínio funcional em ensaios clínicos, para que se possam delinear estratégias seguras de tratamento para essa população.

Outra ferramenta útil para avaliação de um idoso candidato à terapia mielotóxica consiste na análise do escore de predição de toxicidade à quimioterapia. Baseadas em itens da AGA, índices laboratoriais e aspectos clínicos relacionados com o paciente e o tumor, essas escalas estratificam o risco do paciente para desenvolver toxicidade hematológica e não hematológica durante o curso da quimioterapia. As mais utilizadas incluem o CRASH *Score* e o modelo preditivo de Hurria; este último já tendo passado por adaptação transcultural para o português do Brasil (Tabela 29.3).

Os principais efeitos colaterais de quimioterápicos ou da terapia-alvo em idosos são:

- Mielossupressão:
  - Neutropenia

426 Geriatria | Guia Prático

Tabela 29.3 Modelo preditivo de Hurria.

Fator de risco	Pontuação
Idade ≥ 72 anos	2
Tipo de câncer: GI ou GU	2
Dose da quimioterapia: dose padrão	2
Número de medicamentos quimioterápicos: poliquimioterapia	2
Hemoglobina < 11 g/dℓ (homens), < 10 g/dℓ (mulheres)	3
Clearance de creatinina < 34 mℓ/min*	3
Audição limítrofe ou déficit auditivo grave	2
Uma ou mais quedas nos últimos 6 meses	3
AIVD: tomar medicações: com ajuda parcial/não consegue	1
MOS: caminhar um quarteirão: com limitação moderada ou acentuada	2
MOS: diminuição das atividades sociais, pelo menos em algumas ocasiões, devido a limitação física e/ou emocional	1
TOTAL	
Classificação do risco (pontuação)	**Toxicidade (%)**
0 a 5 (baixa)	30
6 a 9 (média)	52
10 a 19 (alta)	83

*Fórmula de Jelliffe.
GI: gastrintestinal; GU: geniturinário; AIVD: atividades instrumentais da vida diária; MOS: *Medical Outcomes Study.*
Adaptada de Hurria *et al.*, 2011.

- Trombocitopenia
- Anemia
- Mucosite
  - Orofaríngea (esofagite)
  - Enterocolite
- Cardiodepressão
- Neuropatia periférica
- Neurotoxicidade central:
  - Declínio cognitivo
  - *Delirium*
  - Toxicidade cerebelar.

Recomendações de tratamento e, mais recentemente, estudos clínicos randomizados especificamente voltados para idosos com câncer estão disponíveis para consulta, comprovando a eficácia e ressaltando as particularidades da terapêutica no contexto de cada neoplasia.

RADIOTERAPIA

O tratamento com radioterapia faz parte do planejamento terapêutico de grande parte dos pacientes com câncer. Em tese, as mudanças teciduais do idoso podem alterar o desempenho dessa modalidade. No entanto, estudos comprovam que a radioterapia é efetiva e bem tolerada, e que a idade não deve ser um fator limitante de sua indicação.

Para pacientes candidatos ao tratamento combinado de quimioterapia e radioterapia – como em casos de tumores de cabeça e pescoço –, muitas vezes, é necessária a redução da dose do quimioterápico concomitante para minimizar efeitos colaterais, e deve ser garantido o suporte da equipe multiprofissional, especialmente nutrição e controle da dor, devido ao aumento no risco de mucosite.

Em idosos com baixo *status performance*, a radioterapia hipofracionada pode ser oferecida como alternativa à convencional.

CIRURGIA

Segundo dados da força-tarefa sobre intervenção cirúrgica da SIOG, em diversos tipos de câncer (incluindo mama, estômago e fígado) o desfecho cirúrgico em idosos não foi significativamente diferente daquele observado em indivíduos mais jovens que apresentavam o mesmo tipo de neoplasia. Ressalta-se que a idade cronológica isoladamente não estima o risco de um procedimento cirúrgico, embora aumente a incidência de *delirium* no pós-operatório.

Antes de qualquer intervenção, é necessário avaliar a reserva fisiológica do idoso. Assim, a decisão acerca da abordagem cirúrgica é bem estimada pela AGA, e a esta deve-se acrescentar os escores de pré-operatório para se estimar o risco em cada caso.

Nesse contexto, o escore de PACE (*Preoperative Assessment of Cancer in the Elderly*) foi desenvolvido como uma escala para avaliação pré-operatória de idosos com câncer, englobando dados da AGA, *status performance*, escala ASA e avaliação de fadiga (*Brief Fatigue Inventory*).

Pacientes com algum grau de dependência no pré-operatório e fadiga moderada a grave apresentaram maior risco de complicações pós-operatórias e maior tempo de internação em hospital. Além disso, aqueles com déficit cognitivo também representam um grupo sob maior risco de complicações.

No pré-operatório, boa adequação nutricional, manutenção dos níveis de hemoglobina acima de 12 mg/dℓ e controle das comorbidades são associados a taxas mais baixas de complicações.

Para procedimentos eletivos, estudo recente em pacientes com tumores de reto sugere que um curto programa de condicionamento físico pré-operatório pode ser útil para melhorar desfechos de complicações e o tempo de permanência no hospital. Após a intervenção, reabilitação com fisioterapia e terapia ocupacional favorecem a recuperação funcional.

428 Geriatria | Guia Prático

Imunoterapia

A imunoterapia no tratamento do câncer ocupa atualmente espaço fundamental na terapêutica de vários tipos de tumor, como câncer de pulmão e melanoma. Há dados que sugerem que a deterioração do sistema imune durante o envelhecimento esteja relacionada ao aparecimento de neoplasias nos idosos.

De uma forma geral, a imunoterapia tem menos efeitos colaterais que a quimioterapia; contudo, os dados de tolerância na população idosa são escassos, principalmente devido ao pequeno número de idosos incluídos nos ensaios clínicos. Certamente, a imunoterapia é bem tolerada pela população geriátrica, porém taxas de resposta e efeitos colaterais podem ser diferente dos descritos nos estudos, o que requer monitoramento atento durante o tratamento.

CUIDADOS PALIATIVOS

Os cuidados paliativos devem ser considerados e oferecidos não apenas para os idosos não elegíveis para tratamento com fins curativos, mas também como cuidados auxiliares no controle dos sintomas ocasionados pela própria doença e/ou pelo tratamento, de modo concomitante às abordagens curativas.

CONSIDERAÇÕES FINAIS

Diante do fenômeno de envelhecimento populacional, o desenvolvimento da oncogeriatria é fundamental para garantir uma boa prática no cuidado do idoso que tem câncer. Os esforços devem estar concentrados na integração da equipe multiprofissional; no uso rotineiro da AGA e de outros instrumentos de avaliação; e no desenvolvimento de pesquisa clínica com maior inclusão de idosos.

BIBLIOGRAFIA

Aapro M, Bernard-Marty C, Brain E, Batist G, Erdkamp F, Krzemieniecki K et al. Anthracycline cardiotoxicity in the elderly cancer patient: a SIOG expert position paper. Ann Oncol. 2011;22:257-67.

Aberle DR, Berg CD, Black WC, Church TR, Fagerstrom RM, Galen B et al. The National Lung Screening Trial: overview and study design. Radiology. 2011;258(1):243-53.

AGS Clinical Practice Committee. Colon cancer screening (USPSTF recommendation). J Am Geriatr Soc. 2000;48:333-5.

American Cancer Society. Evaluating the older patient with cancer: understanding frailty and the geriatric assessment. CA Cancer J Clin. 2010;60:120-32.

American Geriatrics Society Clinical Practice Committee. Breast cancer screening in older women. J Am Geriatr Soc. 2000;48:842-4.

American Geriatrics Society. Screening for cervical cancer in older women. J Am Geriatr Soc. 2001;49:655-7.

American Society of Clinical Oncology. Comorbidity and functional status are independent in older cancer patients. J Clin Oncol. 1998;16:1582-7.

Audisio RA, Bozzetti F, Gennari R, Jaklitsch MT, Koperna T, Longo WE *et al.* The surgical management of elderly cancer patients; recommendations of the SIOG surgical task force. Eur J Cancer. 2004;40(7):926-38.

Balducci L, Extermann M. Management of cancer in the older person. A practical approach. The Oncologist. 2000;5:224-37.

Bellmunt J, Négrier S, Escudier B, Awada A, Aapro M. The medical treatment of metastatic renal cell cancer in theelderly: position paper of a SIOG Taskforce. Crit Rev Oncol Hematol. 2009;69:64-72.

Biganzoli L, Wildiers H, Oakman C, Marotti L, Loibl S, Kunkler I *et al.* Management of elderly patients withbreast cancer: updated recommendations of the International Society of Geriatric Oncology (SIOG) and European Society of Breast Cancer Specialists (EUSOMA). Lancet Oncol. 2012;13:148-60.

Censo Demográfico 2010. Características gerais da população, religião e pessoas com deficiências. [Acesso em 21 jan. 2014]. Disponível em: ftp://ftp.ibge.gov.br/Censos/Censo_Demografico_2010/Caracteristicas_Gerais_Religiao_Deficiencia/tab1_1.pdf.

Decoster L, Van Puyvelde K, Mohile S, Wedding U, Basso U, Colloca G *et al.* Screening tools for multidimensional health problems warranting a geriatric assessment in older cancer patients: an update on SIOG recommendations. Annals of Oncology. 2015;26:288-300.

Donato V, Valeriani M, Zurlo A. Short course radiation therapy for elderly cancer patients: evidences from the literature review. Crit Rev Oncol Hematol. 2003;45(3):305-11.

Droz JP, Balducci L, Bolla M, Emberton M, Fitzpatrick JM, Joniau S *et al.* Complete guidelines: management of prostate cancer in older men: recommendations of a working group of the International Society of Geriatric Oncology. BJU Int. 2010;106:462-9.

Extermann M, Aapro M, Bernabei R, Cohen HJ, Droz JP, Lichtman S *et al.* Use of comprehensive geriatric assessment in older cancer patients: recommendations from the task force on CGA of the International Society of Geriatric Oncology (SIOG). Crit Rev Oncol Hematol. 2005;55:241-52.

Extermann M, Boler I, Reich RR, Lyman GH, Brown RH, DeFelice J *et al.* Predicting the risk of chemotherapy toxicity in older patients: the Chemotherapy Risk Assessment Scale for High-Age Patients (CRASH) Score. Cancer. 2012;118:3377-86.

Fox SA, Roetzheim RG, Kington RS. Barriers to cancer prevention in the older person. Clin Geriatr Med. 1997;13:79-95.

Hoppe S, Rainfray M, Fonck M, Hoppenreys L, Blanc JF, Ceccaldi J *et al.* Functional decline in older patients with cancer receiving first-line chemotherapy. JCO. 2013;31(31):3877-82.

Hurria A, Togawa K, Mohile SG, Owusu C, Klepin HD, Gross CP *et al.* Predicting chemotherapy toxicity in older adults with cancer: a prospective multicenter study. JCO. 2011;29(25):3457-65.

Hurria A, Wildes T, Blair SL, Browner IS, Cohen HJ, deShazo M *et al.* National Comprehensive Cancer Network – NCCN Clinical Practice Guidelines in Oncology. Senior Adult Oncology. Version 2.2014. J Natl Compr Canc Netw. 2014;12:82-126.

430 Geriatria | Guia Prático

Instituto Brasileiro de Geografia e Estatística. Atlas do censo demográfico 2010. [Acesso em 12 dez. 2020]. Disponível em: https://biblioteca.ibge.gov.br/index.php/biblioteca-catalogo?view=detalhes&id=264529.

Instituto Brasileiro de Geografia e Estatística. Pesquisa Nacional por Amostra de Domicílios Contínua – 2018. [Acesso em 15 jan. 2020]. Disponível em: https://biblioteca.ibge.gov.br/visualizacao/livros/liv101561_notas_tecnicas.pdf.

Karnakis T, Giglio AD. Avaliação multidimensional do paciente idoso com câncer. In: Karnakis T, Giglio A, Kaliks R, Filho WJ, organizadores. Oncogeriatria: uma abordagem multidisciplinar. Barueri: Manole; 2012.

Karnakis T, Kaliks, R. Rastreamento de câncer no idoso. In: Karnakis T, Giglio A, Kaliks R, Filho WJ, organizadores. Oncogeriatria: uma abordagem multidisciplinar. Barueri: Manole; 2012.

Koroukian SM, Xu F, Bakaki PM, Diaz-Insua M, Towe TP, Owusu C. Comorbidities, functional limitations and geriatric syndromes in relation to treatment and survival patterns among elders with colorectal cancer. J Gerontol A Biol Sci Med Sci. 2010;65:322-9.

Lebrão ML. O envelhecimento no Brasil: aspectos da transição demográfica e epidemiológica. Saúde Col. 2007;(4)17:135-40.

Lichtman SM, Wildiers H, Launay-Vacher V, Steer C, Chatelut E, Aapro M. International Society of Geriatric Oncology (SIOG) recommendations for the adjustment of dosing in elderly cancer patients with renal insufficiency. Eur J Cancer. 2007;43:14-34.

Mandelblatt JS, Makgoeng SB, Luta G, Hurria A, Kimmick G, Isaacs C et al. A planned, prospective comparison of short-term quality of life outcomes among older patients with breast cancer treated with standard chemotherapy in a randomized clinical trial vs. an observational study: CALGB #49907 e #369901. J Ger Oncol. 2013;4(4):353-61.

Mitsuhashi N, HayaKawa K, Yamakawa M, Sakurai H, Saito Y, Hasegawa M et al. Cancer in patients aged 90 years or older: radiation therapy. Radiology. 1999;211:829-33.

NCCN Clinical Practice Guidelines in Oncology versão 2.2014 [www.nccn.org] Senior Adult Oncology. [Acesso em 6 jan. 2014.] Disponível em: http://www.nccn.org/professionals/physician_gls/f_guidelines.asp#senior.

Papamichael D, Audisio R, Horiot JC, Glimelius B, Sastre J, Mitry E et al. Treatment of the elderly colorectal cancer patient: SIOG expert recommendations. Ann Oncol. 2009;20:5-16.

Pontes LB, Chinaglia L, Karnakis T, Todaro J, Rodrigues HV, Souza PMR et al. Quimioterapia em idosos: tradução do escore de toxicidade de hurria para o português. Geriatr., Gerontol. Aging (Impr.). 2017;11(2):76-9.

Pontes LB, Todaro J, Karnakis T, Del Giglio A. Idosos com câncer: como escolher a melhor estratégia de tratamento? Educ Contin Saúde Einstein. 2013;11(1):35-6.

Pope D, Ramesh H, Gennari R, Corsini G, Maffezzini M, Hoekstra HJ et al. Pre-operative assessment of cancer in the elderly (PACE): a comprehensive assessment of underlying characteristics of elderly cancer patients prior to elective surgery. Surg Oncol. 2006;15(4):189-97.

Puts MTE, Hardt J, Monette J, Girre V, Springall E, Alibhai SM *et al.* Use of geriatric assessment for older adults in the oncology setting: a systematic review. J Natl Cancer Inst. 2012;104:1133-63.

Rich JS, Black WC. When should screening stop? Eff Clin Pract. 2000;3:78-84.

Robinson B, Beghe C. Cancer screening in the older patient. Clin Geriatr Med. 1997;13:97-118.

Saslow D, Runowicz CD, Solomon D, Moscicki AB, Smith RA, Eyre HJ *et al.* American Cancer Society guideline for the early detection of cervical neoplasia and cancer. CA Cancer J Clin. 2002;52:342-62.

Siegel R, DeSantis C, Virgo K, Stein K, Mariotto A, Smith T *et al.* CA Cancer treatment and survivorship statistics, 2012. Cancer J Clin. 2012;62(4):220-41.

Smith RA, von Eschenbach AC, Wender R, Levin B, Byers T, Rothenberger D *et al.* American Cancer Society guidelines for the early detection of cancer: update of early detection guidelines for prostate, colorectal, and endometrial cancers. Also: update 2001 – testing for early lung cancer detection. CA Cancer J Clin. 2001;51:38-75.

Smith RA, Saslow D, Sawyer KA, Burke W, Costanza ME, Evans WP *et al.* American Cancer Society guidelines for breast cancer screening: update 2003. CA Cancer J Clin. 2003;53:141-69.

US Preventive Services Task Force. Screening for breast cancer: recommendations and rationale. Ann Intern Med. 2002a;137:344-6.

US Preventive Services Task Force. Screening for cervical cancer. [Acesso em 10 nov. 2020]. Disponível em: http://www.ahrq.gov/clinic/3rduspstf/cervcan/cervcanrr.

US Preventive Services Task Force. Screening for colorectal cancer: recommendations and rationale. Ann Intern Med. 2002b;137:129-31.

Wasil T, Lichtman SM, Gupta N, Rush S. Radiation therapy in cancer patients 80 years of age and older. Am J Clin Oncol. 2000;23:526-30.

West M, Loughney L, Kemp G, Jack S. The effect of neoadjuvant chemoradiotherapy and prehabilitation on physical activity in operable rectal cancer patients. J Geriatr Oncol. 2013;4(1):42-3.

Wildes TM, Ruwe AP, Fournier C, Gao F, Carson KR, Piccirillo JF *et al.* Geriatric assessment is associated with completion of chemotherapy, toxicity, and survival in older adults with cancer. J Geriatr Oncol. 2013;4(3):227-34.

Wildiers H, Heeren P, Puts M, Topinkova E, Janssen-Heijnen ML, Extermann M *et al.* International Society of Geriatric Oncology consensus on geriatric assessment in older patients with cancer. J Clin Oncol. 2014;32:2595.

Zachariah B, Balducci L, Venkattaremanabaleji GV, Casey L, Greenberg HM, DelRegato JA. Radiotherapy for cancer patients aged 80 and older: a study of effectiveness and side effects. Int J Radiat Oncol Biol Phys. 1997;39:1125-9.

30 Transição de Cuidados

Maisa Carla Kairalla • Juliana Marília Berretta

INTRODUÇÃO

Com o envelhecimento e a elevação da expectativa de vida, o aumento de doenças crônicas com impacto na funcionalidade e cognição da população idosa representa um desafio para geriatras, gerontólogos e gestores de saúde. Quadros agudos com múltiplas internações hospitalares acompanham os pacientes com doenças crônicas progressivas, muitas vezes com mudanças nas demandas de cuidados após cada hospitalização.

As mudanças fisiopatológicas do envelhecimento podem tornar o paciente mais vulnerável a um estresse agudo ou a procedimento cirúrgico, frequentemente dificultando a recuperação da sua performance funcional prévia e a alta hospitalar (Li *et al.*, 2015). Balentine *et al.* mostraram que 14% dos idosos entre 75 e 84 anos, mesmo independentes previamente a um procedimento cirúrgico sem complicações, foram para um residência assistida após a alta, com esse número aumentando para 30% desses indivíduos quando acima de 85 anos (Balentine *et al.*, 2016). A necessidade de cuidados especializados pode mudar em cada fase de uma doença crônica, levando o paciente a transitar em diferentes níveis de assistência à saúde em busca do melhor cenário de atendimento.

No início da década de 1980, nos EUA, começou-se a estudar a frequência, motivos e custos da reinternação hospitalar da população idosa assistida pelo *Medcare*. Anderson e Steinberg observaram, em um estudo realizado entre 1974 e 1977, que 20% dos pacientes que recebiam alta hospitalar eram readmitidos no hospital, dispendendo 24% dos custos do *Medcare* destinados ao paciente internado (Anderson e Steinberg, 1984). Na sequência, vários estudos mostraram que os idosos recebiam alta com múltiplas demandas em cuidados complexos para os familiares e cuidadores, o que gerava uma dificuldade na continuidade do tratamento.

Há vários fatores que podem comprometer a segurança e qualidade do tratamento multidisciplinar ao idoso que necessita mudar de um nível de assistência a outro, como a fragmentação do sistema de saúde; comunicação inadequada entre equipes, alocação do paciente em locais não condizentes com a complexidade dos cuidados, a falta de conhecimento dos profissionais de saúde sobre as competências de cada cenário e falta de preparo do paciente, cuidadores e família para essa transição.

Aproximadamente um terço dos pacientes recebem alta com exames laboratoriais pendentes que não são comunicados à equipe de cuidados pós-alta, e 30 a 50% apresentam erros e discrepâncias nas medicações. Tal cenário acarreta impacto no número de eventos adversos, atendimentos em unidades de emergência, reinternação e mortalidade.

A reinternação dentro de 30 dias após a alta ocorre em 20 a 25% dos beneficiários do *Medcare* e é mais provável entre certas populações vulneráveis, como idosos com comprometimento cognitivo. Pesquisas sugerem que quase metade dessas reinternações poderia ser evitada se um atendimento melhor fosse prestado durante os períodos de transição (Tejada *et al.*, 2017).

TRANSIÇÃO DE CUIDADOS

O conceito de transição de cuidados foi criado com objetivo de promover segurança, eficiência e efetividade na mudança do paciente nos diversos níveis de assistência. Trata-se do planejamento e conjunto de ações estabelecidas na transição do indivíduo entre dois cenários de assistência à saúde, que garantam a continuidade do plano terapêutico.

Os cuidados de transição abrangem uma ampla gama de serviços e ambientes projetados para promover a passagem segura e oportuna de pacientes entre os diversos níveis de assistência médica (Naylor, 2003; Coleman *et al.*, 2003). Assim, são especialmente importantes para idosos com múltiplas doenças crônicas, condições e regimes terapêuticos complexos, bem como para seus cuidadores familiares (Coleman *et al.*, 2003).

Quando se fala em níveis de assistência à saúde, o referencial usado é baseado no conceito norte-americano, onde já há uma consolidação dessa estrutura (Tabela 30.1).

No Brasil, já se percebeu a necessidade de amplificação da rede de assistência à saúde em diversas escalas que atendam às demandas do plano terapêutico. Por anos, trabalhou-se com assistência ambulatorial, hospitalar e instituições de longa permanência; estas acabavam concentrando uma miscelânea de doentes em diversos níveis de complexidade. A assistência domiciliar nos cuidados pós-alta hospitalar foi a primeira tentativa de se implantar a transição de cuidados, o principal modelo vigente no Brasil atualmente. No entanto, percebe-se um movimento de crescimento no número de residenciais para idosos, hospitais de retaguarda, unidades de cuidados paliativos (*hospices*) e instituições de cuidados pós-alta.

No país, o resumo de alta hospitalar é o único documento em geral preenchido pelo hospitalista com informações sobre a evolução do paciente no

434 Geriatria | Guia Prático

Tabela 30.1 Níveis de assistência à saúde à pessoa idosa.

Domínio	Características
Hospital	Intenso arsenal médico e tecnológico. Pequena ênfase no manejo longitudinal de uma doença crônica
Cuidados pós-agudo/ subagudo	Continuidade dos cuidados iniciados no hospital, com menor necessidade de acompanhamento médico intensivo e investigações diagnósticas. Grande ênfase em reabilitação e cuidados de enfermagem
Reabilitação aguda	Intenso acompanhamento com muitas horas de assistência multidisciplinar por dia com enfoque na reabilitação
Cuidados de longa permanência	Destinado a idosos frágeis, com comprometimento cognitivo, dependentes e que precisam de cuidados de enfermagem e de suporte
Residência assistida	Amplo espectro de cuidados de acordo com a independência dos pacientes, que vai da enfermagem ao apoio aos cuidados médicos para pacientes com algum grau de comprometimento cognitivo e físico. No entanto, os pacientes são menos frágeis do que em cuidados de longa permanência, e a equipe profissional de enfermagem pode ser mínima
Hospice	Pacientes com expectativa de vida menor que 6 meses, cujo objetivo são os Cuidados Paliativos, com controle dos sintomas e manutenção da dignidade
Home care	Pacientes que não podem morar sozinhos e que são dependentes de cuidados de equipe qualificada em sua casa, como cuidados de enfermagem, fisioterapeuta, terapeuta ocupacional, fonoaudiólogo, entre outros

Adaptada de Tejada *et al.* (2017).

intra-hospitalar. A falta de um sistema informatizado que conecte de forma eficaz os diversos níveis de saúde tanto no Sistema Único de Saúde (SUS) como na Saúde Suplementar dificulta a comunicação técnica entre os profissionais, implicando a individualização das esferas de assistência e a descontinuidade do plano terapêutico dos pacientes.

A alta hospitalar do idoso é complexa e deve ser iniciada o mais precocemente possível durante a internação. O planejamento da alta precoce é definido por intervenções iniciadas durante a fase aguda de uma doença ou lesão, para facilitar a transição dos cuidados de volta à comunidade assim que o evento agudo é estabilizado (Counsell *et al.*, 2000). Uma metanálise revelou que, em comparação com os cuidados usuais, o planejamento precoce da alta iniciado durante a fase aguda da doença ou lesão reduz reinternações hospitalares e aumenta o tempo para a readmissão no hospital, sem impacto na mortalidade (Fox *et al.*, 2013).

A equipe de desospitalização atenta à funcionalidade prévia do paciente idoso em relação ao momento de internação, bem como ao seu arranjo de vida, suporte familiar, apoio à família, planejamento avançado de cuidados, bem-estar psicossocial e necessidades médicas atuais e futuras terá a chave para otimizar sua transição de cuidados (Holm e Mu, 2012). A identificação precoce de barreiras financeiras e demais problemáticas sociais suaviza a transição de cuidados do paciente geriátrico. Assim como o planejamento da alta começa no primeiro dia do hospital, ou talvez antes, a avaliação e a intervenção da equipe multiprofissional devem começar o mais rápido possível, com um foco particular no local da disposição (Gupta *et al.*, 2019).

É muito frequente pacientes e cuidadores sentirem-se despreparados na alta hospitalar; muitos não compreendem sua nova prescrição de alta e não conseguem se lembrar dos principais diagnósticos e eventos da internação (Makaryus e Friedman, 2005). Não é incomum que familiares sem conhecimento técnico prévio tenham que, rapidamente, assumir uma rotina de cuidados especializados ao idoso, como trocas, banho, nutrição enteral, transferências e curativos.

Além disso, a falta de uma equipe para o acompanhamento pós-alta gera insegurança nos cuidados e aumenta a frequência de visitas ao pronto-socorro e reinternações. No cenário do SUS, incentiva-se sempre a equipe hospitalar a saber sobre estrutura da rede pública que abrange a região à qual o paciente será destinado no pós-alta. Iniciar uma comunicação com a atenção básica o mais precocemente possível, ainda durante a internação, e informar as necessidades de cuidados do conjunto paciente-família torna a transição mais fluida e tem a função de sinalizar as demandas para o SUS, incentivando políticas públicas em transição de cuidados.

Não existe uma solução singular para garantir uma transição bem-sucedida dos cuidados, principalmente quando a complexidade do paciente aumenta e a equipe e os recursos diminuem. Algumas sugestões para uma transição bem-sucedida estão listadas a seguir (Gupta *et al.*, 2019):

- A transição se inicia no momento da admissão e inclui uma avaliação precoce de necessidades e barreiras
- Requer contribuição multidisciplinar
- Envolve pacientes e familiares no planejamento
- Requer comunicação clara entre os membros envolvidos da equipe
- Deve incluir ampla educação do paciente e da família
- Deve ocorrer transferência completa de informações entre o hospital e a instalação de alta
- Deve ser uma abordagem multifacetada e holística.

Como observam Hansen *et al.*, uma abordagem holística com múltiplas camadas de intervenção, tanto pré-alta quanto pós-alta, é provavelmente necessária para melhor atender à crescente população de pacientes geriátricos feridos e cirúrgicos.

436 Geriatria | Guia Prático

MODELOS

Há diversos modelos de transição de cuidados, que variam de acordo com o sistema de saúde. O *Australian Transition Care Program*, criado em 2004, é um dos programas mais consolidados. Ele é parte do programa de atenção ao idoso do governo australiano, com o objetivo de realizar a transição de cuidados entre o hospital e a comunidade. É um programa de no máximo 12 semanas de duração, com atendimento multiprofissional, discussão de casos, e até suporte de cuidadores para atividades de vida diária, quando necessário.

Durante 1 ano, comparou-se o risco de institucionalização em 6 meses entre o grupo que recebeu os cuidados desse programa e dois outros grupos de idosos frágeis que receberam alta hospitalar no mesmo período. Mostrou-se que o grupo que fez parte do programa teve um risco menor de institucionalização, assim como melhora da funcionalidade, avaliada pela escala de Barthel (Gray *et al.*, 2003). A Hebrew Senior Life, instituição de longa permanência afiliada à Universidade de Harvard, tem um programa muito bem consolidado nos diversos níveis de reabilitação. A *Medical Acute Care Unit* (MACU), unidade especializada em cuidados e reabilitação de pacientes com condições complexas dessa instituição, mostrou os desfechos de seus pacientes no ano de 2012, compartilhado na Tabela 30.2 a seguir.

Na Disciplina de Geriatria e Gerontologia da Universidade Federal de São Paulo, estruturou-se um modelo de Transição de Cuidados da esfera hospitalar para a ambulatorial. Durante a internação no Hospital São Paulo, cada caso acompanhado pela geriatria é elaborado de forma multiprofissional e um plano de cuidados é estabelecido, elencando-se as prioridades das ações.

O planejamento é discutido com familiares, adequando-se às condições socioeconômicas e culturais, e futuros cuidadores são convidados a participarem dos cuidados ainda durante a internação para que se familiarizem com rotinas como banho, trocas, transferências, nutrição enteral, medicações, entre outros.

Todos os pacientes que possuem condições físicas e logísticas de acompanhamento ambulatorial são direcionados para o Ambulatório de Transição de

Tabela 30.2 Desfechos de pacientes no ano de 2012 de acordo com a MACU/Harvard.

Motivo da transferência a MACU	Alta para comunidade	Alta para ILP	Retorno ao hospital	Média de permanência
Infecções	41%	46%	13%	23 dias
Cardíacos	42%	48%	10%	23 dias
Cuidados médicos complexos	42%	40%	18%	25 dias
Acidente vascular cerebral	30%	60%	10%	43 dias

Elaborada com base em dados extraídos do site da Health Care at Hebrew SeniorLife (https://www. hebrewseniorlife.org/healthcare).

Cuidados. Lá, a equipe tem acesso às informações da internação e ao resumo de alta completo, com o plano de cuidados multidisciplinares pós-alta. Ainda, testes funcionais e cognitivos são realizados durante a internação e no ambulatório para que uma métrica na reabilitação seja estabelecida.

CONSIDERAÇÕES FINAIS

Por uma série de razões, os desafios do tratamento e da transição de cuidados da população idosa têm aumentado. Trata-se de um grupo de pacientes que apresentam muitas comorbidades, usam mais medicações, têm dependências funcionais e estão inseridos em uma estrutura de saúde sobrecarregada, com filas para atendimentos ambulatoriais e escassez de vagas para os demais serviços necessários, além da ausência ou dificuldade de suporte familiar. É necessário haver um processo de planejamento de alta para todos os pacientes, com as instruções e procedimentos por escrito. Materiais didáticos autoexplicativos e a confirmação por *checklist* podem ajudar os cuidadores e familiares no que diz respeito ao planejamento dos cuidados.

É fundamental que políticas públicas de saúde brasileiras enfoquem as necessidades dos pacientes e os cuidados transicionais, para que se diminua as readmissões hospitalares e melhore os custos com a saúde, bem como a qualidade de vida.

Nos dias atuais, ainda não se pode contar com serviços públicos intermediários para situações agudas a fim de que possa haver a desospitalização precoce. Assim, os cenários do hospital e do serviço ambulatorial são os de maior destaque. Os modelos devem ser adaptados a cada serviço e à realidade da estrutura de saúde local.

BIBLIOGRAFIA

Anderson G, Steinberg E. Hospital readmissions in the Medicare population. N Engl J Med. 1984;311:1349-53.

Balentine CJ, Naik AD, Berger DH, Chen H, Anaya DA, Kennedy GD. Postacute care after major abdominal surgery in elderly patients, intersection of age, functional status and postoperative complications. JAMA Surg 2016;151(8):759-66.

Coleman EA, Boult C. Improving the quality of transitional care for persons with complex care needs. J Am Geriatr Soc. 2003;51(4):556-7.

Counsell SR, Holder CM, Liebenauer LL, Palmer RM, Fortinsky RH, Kresevic DM *et al.* Effects of a multicomponent intervention on functional outcomes and process of care of hospitalized older patients: a randomized controlled trial of Acute Care for Elders (ACE) in a community hospital. J Am Geriatr Soc. 2000;48(12):1572-81.

Fox MT, Persaud M, Maimets I, Brooks D, Brooks D, O'Brien K *et al.* Effectiveness of early discharge planning in acutely ill or injured hospitalized older adults: a systematic review and meta-analysis. BMC Geriatrics. 2013;13(70).

Gray LC, Peel NM, Crotty M, Kurrle SE, Giles LC, Cameron ID. How effective are programs at managing transition from hospital to home? A case study of the Australian transition care program. BMC Geriatrics. 2012;12 (6). 2003. [Acesso em ago. 2015]. Disponível em: http://www.biomedcentral.com/1471-2318/12/.

Gupta S, Perry JA, Kozar R. Transitions of care in geriatric medicine. Clin Geriatr Med. 2019;35:45-52.

Hansen LO, Young RS, Hinami K, Leung A, Williams MV. Interventions to reduce 30-day rehospitalization: a systematic review. Ann Intern Med. 2011;155:520-8.

Holm S, Mu K. Discharge planning for the elderly in acute care: the perceptions of experienced occupational therapists. Phys Occup Ther Geriatr. 2012;30(3):214-28.

Li LT, Barden GM, Balentine CJ, Orcutt ST, Naik AD, Artinyan A. Postoperative transitional care needs in the elderly: an outcome of recovery associated with worse long-term survival. AnnSurg. 2015;261(4):695-701.

Makaryus AN, Friedman EA. Patients' understanding of their treatment plans and diagnosis at discharge. Mayo Clin Proc. 2005;80:991-4.

Naylor MD. Nursing intervention research and quality of care: influencing the future of healthcare. Nurs Res. 2003;52(6):380-5.

Tejada JM, Palmer RB, Malone M. Geriatric models of care. In: Halter JB, Ouslander JG, Studenski S, High KP, Asthana S, Supiano MA *et al.* Hazzard's geriatric medicine and gerontology. 7. ed. New York: McGraw Hill; 2017.

31 Atenção ao Idoso Institucionalizado

Ana Beatriz Galhardi Di Tommaso • Lucíulo Melo • João Toniolo Neto

INTRODUÇÃO

As instituições de longa permanência para idosos (ILPI) são definidas como instituições governamentais ou não governamentais, de caráter residencial, destinadas a domicílio coletivo de pessoas com idade igual ou superior a 60 anos, com ou sem suporte familiar, em condição de liberdade, dignidade e cidadania.

No Brasil, a institucionalização ainda é vista como última opção para cuidados e interpretada – tanto pela sociedade quanto pelos idosos – como abandono por parte da família. Entretanto, essa alternativa de atenção ao idoso se impõe progressivamente, dados o rápido envelhecimento da população e as mudanças na sociedade desde o último século, e, quando bem indicada, traz inegáveis benefícios para a dinâmica familiar e para o indivíduo a ser cuidado.

As ILPI, embora ainda sejam muito conhecidas na sociedade como asilos ou "casas de repouso", têm objetivo institucional bastante diferente. No passado, asilos e casas de repouso sempre foram considerados locais de abrigo principalmente para idosos carentes (não apenas do ponto de vista financeiro, mas, também, de acordo com aspectos sociais e familiares). Por outro lado, atualmente, as ILPI devem planejar a atenção à saúde do idoso de maneira global, integrada a serviços de saúde e equipe multiprofissional, interna ou externa à instituição, além de manterem uma estrutura física que remeta a um ambiente acolhedor de casa ou moradia.

Em função desse olhar amplo e repleto de significado no que diz respeito à moradia/lar, atualmente é preferível que sejam denominadas como Residenciais para Idosos.

O IDOSO INSTITUCIONALIZADO

Todo idoso, à admissão, deve ser avaliado globalmente, de modo multidisciplinar através da avaliação geriátrica ampla (AGA). Tal avaliação dá embasamento ao Plano Integral de Atenção ao Idoso, documento exigido por regulamentação

440 Geriatria | Guia Prático

sanitária, que direciona e planeja a atenção à saúde e as metas de cuidado para todos os residentes.

O Plano de Atenção deve conter direções e contatos da equipe multiprofissional assistente, além do Plano de Cuidados na Instituição (em que é esquematizado todo o planejamento da rotina de cuidados do residente), visando a promoção, prevenção e manutenção da saúde. Além disso, sempre que possível, deve incluir diretivas avançadas de vontade de todos os pacientes.

Preditores de institucionalização

- Incapacidade funcional (principalmente para algumas das atividades básicas da vida diária: alimentação, vestimenta, banho)
- Imobilismo
- Dificuldade de deambulação ou distúrbio da marcha
- Incontinência
- Acidente vascular cerebral (AVC)
- Doença de Parkinson
- Idade avançada
- Suporte social ineficaz
- Declínio cognitivo ou comprometimento cognitivo maior já estabelecido (principal causa de institucionalização, segundo literatura norte-americana).

REGULAMENTAÇÃO BRASILEIRA

A regulamentação de instituições de longa permanência para idosos no Brasil surgiu após o Estatuto do Idoso, em 2005, em resolução publicada pela Agência Nacional de Vigilância Sanitária (Anvisa), visando estabelecer critérios mínimos para funcionamento e atenção adequados aos idosos institucionalizados.

As premissas básicas para todas as instituições incluem:

- Observar os direitos e garantias dos idosos
- Preservar a identidade e a privacidade do idoso, assegurando um ambiente acolhedor, de respeito e dignidade
- Promover a convivência mista entre os residentes de diversos graus de dependência
- Promover integração dos idosos nas atividades desenvolvidas pela comunidade local e favorecer o desenvolvimento de tarefas em conjunto com pessoas de outras gerações
- Incentivar e promover a participação da família e da comunidade na atenção ao idoso residente
- Desenvolver atividades que estimulem a autonomia dos idosos
- Promover condições de lazer para os idosos, tais como: atividades físicas, recreativas e culturais
- Desenvolver atividades e rotinas para prevenir e coibir qualquer tipo de violência e discriminação contra pessoas nelas residentes.

Segundo tal resolução, as instituições devem possuir alvará sanitário (expedido por órgão competente); ser legalmente constituídas; contar com regimento interno; e ser coordenadas por um responsável técnico, profissional de nível superior. A mesma resolução determina como recurso humano básico para ILPI a presença de um cuidador para cada 20 idosos independentes, um cuidador para cada 10 idosos semi-independentes em período integral e um cuidador para cada seis idosos dependentes, também em período integral, além de outros profissionais responsáveis por lazer, limpeza, entre outros.

A manutenção e a promoção de saúde para idosos residentes em ILPI devem ser priorizadas por meio de um Plano de Atenção Integral à Saúde, traçado em conjunto com o gestor local de saúde, que deve indicar os recursos de saúde disponíveis para cada residente, em todos os níveis de atenção, sejam eles públicos ou privados, bem como encaminhamentos, caso se façam necessários; prever a atenção integral à saúde da pessoa idosa, abordando os aspectos de promoção, proteção e prevenção; e conter informações acerca das patologias incidentes e prevalentes nos residentes.

Ainda pela resolução mencionada, as instituições devem ser avaliadas e monitoradas rotineiramente pela vigilância sanitária local, órgão ao qual também devem ser relatados eventos-sentinela, como quedas com lesão e tentativas de suicídio.

É notório que muitos dos aspectos já regulamentados ainda estão longe de seu pleno estabelecimento. Existe uma grande heterogeneidade entre as ILPI tanto em termos de estrutura como de serviços oferecidos a seus internos. As restrições orçamentárias e os elevados custos de manutenção observados na maioria das instituições levam a um atendimento que se limita ao mínimo de serviços disponíveis para os idosos. Segundo dados divulgados por Camarano e Kanso, em 2010, apenas 66,1% das ILPI brasileiras prestavam serviço médico, e em apenas 56% delas havia serviço de fisioterapia. A oferta de atividades recreativas, de lazer e/ou cursos diversos é menos frequente, declarada por menos de 50% das instituições pesquisadas em todo o Brasil.

Portanto, um atendimento que englobe serviços que contribuam para melhorar a qualidade de vida dos idosos, com atividades de lazer e serviços especializados, com equipe multiprofissional que inclua profissionais de fisioterapia e terapia ocupacional, acaba sendo oferecido ainda em poucas instituições, em geral para uma clientela com maiores recursos financeiros.

PRINCIPAIS DEMANDAS GERIÁTRICAS EM ILPI

Comprometimento neurocognitivo maior (síndromes demenciais) e sintomas comportamentais

A prevalência de síndromes demenciais em idosos institucionalizados varia na literatura, mas estima-se que ocorram em pelo menos 50% dos casos. A

442 Geriatria | Guia Prático

institucionalização é motivada, principalmente, por dependência para o desempenho das atividades da vida diária e por sintomas comportamentais.

Na literatura norte-americana, 75% dos residentes com diagnóstico de alguma síndrome demencial apresentam sintomas comportamentais relacionados com demência (BPSD, do inglês *behavioral and psychological symptoms of dementia*).

A avaliação dos sintomas comportamentais deve ser detalhada: deve-se descrever causas, fatores associados, frequência, intensidade e local em que ocorrem. Escalas objetivas, como o inventário neuropsiquátrico (NPI), são importantes para acompanhamento ao longo do tempo.

A avaliação inicial de BPSD deve excluir condições agudas que podem simular o quadro, como *delirium* e efeitos adversos de medicamentos (Tabelas 31.1 e 31.2).

O manejo não farmacológico é pilar central na abordagem de sintomas comportamentais em ILPI e deve ser realizado de maneira multidisciplinar e individualizada, com base na descrição do comportamento, e sempre centrado no paciente (considerando-se suas preferências e personalidade pré-mórbida), considerando:

- Nível de instrução dos cuidadores e familiares
- Intervenções ou adaptações do ambiente: manter estimulação ambiental equilibrada, tornar o ambiente mais familiar ao paciente, com uso de mobília ou objetos pessoais
- Abordagem de necessidades não atendidas (*unmeet need approach*): observar o paciente antes, durante e após o comportamento, com o objetivo de compreender o propósito e o significado de sintomas comportamentais e desenvolver uma estratégia delineada especificamente para cada indivíduo
- Manutenção da mesma equipe de cuidadores para assistência ao paciente: os sintomas tendem a diminuir e, quando ocorrem, geralmente são previstos
- Outras intervenções específicas, como musicoterapia, terapia ocupacional e fisioterapia.

Tabela 31.1 Avaliação de sintomas comportamentais em ILPI.

Mnemônico 5Ds	
Descrever	Descrição do comportamento: como, onde e com quem geralmente ocorre?
Decodificar	Por que ocorre: personalidade, costumes pré-mórbidos, *delirium*, interações medicamentosas
Desenvolver estratégias	Considerar aspectos anteriores para o desenvolvimento de intervenções individualizadas
Desempenhar/fazer	Introdução de estratégias na rotina
Determinar respostas	Reavaliação do sintoma comportamental (por vezes, objetiva) para determinar a resposta à intervenção realizada

Adaptada de AMDA (2012a).

Capítulo 31 • Atenção ao Idoso Institucionalizado   443

Tabela 31.2 Exemplos de possíveis "gatilhos" BPSD e possíveis abordagens não farmacológicas.

Comportamento	Causas	Manejo não farmacológico
Paciente não dorme, perambula à noite	■ Necessidade de urinar ■ Ambientais (barulho, luminosidade, equipe entrando frequentemente no quarto, entre outros) ■ Sedentarismo, cochilos durante o dia	■ Uso do vaso sanitário/diurese programada ■ Ajustes no ambiente (luz indireta, silêncio, entre outros) ■ Educação para cuidadores ■ Diário de sono: observação de padrão de sono ao longo do dia para possíveis intervenções
Paciente agitado ou combativo ao banho	■ Paciente interpreta mal ou não compreende o banho ■ Ambientais (ambiente ou água frios ou quentes) ■ Pudor ou recato ■ Dor (à mobilização, por exemplo)	■ Abordagem centrada nas preferências do paciente: horários mais flexíveis, ■ Preferências prévias ■ Treinamento para equipe ■ Tranquilidade do *staff* na hora do banho ■ Cuidadores do mesmo sexo na hora do banho ■ Medicação para dor, se necessário
Paciente agitado ao longo do dia	■ Dor ■ Depressão ■ Estimulação excessiva no ambiente ■ Reação a uma ação inadequada ou inapropriada de um cuidador ou familiar	■ Avaliação e manejo da dor ■ Avaliação de depressão ■ Orientação do *staff* para observar sinais e sintomas inespecíficos de dor em pessoas ■ Com demência ■ Determinar se os sintomas são incongruentes ou exagerados em relação ao ambiente
Paciente com insinuações sexuais para a equipe ou outros residentes	■ Pode representar exacerbação de traço de personalidade anterior ou perda de inibição social ■ Paciente tem uma necessidade básica de intimidade e amor	■ Manter, durante encontros sociais, paciente agressivo longe de residentes que ele tenha como alvo ■ Atribuir atendimento do paciente agressivo a um membro da equipe que não é suscetível de ser alvo de investidas, se possível ■ Educar os funcionários sobre as questões relacionadas com a sexualidade em idosos ■ Educar os membros da família sobre as necessidades sexuais de pacientes idosos e incentivá-los a mostrar afeição física (p. ex., acariciando, abraçando) durante as visitas, quando apropriado ■ Educar os funcionários sobre a gestão das situações que envolvem a sexualidade

Adaptada de AMDA (2012a).

444 Geriatria | Guia Prático

A abordagem farmacológica deve ser coadjuvante no manejo de BPSD, ou seja, a introdução de medicamentos deve ser concomitante ou posterior à abordagem não farmacológica. O uso de medicações psicoativas para controle de sintomas comportamentais deve estar sob contínua avaliação quanto à efetividade e ao surgimento de efeitos colaterais, e o desmame ou a suspensão do uso devem ser cogitados após controle e estabilização dos sintomas, como descrito a seguir:

- Antipsicóticos: estão indicados para sintomas como alucinações, delírios e ideias paranoides, mas podem ser utilizados em casos de agitação ou agressividade, especialmente se esses sintomas deixarem o paciente ou o cuidador em situação de risco para qualquer tipo de lesão. Os antipsicóticos atípicos (risperidona, olanzapina e quetiapina) são os de primeira escolha, devido à menor possibilidade de efeitos adversos
- Anticolinesterásicos (galantamina, donepezila e rivastigmina): também são efetivos para controle de BPSD e devem ser preferidos a longo prazo em detrimento de antipsicóticos. A associação de memantina (um antagonista do receptor N-metil-D-aspartato – NMDA) também pode propiciar efeito benéfico adicional em casos mais avançados
- Antidepressivos: em especial, os inibidores seletivos da recaptação de serotonina (ISRS) podem ter papel na abordagem não apenas de sintomas depressivos relacionados com as síndromes demenciais como também de agitação e ansiedade
- Anticonvulsivantes (ácido valproico, gabapentina e lamotrigina): também podem ser utilizados, especialmente em casos de labilidade emocional, mas bem como de agitação e agressividade.

O tratamento das síndromes demenciais em idosos tem poucas peculiaridades no contexto de institucionalização, além daquelas previamente delineadas. É controverso na literatura até quando (ou mesmo quando) o tratamento com anticolinesterásicos e memantina deve ser instituído, principalmente em pacientes com quadro avançado ou sem perspectiva de retorno à vida em comunidade, já que esses fármacos não impedem o avanço da doença.

Não há evidência também sobre anticolinesterásicos e a memantina reduzirem o tempo de hospitalização ou prevenirem lesões por pressão, desnutrição ou intercorrências infecciosas.

É bem estabelecido na literatura, entretanto, que a alimentação artificial não prolonga sobrevida nem promove melhora na qualidade de vida de pacientes com demência avançada. Declínio funcional substancial e intercorrências clínicas recorrentes ou progressivas podem indicar que um paciente não está comendo provavelmente por evolução da doença, e que é improvável obter qualquer benefício significativo ou a longo prazo por meio de nutrição e hidratação artificiais.

Capítulo 31 • Atenção ao Idoso Institucionalizado   445

Quedas

A prevalência de quedas em idosos institucionalizados varia bastante na literatura: 30 a 50% dos idosos residentes em ILPI caem todos os anos.

A ocorrência de quedas está associada ao aumento da morbidade e da mortalidade e à dependência funcional. Em idosos institucionalizados, muitos deles frágeis e sob maior risco de lesões graves, o estudo da queda e de abordagens preventivas é essencial.

Há vários fatores, intrínsecos (como alterações próprias do envelhecimento e relacionadas com doenças subjacentes) e extrínsecos (fatores ambientais), que contribuem para quedas (Tabela 31.3). O principal fator de risco, contudo, é o antecedente da queda. Outro importante fator de risco é o medo de cair.

O indivíduo que sofreu uma queda deve ser avaliado por uma abordagem interdisciplinar: deve-se compreender as circunstâncias (como, onde e com quem caiu), as consequências e o impacto funcional da queda. A observação clínica do idoso que caiu deve ser realizada o mais brevemente possível (com exame físico completo e exames complementares, se necessários), e pode estender-se até 72 h, para que sejam notadas possíveis lesões tardias.

Um protocolo de quedas constitui ferramenta importante dentro de uma ILPI. Quedas com consequências graves devem ser obrigatoriamente comunicadas à vigilância sanitária local.

Após uma queda, além de intervenções imediatas específicas, devem ser traçadas para o paciente (ou mesmo antes, no Plano de Atenção Integral à Saúde) medidas que minimizem o risco de novas quedas, como:

- Inserir fisioterapia ou atividade física supervisionada para pacientes com distúrbio da marcha, do equilíbrio e/ou fraqueza muscular
- Enfatizar necessidade de mobilidade ou movimentação ao longo do dia

Tabela 31.3 Fatores de risco relacionados com quedas.

Fatores intrínsecos	Fatores extrínsecos
■ Distúrbios da marcha, do equilíbrio ou da força (mesmo relacionados com o envelhecimento) ■ Condições clínicas agudas (p. ex., quadros infecciosos) ■ Multimorbidade ■ Déficits sensoriais (visual ou auditivo) ■ Declínio cognitivo ■ Efeitos adversos de medicações ou polifarmácia ■ Tontura ■ Dor crônica ■ Idade acima de 80 anos ■ Condições crônicas: neuropatia periférica, arritmia, doença de Parkinson	■ Ambiente com equipamentos e móveis inadequados, como falta de corrimão ■ Solo com desníveis ■ Iluminação insuficiente ■ Roupas de uso difícil ■ Objetos pessoais de alcance difícil ■ Cama alta ■ Uso inapropriado de restrição física ou química ■ Calçado inadequado

Adaptada de Taylor *et al.* (2006).

- Utilizar dispositivos de auxílio à marcha adaptados, quando necessário
- Abordagem de déficits sensoriais:
  - Rastreamento para déficit visual, avaliação oftalmológica e uso de lentes corretivas, quando necessário
  - Uso de próteses auditivas, quando indicado
- Minimizar uso total de medicações. Atentar para dosagem e ajuste da dose de medicações, principalmente psicoativas, anti-hipertensivas, diuréticas e antiepilépticas
- Usar sapatos fechados, com solado de borracha, confortáveis
- Manter comunicação adequada interdisciplinar para que mudanças notadas no paciente sejam prontamente avaliadas
- Usar alarmes ou sensores de movimento como alternativa à restrição física (observar interferência no padrão de sono).

Tal abordagem, também interdisciplinar, deve ser contínua, com avaliações periódicas quanto à sua eficácia (Figura 31.1).

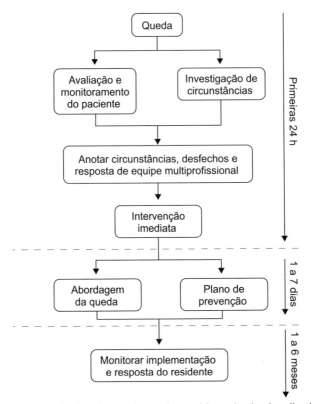

Figura 31.1 Resumo da abordagem de quedas em idosos institucionalizados. Adaptada de Taylor *et al.* (2005).

Capítulo 31 • Atenção ao Idoso Institucionalizado

O uso de restrição física deve ser reservado para situações extremamente especiais. A restrição física está associada a declínio físico e funcional, além de depressão e ansiedade.

A relação da família com a ILPI após uma queda pode ficar fragilizada. Portanto, após cada episódio, devem ser esclarecidas aos familiares as medidas preventivas instituídas e a possibilidade de ocorrência de quedas devido aos inúmeros fatores de risco frequentemente observados em idosos institucionalizados.

Incontinência urinária

A incontinência urinária (IU) é uma importante síndrome geriátrica observada em idosos institucionalizados, com alta prevalência, mas frequentemente negligenciada pela equipe assistente. Sua abordagem deve ser contínua, também interdisciplinar, objetivando a determinação das causas e o desenvolvimento de estratégias pertinentes para cada paciente.

A avaliação clínica envolve história, exame físico, exames complementares (se necessários, como ultrassonografia para quantificação de resíduo vesical) e avaliação geriátrica ampla usual. Deve-se atentar para uma avaliação cognitiva adequada – a maioria das abordagens demanda compreensão ao menos de comandos simples. Constituem abordagens para IU:

- Diurese ou uso programado do banheiro, com idas a cada intervalo de tempo (2 a 4 h)
- Reabilitação, principalmente por meio de fisioterapia, envolvendo, por exemplo, treino da musculatura do assoalho pélvico, quando indicado
- Assistência quanto ao uso do vaso sanitário ou para higiene pessoal (incluindo uso de fraldas geriátricas) para pacientes que não obtiveram sucesso com os métodos anteriores ou aqueles que não têm cognição nem possibilidade de aprendizado.

Polifarmácia

A polifarmácia, definida como uso de cinco ou mais medicamentos, é frequente em ILPI. O número de medicamentos é o principal fator de risco para iatrogenia e reações adversas.

Há uma relação exponencial entre a polifarmácia e a probabilidade de reação adversa e interações medicamentosas. Idosos institucionalizados, além de multimorbidades, muitas vezes apresentam fragilidade e incapacidades funcionais que podem aumentar a predisposição para efeitos adversos.

Cada fármaco deve ser reavaliado continuamente quanto à necessidade de uso, dose e duração da terapia, como também quanto a possíveis efeitos adversos e possível suspensão do uso. Nos EUA, regulamentação federal preconiza uma revisão mensal das prescrições por um farmacêutico, com objetivo de prevenir ou minimizar efeitos colaterais de medicações.

448　Geriatria | Guia Prático

Esquemas terapêuticos e prescrições devem ser simplificados para evitar erros de administração, por exemplo, com uso de medicações de liberação prolongada (Tabela 31.4).

Nutrição

Todo paciente institucionalizado deve ser avaliado e acompanhado quanto a parâmetros nutricionais, com o objetivo de se reconhecer precocemente e controlar alterações no *status* nutricional, frequentes em residentes de ILPI.

Perda ponderal deve sempre ser pesquisada e investigada (recomenda-se acompanhamento com aferição periódica do peso ou de medidas antropométricas dos pacientes). Duas medidas são essenciais e podem estar intimamente relacionadas à perda de peso em ILPI: avaliação fonoaudiológica para disfagia; e rastreamento – e, se necessário, tratamento – de depressão.

A abordagem de perda ponderal, também multidisciplinar, inclui intervenções nutricionais (como aumentar a densidade calórica dos alimentos e prover suplementação); revisão de medicamentos que alterem o paladar/salivação; terapia fonoaudiológica; tratamento de depressão; e outras causas clínicas subjacentes.

Infecções

O diagnóstico de quadros infecciosos em ILPI é um verdadeiro desafio. Idosos institucionalizados apresentam quadros clínicos atípicos, e exames complementares geralmente são de difícil acesso.

Tabela 31.4 Estratégias para evitar problemas potenciais relacionados com medicações.

Problema potencial	Recomendações
Atraso na administração da medicação	Medicação básica em caixa de fácil acesso
Prescrição inadequada de medicamentos psicoativos	Avaliação rotineira de humor, estado mental e sintomas comportamentais Uso de instrumentos de avaliação, quando necessário (como Escala de Depressão Geriátrica)
Atraso na notificação de mudanças de condições	Evitar a prescrição conforme a necessidade ("SN") (p. ex., de laxativos e antipiréticos) Aferição rotineira, no mínimo semanal, de sinais vitais: pressão arterial (nos residentes em uso de anti-hipertensivos), pulso (nos residentes em uso de betabloqueadores, digoxina) e peso
Prescrições complexas	Uso de medicações de uso estendido ou de liberação prolongada Tentar minimizar administração de medicações para 1 ou 2 vezes/dia
Medicações geralmente prescritas em excesso	Inibidores da bomba de prótons, vitamina C, zinco, sulfato ferroso em mais de uma dose

Adaptada da Halter *et al.* (2009).

Capítulo 31 • Atenção ao Idoso Institucionalizado

No contexto de ILPI, não é incomum o surgimento de infecções por microrganismos multirresistentes, em parte devido ao uso frequente (e também de modo indiscriminado) de antibioticoterapia e de intercorrências relacionadas com antibióticos (p. ex., colite pseudomembranosa).

As infecções mais comuns entre idosos institucionalizados são as do trato urinário (mais prevalentes); respiratórias; de pele e de tecidos moles; e gastrenterites. Sintomas clássicos que localizam o sítio infeccioso acometido geralmente são raros. As alterações clínicas mais comumente notadas são alteração do estado mental, declínio funcional, redução da aceitação alimentar, queda e incontinência.

O uso de antimicrobianos de forma empírica deve sempre ser racional, baseado no julgamento clínico. A literatura internacional favorece o uso de antimicrobianos em situações claras, como as descritas na Tabela 31.5.

Transição de cuidados

Pode ser definida como a transição devido a alterações ou novas necessidades clínicas, do local de atendimento, da equipe assistente ou do nível de atenção à saúde.

As ILPI vêm se tornando, também, alternativa para cuidados de transição de idosos recém-saídos do hospital e que ainda necessitam de atenção de enfermagem ou que apresentam dependência funcional transitória ou permanente. Essas instituições cumprem, em muitos casos, o papel de reabilitação do idoso para a vida em comunidade.

Idosos institucionalizados também podem necessitar de hospitalização devido a inúmeras intercorrências possíveis, como quedas ou infecções. A transferência deles para outras unidades de atenção à saúde deve estar sempre consoante com suas metas de cuidado, definidas no Plano Integral de Atenção à Saúde.

Transições de cuidado, em ambos os sentidos (da ILPI para o hospital e do hospital para a ILPI), realizadas de modo inadequado favorecem reinternação, aumento dos custos, *delirium* e iatrogenias, com prejuízos para a evolução do paciente.

A principal maneira de evitar eventos adversos após a transição é manter uma comunicação eficiente entre a instituição de serviços e a equipe assistente. Para evitar possíveis dificuldades de contato, deve-se priorizar a manutenção de um registro centrado no paciente e seus familiares, contendo histórico e/ou antecedentes, condições clínicas atuais e diretivas e/ou metas de cuidado. É importante envolver o paciente, quando possível, e a família nos acontecimentos e processos decisórios, mantendo-os informados.

O paciente, a família e as equipes assistentes devem estar conscientes de possíveis intercorrências e concordantes sobre como proceder caso elas aconteçam (lista com *red flags*, condições a serem evitadas ou que não podem acontecer e procedimentos a serem adotados caso tais situações ocorram).

Tabela 31.5 Infecções em idosos residentes em ILPI.

Infecção	Sinais e sintomas	Exames complementares	Critério para utilização de antibióticos
Trato urinário	Febre, disúria, urgência, incontinência ou piora de incontinência, obstrução ou mudança na urina em pacientes com cateter vesical de longa permanência	■ Urina I, urocultura (se piúria) ■ Hemograma	■ Disúria (aguda) ■ Febre com outro sintoma sugestivo de infecção do trato urinário ■ Em pacientes com cateter vesical de longa permanência: febre e *delirium* ou calafrios
Pneumonia	Frequência respiratória > 25 ipm, oximetria de pulso com saturação < 90%, tosse, febre, expectoração purulenta, ausculta pulmonar sugestiva	■ Oximetria de pulso ■ Radiografia de tórax ■ Hemograma	■ Febre alta (38,9°C) com aumento de expectoração ou frequência respiratória > 25 ipm ■ Febre e tosse com taquicardia ■ (> 100 bpm) ou *delirium* ou calafrios ou frequência respiratória > 25 ipm
Pele	Eritema, calor, dor, edema, piora no aspecto de feridas	■ Hemograma ■ Biopsia (úlceras que não cicatrizam, lesões com suspeita de patógenos não usuais etc.)	■ Drenagem purulenta em qualquer local ■ Pelo menos dois dos seguintes sinais: febre, eritema, calor, dor, edema
Trato gastrintestinal	Diarreia, febre, dor abdominal	■ Coprocultura e protoparasitológico de fezes, geralmente para pacientes com sintomas há mais de 7 dias ■ Se uso de antibióticos nos últimos 30 dias e quadro clínico sugestivo: toxina do *C. difficile*	■ Diarreia com febre e *delirium* ou calafrios

Os critérios adotados servem apenas como guia para uso adequado de antibioticoterapia, muitas vezes empírica, em ILPI. O julgamento clínico sempre deve ser priorizado.

ipm: incursões respiratórias/min; bpm: batimentos/min.

Adaptada de Halter *et al.* (2009); Loeb *et al.* (2001); High *et al.* (2009).

Capítulo 31 • Atenção ao Idoso Institucionalizado   451

Cuidados paliativos

A perspectiva dos cuidados paliativos, que consiste em uma abordagem multidisciplinar que visa melhorar a qualidade de vida do paciente que enfrenta uma doença que põe em risco a vida e de seus familiares por meio de prevenção e alívio do sofrimento físico, emocional ou espiritual, é extremamente importante em uma ILPI.

Conforme dados da literatura norte-americana, 30% dos idosos institucionalizados falecem no primeiro ano de institucionalização. Tal fato traduz o perfil dos idosos residentes em ILPI: geralmente com doenças graves, muitas ocorrendo em associação, e com declínio funcional evidente.

Desse modo, devem ser trabalhadas, através de uma comunicação eficiente, clara e contínua, diretivas avançadas e metas de cuidado (incluindo-as no Plano Integral de Atenção ao Idoso) de cada paciente, com o paciente – se possível – ou com os familiares.

CONSIDERAÇÕES FINAIS

Ainda há muito a ser trabalhado para que as ILPI funcionem de maneira adequada em todo o Brasil, mas o conhecimento adequado e condizente com as necessidades apresentadas pelos idosos institucionalizados é o primeiro passo para que essa alternativa de atenção se imponha em um cenário preocupante de rápido envelhecimento populacional e marcadas transformações sociais, que chamam atenção para um futuro ainda incerto para os idosos brasileiros.

BIBLIOGRAFIA

American Medical Directors Association. Dementia in the long term care setting – AMDA clinical practice guideline. Columbia, MD: AMDA; 2012a.

American Medical Directors Association. Falls and falls risk in the Long Term Care Setting – AMDA clinical practice guide-line. Columbia, MD: AMDA; 2012b.

American Medical Directors Association. Transitions of care in the long-term care continuum – AMDA practice guideline. Columbia, MD: AMDA; 2010.

Birks J, Harvey RJ. Donepezila for dementia due to Alzheimer's disease. Cochrane Data-base Syst Rev. 2006;(1):CD001190.

Bonner AF. Falling into place: a practical approach to interdisciplinary education on falls prevention in long-term care. Ann Long Term Care. 2006;14(6):21-9.

Born T, Boechat NS. A qualidade dos cuidados ao idoso institucionalizado. In: Tratado de geriatria e gerontologia, 3. ed. Rio de Janeiro: Guanabara Koogan; 2011. p. 1299-309.

Brasil. Agência Nacional de Vigilância Sanitária – Anvisa. Resolução RDC n. 283. Diário Oficial da União. 27 de setembro de 2005.

Buhr GT, White HK. Difficult behaviors in long-term care patients with dementia. J Am Med Dir Assoc. 2006;7(3):180-92.

Camarano A, Kanso S. As instituições de longa permanência para idosos no Brasil. Rev Bras Estud Popul. 2010;27(1):233-5.

Cerejeira J, Lagarto L, Mukaetova-Ladinska EB. Behavioral and psychological symptoms of dementia. Front Neurol. 2012;3:73.

Halter JB, Ouslander JG, Tinetti ME, Studenski S, High K, Ashtana S. Hazzard's geriatric medicine and gerontology. 6. ed. New York: McGrall-Hill, 2009.

High KP, Bradley SF, Gravenstein S, Mehr DR, Quagliarello VJ, Richards C et al. Clinical practice guideline for the evaluation of fever and infection in older adult residents of long-term care facilities: 2008 update by the Infectious Diseases Society of America. J Am Geriatr Soc. 2009;57(3):375-94.

International Psychogeriatric Association. The IPA complete guide to behavioral and psychological symptoms of dementia (BPSD). 2012.

Lawhorne LW, Ouslander JG, Parmelee PA, Resnick B, Calabrese B. Urinary incontinence: a neglected geriat-ric syndrome in nursing facilities. J Am Med Dir Assoc. 2008;9(1):29-35.

Loeb M, Bentley D, Bradley S. Development of minimum criteria for the initiation of antibiotics in residents of long-term-care facilities: results of a consensus conference. Infect Control Hosp Epidemiol. 2001;22(2):120-4.

Lucchetti G, Lamas Granero A, Luciano Pires S, Luiz Gorzoni M. Fatores associados à polifarmácia em idosos institucionalizados. Rev Bras Geriatr e Gerontol. Centro de Referência e Documentação sobre Envelhecimento da Universidade Aberta da Terceira Idade – UnATI. Universidade do Estado do Rio de Janeiro – UERJ. 13(1):51-8.

Lyketsos CG. Effect of citalopram on agitation in Alzheimer disease: the CitAD randomized clinical trial. JAMA. 2014;311(7):682-91.

McKeith I, Cummings J. Behavioural changes and psychological symptoms in dementia disorders. Lancet Neurol. 2005;4(11):735-42.

McShane R, Areosa Sastre A, Minakaran N. Memantine for dementia. Cochrane Database Syst Rev. 2006;(2):CD003154.

Porsteinsson AP, Drye LT, Pollock BG, Osterweil D, Beck JG, Al-Samarrai NR et al. Does an exercise and incontinence interven-tion save healthcare costs in a nursing home population? J Am Geriatr Soc. 2003;51(2):161-8.

Sloane PD, Hoeffer B, Mitchell CM, McKenzie DA, Barrick AL, Rader J et al. Effect of person-centered showering and the towel bath on bathing-associated aggression, agitation, and discomfort in nursing home residents with dementia: a randomized, controlled trial. J Am Geriatr Soc. 2004;52(11):1795-804.

Tariot PN, Cummings JL, Katz IR, Mintzer J, Perdomo CA, Schwam EM et al. A randomized, double-blind, placebo-controlled study of the efficacy and safety of donepezila in patients with Alzheimer's disease in the nursing home setting. J Am Geriatr Soc. 2001;49(12):1590-9.

Taylor JA, Parmelee P, Brown H, Ouslander J. The Falls Management Program: a quality improvement initiative for nursing facilities acknowledgments. Center for Health in Aging and the Emory University Division of Geriatric Medicine and Gerontology, Department of Medicine. 2005.

Thom DH, Haan MN, Van Den Eeden SK. Medically recognized urinary incontinence and risks of hospitalization, nursing home admission and mortality. Age Ageing. 1997;26(5):367-74.

Vale FAC, Corrêa Neto Y, Bertolucci PHF, Machado JCB, Silva DJ, Allam N et al. Tratamento da doença de Alzheimer. Dement Neuropsychol. 2011;5(Suppl.1):34-48.

Vance J. The clinical practice guideline for falls and fall risk. Transl Behav Med. 2012;2(2):241-3.

World Health Organization. Definition of palliative care. [Acesso em 12 nov. 2020]. Disponível em: http://www.who.int/cancer/palliative/definition/en/.

Índice Alfabético

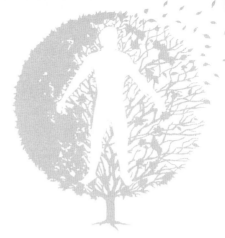

A

Abordagem
- de saúde de idosos, 56
- nutricional, 77

Abrasão, 89
Abstinência de álcool e sedativos, 301
Acatisia, 319
Acidente(s)
- cerebrovasculares, 32
- isquêmico transitório, 32
- vascular cerebral, 37, 271, 295, 440

Acompanhamento
- de fonoaudiologia, 336
- psicológico, 335

Acrocórdons, 63
Acromegalia, 167
Acupuntura, 246
Agonista
- alfa-adrenérgicos, 390
- dopaminérgicos, 363
- ergolínicos, 363
- receptor beta 3 adrenérgico, 388

Albumina sérica, 85, 154, 157
Albuminúria, 32
Alcohol Use Disorders Identification Test (AUDIT), 18
Álcool, 17
Alginato, 408
Alimentação saudável, 15
Alívio de pressão, 403
Alongamento, 192
Alopecia androgenética, 63
Amantadina, 365
Analgesia, 70
Analgésicos
- não opioides, 247
- opioides, 176, 254
- simples, 175
- tópicos, 265

Anamnese, 77
Anemia, 150, 186
Aneurisma de aorta abdominal, 29
Anorexia do envelhecimento, 78
Anorgasmia, 392
Anormalidades metabólicas, 85
Ansiedade, 328, 368
Antagonistas alfa-adrenérgicos, 388
Antiagregação, 163
Antibioticoprofilaxia, 163
Antibióticos, 198
Antibioticoterapia, 405
Anticoagulação, 162
Anticolinérgicos, 365, 386
Anticolinesterásicos, 444
Anticonvulsivantes, 248, 444
Antidepressivo(s), 50, 246, 250, 444
- duais, 252
- serotoninérgico, 54
- tricíclicos, 69, 252

Anti-inflamatórios
- hormonais, 248
- não esteroides, 176, 198, 248
- não hormonais, 197

Antimicrobianos, 71, 405
Antimuscarínicos, 386
Antipsicóticos, 54, 303, 444
Antissépticos, 405
Apatia, 328
Apneia, 263
Apomirfina, 364
Aprendizagem e memória, 2
Arqueamento, 204
Arritmias, 38, 152
Articulação, 166
- temporomandibular, 168

Artrite
- infecciosa, 412
- reumatoide, 167, 184
- secundária, 204
- séptica, 167

Artrodese, 180, 198
Artropatia
- de Charcot, 167
- por alendronato, 191
- por fármacos, 191

454 Geriatria | Guia Prático

Artroplastia(s), 180
- totais, 198
Ascite, 79
Atelectasia, 418
Atenção complexa, 2
Aterosclerose, 32
Atividade(s)
- aeróbica, 192
- básicas da vida diária, 1, 198, 422
- física, 85
- - baixos índices de, 111
- instrumentais da vida diária, 1, 422
- sexual, 391
- sociais, 11
Atrição, 89
Atrofia
- de vários sistemas, 324
- muscular, 417
Audição, 29
Autonomia, 1, 150
Avaliação
- antropométrica, 79
- cardíaca, 150
- cognitiva, 149
- de risco cardiovascular, 34
- geriátrica ampla, 77, 421, 439
- multidimensional do idoso, 1, 56
- nutricional, 112, 422
Azatioprina, 195

B

Barreira cutânea, 65
Bateria breve de rastreio cognitivo, 7
Benzodiazepínicos, 55, 303
Biofeedback, 385
Bioimpedância elétrica, 119
Bisfosfonatos, 207, 224, 264
Bloqueadores dos canais de N-metil-D-aspartato, 264
Bradicinesia, 95, 322, 345
Bromocriptina, 363
Buprenorfina, 261

C

Cabergolina, 364
Cálcio, 123, 192, 222
Calcitonina, 207
Calculadora de risco, 33
Calendário de vacinação, 19
Calor, 245
Caminhada nórdica, 353
Canabinoides, 267
Câncer, 16, 271
- bucal, 94
- colorretal, 28
- de colo uterino, 27
- de esôfago, 231

- de mama, 27
- de pele, 62
- - não melanoma, 63
- de próstata, 27
- de pulmão, 28
Candidíase cutânea, 68
Capacidade
- aeróbica, 340
- física, 10
- funcional, 1, 154
- vesical, 380
Capsaicina, 176, 265
Caquexia, 415
Carbamazepina, 250
Carcinoma
- basocelular, 64
- de células escamosas, 94, 409
Cárie, 90
Cartilagem articular, 166
Carvão ativado, 408
Caxumba, 26
Células da pele, 62
Celulite, 70
Ciclo
- da fragilidade, 109
- sono-vigília, 296
Ciclosporina, 195
Cintilografia óssea, 206
Circunferência
- da cintura, 79
- da panturrilha, 79
- do braço, 79
Cirurgia(s), 427
- de baixo risco, 152
- vasculares, 152
Cistometria, 384
Citocromo P450, 55
Cloridrato
- de oxibutinina, 386
- de trospium, 387
Cloroquina, 192
Coagulograma, 157
Coberturas, 405
Codeína, 257
Cognição social, 4
Colágeno, 71
- hidrolisado, 178
Colesterol total sérico, 85
Complicações motoras, 365
Comprometimento
- cognitivo, 1
- - leve (CCL), 122, 306
- neurocognitivo maior, 441
- renal, 32
Condicionamento físico, 192
Condrocalcinose, 190
Condroitina, 177

Índice Alfabético   455

Cones vaginais, 385
Confusão mental, 153
Confusion assessment method (CAM), 297
Consortium to Establish a Registry for Alzheimer's Disease (CERAD), 7
Constipação intestinal, 150, 319, 330, 368, 415, 418
Contagem de plaquetas, 157
Contração da bexiga, 379
Contratura, 412
Controle
- da dor, 405
- dos níveis glicêmicos, 405
Coqueluche, 25
Corte de unhas, 73
COVID-19, 26
Creatinina, 307
Crepitação, 167
Critérios de Beers, 49, 155
Cuidados
- paliativos, 428, 451
- pós-fratura, 163
Cúrcuma, 179

D

Darifenacina, 387
Declínio cognitivo, 149, 440
Decúbito
- elevado a 30°, 405
- lateral, 404
Deficiência(s)
- de vitamina B12, 308
- de vitamina D, 64
- nutricionais, 405
- vitamínica, 295
Déficit(s)
- cognitivo, 296, 306, 411
- neurossensoriais, 411
Deformidades, 166
- articulares, 204
Degeneração corticobasal, 324
Delirium, 150, 293, 307, 416
Demência, 150, 243, 328, 369
- frontotemporal, 308
- por corpúsculos de Lewy (DLB), 300, 309, 324
Densidade
- calórica, 85
- mineral óssea, 214
Densitometria
- de corpo total, 120
- óssea, 214
Dependência, 263
- funcional, 150
Depletores de linfócitos B, 196
Depressão, 102, 150, 271, 307, 327, 368, 408, 416, 422
- fatores de risco da, 272

- maior, 276
- orgânica ou secundária, 278
- respiratória, 263
- subtipos de, 278
Dermatite
- associada à incontinência (DAI), 401
- de estase, 71
- intertriginosa, 401
Dermatofitoses, 68
Dermatoses, 63
Derme, 62
Derrame articular, 167
Desbridamento
- articular, 198
- artroscópico, 180
- da ferida, 405
Desnutrição, 77, 150, 295, 415, 418
Desorganização do pensamento, 296
Destruição óssea e cartilaginosa, 184
Diabetes melito, 28, 39, 63, 167, 422
- terapia farmacológica da, 41
- tipo 2, 91
Diacereína, 178
Diagnóstico, 57
Dieta
- mediterrânea, 16
- rica em fibras, 336
Dificuldade
- de comunicação, 243
- de deambulação, 440
Difteria, 25
Diminuição da libido, 392
Dinapenia, 134
Dipirona, 248
Discinesia, 366
Disfagia, 78, 330, 371, 415, 418
Disfunção
- gástrica, 367
- olfatória, 331
- sexual, 330, 371
- urinária, 330, 371
Disgeusia, 78
Dislipidemia, 29, 41
Dispareunia, 392
Distimia, 277
Distúrbio(s)
- androgênico do envelhecimento masculino (DAEM), 392
- cognitivos, 328
- comportamental do sono REM (DCSR), 319, 370
- da marcha, 440
- da microcirculação, 63
- da percepção, 296
- de controle de impulso, 370
- do sono, 330
- eletrolítico, 150, 301

456 Geriatria | Guia Prático

- pigmentares, 63
Doença(s)
- aguda grave, 295
- arterial
- - coronariana, 38
- - periférica, 32
- cardiopulmonares, 411
- cardiovasculares, 32, 422
- cerebrovascular, 309
- crônicas
- - degenerativas, 15, 237, 420
- - não neoplásicas, 28
- - não transmissíveis, 340
- de Alzheimer, 7, 16, 95, 243, 300, 306
- de Huntington, 309
- de Paget, 167, 203
- de Parkinson, 16, 95, 309, 318, 335, 440
- - estágio pré-motor da, 319
- dos pés, 411
- eczematosas, 65
- musculares, 411
- neoplásicas, 27
- neurológicas, 295, 411
- osteoarticulares, 411
- periodontal, 91
- psíquicas, 411
- pulmonar obstrutiva crônica, 57, 153
- renal crônica, 32, 66, 422
- sistêmicas, 102
- vascular(es), 411
- - periférica, 238
Domínio(s)
- afetivo, 8
- cognitivos, 2
- físico, 8
Dor, 150, 191, 331
- articular, 167
- crônica, 237
- nas costas, 204
- neuropática, 242, 246
- nociceptiva, 247
- periarticular, 204
Droga antirreumática modificadora de doença (DARMD), 192
Duloxetina, 176, 389

E

Eastern Cooperative Oncology Group (ECOG), 12
Eczema, 72
Edema distal, 72
Edentulismo, 92
Educação
- em saúde, 335
- física, 340
Efeitos extrapiramidais, 54

Elasticidade óssea, 204
Elastina, 71
Elastose solar, 62
Elderly-onset rheumatoid arthritis (EORA), 185
Eletrocardiograma, 17, 151, 157
Eletroconvulsoterapia, 281, 287
Eletroestimulação, 385, 408
- nervosa transcutânea (TENS), 246
Eletrólitos, 157
Eletromiografia, 384
Eletroterapia, 173
Embolia pulmonar, 412
Emoliente, 66, 73
Encefalite, 295
Encefalopatia hipertensiva, 295
Envelhecimento
- bucal, 89
- cardiovascular, 32
- da pele, 62
- extrínseco, 62
- populacional, 1
Epilepsia, 295
Episódio depressivo, 273
Equilíbrio, 339, 422
Equimose, 417
Erisipela, 70
Escabiose, 70
Escala(s)
- Confusion Assessment Method, 151
- de avaliação da dor em idosos com demência, 243
- de Barthel, 422
- de categoria
- - numérica, 241
- - verbal, 241
- de depressão
- - do Center for Epidemiological Studies (CEDS), 110
- - em geriatria, 280
- - geriátrica, 103, 150, 422
- de faces, 241
- de Hoehn & Yahr, 331, 337
- de Katz, 8, 307, 422
- de Lawton, 9, 307, 422
- de Pfeffer, 307
- FAST, 307
- multidimensionais, 242
- visual analógica, 189, 241
Escoriação, 417
Espessura epidérmica, 62
Espondilolistese, 168
Espondilose, 168
Espuma, 408
Estabilizadores para articulações, 173
Estado nutricional, 77, 154, 405
Estase urinária, 415

Índice Alfabético   457

Estatura, 79
Esteira ergométrica, 343
Estenose da coluna vertebral, 204
Estilo de vida
- mudanças no, 283
- saudável, 15
Estimulação
- cerebral profunda, 372
- magnética transcraniana, 281, 287
- sacral, 388
Estimulantes de apetite, 85
Estratificação do risco cardiovascular, 33
Estresse, 91
- oxidativo, 118
Estrógenos, 388
Estrutura dental, 89
Estudo
- de Framingham, 33
- Saúde, Bem-Estar e Envelhecimento (SABE), 11
Etilismo, 29, 150, 215
Evidências científicas, 58
Exame(s)
- complementares, 104
- físico, 77
- ginecológico, 382
- pélvico, 382
- pré-operatórios, 156
Exaustão autorreferida, 110
Excitação sexual, 394
Exercício(s), 220
- aeróbico, 343
- de equilíbrio, 348
- de Kegel, 385
- de membros inferiores, 350
- físico, 16, 112, 124, 146, 170
- orientado, 146
- resistido, 345
- terapêutico, 171
Exérese cirúrgica, 65
Expectativa de vida, 57
Extrato insaponificado de abacate e soja, 178

F

Fadiga, 331
Falha terapêutica, 232
Farmacocinética, 47
Farmacodinâmica, 48
Fármacos modificadores do curso da doença (FMCD), 192
Fator(es)
- ambientais, 411
- antinuclear, 185
- de necrose tumoral alfa, 185
- neurotróficos derivados do cérebro (FNDC), 344

- reumatoide, 185
Febre amarela, 26
Fecaloma, 418
Feedback visual, 339
Fenótipo da fragilidade, 11
Fentanila, 258
Ferramenta SPICT™, 12
Fibrose, 72
Filtro solar, 64
Fluência verbal, 4, 422
Flutuação motora, 366
Força
- de preensão palmar, 10, 81
- - redução da, 110
- muscular, 132, 422
Fosfatase alcalina, 209
- sérica, 204
Fotodano, 64
Fotoenvelhecimento, 62
Fotoproteção, 64
Fragilidade, 154
- cognitiva, 112
Fratura(s), 238
- atípica de fêmur, 229
- categorização do risco de, 217
- de fêmur, 160
- dental, 95
- em traço de giz, 205
- por fragilidade, 159
Freezing, 366
Fried Frailty Index, 110
Frio, 245
Função
- executiva, 2
- renal, 157
- uretral, 384

G

Gabapentina, 250
Ganho de força, 131
Gengivite, 88, 95
Glicemia, 157
- de jejum, 39
- mau controle da, 63
Glicosamina, 177
Gota, 167
- crônica, 191

H

Hábitos nutricionais, 62
Haloperidol, 301
Harpagosídeo, 178
Hemoglobina, 156
- glicada, 39
Hemograma, 307
Hepatite, 25, 197
Herpes-zóster, 24, 69

458   Geriatria | Guia Prático

Hidrocefalia, 309
Hidrocoloide, 407
Hidrofibra, 408
Hidrogel, 407
Hidroterapia, 245
Hidroxicloroquina, 177, 192
Higiene
- bucal, 96
- das próteses, 98
Hiperalgesia, 262
Hipercalcemia por imobilização, 206
Hipercalciúria, 412, 415
Hiperemia, 400
Hiperidrose, 330
Hipertensão
- arterial, 32, 37, 195
- - sistêmica, 28, 38
- supina, 329
Hipertonia plástica, 322
Hipertrofia do ventrículo esquerdo, 32
Hipofonia, 370
Hipoglicemia, 301
Hiponatremia, 54
Hiposmia, 318
Hipotensão
- ortostática, 329, 371
- pós-prandial, 329
- postural, 414, 417
Hipotermia, 295
Hipotireoidismo, 167, 308
Hipoventilação, 263
Hipoxemia, 295
Hipoxia, 71, 150
Hormônio da paratireoide, 206

I

Iatrogenia medicamentosa, 411
Idoso(s)
- dependentes, 96
- institucionalizado, 437
Imipramina, 389
Imobilidade, 410
- prolongada, 411
Imobilismo, 440
Imobilização, 150, 412
Imunização, 18, 69
Imunodepressão, 91
Imunoterapia, 428
Incapacidade funcional, 103, 440
Incontinência urinária, 372, 379, 415, 440, 447
- de esforço, 381
- funcional, 382
- mista, 382
- neurogênica, 381
- por esforço ou estresse, 389
- por transbordamento, 381

- por urgência miccional, 380
- transitória, 380
Independência, 1
Índice(s)
- compostos de atividade clínica, 189
- de Charlson, 422
- de massa corporal, 29, 79, 154
Infarto agudo do miocárdio, 32, 271, 295
Infecções, 301, 309, 408, 447
- bacterianas, 63
- do trato urinário, 415
- fúngicas, 63
- sexualmente transmissíveis, 73, 395
Inflamação crônica, 118
Influenza, 18
Ingestão alimentar
- diminuição da, 103
Inibição
- pré-sináptica (IS), 347
- recíproca dissináptica (IRD), 347
Inibidor(es)
- da bomba de prótons, 199
- da catecol-orto-metiltransferase (COMT), 365
- da colinesterase, 301
- da monoamina oxidase (IMAO), 54, 364
- de TNF, 195
- seletivos da recaptação de
- - norepinefrina e serotonina (ISRNS), 252
- - serotonina (ISRS), 283
Injeção intra-articular
- de glicocorticosteroide, 177
- de hialuronidase, 177
Inquérito nutricional, 81
Insônia, 370
Instabilidade postural, 322
Instituições de longa permanência para idosos (ILPI), 439
Instrumentos
- de avaliação de prognóstico, 12
- diagnósticos, 280
Insuficiência
- arterial, 399
- cardíaca, 38
- - congestiva, 57, 197, 295
- - descompensada, 152
- de órgãos, 301
- renal, 150
- - crônica, 57
- venosa, 399
Interação entre fármacos, 48
Interconsulta, 289
Interferon gamma release assay (IGRA), 197
Interleucina-1, 185
Intervenção
- biomecânica, 173
- de apoio, 404

Índice Alfabético 459

- fisioterapêutica, 336
- nutricional, 85
- psicológica, 246
- psiquiátrica, 246
Intoxicações exógenas, 323
Inventário breve da dor, 242
Isolamento social, 416
Isquemia arterial, 414
- aguda, 417

J

Junção epidérmica
- achatamento da, 62

L

Labilidade emocional, 296
Laser, 245, 408
- íntimo, 385
Leflunomida, 193
Lesão(ões)
- cerebral traumática, 309
- dermatológicas, 65
- escamosas crônicas, 68
- na mucosa oral, 88
- por pressão, 72, 399, 412
- - em membranas mucosas, 403
- - não classificável, 403
- - relacionada a dispositivo médico, 403
- - tissular profunda, 403
Leucograma, 157
Levodopa, 336, 362
Lidocaína, 266
Limitação
- da amplitude do movimento articular, 412
- do movimento, 167
Linguagem, 3
Lipoproteínas de baixa
densidade (LDL), 41
Litíase, 415
Luto, 276

M

Manifestações
- dermatológicas, 63
- neoplásicas
- - benignas, 63
- - malignas, 64
Marcador(es)
- bioquímicos, 85, 209
- de formação óssea, 205
- de reabsorção óssea, 209
Marcha, 339, 422
- na doença de Parkinson, 353
Matriz extracelular, 62
Mensuração
- da força muscular, 119
- da gravidade da sarcopenia, 120

- da massa muscular, 119
Medicamentos
- absorção de, 47
- adjuvantes, 264
- distribuição de, 47
- excreção de, 48
- fitoterápicos, 49
- inapropriados para idosos, 51
- metabolismo dos, 48
- orexígenos, 106
Medidas preventivas, 15
Meditação, 336
Melanoma cutâneo, 65
Melanose solar, 63
Melhora do sono, 170
Membro-fantasma, 240
Meningite, 295
Metadona, 260
Metotrexato, 193, 198
Mialgia, 186
Micção, 380
Micose, 68, 417
Mindfulness, 336
Miniavaliação do estado nutricional, 81
Mini-Cog, 7, 150
Miniexame do estado mental, 4, 61, 122, 150, 307, 422
Miose, 263
Mobilidade, 422
Modificadores da osteoartrite, 179
Modulador(es)
- da coestimulação, 196
- seletivo do receptor de estrógeno (SERM), 225
Montreal Cognitive Assessment, 150, 307
Morfina, 258
Mucosa bucal, 89
Mudanças no estilo de vida, 408
Múltiplas contraturas, 411
Músculos, 89

N

Náuseas, 78, 262
Neoplasias, 102, 197, 240
- malignas, 420
Neuralgia pós-herpética, 69, 240, 250
Neurolépticos, 252
- de primeira geração, 369
Neuropatia
- diabética, 240, 399
- periférica, 250
Nível cognitivo basal, 149
Noctúria, 379
Nódulo eritematoso, 64
Nutrição, 336, 447
- enteral, 105
- parenteral, 105

460 Geriatria | Guia Prático

O

Obesidade, 77
- dinapênica, 135
Obstipação, 262
Oncogeriatria, 420
Onicomicose, 69
Opioides, 246, 254
- fortes, 258
- fracos, 256
Orgasmo, 393
Órtese, 173
Osso alveolar, 89
Osteoartrite, 166, 238
Osteoartrose, 191
Osteomielite, 412
Osteonecrose, 167
- de mandíbula, 230
Osteoporose, 29, 160, 163, 210, 238, 412, 417
- medicamentos para, 223
- primária, 212
- secundária, 213
Osteoprotegerina, 211
Osteotomia, 180
Oxcarbazepina, 250
Oxicodona, 261
Oxigenoterapia hiperbárica, 408
Ozônio, 179

P

Palidotomia unilateral, 373
Palliative Performance Scale (PPS), 12
Palmilha, 173
Papaína, 408
Pápula, 64
Paracetamol, 248
Paralisia supranuclear progressiva, 309, 324
Paraparesia, 204
Parassonias, 370
Parkinsonismo
- atípico, 324
- primário, 324
- secundário, 322
- vascular, 323
Patologias gastrintestinais, 102
Pediculose, 70
Pele do idoso, 72
Película de poliuretano, 407
Perceptomotor, 3
Perda
- auditiva, 204
- da mobilidade articular, 166
- da resistência de musculatura, 412
- de força muscular, 118, 412
- de massa
- - magra, 102
- - óssea, 412
- de pele, 401

- de peso, 85, 170, 186, 319
- - involuntária, 102
- - não intencional, 110, 154
- dentária, 92
- óssea, 213
Perfil de envelhecimento, 59
Pergolida, 363
Perigos ambientais, 143
Período *off*, 366
Periodontite, 88, 95
Periostite, 412
Peso, 79
pH, 72
Piolhos, 70
Placa eritematoescamosa, 65
Pneumocócica, 23
Pneumonia, 415, 418
Polifarmácia, 49, 160, 198, 295, 447
Polimialgia reumática, 185, 190, 238
Poluição, 62
Potência muscular, 131
Pramipexol, 364
Pregabalina, 250
Prescrição
- adequada, 47
- inadequada, 48
Prevenção
- de quedas, 217
- primária, 15
- secundária, 27
Privação do sono, 150
Problemas de mastigação, 88
Processos agudos respiratórios, 23
Proteína(s), 122
- C reativa, 186
Próteses
- classificação das, 93
- mal-adaptadas, 88
Protetor de quadril, 221
Protocolo de Fratura de Fêmur em Idosos, 162
Prova de função pulmonar, 157
Prurido, 65
Pseudodemência, 307
Psicofármacos, 282
Psicose, 368
Psicoterapia, 273
Psoríase, 63
PTH recombinante, 226

Q

Qigong, 357
Quadro doloroso, 238
Qualidade
- de vida, 184
- muscular, 129
Quedas, 141, 445
- impacto

- - econômico das, 143
- - individual das, 142
Queratose
- actínica, 63
- seborreica, 63
Questionário(s)
- CAGE, 151
- *Cut down, Annoyed, Guilty, Eye-opener* (CAGE), 18
- de dor de McGill, 242
- de dor no idoso, 242
- social, 422
Quimioterapia, 423

R

Radiografia
- da articulação, 169
- de tórax, 157
Radioterapia, 427
Reabilitação
- fisioterapêutica, 245
- oral, 93
Reações
- anafiláticas, 23
- paradoxais, 55
Realidade virtual, 338
Recomendação nutricional, 220
Reinternação, 433
Relaxamento, 192
Relaxantes musculares, 264
Remodelação óssea, 211
Repouso, 170
Resiliência, 58
Resposta sexual humana, 393
Ressecção artroplástica, 198
Ressonância magnética, 206, 307, 325
Restrição
- calórica, 85
- sensorial, 150
Retardo do esvaziamento gástrico, 330
Retenção urinária, 150
Rigidez, 166, 191, 322
Rinorreia, 370
Risco
- cardiovascular, 32
- - global, 37
- metabólico, 154
- pulmonar, 153
Rock Stead Boxing, 357
Rodízio de opioides, 261
Ropirinol, 364
Rosa-silvestre, 179
Rubéola, 26

S

Sarampo, 26
Sarcopenia, 117

Saúde oral, 88
Sedação, 262
Senescência das células satélites, 118
Sensação de queimadura, 69
Septicemia, 412
Sexualidade na terceira idade, 392
Sialorreia, 329, 370
Síndrome
- da fragilidade, 59, 108
- da imobilidade, 410
- das pernas inquietas, 331, 370
- de desregulação dopaminérgica, 369
- de Guillain-Barré, 23
- demencial, 102, 307
- parkinsoniana, 321
- rígida-acinética, 321
- serotoninérgica, 54
Sinovectomias, 198
Sintomas
- comportamentais relacionados com demência (BPSD), 442
- depressivos, 272
Sistema nervoso central, 238, 341
Solifenacina, 387
Sonolência diurna excessiva, 370
Status epiléptico, 300
Suicídio, 288
Sulfassalazina, 192
Suplementação nutricional, 113
Suplementos nutricionais orais, 85, 105
Suporte social, 11, 156
- ineficaz, 440

T

Tabagismo, 17, 29, 62, 91, 153, 215
Tai Chi Chuan, 147, 170, 357
Talamotomia, 373
Tartarato de tolterodina, 387
Tecido subcutâneo
- redução do, 62
Técnicas de relaxamento, 246
Tempo cirúrgico, 160
Terapia(s)
- aguda, 283
- cognitivo-fundamental, 335
- manual, 173
- ocupacional, 192, 336
- por pressão negativa, 408
- psicossociais, 281
Termoterapia, 173
Teste(s)
- cognitivos, 61
- de fluência verbal, 6, 307
- de isquemia não invasivos, 157
- de rastreio cognitivo, 307
- de tolerância oral à glicose (TOTG), 38
- de triagem cognitiva, 5

462 Geriatria | Guia Prático

- do cotonete, 383
- do desenho do relógio, 4, 307, 422
- - itens para pontuação, 6
- do estresse, 383
- *Timed Up and Go*, 10
- tuberculínico, 197
- urodinâmico, 383
Tétano, 25
Tetraparesia, 204
The Balance Evaluation Systems Test
  (BESTest), 350
Tireoidopatias, 29
Tolerância, 263
Tomografia computadorizada, 206, 307, 325
Toxicidade medicamentosa, 301
Toxina botulínica, 267, 388
Trabecular bone score (TBS), 215
Tramadol, 256
Transferrina sérica, 85
Transfusão sanguínea, 162
Transição
- de cuidados, 433, 449
- epidemiológica, 159
Transtorno(s)
- bipolar, 277
- cognitivos maiores, 307
- da termorregulação, 330
- de ajustamento com humor
  deprimido, 277
- depressivo
- - induzido por medicamentos, 278
- - não especificado, 277
- - persistente, 277
- neurocognitivo leve, 295
- neurológicos, 65
Tratamento(s), 58
- alternativos, 283
- combinado e sequencial, 223
- farmacológico, 192, 246
- - eficácia do, 283
- não farmacológico, 192, 245
Traumatismo cranioencefálico, 295
Treinamento
- funcional, 125
- resistido em bases instáveis (TRBI), 347
- vesical, 384
Treino
- aeróbico, 112
- resistido, 112
Tremor, 95
- de repouso, 322
Triagem nutricional, 81
Tríplice
- bacteriana acelular do tipo adulto, 25
- viral, 26
Trombocitopenia, 24

Tromboembolismo
- pulmonar, 417
- venoso central, 162
Trombose venosa profunda, 155, 412, 417
Tuberculose, 197
Tumores, 309
- de cabeça e pescoço, 95

U

Úlceras
- por pressão, 417
- venosas, 71
Ultrassonografia, 120
Unified Parkinson's Disease Rating Scale
  (UPDRS-III), 341
Ureia, 307
Urge-incontinência, 386
Urina, 380
Urinálise, 157
Urofl`uxometria, 384

V

Vacinas, 18, 199
- meningocócicas conjugadas ACWY/C, 26
Valguismo, 167
Valvopatia, 152
Varismo, 167
Vascularicação
- perda da, 62
Veias varicosas, 72
Velhice LGBTQIA+, 396
Velocidade
- de contração muscular, 130
- de hemossedimentação, 184
- de marcha, 11
- - redução da, 110
- de perda de peso, 79
Vigilância imunológica, 63
Viminol, 248
Vírus
- da imunodeficiência humana, 24, 391
- inativado, 18
Visão, 29
Vitamina D, 113, 122, 192, 222
Volume residual pós-miccional, 383
Vômitos, 78, 262
Vulnerabilidade social, 89

X

Xerose, 65, 417
Xerostomia, 78, 89

Y

Younger-onset rheumatoid arthritis
  (YORA), 185